护考新课堂

外科护理学

主　编　王玉升

副主编　杨　环　刘海丽

编　者（以姓氏笔画为序）

王玉升　毕永新　刘晓燕　刘海丽　纪伟英

杨　环　赵艳梅　奚　伟　崔荭文　蔡向辉

人民卫生出版社

图书在版编目（CIP）数据

护考新课堂 . 外科护理学 / 王玉升主编 . —北京：人民卫生出版社，2018

ISBN 978-7-117-26877-6

Ⅰ. ①护… Ⅱ. ①王… Ⅲ. ①护理学 – 资格考试 – 自学参考资料②外科学 – 护理学 – 资格考试 – 自学参考资料 Ⅳ. ①R47

中国版本图书馆 CIP 数据核字（2018）第 129914 号

人卫智网	www.ipmph.com	医学教育、学术、考试、健康，购书智慧智能综合服务平台
人卫官网	www.pmph.com	人卫官方资讯发布平台

护考新课堂　外科护理学

主　　编：王玉升
出版发行：人民卫生出版社（中继线 010-59780011）
地　　址：北京市朝阳区潘家园南里 19 号
邮　　编：100021
E - mail：pmph @ pmph.com
购书热线：010-59787592　010-59787584　010-65264830
印　　刷：天津安泰印刷有限公司
经　　销：新华书店
开　　本：787×1092　1/16　印张：29
字　　数：706 千字
版　　次：2018 年 8 月第 1 版　2018 年 8 月第 1 版第 1 次印刷
标准书号：ISBN 978-7-117-26877-6
定　　价：90.00 元

打击盗版举报电话：010-59787491　E-mail：WQ @ pmph.com
（凡属印装质量问题请与本社市场营销中心联系退换）

前言

为了对护理院校学生在校学习期间按课时设计作业,针对章节的重点、难点及考试能力达标设计题目,对学生进行课堂达标检测,检测学习成果,强化记忆,及时消化每堂课的学习内容,同时使考生在校学习专业核心课程时,提前接触护士执业资格考试,提前备考,轻松过关,我们特邀请相应的教材编写专家和熟悉护考的名师领衔,组织第一线资深优秀教师编写了《护考新课堂 外科护理学》。

本书以最新版国家规划教材《外科护理学》和最新版护士执业资格考试大纲为蓝本,落实课标,紧扣教材。既可作为相配套的教学辅助与复习参考书,也可作为护士执业资格考试考前辅导用书。主要特点如下:①练习题题型与护士执业资格考试一致。②增加联想记忆模块,对重要知识点进行标记,帮助考生形成答题要点、解题思维,理清解题思路。③开设护考链接板块,聚焦近几年护考考点,使考生和护考零距离接触,最终顺利通过双考。④开设背景拓展板块,可拓展学生知识视野,激发学习兴趣,使课内课外知识立体延伸,生动有趣的知识和故事使学生快乐学习。

本书的主要内容分为五部分:

考点聚焦 分析解读考纲,聚焦考点热点。

课标精析 强化基础知识,讲透重点难点。

护考链接 列举经典考题,提前备战护考。

达标检测 巩固夯实双基,提升实战能力。

背景拓展 拓展知识视野,激发学习兴趣。

由于编写形式新颖,编写时间紧迫,难免有不足之处,恳请广大读者给予指正。欢迎广大考生与专业人士来信交流学习:2973368599@qq.com。

王玉升

2018年3月

目录

第一章

外科体液失衡病人的护理

考点聚焦

2016 年开始将本章列入护考内容。本知识点较多,需考生及时复习识记,预计今后对这部分内容的考查稳中有变。近几年护考的知识点是低钾血症的临床表现,代谢性酸中毒的表现特点,呼吸性碱中毒的病因等。今后考查重点有低钾血症补钾的护理措施。

课标精析

第一节 体液的正常代谢

体液是溶液,含水、溶质。溶质包括电解质(晶体、胶体)和非电解质(葡萄糖、尿素)。体液在人体代谢中起着重要作用,正常成年人男性体液占全身体重的 60%(女 55%),细胞内液占 40%(女 35%),细胞外液占 20%。细胞外液中组织间液占 15%、血浆占 5%。组织间液包括功能性和非功能性间液,功能性间液能与血管内液体和细胞内液进行交换,非功能性液体基本不参与交换,对维持水、电解质的平衡几乎不起作用。

一、水的平衡

水平衡,即水的摄入与排出之间的动态平衡(表 1-1),摄入的多少与排泄密切相关。如果水摄入少为负平衡,摄入多则为正平衡。

表 1-1 成人 24 小时水分出入量

每日摄入水量(ml)		每日排出水量(ml)	
饮水	1600	尿	1500
食物水	700	粪	200

续表

每日摄入水量(ml)		每日排出水量(ml)	
内生水(代谢水)	200	呼吸蒸发	300
		皮肤蒸发	500
总入量	2500	总出量	2500

其中尿和粪为显性失水,皮肤和呼吸蒸发的水是在不知不觉中进行的,故称为非显性失水。每日成人产生固体代谢物质约35~40g(600mmol),而尿的溶解度是7%,即1g固体代谢物质需要15ml尿,因此排出每日的固体代谢产物至少需要尿量500ml才能排出代谢的有毒物质,此时肾负担很重,正常成人每日尿量维持在1000~1500ml左右。正常每日胃肠消化液分泌8200ml,多数被胃肠道吸收,仅有150ml由粪便排出,消化液中有大量水、电解质和酸碱物质,如胃液呈酸性,含有H^+、Cl^-、K^+,丢失大量胃液则造成缺水、低氯及低钾性碱中毒。其他消化液呈碱性,含Na^+、Cl^-、HCO_3^-等,丢失大量肠液、胆汁、胰液可导致缺水、低钠和酸中毒。

二、电解质及渗透压的调节

细胞外液主要阳离子是钠,血清正常值为135~145(平均142)mmol/L,它决定细胞外液的晶体渗透压,钠离子浓度的增减决定和影响细胞外液的容量,钠离子还能维持神经-肌肉的兴奋性,细胞外液阴离子有氯离子和碳酸氢根离子。细胞内液主要阳离子是钾,血清正常值3.5~5.5mmol/L,阴离子有蛋白质和磷酸根等,钾离子能增加神经肌肉的兴奋性,维持细胞的正常代谢,但对心肌却有抑制作用。血浆蛋白形成胶体渗透压,钠、钾离子共同维持细胞内外液的晶体渗透压,正常成年人的渗透压为290~310mmol/L。正常成人每日需要氯化钠5~9g,相当于生理盐水500~1000ml,钠离子代谢是多吃多排,少吃少排,不吃不排。成人每日需要钾2~3g,相当于10%氯化钾20~30ml,钾离子代谢是多吃多排,少吃少排,不吃也排,肾脏调节作用很小。镁离子、氯离子和碳酸氢根在代谢中也起一定的作用。肾是水和电解质代谢平衡调节的主要器官,主要通过抗利尿激素和醛固酮来调节,由此可见体液平衡的调节主要依赖神经和激素的调节作用。

三、酸碱平衡的维持

人体血液的pH维持在7.35~7.45之间,是靠下列系统的共同调节来维持酸碱平衡的,血液中的缓冲系统、肺的呼吸和肾的调节。血液中的缓冲系统对酸碱的调节是迅速而短暂的,血液中缓冲对浓度最大、能力最强、**最主要的是HCO_3^-/H_2CO_3,正常人血中HCO_3^-含量为24mmol/L,H_2CO_3为1.2mmol/L,二者之比维持在20:1**;肺的调节,主要通过加速和减慢呼出CO_2,通过二氧化碳分压来调节;肾是调节酸碱平衡的重要器官,通过排H^+和NH_4^+,吸收Na^+和HCO_3^-来调节,排出固定酸和过多的碱性物质,来维持血浆HCO_3^-浓度的稳定,维持正常成人尿pH为6。上述三种形式相互配合,共同发挥调节和代偿作用。此外,酸碱中毒时,H^+离子向细胞内外的移动,也有利于调节酸碱平衡。

第二节 水、钠代谢失衡病人的护理

水代谢失调主要有细胞外液缺水和水中毒,因为细胞外液主要阳离子是钠,所以水的变化必然引起钠的改变。

一、缺水与缺钠病人的护理

缺水是由细胞外液水、钠平衡紊乱引起的。细胞外液缺水根据缺水和缺钠导致细胞外液渗透压的改变分为：

1. 高渗性缺水　亦称原发性缺水，病人以缺水为主，缺钠较少，由于丢失水多于钠，细胞外液缺水而溶质多造成高渗状态，细胞内液水分向细胞外液转移，导致细胞内液继发缺水，同时细胞外液渗透压升高，反射性引起抗利尿激素增多，肾小管加强吸收水，导致尿少和尿比重增高。

2. 低渗性缺水　亦称继发性缺水或慢性缺水，病人以缺钠为主，缺水较少，失钠比例多于失水，细胞外液低渗，水向细胞内转移，引起细胞水肿或使细胞内液量变化不大，而细胞外液缺水最重。早期抗利尿激素分泌减少，故尿量正常或稍多、比重低；晚期，血容量减少，抗利尿激素和醛固酮增多，尿量减少。

3. 等渗性缺水　亦称急性缺水或混合性缺水，缺水和缺钠比例大致相等，早期主要丢失细胞外液，血容量减少。以后可向高渗或低渗性缺水演变，是外科临床最常见的缺水。

【护理评估】

（一）健康史

1. 高渗性缺水　①水摄入不足，如高温环境下饮水不足、长期禁食、上消化道梗阻、昏迷等情况；②水分排出过多，如气管切开或应用渗透性利尿药、高热、呼吸增快、烧伤暴露疗法；③器质性病变如肾衰竭多尿期、糖尿病及尿崩症。

2. 低渗性缺水　剧烈呕吐、腹泻、肠瘘或大面积烧伤等慢性丢失大量含钠液体，在液体补充过程中只给水和葡萄糖而未给钠盐，应用排钠利尿剂，导致细胞外液丢失钠而造成低渗性缺水。

3. 等渗性缺水　急性丢失体液，如急性腹膜炎、急性肠梗阻、大面积烧伤早期和肠瘘等造成大量体液丢失。液体潴留在体腔和组织间等第三间隙内。

（二）身体状况

缺水的身体状况见表 1-2。

表 1-2　缺水的身体状况

程度	高渗性缺水	低渗性缺水	等渗性缺水
轻度	仅有口渴、尿少。失水占体重的 2%~4%	血清钠在 135mmol/L 以下，失 NaCl 约 0.5g/kg。轻度血容量不足，疲乏，头晕，尿量正常或略增、比重低	恶心、厌食、乏力、少尿，口渴不明显，失液量估计同高渗性脱水
中度	失水占体重的 4%~6%。严重口渴、口干、尿少、比重高、皮肤弹性减退，精神萎靡	血清钠在 130mmol/L 以下，失 NaCl 约 0.5~0.75g/kg，除上述表现外，皮肤弹性减低，眼球凹陷，恶心、呕吐，尿量减少，比重低，表情淡漠，血压下降	口渴、尿少等缺水征，脉搏细速、肢端湿冷、血压不稳定或下降。失液量估计同高渗性脱水
重度	失水占体重的 6% 以上。除以上症状外，出现中枢神经功能障碍（躁动、惊厥、昏迷，严重者血压下降，甚至休克	血清钠在 120mmol/L 以下，失 NaCl 约 0.75~1.25g/kg，以上表现加重，少尿，并有休克，或出现抽搐、昏迷等	休克。失液量估计同高渗性脱水

（三）辅助检查

主要检查尿和血,见表 1-3。

表 1-3　三种缺水的辅助检查

检查项目	高渗性缺水	低渗性缺水	等渗性缺水
尿液	尿比重增高	尿比重常在 1.010 以下,尿 Na^+ 和 Cl^- 常明显减少	尿比重增高
血液	血清钠浓度大于 150mmol/L,红细胞计数、血红蛋白量、血细胞比容轻度升高,血液浓缩	血清钠浓度小于 135mmol/L(缺钠性低钠血症),红细胞计数、血红蛋白量、血细胞比容及血尿素氮均有增高	血清钠基本正常,红细胞计数、血红蛋白量、血细胞比容均明显升高,血液浓缩

（四）心理 - 社会状况

病人由于缺水产生口渴,有强烈的饮水欲,造成烦躁不安;或因循环血量不足有焦虑或恐惧感。

（五）治疗要点

1. 高渗性缺水　①解除病因。②无法口服的病人静脉滴注 5% 葡萄糖溶液或低渗的 0.45% 氯化钠溶液,补液量可根据表 1-2 缺水的程度来估计,每丧失体重的 1% 液体,应补液 400~500ml。③估算出的补液量应分 2 日补充,每日还要补充日需要量 2000ml。④补水之后要适当补钠,防止低钠血症。⑤当尿量超过 40ml/h 后应酌情补钾。

2. 低渗性缺水　①积极处理致病因素。②静脉滴注 5% 葡萄糖盐水溶液或高渗氯化钠溶液,补钠量可根据下列公式来估计:

补钠量(mmol/L)=［正常血钠量(mmol/L)– 测得血钠量(mmol/L)］× 体重(kg)×0.6(女性为 0.5)

例如:患者男,体重 60kg。测得血钠值 132mmol/L。该病人的补钠量 =［142–132］×60×0.6=360mmol。1g 氯化钠含有 17mmol 的 Na^+,360mmol 约等于 21g 氯化钠。第一日先补 1/2 量,即 10.5g,加上日需要量 4.5g,共计 15g。用 5% 葡萄糖盐水溶液 1500ml 即可基本完成。第 2 日的补充量同第一日。③每日还要补充日需要量 2000ml 的葡萄糖溶液。④重度缺钠出现休克者,先按休克处理补足血容量,然后静脉滴注 5% 氯化钠溶液 200~300ml(严格控制滴速,每小时不超过 100~150ml),尽快纠正低钠血症,以后根据病情及血钠浓度再调整治疗方案。⑤当尿量超过 40ml/h 后应酌情补钾。

3. 等渗性缺水　①积极治疗原发病,解除病因。②病人静脉滴注平衡盐溶液或 0.9% 氯化钠溶液,补液量可按缺水程度(轻、中、重度缺水)估计累积失液量(表 1-2),如 60kg 的中度缺水病人,失水量约是 60kg×5%=3kg(3000ml)。③估算出的补液量应分 2 日补充,每日还要补充日需要量 2000ml。④大量的补液应用平衡盐溶液,不用等渗盐水,以防引起高氯性酸中毒(详见【护理措施】的"补什么"部分)。⑤当尿量超过 40ml/h 后应酌情补钾。

【护理诊断 / 问题】

1. 体液不足　与体液丢失过多或水、钠摄入不足有关。
2. 有体液不足的危险　与体液丢失或水分补充不足有关。
3. 潜在的并发症:失液性休克。

【护理措施】

(一) 控制病因

配合医疗,积极处理原发疾病,这是防治体液平衡失调的根本措施。

(二) 实施液体疗法

对已发生缺水和缺钠的病人,必须给予及时、正确的液体补充。一般要注意四方面问题:补多少(补液总量)、补什么(液体种类)、怎么补(输液方法)、补得如何(疗效观察)。

1. 补液总量　一般包括下列三部分液体量。

(1) 生理需要量:即每日需要量。一般成人生理需要约 2000~2500ml/d。

(2) 已经丧失量:或称累积失衡量。即从发病到就诊时已经累积损失的体液量。临床上可按缺水程度或缺钠程度(轻、中、重度)估算累积失水量(详见【护理评估】)。第 1 日只补给估算量的 1/2,其余量在第 2 日酌情补给。

(3) 继续损失量:或称额外损失量。是治疗过程中又继续丢失的体液量,如在液体疗法方案执行以后,病人发生高热、出汗、呕吐、胃肠减压等体液丢失情况。这部分损失量的补充原则是"丢多少补多少",故对呕吐、腹泻、体液引流、消化道瘘等病人要严格记录其具体排出量;**体温升高可增加皮肤蒸发,体温每升高 1℃,每日每千克体重要增加补充水分 3~5ml;如明显出汗,失水更多,大汗湿透一身衬衣裤时约需水 1000ml;气管切开病人的呼吸中失水24 小时可达 800~1200ml,故对成人气管切开者每日要增加水分补充 500~700ml。**在临床上,当日的继续损失量一般安排在次日补给。

纠正体液代谢紊乱的关键在于第 1 日处理,即第 1 日补液量 = 生理需要量 +1/2 已经丧失量;第 2 日补液量 = 生理需要量 +1/2 已经丧失量(酌情调整)+ 前 1 日继续损失量;第 3 日可能只需补给生理需要量 + 前 1 日继续损失量。但是,不可机械从事,应据病情变化边输液、边观察、边调整。

对于重度缺水与缺钠已发生休克的病人,要首先扩充血容量。其扩容液体量很可能较多地超过以上估算量,可按休克一章有关原则和方法具体处理。

2. 液体种类　原则上是"缺什么,补什么"。但要"宁少勿多",充分发挥机体的调节代偿作用而达到正常平衡,避免矫枉过正所导致的更复杂的体液平衡紊乱。

(1) 生理需要量的液体按机体对盐、糖的日需量配制。**一般成人日需氯化钠 4~6g,氯化钾 3~4g,葡萄糖 100~150g 以上,故可补给 5% 葡萄糖生理盐水 500ml(含糖 5%,含氯化钠0.9%),5%~10% 葡萄糖溶液 1500~2000ml,酌情补给 10% 氯化钾溶液 30~40ml。**

(2) 已经丧失量液体根据缺水性质(类型)配制。高渗性缺水以 5% 葡萄糖溶液为主,待缺水情况基本改善后,再补适量等渗盐水,糖水量与等渗盐水量比例可粗略按 2∶1 估计。低渗性缺水以 5% 葡萄糖盐水溶液为主,重度缺钠者可给适量高渗盐水,如 5% 氯化钠溶液200~300ml。等渗性缺水一般补给平衡盐或等渗盐水。血容量不足或已发生休克者,应以平衡盐溶液为主进行扩容,同时要补给适量胶体溶液;就一般情况下,每输入晶体液 3000ml,也需同时输给胶体液 500ml(晶∶胶 =6∶1),以利于维持血浆胶体渗透压,恢复和稳定血容量。有酸中毒者适当补 5% 碳酸氢钠等碱性液体,缺钾者可参考本章有关内容分别补给 10% 氯化钾。

晶体溶液有 5%~10% 葡萄糖溶液、0.9% 氯化钠溶液(生理盐水)、林格液等。葡萄糖溶液滴入静脉后,糖迅速入细胞内氧化,故临床上可不计其渗透压,只当水分补充。生理盐水的渗透压虽然等同于血浆,但 Cl^- 含量远高于血浆,大量输入静脉后可能致细胞外液高氯,根据电中和基本规律,细胞外液 Cl^- 浓度增高,势必使另一阴离子 HCO_3^- 浓度减小,即有可能发生高氯性酸中毒。平衡盐溶液(碳酸氢钠等渗盐水或乳酸钠林格液)的成分接近血浆,更符合生理,是可供大量使用的等渗性盐水,其中所含碱性物质又有利于纠正轻度酸中毒。但对休克或肝功不良者不宜使用乳酸钠林格液,因易致体内乳酸蓄积。

胶体溶液包括全血、血浆、人体白蛋白以及右旋糖酐等。

(3) 继续损失量液体据实际丢失成分配制。如发热、气管切开病人主要补充 5% 葡萄糖溶液。消化液丢失一般可补林格溶液或平衡盐液。

3. 输液方法　液体补充以口服最好最安全。但外科多需静脉输液,可参考以下几点原则。

(1) **先盐后糖**:一般应先输入无机盐等渗溶液,然后再给葡萄糖溶液。因为糖进入体内迅速被细胞利用,对维持体液渗透压意义不大,先盐则利于稳定细胞外液渗透压和恢复细胞外液容量。对酸中毒病人使用碱性溶液,亦应提早补给。但是,高渗性缺水病人要先输入 5% 葡萄糖溶液,以求迅速降低细胞外液高渗状态。

(2) **先晶后胶**:一般是先输入一定量的晶体溶液进行扩容,并可改善血液浓缩,有利于微循环,常首选平衡盐液。然后输入适量胶体溶液以维持血浆胶体渗透压,稳定血容量。但是,大失血所致的低血容量性休克,在抢救时应尽早地补给胶体溶液,如全血、血浆、右旋糖酐等。

(3) **先快后慢**:明显缺水的病人,初期输液要快,即相当于补充已经丧失量,以迅速改善缺水缺钠状态。对休克病人可能还需两路液体输入,必要时加压输液或行静脉切开插管输液。待病人一般情况好转后,就应减慢滴注速度,以免加重心肺负担。临床上的生理需要量及继续丢失量都宜慢滴维持。

但是,对心、肺等重要脏器功能障碍者、静脉滴注高渗盐水,或经静脉特殊用药(钾盐、普萘洛尔、血管活性药物等),都要控制滴注速度,不可过快。成人静脉滴注 10% 葡萄糖溶液不宜超过 250ml/h,大约是 60 滴 / 分,因为机体利用葡萄糖的速率是 0.5g/(kg·h),超过此值就会形成渗透性利尿。

(4) **液种交替**:液体量多时,对盐类、碱类、酸类、糖类、胶体类各种液体要交替输入,有利于机体发挥代偿调节作用。如果在较长时间内单纯输注一种液体,可能造成人为(医源性)的体液平衡失调。但是,高渗性缺水初期宜持续补充葡萄糖溶液,低渗性缺水初期宜持续补充盐水,这是临床治疗的特殊需要。

(5) **尿畅补钾**:缺水缺钠也常伴缺钾,缺水及酸中毒纠正后钾随尿排出增多,亦会使血清钾下降,故应及时补钾。注意尿量必须正常时(>40ml/h)才可补钾,否则有急性肾衰竭的高钾血症危险。

但是,严重创伤、大手术后因组织细胞破坏,大量 K^+ 自细胞内释出,虽然尿量正常,在2~3 日内也不需补钾。

4. 疗效观察　补液过程中,必须严密观察治疗效果,注意不良反应。随时调整护理方案,积极处理异常情况。

(1) **记录液体出入量**:应准确记录各次饮食液量及静脉补入量,记录大小便液量及呕吐、引流物量。及时结算 24 小时出入量数据,调整输液方案时参考。

(2) **保持输液通畅**:注意输液管道内滴注是否顺利,按要求控制滴注速度。观察穿刺部位有无液体外漏与肿胀。

(3) 观察治疗反应:主要观察指标有:①精神状态,如乏力、萎靡、烦躁、嗜睡等症状的好转情况;②脱水征象,如口渴、皮肤弹性、眼窝内陷等表现的恢复程度;③生命体征,如血压、脉搏、呼吸的改善情况;④辅助检查,如尿量、尿比重等常规检查,血液常规检查,血清电解质测定,肝、肾功能,心电图,中心静脉压监测等是否接近正常或恢复正常。

快速或大量输液时,要特别留心心肺监测,如病人心率增快、颈静脉怒张、呼吸短促、咳血性泡沫痰、两肺有湿啰音等,很可能有心脏衰竭与肺水肿危险,应立即减慢或停止输液。

输液开始或中途突然寒战、高热、恶心等,可能系输液反应,应减慢输液速度或停止输液,并遵医嘱肌内注射苯巴比妥钠 0.1g 或异丙嗪 25mg 或静脉注射(壶入)地塞米松 5mg。必要时可送检现用液体及输液器具。

(三) 心理护理

危重病人可有多个输液管道,应向病人及家属讲解输液的必要性、种类、时间、刺激性和注意事项,消除病人及家属的紧张和恐惧;护理人员应熟练掌握输液技术,及时减轻输液过程中的不适;护理人员应关心爱护病人,待病人如亲人;输液过程中应鼓励病人和家属克服困难,树立战胜疾病的信心。

(四) 健康教育

向病人强调水的重要性,讲解液体的合理补充方法,防止人为造成体液失衡。注意口腔卫生,能口服者多饮水。鼓励下床活动,定时排便。给予心理支持,鼓励病人和家属多沟通,避免社交隔离。

二、水中毒病人的护理

水中毒指人为的或病理的原因使体内水分过多,细胞外液稀释而形成稀释性低钠血症,同时细胞外液向细胞内渗入而引起细胞内水肿。

【护理评估】

1. 健康史 ①急性感染、严重创伤、大手术后等应激状态可刺激抗利尿激素分泌增多,此时期过多输入不含电解质的溶液,易致水中毒;②肾脏病变或已有肾功能不全,且未限制水分的摄入量,易致水中毒;③重度缺钠病人,连续多量摄入了不含电解质的液体。

2. 身体状况 临床表现以脑细胞水肿症状最为突出,如头痛、乏力、嗜睡、意识不清、躁动、抽搐、昏迷等;体重增加;早期可见眼结膜水肿,较重时则见皮肤虚胖感、有压陷性水肿或肺水肿发生。

3. 辅助检查 血清钠低于正常(可至 120mmol/L 以下);血常规见血液稀释现象。

4. 心理 - 社会状况 病人由于脑细胞水肿引起烦躁不安。

【护理诊断 / 问题】

1. 体液过多 与水分摄入过多、体内水分潴留有关。

2. 潜在的并发症:脑水肿、肺水肿。

【护理措施】

1. 严密观察病情变化,注意脑水肿、肺水肿症状体征的发生发展。

2. 严格控制水的摄入量,每日限制摄水在 700~1000ml 以下。

3. 对重症水中毒遵医嘱静脉慢滴 3%~5% 氯化钠溶液(一般用量 5ml/kg),纠正细胞外液低渗,缓解细胞内水肿。同时使用呋塞米(速尿)等利尿剂,以减少扩张的血容量。

4. 对肾衰竭病人必要时采取透析疗法以排出体内积水,其护理见急性肾衰竭。

第三节　钾代谢失调病人的护理

人体钾的 98% 分布在细胞内,维持着细胞内液渗透压。细胞外液中钾量较少,血清钾值仅 3.5~5.5mmol/L,但生理作用重要。钾能增加神经肌肉兴奋性,却对心肌有抑制作用,心肌兴奋性 $\propto \dfrac{[Na^+]+[Ca^{2+}]+[OH^-]}{[K^+]+[Mg^{2+}]+[H^+]}$。钾参与细胞的许多代谢活动,如细胞合成糖原或蛋白质时,钾由细胞外进入细胞内;而糖原或蛋白质分解时,钾自细胞内逸出细胞外。细胞外液钾浓度的增减也常与酸碱平衡变化互为因果,如酸中毒时细胞外 H^+ 增高,大量 H^+ 进入细胞内被代偿性缓冲,但为维持细胞内离子电性平衡,细胞内 K^+ 与之交换而外逸;同时因酸中毒,肾脏中 H^+-Na^+ 交换加强而 K^+-Na^+ 交换减弱,肾排 K^+ 减少,故酸中毒常伴高钾血症。

钾来源于饮食,大部分经肾排出。肾对钾的调节能力较弱,如禁食或血钾很低时,每日仍有一定量的钾盐由尿排出,所以临床上低钾血症常见。

一、低钾血症病人的护理

【护理评估】

(一)健康史

1. 钾摄入不足　多因疾病或手术而禁饮食或不能进饮食。

2. 钾丢失过多　多见于呕吐、腹泻、持续胃肠减压,或长期应用肾上腺皮质激素、利尿剂等的病人。

3. 钾转入细胞　如大量注射葡萄糖或氨基酸,或进行高营养支持时,细胞内糖原和蛋白质合成加速,钾随之转进细胞内,易发生低钾血症。

4. 碱中毒影响　细胞内 H^+ 移出要起缓冲作用,细胞外 K^+ 移入与之交换,同时因碱中毒肾小管泌 H^+ 减少而使 K^+-Na^+ 交换活跃,尿排钾较多,故有低钾血症可能。

(二)身体状况

主要表现在 4 个方面:①神经 - 肌肉兴奋性降低现象:如软弱无力,严重者软瘫、抬头及翻身困难或呼吸困难、吞咽困难(呛咳),腱反射减弱或消失。②消化道症状:因胃肠平滑肌兴奋性降低,可有腹胀、便秘、恶心呕吐以及肠鸣音减弱或消失。③中枢神经抑制症状:因脑细胞代谢功能障碍,早期可有烦躁,严重时神志淡漠、嗜睡或意识不清。④循环系统表现:心悸及心动过速、心律不齐、血压下降,严重时心室颤动。⑤可并发低钾性碱中毒。

(三)辅助检查

包括:①血清钾在 3.5mmol/L 以下。②心电图可表现 T 波低平或倒置,ST 段下降,QT 间期延长或有 U 波等。

(四)心理 - 社会状况

由于病人疲乏无力,生活不能自理,产生孤独无助感;心悸、心律不齐或室颤而有恐惧、濒死感。

【护理诊断/问题】

1. 疲乏：虚弱无力、眩晕、嗜睡　与缺钾有关。
2. 恶心　与缺钾有关。
3. 有受伤的危险　与软弱无力、眩晕、意识恍惚有关。
4. 潜在的并发症：心律不齐或心室颤动（停搏）。

【护理措施】

1. 控制病因　如止吐止泻，防止钾的继续丢失。在病情允许时，尽早恢复病人饮食。

2. 防止并发症　加强陪护，避免意外损伤。严密观察呼吸、脉搏、血压、尿量，及时做血清钾测定和心电图检查，尤其应注意循环功能衰竭或心室颤动的发生。

3. 及时补钾　以口服钾盐最安全，常选用 10% 氯化钾溶液，每次口服 10ml，每日 3 次。不能口服者可经静脉滴注，为防止高钾血症的危险，静脉补钾必须遵守以下 4 点要求：

(1) 总量控制：补钾量可根据血钾浓度降低的程度，每日补充 40~80mmol 钾，以每克氯化钾相等于 13.4mmol 钾计算，大约每日补氯化钾 3~6g。一般禁饮食病人而无其他额外失钾者，每日可补生理需要量氯化钾 3~4g；对一般性缺钾病人（临床症状较轻，血钾常在 3~3.5mmol/L），每日补氯化钾总量 4~5g；严重缺钾者（血钾多在 3mmol/L 以下），每日补氯化钾总量不宜超过 6~8g，但严重腹泻、急性肾衰竭多尿期等特殊情况例外。

(2) 浓度不高：静脉滴注的液体中，每升含钾量不宜超过 40mmol（相当于氯化钾 3g）。即钾盐液体浓度不可超过 0.3%，如 5% 葡萄糖溶液 1000ml 中最多只能加入 10% 氯化钾溶液 30ml。

(3) 滴速要慢：成人静脉滴注钾盐液体速度一般不超过 60 滴/分，输入钾量应控制在 20mmol/h 以下，否则将有致命的危险。严禁静脉注射氯化钾。

(4) 尿量正常：尿少不补钾，如休克病人应先扩充血容量，当尿量达到 40ml/h 或 500ml/h 以上时，方可补钾。

二、高钾血症病人的护理

【护理评估】

1. 健康史　①钾进入过多：如静脉补钾过浓、过快或过量；②钾排出障碍：如急性肾衰竭等；③钾体内转移：严重组织损伤、输入大量久存的库血或重症溶血等使大量组织细胞破坏，钾释放于细胞外液；④酸中毒可引起高钾血症。

2. 身体状况　①手足麻木，四肢极度疲乏、软弱无力，腱反射消失，严重者软瘫及呼吸困难（低钾时细胞膜超极化抑制，高钾时细胞膜去极化抑制，故二者都可表现出神经-肌肉抑制症状）；②多有神志淡漠或恍惚；③血钾过高的刺激作用使微循环血管收缩，皮肤苍白、湿冷、血压变化（早期可升高、晚期下降）；④心搏徐缓和心律不齐，甚至发生舒张期心搏骤停。

3. 辅助检查　①血清钾高于 5.5mmol/L。②血清钾 >7mmol/L 者，几乎都有心电图改变，可见 T 波高而尖，QRS 波群增宽，QT 间期延长，PR 间期延长。

4. 心理-社会状况　由于病人疲乏无力，生活不能自理，产生孤独无助感；心动过缓或心律不齐而有恐惧、濒死感。

【护理诊断/问题】

1. 疲乏:软弱无力、神志淡漠 与高钾血症有关。
2. 潜在并发症:呼吸困难或窒息、心律不齐或心脏停搏。

【护理措施】

1. 纠正高钾血症 遵医嘱做好以下处理:

(1) 禁钾:停用一切含钾药物,如青霉素钾盐。禁食含钾量多的食物如水果、橘汁、牛奶等。

(2) 转钾:将钾转入细胞内,常用方法有:①碱化细胞外液:先静脉注射 5% 碳酸氢钠溶液 60~100ml,再静脉滴注 5% 碳酸氢钠溶液 100~200ml,使钾转入细胞内,并可增加肾小管排钾。②促使糖原合成,使钾随糖原转入细胞内。用 10% 葡萄糖溶液 500ml 或 25% 葡萄糖溶液 200ml+胰岛素 10U 静脉滴注(5g 葡萄糖加 1U 胰岛素),每 3~4 小时可重复使用;促使蛋白质合成,给予复方氨基酸静脉滴注,肌内注射苯丙酸诺龙 10mg。③有肾功能不全、尿少的病人,可用 10% 葡萄糖酸钙 100ml+11.2% 乳酸钠溶液 50ml+25% 葡萄糖溶液 400ml+胰岛素 20U 行 24 小时缓慢静脉滴注。

(3) 排钾:①应用阳离子交换树脂聚磺苯乙烯口服,每次 15g,每日 4 次。可从消化道带走大量钾离子。如发生便秘,可口服山梨醇或甘露醇导泻。②最有效的方法是透析疗法(腹膜透析或血液透析)。

2. 抗心律失常 用 10% 葡萄糖酸钙 20ml 加等量 5% 葡萄糖液稀释后缓慢静脉注射,Ca^{2+} 可以对抗 K^+ 的抑制心肌作用。可重复使用。

3. 预防高钾血症 ①控制原发疾病,如改善肾功能。②保证外科病人有足够热量供给,避免体内蛋白质、糖原的大量分解而释放钾离子。③严重创伤者,给彻底清创,控制感染。④大量输血时,不用久存的库血。⑤静脉补钾务必遵守"尿量不少、浓度不高、滴速不快、总量不大"的原则。

第四节 酸碱平衡失调病人的护理

人体血 pH 经常保持在 7.35~7.45 之间,这种相对稳定状态有赖于机体一系列调节机制。①缓冲系统:最重要的是血液中的缓冲对 HCO_3^-/H_2CO_3。当体内多酸时,HCO_3^- 与强酸中和($H^++HCO_3^-\rightarrow H_2CO_3\rightarrow CO_2\uparrow+H_2O$),结果使体液酸度缓冲,同时消耗了 HCO_3^- 而增加了 H_2CO_3;当体内多碱时,H_2CO_3 与强碱中和($OH^-+H_2CO_3\rightarrow HCO_3^-+H_2O$),结果使体液碱度缓冲,同时消耗 H_2CO_3 而增加 HCO_3^-。缓冲系统的调节作用是迅速的,但也是短暂的、有限的,HCO_3^- 及 H_2CO_3 的相应增减还得依靠肺、肾的调节。②肺的调节:主要通过排出 CO_2 来调节血中 H_2CO_3 的浓度。当血 $PaCO_2$ 升高(H_2CO_3 增多)时,呼吸加深加快,CO_2 排出增多,使血 H_2CO_3 下降;相反,当血 $PaCO_2$ 降低时,肺的代偿会使血 H_2CO_3 升高。呼吸的调节量是很大的,但只对挥发性酸(碳酸、酮体)起作用。③肾的调节:肾的作用是排酸(H^+)并回收 $NaHCO_3$。体内多酸时,此作用加强;体内多碱时,此作用减弱。因此,非挥发性酸和过多的碱都可经肾排泄,但肾的调节速度是缓慢的。上述三种主要机制相互配合,为酸碱平衡发挥着调节与代偿作用。

在病理情况下,体内外来的或内生的酸质或碱质过量,超过了上述调节代偿能力,即会导致酸碱平衡紊乱。当血 pH 低于 7.35 时为酸中毒,血 pH 高于 7.45 时为碱中毒。凡因代谢因素使体内酸质或碱质过多或过少,造成血 HCO_3^- 原发性降低或增高,称为代谢性酸中毒或代谢性碱中毒;凡因呼吸功能的改变造成血 H_2CO_3 原发性增高或降低,称为呼吸性酸中毒或呼吸性碱中毒。

一、代谢性酸中毒病人的护理

【护理评估】

1. 健康史

(1) 体内酸性物质积聚过多:如高热、脱水、饥饿、休克等病理情况下机体产酸甚多,或急性肾衰竭使体内酸性代谢产物排出障碍。

(2) 体内碱性物质丢失过多:如腹泻、肠梗阻、肠瘘使碱性消化液(HCO_3^-)大量丧失。

2. 身体状况

(1) 呼吸代偿的表现:酸中毒时肺脏代偿调节加强,为的是加速排出 CO_2,以降低 H_2CO_3 浓度。故常表现呼吸加深加快(Kussmaul 呼吸),呼吸频率可高达 40~50 次/分。有时呼吸有烂苹果气味,乃因发热、进食不足、糖尿病等使体内酮体生成过多。

(2) 影响心血管功能的表现:酸中毒时 H^+ 增高,且酸中毒常伴血 K^+ 增高,二者都可抑制心肌收缩力。所以,虽因伴脱水而心率增快,但多见心律失常、心音低弱、血压下降。H^+ 增高,刺激毛细血管扩张,病人面部潮红,口唇樱红色,但休克病人的酸中毒,因缺氧而发绀。

(3) 影响中枢神经功能的表现:酸中毒抑制脑细胞代谢活动,病人可有头痛、头昏、嗜睡等表现。

3. 辅助检查 血 pH 低于 7.35,血 HCO_3^- 值下降,其他如二氧化碳结合力(CO_2CP)、BE 值亦低于正常。因呼吸的代偿,$PaCO_2$ 略下降。细胞内外 K^+ 与 H^+ 的转移及肾 H^+-Na^+ 交换的加强,血 K^+ 可升高。尿呈强酸性。

4. 心理 - 社会状况 由于疾病影响心肺功能,呼吸频率加快,使病人产生焦虑和恐惧;乏力和眩晕可加重病人的不适感觉。

【护理诊断/问题】

1. 心排血量减少 与[H^+]增高,抑制心肌收缩力有关。
2. 急性意识障碍 与酸中毒抑制脑代谢活动有关。
3. 潜在的并发症:高钾血症。

【护理措施】

1. 观察病情 注意水、电解质、酸碱失衡的动态变化,注意心血管功能及脑功能的改变。及时做血气分析。

2. 消除或控制导致代谢性酸中毒的危险因素 如纠正高热、腹泻、脱水、休克,积极改善肾功能;保证足够热量供应,减少脂肪分解而生成过多酮体。

3. 及时补液 代谢性酸中毒常有脱水表现。轻度代谢性酸中毒(CO_2CP 在 16mmol/L 以上),经补液纠正脱水后,酸中毒多可好转。

4. 使用碱性溶液 对病情较重者,如症状明显或 CO_2CP 低于 13mmol/L,须遵医嘱及时补给碱性溶液。常用的是 5% 碳酸氢钠溶液,输进体液中可离解出 HCO_3^-,能直接中和体内积聚的酸。静脉滴注 5% 碳酸氢钠时注意以下几点:

(1) 用药量按公式估算:

5% 碳酸氢钠 (ml) = ［27− 病人 CO_2CP 值 (mmol/L)］× 体重 (kg)×0.3

用量为 100~250ml，可一次输入；若用量较大，首次先输入 1/2 量，以后据病情恢复情况和血气分析结果再酌情补给。

(2) 5% 碳酸氢钠不必稀释，可供静脉滴注。但宜单独缓慢滴入，不加入其他药物，首次用量一般宜在 2~4 小时滴完。

(3) 补给 5% 碳酸氢钠时，应从病人补液总量中扣除等量等渗盐水，以免补钠过多。

(4) 酸中毒时，血离子化钙 (Ca^{2+}) 增多，血 K^+ 亦趋增多，故常掩盖低钙血症或低钾血症。在补充碳酸氢钠后应注意观察缺钙或缺钾症状发生，并及时纠正。

二、代谢性碱中毒病人的护理

【护理评估】

1. 健康史

(1) 体内正常酸性物质损失过多：**如幽门梗阻、急性胃扩张、持续胃肠减压等，使胃酸 (H^+Cl^-) 大量丢失，体内 HCO_3^- 增多，造成代谢性碱中毒；同时因 Cl^- 丢失，由于电中和基本规律，势必使细胞外液另一阴离子 HCO_3^- 增高，而形成低氯性碱中毒；胃液中含 K^+ 是血浆的数倍，胃液丢失使细胞外液缺 K^+，此时，细胞内外 K^+ 与 H^+ 的互换转移以及肾的 H^+-Na^+ 交换加强，可导致低钾性碱中毒。**

(2) 碱性物质摄入过多：常因补碱过量，使酸中毒转变成更难处理的碱中毒。

2. 身体状况

(1) 碱中毒抑制呼吸中枢，病人呼吸浅而慢。

(2) 可伴低钾血症表现，如心律失常等。

(3) 碱中毒使血离子化钙 (Ca^{2+}) 减少，可表现手足抽搐，腱反射亢进。

(4) 脑细胞代谢活动障碍，可有头昏、嗜睡、谵妄 (delirium) 或昏迷。

3. 辅助检查　血 pH 和 HCO_3^- 增高，CO_2CP 及 BE 值亦增大。因呼吸抑制而代偿性 $PaCO_2$ 稍上升。血［K^+］可下降。**尿呈碱性；但缺钾性碱中毒时因肾 H^+-Na^+ 交换占优势，可出现反常性酸性尿。**

4. 心理 - 社会状况　病人容易激动、烦躁不安，注意预防沟通障碍。

【护理诊断 / 问题】

1. 急性意识障碍　与代谢性碱中毒有关。

2. 急性疼痛　与碱中毒所致血 Ca^{2+} 减少引起手足抽搐有关。

3. 潜在并发症：低钾血症。

【护理措施】

1. 观察神经及精神方面的异常表现，监测血气分析及血清电解质浓度改变。

2. 配合医疗方案，积极控制致病危险因素。

3. 遵医嘱及时采取纠正碱中毒措施。对病情较轻的病人，一般补 0.9% 氯化钠溶液和适量氯化钾后，病情多可改善。因为生理盐水中 Cl^- 含量较多，有利于纠正低氯性碱中毒；补钾后有利于纠正缺钾性碱中毒。

对病情较重的病人 (HCO_3^- 45~50mmol/L，pH>7.65)，给予口服氯化铵 1~2g，每日 3 次。不能口服者可给予 0.1~0.2mol/L 的稀盐酸溶液缓慢经中心静脉滴注，使用时注意以下几点：

(1) 药液稀释法：将 1mol/L 盐酸 150ml，加入生理盐水或 5% 葡萄糖溶液 1000ml 中，即稀释为 0.15mol/L 盐酸溶液。必须经静脉导管缓慢滴入中心静脉内，一般在 24 小时内慢速滴入（25~50ml/h）。并根据血 Na^+、K^+ 缺乏情况，同时补入等渗盐水和氯化钾。

(2) 每 4~6 小时重复测定血 Na^+、K^+、Cl^- 和 CO_2CP 值，据病情转化情况随时调整处理方案。

4. 有手足抽搐者，遵医嘱给予 10% 葡萄糖酸钙 20ml 静脉缓注。

三、呼吸性酸中毒病人的护理

【护理评估】

1. 健康史　多有呼吸道梗阻、胸部外伤、术后肺不张及肺炎等。因呼吸功能障碍，CO_2 积蓄体内，使血 $[H_2CO_3]$ 升高。

2. 身体状况　主要表现有呼吸困难、胸闷、发绀、乏力、头痛，甚至谵妄或昏迷。

3. 辅助检查　血 pH 降低，血 $PaCO_2$ 增高，因肾代偿作用使血 CO_2CP 略增高。

4. 心理 - 社会状况　由于疾病影响心肺功能造成呼吸困难和乏力，容易引起焦虑和不安。

【护理诊断 / 问题】

1. 低效性呼吸型态：呼吸困难、发绀　与呼吸道梗阻等因素有关。

2. 急性意识障碍：谵妄或昏迷　与缺氧及酸中毒有关。

【护理措施】

呼吸困难改善，缺氧状况减轻。无意外伤害发生。情绪稳定，舒适感增加。

1. 控制致病因素。

2. 改善肺通气、换气功能，如吸氧、促进咳痰，必要时气管切开、使用呼吸机辅助呼吸等。

3. 持续给氧　采取低浓度、低流量持续给氧，避免引起呼吸抑制。

四、呼吸性碱中毒病人的护理

【护理评估】

1. 健康史　多见于高热、癔症、颅脑损伤、使用呼吸机不当等。因肺通气过度（呼吸过快过深）使血 $PaCO_2$ 明显降低，引起低碳酸血症。

2. 身体状况　呼吸深快或呼吸不规则，肌肉震颤或手足麻木、抽搐，可发生头昏、晕厥、表情淡漠或意识障碍。

3. 辅助检查　pH 升高，血 $PaCO_2$ 下降，CO_2CP 代偿性略降低。

4. 心理 - 社会状况　病人由于发生过度换气，使神经 - 肌肉的应激性增强，肌肉震颤而出现焦虑、烦躁，精神紧张。

【护理诊断 / 问题】

1. 低效性呼吸型态：呼吸过快过深或呼吸不规则　与高热、颅脑疾病等有关。

2. 急性意识障碍　与碱中毒有关。

【护理措施】

1. 控制致病因素　如调节呼吸机参数、癔病病人适当给予镇静药物等。必要时用纸筒

罩住口鼻以增加 CO_2 的吸入量,或让病人吸入含 5%CO_2 的氧气。

2. 手足抽搐者可给葡萄糖酸钙静脉注射。

五、混合性酸碱平衡失调病人的护理

在临床上,常有两种或两种以上类型的酸、碱中毒复合存在,形成了混合性酸、碱中毒。如休克病人因缺氧,体内乳酸积聚,多为代谢性酸中毒,当合并休克肺时又会发生呼吸性酸中毒;代谢性酸中毒病人如肺通气过度,又会合并呼吸性碱中毒;肺部感染有呼吸性酸中毒的病人,如输液中给碱性药物过量,即可能合并代谢性碱中毒;幽门梗阻病人易形成代谢性碱中毒,但长期饥饿、供给营养不足,体内脂肪分解生成多量酮体,又会并发代谢性酸中毒。

混合性酸、碱中毒使病情变得相当复杂,有关酸碱检验指标可能相互抵消而呈现正常值。往往需要做血气分析或其他特殊项目检查,并结合病史、表现等综合评估资料,才能得出准确的判断。

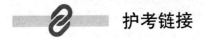 **护考链接**

经 典 例 题

例题 1　某患者因腹泻、呕吐入院,心电图:ST 段水平压低,T 波倒置,U 波增高。最可能的原因是

A. 高钾血症　　　　　　B. 低钾血症　　　　　　C. 高钙血症

D. 洋地黄效应　　　　　E. 洋地黄中毒

答案:B

解题导引: 根据患者的病史(腹泻、呕吐)和心电图表现(ST 段压低,T 波倒置,出现 U 波等)首先考虑低钾血症,故选择 B。

例题 2　在静脉补钾时,200ml 生理盐水中最多可加入 10% 氯化钾的量是

A. 12ml　　　　　　　　B. 10ml　　　　　　　　C. 8ml

D. 6ml　　　　　　　　E. 3ml

答案:D

解题导引: 静脉补钾时应遵守"四不"原则,即**尿量不少**(>40ml/h),**浓度不高**(<0.3%),**滴速不快**(<60gtt/min),**总量不多**(<6~8g/d)。根据浓度不高的要求,每 100ml 溶液中加入氯化钾不超过 0.3g,200ml 液体中不高于 0.6g(10% 氯化钾溶液 6ml),故选择 D。

例题 3　患者男,70 岁。因呼吸衰竭行呼吸机辅助呼吸。提示患者出现了过度通气的体征是

A. 烦躁不安　　　　　　B. 抽搐、昏迷　　　　　　C. 皮肤潮红、多汗

D. 表浅静脉充盈消失　　E. 血压升高、脉搏加快

答案:B

解题导引: 呼吸机辅助呼吸时,如过度通气可引起呼吸性碱中毒,钙离子浓度降低,患者表现有呼吸急促,可有眩晕、肌震颤、手足抽搐,心率加快,甚至昏迷等,故选择 B。

例题 4　低钾性碱中毒最可能出现于

A. 尿毒症　　　　　　　　　B. 胃手术后　　　　　　　　C. 大量输血

D. 术后少尿　　　　　　　　E. 严重创伤

答案:B

解题导引:主要是低钾和高钾的原因对比。钾离子随尿排出,尿少钾离子高,如 A、D 选项。C 选项血细胞内钾离子会出来导致高钾血症,E 选项损伤后也是可能导致高钾(细胞内的钾离子比血内高 10 倍左右,我们说高钾低钾都是指的血液里的浓度)。B 术前可能会吐,术后还要胃肠减压(用胃管抽吸胃肠内容物),都会导致钾离子与胃酸丢失至体外,酸少则碱中毒。故选择 B。

例题5　患者男,60 岁。由于严重恶心呕吐导致急性消化液大量丢失。医生开具以下医嘱,应首先为该患者输入的是

A. 5%NaHCO$_3$ 溶液　　　　B. 平衡盐溶液　　　　　　　C. 3% 氯化钠溶液

D. 5% 葡萄糖溶液　　　　　E. 10% 葡萄糖溶液

答案:B

解题导引:静脉输液应遵循"**先盐后糖、先晶后胶、先快后慢、液种交替、尿畅补钾**"的原则,同时在大量输入等渗电解质溶液时,为避免引起高氯性酸中毒,最佳液体为平衡盐溶液,故选择 B。

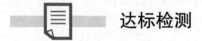

达标检测

一、A1/A2 型题(以下每一道题下面有 A、B、C、D、E 五个备选答案,请从中选择一个最佳答案)

★1. 低渗性缺水早期尿量变化是

　　A. 尿量增加　　　　　　　B. 尿量减少　　　　　　　　C. 尿量略增或不变

　　D. 尿少比重低　　　　　　E. 尿少比重高

★2. 高钾血症的常见病因中,下列**不正确**的是

　　A. 钾盐输入过多　　　　　　　　　　B. 肾衰竭,少尿或无尿

　　C. 输入保存期较久的大量库存血　　　D. 组织细胞破坏钾外移

　　E. 代谢性碱中毒

★3. 患者女,56 岁。既往有糖尿病史 10 余年,突发糖尿病酮症酸中毒,此时患者的呼吸气味是

　　A. 芳香味　　　　　　　　B. 肝腥味　　　　　　　　　C. 大蒜味

　　D. 氨臭味　　　　　　　　E. 烂苹果味

4. 低钾血症的病因中下列哪项是**错误**的

　　A. 严重呕吐　　　　　　　B. 长期禁食　　　　　　　　C. 急性肾衰竭少尿期

　　D. 长期使用利尿剂　　　　E. 大量输注葡萄糖液、胰岛素

5. 一般等渗性缺水者亦补充

　　A. 10% 葡萄糖液　　　　　　　　　　B. 右旋糖酐

　　C. 等渗盐水和平衡盐溶液　　　　　　D. 高渗盐水

    E. 11.2% 乳酸钠液

6. 低渗性与高渗性缺水最主要区别是

    A. 乏力   B. 尿量   C. 皮肤弹性差

    D. 发热   E. 口不渴

7. 纠正体液平衡紊乱第一日的补液量为

    A. 生理需要量 +1/2 已丧失量

    B. 生理需要量 +1/2 已丧失量 + 前 1 日继续丧失量

    C. 生理需要量 + 已丧失量 + 前 1 日继续损失量

    D. 生理需要量 + 前 1 日继续损失量

    E. 生理需要量 + 已丧失量

★8. 一急性肠梗阻患者,男,36 岁,体重 70kg。口渴,软弱无力,皮肤弹性差,眼窝内陷。该患者入院后第一日应补给液体量是

    A. 3000ml   B. 3500ml   C. 3700ml

    D. 4000ml   E. 4500ml

9. 患者男,40 岁,体重 70kg。肠梗阻病人反复呕吐,测得血钠 125mmol/L、血钾 3.0mmol/L,该患者可能为

    A. 低钾血症 + 轻度缺钠   B. 低钾血症 + 中度缺钠

    C. 低钾血症 + 重度缺钠   D. 高钾血症 + 高渗性缺水

    E. 血钾正常 + 等渗性缺水

★10. 患者女,55 岁。诊断为高血压危象。医嘱呋塞米 20mg,静脉注射。医嘱执行后病人出现乏力、腹胀、肠鸣音减弱的症状。该病人可能发生了

    A. 高钾血症   B. 低钾血症   C. 高钠血症

    D. 低钠血症   E. 高氯血症

11. 患者男,在高温环境劳动且饮水不足,出现口渴、尿少、黏膜干燥及眼窝内陷,血压 90/60mmHg(12/8kPa)。请估计其缺水性质和程度

    A. 重度高渗性缺水   B. 重度等渗性缺水   C. 中度高渗性缺水

    D. 中度等渗性缺水   E. 中度低渗性缺水

★12. 患者男,36 岁,体重 65kg。体温持续 40℃,用退热药后,大汗淋漓,渗湿一身衬衣裤估计以上两项额外丧失水量是

    A. 1000ml   B. 1200ml   C. 1400ml

    D. 1600ml   E. 1800ml

13. 患者女,40 岁。因急性肠梗阻频繁呕吐,出现口渴、尿少、脱水征、血压偏低。进行液体疗法,应首先静脉滴注

    A. 5% 葡萄糖液   B. 右旋糖酐   C. 5% 葡萄糖盐水

    D. 复方氯化钠   E. 0.3% 氯化钾

14. 患者男,因下肢挤压伤致血清钾升高,出现心动过缓、心律不齐,应选用的药物是

    A. 毛花苷丙(西地兰)   B. 普萘洛尔(心得安)   C. 利多卡因

    D. 5% 碳酸氢钠   E. 10% 葡萄糖酸钙

15. 患者女,因粘连性肠梗阻腹痛伴呕吐 2 日入院,测血钾为 3mmol/L,给予静脉补充钾

盐。关于其护理**错误**的是

　　A. 尿量 20ml/h 开始补钾　　　　　B. 液体中氯化钾浓度 0.25%

　　C. 滴速 60 滴 / 分　　　　　　　　D. 当日补氯化钾 3g

　　E. 禁忌静脉推注

二、A3/A4 型题(以下提供若干个案例,每个案例下设若干个考题,请根据各考题题干所提供的信息,在每题下面 A、B、C、D、E 五个备选答案中选择一个最佳答案)

（16~18 题共用题干）

患者男,55 岁,体重 60kg。患胃癌发生食欲欠佳 1 个月余,主诉乏力、口渴、尿少。体检：BP 90/60mmHg(12/8kPa),T 36.5℃,眼窝凹陷、皮肤弹性差、口唇干燥、血清钠 140mmol/L,血清钾 3.2mmol/L。

16. 该患者的体液失衡类型为

　　A. 中度等渗性缺水 + 低钾血症　　　B. 轻度等渗性缺水 + 低钾血症

　　C. 重度等渗性缺水 + 低钾血症　　　D. 高钾血症 + 中度高渗性缺水

　　E. 高钾血症 + 重度高渗性缺水

17. 该患者当日应补充液体量是

　　A. 3000ml　　　　　　　　B. 3500ml　　　　　　　　C. 4000ml

　　D. 4500ml　　　　　　　　E. 5000ml

18. 该患者补液时首选

　　A. 5% 碳酸氢钠　　　　　　B. 低分子右旋糖酐　　　　　C. 平衡盐

　　D. 5% 葡萄糖溶液　　　　　E. 5% 葡萄糖等渗盐水

答　案

1	2	3	4	5	6	7	8	9	10	11	12	13	14	15
C	E	E	C	C	E	A	C	B	B	C	E	C	E	A

16	17	18
A	B	C

 解题导引

1. C。低渗性缺水早期由于血浆渗透压低,抗利尿激素分泌不增加,所以尿量略增或不变;但低渗性缺水晚期时由于血容量减少,醛固酮分泌增加,尿量才减少。

2. E。代谢性碱中毒时,细胞内外离子交换加快,细胞内 H^+ 逸出,而细胞外 K^+ 进入细胞内,此时产生低钾血症。

3. E。糖尿病多年致体内酮体生成过多,而发生代谢性酸中毒。会出现深大呼吸,又称 Kussmaul 呼吸,表现为呼吸频率增快,呼吸深大;患者呼吸中可有类似烂苹果味的酮臭味。

8. C。患者体重 70kg,中度等渗性缺水量占体重 4%~6%,即 70kg×5% 等于 3.5kg

(3500ml),第一日应补给计算液体量的一半 1750ml,加上生理需要量 2000ml 共 3750ml。

　　10. B。根据该病人的临床表现(横纹肌与平滑肌受抑制)及诱因(利尿),首先考虑低钾血症。

　　12. E。体温每升高 1℃每千克体重失水 3~5ml,现患者 65kg,体温升高 3℃,共失水780ml;大汗渗湿一身衬衣裤估计失水 1000ml。以上两项额外失水量是 1800ml。

 背景拓展

外科体液不足病人的特点

　　体液不足的临床表现是低血压,脉压小,心动过速,皮肤松弛,黏膜干燥。从病史中可以发现体液不足的原因。出入液量的记录、体重变化、尿比重、尿中的化学成分分析都可以用于证实临床表现,而且在设计治疗方案时,作用很大。最简单的体液不足是失水,不伴有电解质的丢失。但是,对外科病人而言,水和电解质的丢失常常是同时发生的,单纯的失水发生在无法调节摄入的病人身上,如身体衰弱、昏迷、发热(不显性发汗的增加导致失水)的病人。治疗须以纠正体液丢失和电解质紊乱为目标。

(王玉升)

第二章

外科休克病人的护理

考点聚焦

本章知识点较多,需考生及时复习识记,预计今后对这部分内容的考查稳中有变。近几年护考的知识点是过敏性休克的病因和急救,今后考查重点是休克的临床特点和护理措施。

课标精析

第一节 概 述

休克是机体受到强烈的致病因素侵袭后,有效循环血量锐减,微循环灌注不足、细胞缺氧以及各重要器官功能代谢紊乱的一种危急的临床综合征。微循环灌注不足,氧供给不足和需求增加是休克的本质、**有效循环血量是指单位时间内在心血管系统中运行的血液量,占全身血容量的80%~90%,其依赖充足的血容量、有效的心搏出量和适宜的周围血管张力3个因素维持。**任何原因使三者之一发生改变,均可引起有效循环血量减少,各器官组织微循环灌注不足而发生休克。

【病因和分类】

1. **低血容量性休克** 常因大量出血或体液积聚在组织间隙导致有效循环量降低所致。如大血管破裂及脏器(如肝、脾)破裂出血、大面积烧伤及大手术引起血液及血浆的同时丢失,为失血性休克。

2. **感染性休克** 主要由于细菌及毒素作用所造成。常继发于以释放内毒素为主的革兰阴性杆菌感染,如急性化脓性腹膜炎、急性梗阻性化脓性胆管炎、绞窄性肠梗阻、泌尿系统感染及脓毒血症等,又称内毒素性休克。

3. **心源性休克** 主要由心功能不全引起,常见于大面积急性心肌梗死、心力衰竭、急性心肌炎、心包压塞等。

4. 神经源性休克　常由剧烈疼痛、脊髓损伤、麻醉平面过高或各种创伤(如骨折、挤压综合征)等引起。

5. 过敏性休克　常由接触、进食或注射某些致敏物质,如花粉、药物(如青霉素)、血清制剂或疫苗、异体蛋白质等而引起。

【病理生理】

有效循环血量锐减以及急性微循环灌流不足、细胞代谢紊乱和全身重要脏器功能障碍,是各类休克的共同病理生理改变。根据微循环障碍不同阶段病理生理特点可分为 3 期。

1. 微循环收缩期　又称缺血缺氧期。对应休克代偿期(轻度)。

2. 微循环扩张期　又称淤血缺氧期。对应休克抑制期(中度)。

3. 微循环衰竭期　又称弥散性血管内凝血期(DIC)。对应休克抑制期(重度)。

【临床表现】

1. 休克代偿期　由于机体的代偿作用,交感 - 肾上腺轴兴奋。表现为:①神志清楚,精神紧张伴有兴奋或烦躁不安。②面色苍白,四肢湿冷。③脉搏快,舒张压增高,脉压较小。④呼吸增快,尿量减少。如处理及时,休克可较快得到纠正。否则,病情发展进入抑制期。

2. 休克抑制期　表现为:①神情淡漠、反应迟钝甚至出现意识模糊或昏迷。②口唇、肢端发绀,四肢厥冷。③脉搏细速或摸不清,血压进行性下降或测不到。④尿量减少甚至无尿。若皮肤、黏膜出现瘀斑或消化道出血,提示病情已发展至弥散性血管内凝血阶段。若出现进行性呼吸困难、脉速、烦躁、发绀,吸氧后不能改善呼吸状态,应考虑并发急性呼吸窘迫综合征。

休克各期的临床表现(成人低血容量性休克)要点见表 2-1。

表 2-1　休克的分期及临床表现

| 分期 | 程度 | 神志 | 外周循环 | | | | 生命体征 | | 尿量 | 估计失血量 |
			口渴	皮肤黏膜色泽	体表温度	体表血管	脉搏	血压		
休克代偿期	轻度	清楚,伴有痛苦表情,精神紧张	口渴	开始苍白	正常或发凉	正常	100 次/分以下,尚有力	收缩压正常或稍高,舒张压升高,脉压缩小	正常或减少	20% 以下(800ml 以下)
休克抑制期	中度	尚清楚,表情淡漠	很口渴	苍白	发冷	表浅静脉塌陷,毛细血管充盈迟缓	100~120 次/分	收缩压下降为 90~70mmHg,脉压小	尿少	20%~40%(800ml~1600ml)
	重度	意识模糊,甚至昏迷	非常口渴,但可能无主诉	显著苍白,肢端青紫	厥冷(肢端尤其明显)	表浅静脉塌陷,毛细血管充盈非常迟缓	数而细弱或摸不清	收缩压在 70mmHg 以下或测不到	尿少或无尿	40% 以上(1600ml 以上)

【辅助检查】

1. 血、尿和便常规检查　红细胞计数、血红蛋白值降低可提示失血,反之则提示失液;血细胞比容增高提示有血浆丢失。白细胞计数和中性粒细胞比例增高常提示感染的存在。

尿比重增高常表明血液浓缩或容量不足。消化系统出血时粪便隐血阳性或呈黑便。

2. 动脉血气分析 有助于了解呼吸功能酸碱平衡动态。休克时,因缺氧和乏氧代谢,可出现 pH 和 PaO_2 降低,而 $PaCO_2$ 明显升高。

3. **中心静脉压(CVP)测定 CVP 代表右心房或者胸腔段腔静脉内的压力,其变化可反映血容量和右心功能。正常值为 5~12cmH_2O(0.49~1.18kPa)。CVP 降低表示血容量不足,增高提示有心功能不全。**如 CVP>20cmH_2O,提示存在充血性心力衰竭。

4. 肺毛细血管楔压(PCWP) 应用 Swan-Ganz 漂浮导管测量,反映肺静脉、左心房和右心室压力。PCWP 降低提示血容量不足,增高提示肺循环阻力增加。

5. 血生化检查 包括肝、肾功能检查、动脉血乳酸盐、血糖、血电解质等检查,可了解病人是否合并多器官功能衰竭、细胞缺氧及酸碱平衡失调的程度等。

6. DIC 的检测 包括血小板,出、凝血时间,纤维蛋白原,凝血酶原时间及其他凝血因子等多项指标,当出现以上五项检查中三项以上异常,结合临床微血管栓塞症状和出血倾向,可诊断 DIC。

【治疗原则】

尽早去除病因,迅速恢复有效循环血量,纠正微循环障碍,恢复组织灌注,增强心肌功能,抗感染,恢复正常代谢和防止多器官功能障碍综合征(MODS)。

第二节 失血性休克病人的护理

低血容量性休克多因短时间内大量出血或体液丢失,或液体积存于第三间隙,使有效循环血量降低所致。

【护理评估】

(一) 健康史

1. 了解引起休克的各种原因,如有无腹痛和发热,有无因严重烧伤、损伤或感染等引起的大量失血和失液;病人受伤或发病后的救治情况。

2. 身体状况评估病人全身状况、局部状况和辅助检查结果,了解休克的严重程度并判断重要器官功能。

(二) 全身状况

1. **意识和表情** 反映脑组织血液灌流和全身循环状况,休克早期病人呈兴奋或烦躁不安的状态;休克加重时,病人表情淡漠、谵妄或嗜睡、意识模糊、反应迟钝,甚至昏迷。

2. **生命体征** ①血压:休克时病人收缩压常低于 90mmHg(12kPa),脉压常 <20mmHg(2.7kPa)。②脉搏:休克早期脉率增快,加重时脉细弱。③呼吸:呼吸急促、变浅、不规则;呼吸增至 30 次/分以上或降至 8 次/分以下表示病情危重。④体温:多数病人体温偏低,四肢湿冷,若体温突升至 40℃以上或骤降至 36℃以下,常提示病情危重。

3. **皮肤色泽及温度** 皮肤和口唇黏膜苍白、发绀、花斑、四肢湿冷等;暖休克病人也可表现为皮肤干燥潮红、手足温暖。

4. **尿量** 尿少往往是早期休克和休克复苏不完全的表现。若尿量 <25ml/h,且比重增加,则表明血容量仍不足。若血压正常,而尿量仍少且比重降低,则提示有急性肾衰竭的可能。

（三）局部状况

评估有无骨骼、皮肤和软组织的损伤，有无局部出血、瘀斑，腹部损伤者有无腹膜刺激征和移动性浊音等。

（四）辅助检查

了解各项实验室相关检查和血流动力学监测的结果，以助判断病情和制订护理计划。

（五）治疗要点

失血性休克的处理原则是：尽快迅速补充血容量，积极处理原发病以制止出血。保护重要脏器功能是治疗休克的关键。

【护理诊断/问题】

1. 体液不足　与大量失血、失液有关。
2. 气体交换受损　与有效循环血量锐减、缺氧和呼吸型态改变有关。
3. 体温异常　与感染、组织灌注不足有关。
4. 有皮肤受损　与意外受伤、意识不清、压疮等有关。
5. 恐惧　与病情危重、创伤有关。

【护理措施】

（一）急救护理

1. 积极处理原发病　包括创伤处包扎、固定、制动和控制大出血。如局部压迫或扎止血带等，必要时可使用抗休克裤（图2-1）。充气后对腹部与腿部加压，可促使血液回流，改善重要脏器的供血，同时可通过局部压迫作用控制腹部和下肢出血。

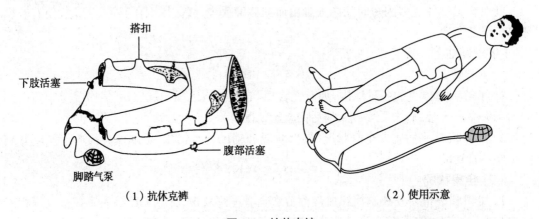

搭扣

下肢活塞

腹部活塞

脚踏气泵

（1）抗休克裤　　　　　　　　　　　（2）使用示意

图2-1　抗休克裤

2. 保持呼吸道通畅和给氧　为病人松解领扣等，解除气道压迫；使头部仰伸，清除呼吸道异物或分泌物，保持气道通畅。早期予以鼻导管或面罩吸氧，增加动脉血氧含量，改善组织缺氧状态。严重呼吸困难者，可做气管插管或气管切开，予以呼吸机人工辅助呼吸。

3. 平卧位或采取休克卧位　急救时可取平卧位，最理想的卧位是仰卧中凹位，即头和躯干抬高20°~30°，下肢抬高15°~20°以增加回心血量。

4. 其他措施　注意保暖，必要时应用镇痛剂等。

（二）一般护理

1. 休息与体位　①通风好、温湿度适宜的抢救室或单间病房，设专人护理，减少搬动和探视,定时室内消毒,避免院内感染。②病人在扩容得到初步保障的条件下宜采取平卧位。③病情允许时,定时为病人翻身、拍背,按摩受压部位的皮肤,及时更换床单和衣物,保持皮肤干燥,预防压疮发生。

2. 保证呼吸道通畅和吸氧　及时清理呼吸道异物,必要时行气管切开;对昏迷或神志不清的病人,应将其头偏向一侧,避免误吸、窒息。**常规给氧,氧流量为 6~8L/min**。

3. 维持正常体温　注意保暖,若病人出现体温下降、畏寒,可提高室内温度,**加盖棉被;禁用热水袋、电热毯等体表局部加温方法,以免皮肤血管扩张、休克加重和耗氧量增加,同时也避免烫伤病人**。

4. 预防损伤　对烦躁不安或神志不清的病人,应加床边护栏,夹板固定输液肢体,避免坠床或舌咬伤等意外损伤,不可强制束缚病人。

(三) 病情观察与监测

1. 意识和精神　反映脑组织血液灌注和全身循环状况。若神志清醒,说明循环血量已基本足够;休克加重时,表情淡漠、烦躁不安、谵妄、嗜睡或昏迷,则说明缺血缺氧已致脑功能障碍。

2. 生命体征　①血压:评估病人的血压和脉压是否正常。休克时病人收缩压常低于90mmHg(12kPa),脉压常 <20mmHg(2.7kPa)。②脉搏:休克早期脉率增快,加重时脉细弱。**临床常用脉率/收缩压(mmHg)计算休克指数,帮助判定休克的有无和轻重。指数为 0.5 多提示无休克;>1.0~1.5 提示有休克;>2.0 为严重休克**。③呼吸:评估呼吸次数及节律,注意有无呼吸急促、变浅、不规则;呼吸增至 30 次/分以上或降至 8 次/分以下表示病情危重。④体温:病人体温是否偏低或高热,多数病人体温偏低,但感染性休克病人可有高热,若体温突升至 40℃以上或骤降至 36℃以下,常提示病情危重。

3. 皮肤色泽及温度　是体表灌流情况的标志。应观察病人有无皮肤和口唇黏膜苍白、发绀、花斑,有无四肢湿冷等;补充血容量后是否出现四肢转暖、皮肤干燥等末梢循环好转征象。暖休克病人也可表现为皮肤干燥潮红、手足温暖,应注意鉴别。

4. 尿量　是反映肾血液灌注情况的重要指标。若尿量 <25ml/h,且比重增加,则表明血容量仍不足。若血压正常,而尿量仍少且比重降低,则提示有急性肾衰竭的可能。当尿量维持在 30ml/h 以上时,则表明休克在改善。

5. 辅助检查的动态监测　熟知各项实验室相关检查和血流动力学监测的结果,了解休克状态和治疗效果,及时调整制订护理计划。

(四) 治疗配合

1. 扩容护理　迅速补充血容量,是治疗休克最基本和首要的措施。

(1) **建立静脉通路:迅速建立 2 条以上静脉输液通道,大量快速补液(除心源性休克外)。若周围血管萎陷或肥胖病人静脉穿刺困难时,应立即行中心静脉穿刺置管,并同时监测 CVP**。

(2) 合理补液:根据心肺功能、失血、失液量、血压及 CVP 值调整输液量和速度。若血压及中心静脉压均低时,提示血容量严重不足,应予以快速大量补液;若血压降低而中心静脉压升高,提示病人有心功能不全或血容量超负荷,应减慢速度,限制补液量,并强心治疗。以防肺水肿及左心功能衰竭。

(3) 补液试验:取等渗盐水 250ml,于 5~10 分钟内经静脉滴入,若血压升高而 CVP 不变提示血容量不足;若血压不变而 CVP 升高 3~5cmH_2O(0.29~0.49kPa),则提示心功能不全。

2. 观察病情变化　定时监测脉搏、呼吸、血压及 CVP 变化,并观察病人的意识、面唇色泽、肢端皮肤颜色、温度及尿量变化。病人意识变化可反映脑组织灌流情况,若病人从烦躁转为平静,淡漠迟钝转为对答自如,提示病情好转。皮肤色泽、温度可反映体表灌流情况,若病人唇色红润、肢体转暖,则提示休克好转。

3. 准确记录出入量　动态监测尿量与尿比重:**留置尿管,并测定每小时尿量和尿比重。反映肾灌流情况,是组织灌流情况最佳的定量指标,若病人尿量 >30ml/h,提示休克好转。**尿比重还可帮助鉴别少尿的原因是血容量不足还是肾衰竭,对指导临床治疗具有重要意义。输液时,尤其在抢救过程中,应有专人准确记录输入液体的种类、数量、时间、速度等,并详细记录 24 小时出入量以作为后续治疗的依据。

4. 纠正代谢紊乱,维护重要脏器功能

(1) **休克病人大多伴随酸中毒,一般病人经补液扩容即可缓解,严重者应遵医嘱补充碱性溶液,常用药物为 5% 碳酸氢钠,作用迅速确切。**首次可于 1 小时内静脉滴入 100~200ml,以后根据动脉血气分析结果,决定是否继续应用。遵循"宁酸勿碱"的原则。

(2) 为了调节休克病人应激反应,常需要遵医嘱使用糖皮质激素,多采用大剂量短程突击疗法,如地塞米松 1~3mg/kg,一般使用 1~2 次。

(3) 改善细胞代谢,常用三磷腺苷、辅酶 A、细胞色素 C 等药物,可增加细胞内能量供应、恢复细胞功能,有利于保护重要脏器功能。

(4) 保持呼吸通畅和吸氧,维护肺功能;如吸氧状态下仍有低氧血症,应配合医生行气管插管和辅助通气,维持 PaO_2 在 70mmHg 以上,预防肺功能障碍。对休克合并心力衰竭、急性肺水肿者,可遵医嘱用药以增强心肌收缩功能。对于休克伴尿少的病人,遵医嘱在积极扩容的基础上使用利尿剂,预防急性肾衰竭。

5. 应用血管活性药的护理

(1) 浓度和速度:使用血管活性药物时应从低浓度、慢速度开始,根据血压测定值调整药物浓度和滴速,以防血压骤升或骤降引起不良后果。血压平稳后,应逐渐降低药物浓度,减慢速度后停止使用,以防突然停药引起不良反应。

(2) 监测:用心电监护仪每 5~10 分钟测 1 次血压,血压平稳后每 15~30 分钟测 1 次。

(3) 防药液外渗:若发现注射部位红肿、疼痛,应立即更换注射部位,并用 0.25% 普鲁卡因封闭穿刺处,以免发生皮下组织坏死。

(4) **血管扩张药必须在补充血容量的基础上使用,否则会导致血压急剧下降。**

6. 维持有效的气体交换　改善缺氧状况:经鼻导管给氧,氧浓度为 40%~50%,氧流量为 6~8L/min,以提高肺静脉血氧浓度。严重呼吸困难者,应协助医生行气管插管或气管切开,尽早使用呼吸机辅助呼吸。

(1) 监测呼吸功能:密切观察病人的呼吸频率、节律、深浅度及面唇色泽变化,动态监测动脉血气,了解缺氧程度及呼吸功能。若发现病人呼吸频率 >30 次 / 分或 <8 次 / 分提示病情危重;若病人出现进行性呼吸困难、发绀、氧分压 <8kPa,吸氧后无改善,则提示已出现呼吸衰竭(ARDS),应立即报告医生,同时积极做好抢救准备并协助抢救。

(2) 避免误吸、窒息:对昏迷病人,应将其头偏向一侧或置入通气管,以防舌后坠或呕吐物、气道分泌物等误吸引起窒息。有气道分泌物或呕吐物时应予以及时清除。

(3) 维持呼吸道通畅:在病情允许的情况下,鼓励病人定时做深呼吸,协助拍背,并鼓励其有效咳嗽、排痰;对气管插管或气管切开者应及时吸痰;定时观察病人的呼吸音变化,若发现肺部湿啰音或喉头痰鸣时,应及时清除呼吸道分泌物,保持呼吸道通畅。协助病人定时做双上肢运动,促进肺扩张,改善缺氧状况。

7. 观察和防治感染　休克时机体处于应激状态,病人免疫功能下降,抵抗力减弱,容易继发感染,应注意预防,严重感染的病人应及时用抗生素控制感染。

(1) 严格按照无菌技术原则执行各项护理操作。

(2) 按医嘱合理应用有效抗生素。

(3) 避免误吸以防肺部感染。

(4) 按常规加强留置尿管的护理,预防泌尿道感染。

(5) 有创面或伤口者,注意观察伤口变化,及时更换敷料,保持创面或伤口清洁干燥。

8. 健康指导

(1) 宣传加强自我保护,避免损伤或其他意外伤害。

(2) 介绍意外损伤后的初步处理和自救知识,如妥善固定骨折、伤处加压包扎止血等。

(3) 告知发生高热或感染时应及时到医院就诊,避免延误诊治。

第三节　感染性休克病人的护理

感染性休克常继发于释放内毒素的革兰阴性杆菌为主的感染,如急性腹膜炎、急性梗阻性化脓性胆管炎、绞窄性肠梗阻及脓毒症等,又称为内毒素性休克。革兰阴性杆菌释放的内毒素与体内的补体、抗体或其他成分结合后,可刺激交感神经引起血管痉挛及血管内皮细胞损伤;同时,内毒素可促使组胺、激肽、前列腺素及溶酶体膜等炎症介质释放,引起全身炎症反应综合征(SIRS),最终导致微循环障碍、代谢紊乱和器官功能不全等。

【护理评估】

(一) 健康史

有无慢性疾病及感染病史。

(二) 全身状况

感染性休克的临床表现因血流动力学有低动力型或高动力型改变而各异。前者表现为冷休克,而后者则表现为暖休克。冷休克时,外周血管收缩,微循环淤滞,大量毛细血管渗出致血容量和心排血量减少,病人表现为体温降低、烦躁不安、神志淡漠或嗜睡、面色苍白、发绀呈花斑样、皮肤湿冷、脉搏细速、血压降低、脉压缩小和尿量骤减。**暖休克在临床较少见,仅见于部分革兰阳性菌感染引起的早期休克。暖休克时,外周血管扩张、阻力降低,心排血量正常或增高,动静脉短路开放增加,病人表现为神志清醒、面色潮红、手足温暖、血压下降、脉率慢而有力。**革兰阳性菌感染引起的休克加重时也可转变为"冷休克",至晚期,病人可因心功能衰竭、外周血管瘫痪而成为低排低阻型休克。

【治疗原则】

感染性休克病理生理改变比较复杂,治疗较为困难。应首先进行病因治疗,原则是在休克未纠正前,着重抗休克,同时抗感染;在休克得到纠正后,则主要是抗感染。

1. 感染性休克病人常有心肌和肾受损,补液期间应监测 CVP,作为调节输液量和速度的依据。

2. 控制感染主要措施是应用有效抗生素和处理原发感染灶。对病原菌尚未确定者,先根据临床判断联合使用广谱抗生素;已知病原菌种类,应选用敏感而窄谱的抗生素。原发感染灶是导致休克的主要原因,应尽早处理,否则难以纠正休克和巩固疗效。

3. 纠正酸碱失衡,感染性休克病人常伴有严重的酸中毒,且发生较早,应及时纠正。一般在补充血容量的同时,经另一静脉通道输注 5% 碳酸氢钠 200ml,并根据动脉血气分析结果再作补充。

4. 应用心血管药物,经补充血容量和纠正酸中毒而休克未见好转者,应使用血管扩张药物;还可联合应用 α 受体和 β 受体激动药,如多巴胺加间羟胺,以增强心肌收缩力、改善组织灌流。感染性休克时,心功能常受损害而表现为心功能不全,可给予毛花苷丙、多巴酚丁胺等改善心功能。

5. 应用皮质激素,糖皮质激素具有抑制体内多种炎性介质的释放、稳定溶酶体膜、减轻细胞损害的作用。临床常用氢化可的松、地塞米松等缓慢静脉推注。但限于早期、足量使用,维持时间不超过 48 小时。否则有引起应激性溃疡和免疫抑制等并发症的危险。

6. 其他治疗包括营养支持、对 DIC 及重要器官功能障碍的处理等。

【护理诊断 / 问题】

1. 体温过高　与感染有关。
2. 潜在的并发症:DIC。
3. 其他护理诊断　见低血容量性休克。

【护理措施】

除低血容量性休克护理措施外,应着重做好体温监测、局部和全身感染症状控制、高热护理和 DIC 防治等。

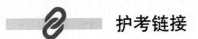 护考链接

经 典 例 题

例题 1　患者男,45 岁。因车祸致伤急诊入院。初步检查拟诊骨盆骨折合并腹腔内脏损伤,有休克征象。护士应首先给予

A. 准备髋部石膏固定　　　　B. 准备骨盆兜,行悬吊牵引　　　C. 准备腹腔手术止血

D. 建立静脉通道　　　　　　E. 准备骨牵引器材

答案:D

解题导引:根据病史,患者出现了出血性休克,应积极抢救休克,首要措施就是扩充血容量,建立多条静脉通道。故选 D。

例题 2　患者男,38 岁。因背部痛就诊,医嘱行青霉素皮试。皮试 3 分钟后患者突然出现呼吸困难,脉搏细弱,面色苍白,意识丧失。护士应立即采取的措施是

A. 通知家属　　　　　　　　　　B. 报告医生

C. 皮下注射盐酸肾上腺素　　　　D. 将患者送入抢救室

E. 行心肺复苏

答案:C

解题导引：患者发生了青霉素过敏性休克，抢救时应首先皮下注射盐酸肾上腺素 0.5~1ml，挽救患者生命，故选择 C。

达标检测

一、A1/A2 型题（以下每一道题下面有 A、B、C、D、E 五个备选答案，请从中选择一个最佳答案）

1. 绞窄性肠梗阻引起的休克属于
   A. 心源性休克　　　　　B. 低血容量性休克　　　　　C. 感染性休克
   D. 神经性休克　　　　　E. 过敏性休克

2. 休克患者微循环收缩期是指临床的
   A. 休克代偿期　　　　　B. 休克抑制期　　　　　C. 休克失代偿期
   D. DIC 期　　　　　E. 继发性损害期

3. 各类休克基本病理生理变化是
   A. 血压下降　　　　　B. 中心静脉压下降　　　　　C. 脉压减少
   D. 尿量减少　　　　　E. 有效循环血量锐减

★4. 当中心静脉压小于 5cmH₂O 时，常提示的是
   A. 右心功能不良　　　　　　　　　B. 左心功能不良
   C. 右心房充盈不佳或血容量不足　　D. 左心房充盈不佳或血容量不足
   E. 血容量过多

★5. 休克患者的体位应保持
   A. 中凹位　　　　　B. 头低足高位　　　　　C. 侧卧位
   D. 半坐卧位　　　　　E. 头高足低位

6. 休克的预防措施中，**错误**的是
   A. 注意止痛，止血，保暖　　　　　B. 骨折患者及时固定
   C. 需要时常规行抗生素皮肤过敏试验　　D. 早期应用升压药预防休克
   E. 积极控制感染

★7. 休克护理措施中**错误**的是
   A. 仰卧中凹位　　　　　B. 常规吸氧　　　　　C. 热水袋保暖
   D. 观察每小时尿量　　　　　E. 每 15 分钟测血压、脉搏 1 次

8. 下列情况提示休克患者血容量不足，需加快输液的是
   A. CVP 低，血压低　　　　　B. CVP 正常，血压正常　　　　　C. CVP 高，血压低
   D. CVP 高，血压正常　　　　　E. CVP 正常，血压低

9. 休克时应用血管扩张药必须
   A. 与血管收缩药交替使用　　B. 舒张压不低于 60mmHg　　C. 心功能正常
   D. 血容量补足　　　　　E. 收缩压 90mmHg

10. 治疗失血性休克最基本的措施是
   A. 应用血管活性药物　　　　　B. 应用抗生素　　　　　C. 补充血容量

D. 应用强心药　　　　　E. 纠正酸中毒

11. 休克早期的临床表现是
    A. 表情淡漠　　　　　B. 发绀,四肢厥冷　　　　C. 血压下降,脉速
    D. 脉压小,尿量减少　　E. 抽血时血液黏稠易凝

12. 患者男,42 岁。因"急性梗阻性化脓性胆管炎"急诊入院,寒战,体温骤然升高至41℃,脉率 112 次 / 分,血压 85/65mmHg,其休克类型为
    A. 低血容量性休克　　B. 创伤性休克　　　　　C. 感染性休克
    D. 心源性休克　　　　E. 过敏性休克

13. 患者男,25 岁。在行青霉素治疗中出现了过敏性休克,其基本病理变化是
    A. 血压下降　　　　　B. 脉压减小　　　　　　C. 有效循环血量锐减
    D. 中心静脉压下降　　E. 尿量减少

14. 患者女,24 岁。因上消化道出血经急诊以平车推入病房。患者烦躁不安,面色苍白,四肢厥冷,血压 75/45mmHg,脉搏 110 次 / 分,入院护理的首要步骤是
    A. 热情接待,耐心介绍环境和制度
    B. 询问病史,了解护理问题
    C. 填写各种表格,完成护理入院评估单
    D. 准备急救物品,等待值班医生
    E. 置休克卧位,建立静脉通道,通知医生

二、**A3/A4 型题**(以下提供若干个案例,每个案例下设若干个考题,请根据各考题题干所提供的信息,在每题下面 A、B、C、D、E 五个备选答案中选择一个最佳答案)

(15~18 题共用题干)

小儿女,3 个月。母亲带其去儿童保健门诊接种百白破联合制剂。

15. 接种前,护士应询问的内容**不包括**
    A. 家族史　　　　　　B. 疾病史　　　　　　　C. 过敏史
    D. 目前健康状况　　　E. 接种史

★16. 接种结束后,**错误**的健康指导是
    A. 可以立即回家　　　B. 多饮水　　　　　　　C. 多休息
    D. 饮食不需忌口　　　E. 观察接种后反应

★17. 接种后,小儿出现烦躁不安,面色苍白,四肢湿冷,脉搏细速等症状,该小儿最可能发生了
    A. 低血钙　　　　　　B. 过敏性休克　　　　　C. 全身反应
    D. 全身感染　　　　　E. 低血糖

★18. 患儿母亲非常焦虑,不停哭泣。针对患儿母亲的心理护理,**错误**的是
    A. 告诉其患儿目前的状况
    B. 告诉其当前采取的措施及原因
    C. 告诉其不可陪伴患儿,以免交叉感染
    D. 告知其以往类似情况的处理效果
    E. 帮助其选择缓解焦虑情绪的方法

答 案

1	2	3	4	5	6	7	8	9	10	11	12	13	14	15
C	A	E	C	A	D	C	A	D	C	D	C	C	E	A

16	17	18
A	B	C

 解题导引

4. C。中心静脉压(CVP)代表右心房或者胸腔段腔静脉内的压力,其变化可反映血容量和右心功能。正常值为5~12cmH$_2$O(0.49~1.18kPa)。CVP降低表示血容量不足而致右心房充盈不佳,增高提示有心功能不全。

5. A。休克急救时可取平卧位,最理想的卧位是仰卧中凹位,即头和躯干抬高10°~20°,下肢抬高20°~30°以增加回心血量。

7. C。休克病人出现体温下降、畏寒,可提高室内温度、室内温度以20℃左右为宜,加盖棉被;禁用热水袋、电热毯等体表局部加温方法,以免皮肤血管扩张、休克加重和耗氧量增加,同时也避免烫伤病人。

16. A。预防接种后小儿可能出现过敏反应、晕厥等,需观察后才可回家。

17. B。预防接种常见的异常反应有过敏性休克、晕厥、全身感染等,该小儿接种后出现了四肢湿冷,脉搏细速、烦躁不安、面色苍白等休克症状。

18. C。根据患儿母亲的心理表现,应加强心理护理,告知患儿目前状况、采取的措施及以往发生类似情况的处理效果,帮助其缓解焦虑情绪,而母亲陪伴小儿,可增加小儿的安全感,便于处理。

 背景拓展

穿用休克裤

休克的急救过程中对于内出血诊治较困难,血压过低的病人穿用休克裤,能使受压的腹部、骨盆及下肢血流量减少,从而保证心、脑、肺的血液供应,同时有助于控制下肢软组织出血。头部、胸部外伤病人不宜使用。高血压及张力性气胸病人禁忌使用。手术前准备就绪,方可放气,松压宜慢,过快可导致休克加重。休克纠正后,应从腹部开始缓慢放气,每15分钟测量血压一次,以免放气过快引起低血压。若发现血压下降超过5mmHg,应停止放气并重新注气。

(纪伟英)

第三章

心搏骤停病人的护理

考点聚焦

　　本章是每年护考必考内容。知识点较多,需考生及时复习识记,预计今后对这部分内容的考查稳中有变。近几年护考的知识点是心搏骤停的病因、诊断、心肺复苏(CPR)的步骤、首选药物、给药途径等,各方面都有考点。今后考查重点基本还是这些方面的各个考点。

课标精析

　　心搏骤停是指心脏射血功能的突然终止。病人过去可有或无心脏病史,在发生之前大多没有预兆,完全出乎人们的意料之外,使人措手不及。若不及时处理,会造成脑和全身器官组织的不可逆的损害而导致死亡;若及时采取正确的心肺复苏措施,则有可能恢复。

【成人心搏骤停】

(一) 病因

　　引起心搏骤停可以是心源性的原因,也可以是非心源的原因。

　　1. **心源性原因以冠心病最为多见**,占80%。其他如瓣膜病变、心肌炎、心肌病、高度房室传导阻滞、遗传性 QT 间期延长、预激综合征、某些先日性心脏病等也可以引起心搏骤停。

　　2. 非心源性原因　电击、雷击、溺水、严重的电解质与酸碱平衡紊乱、药物中毒或过敏、麻醉和手术中的意外等。

(二) 临床表现

　　心搏骤停是临床死亡的标志,其症状和体征依次出现如下:

　　1. 心音消失,**大动脉(成人以颈动脉、股动脉,幼儿以肱动脉为准)搏动消失**,血压测不出。

　　2. **突然意识丧失**或伴有全身抽搐。心脏停搏 30 秒则陷入昏迷状态。

　　3. **呼吸停止**或呈叹息样呼吸,多发生在心脏停搏后 20~30 秒。

4. 瞳孔散大,对光反射消失。

5. 皮肤苍白或发绀。

6. 心电图表现　①心室颤动或扑动最为常见;②心电 - 机械分离;③心室静止,呈无电波的一条直线,或仅见心房波。

(三) 诊断

临床上病人一旦**出现意识丧失,大动脉搏动消失即可诊断为心搏骤停**。

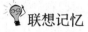联想记忆

心脏骤停的判断为一看、二摸。一看为判断病人的意识是否丧失,二摸为摸大动脉是否有搏动。

(四) 治疗原则

心跳呼吸停止后,血液循环终止,各组织器官缺血,缺氧。由于脑细胞对缺氧十分敏感,一般在**循环停止 4~6 分钟,大脑将发生不可逆损害**。一旦确定心搏骤停,立即就地进行抢救。心搏骤停病人的处理可分为五个基本方面:①开始的估计;②**基础生命**支持(BLS)即 CAB 操作;③**高级生命支持(ACLS)**;④心搏骤停后处理;⑤长期治疗。其中 BLS 的目标是做到紧急提供通气和全身性血液灌注。心肺复苏成功的关键是速度,BLS 及时与否直接关系到心搏骤停的病死率和病残率。

(五) 护理措施

病人一旦出现意识丧失、呼吸、大动脉搏动消失,应迅速呼救或通知急救中心,立即实施抢救。有条件的应立即获取自动体外除颤仪(AED)对室颤病人进行除颤。

1. 判断意识与反应判断在心肺复苏中极其重要,只有在准确地判断心跳呼吸骤停后,才能进行心肺复苏。**判断过程要求在 10 秒内完成**。判断的内容包括意识状态,有无反应。如果病人对刺激无任何反应、大动脉搏动消失,即可判定心脏停搏。

2. 摆好复苏体位为进行有效的心肺复苏,应将病人仰卧在坚硬、平坦的地面上;若在床上,必须抽去枕头,垫木板;如病人俯卧,应同时转动头、躯干和下肢,将其扳成仰卧位;对疑有颈部损伤者应平移并保持头、胸及足趾在同一水平,以防引起瘫痪。

3. 基础生命支持

C——人工循环(circulation)

检查有无大动脉搏动,方法:一手置于病人前额,使头部保持后仰,另一手示指和中指指尖先触及气管正中部位,男性可先触及喉结,然后向旁滑移 2~3cm,在气管旁软组织深处轻轻触及颈动脉搏动,未触及搏动表明心跳已停止。建立人工循环时通常采用胸外心脏按压法,**方法是病人仰卧在硬板上,下肢可稍抬高以利回流,护士立于病人一侧,将一手掌根部放在病人胸骨下段,另一手掌根压在前一手背上,两臂伸直,以上身的重力垂直下压,使胸骨下陷至少 5cm,不超过 6cm,然后原位放松,使胸骨复原,但手掌始终不离开按压部位。如此反复按压,每分钟速率 100~120 次,按压时要稳而有力,速度要均匀。**

A——气道通畅(airway)

抢救心跳、呼吸停止的病人时,应开放气道、清除病人口鼻咽腔异物。心跳呼吸停止后,意识丧失,全身肌肉(包括舌肌)松弛,舌根后坠,造成呼吸道阻塞。由于舌附于下颌,若将下颌向上抬,并向前移,舌将离开咽喉部,气道即可开放。打通气道的方法有以下两种:

（1）**仰头举颏（颌）法**：即一手置于前额，使头部向后仰，另一手的示指与中指置于下颌骨近下颏或下颌角处，抬起下颌，但要注意不要压迫病人颈前部颌下软组织，以防压迫气道，不要使颈部过度伸展。

（2）**托颌法**：**如有颈部损伤时，不能使头部后仰，以免进一步加重颈椎损伤，在这种情况下，采用托颌法开放气道较安全**，具体方法为用双手置于病人头部两侧下颌角，肘部支撑在病人躺的平面上，用力向前上托起下颌，并使头向后仰。开放气道后，先将耳贴近病人口鼻，头部侧向病人胸部，眼睛观察其胸部有无起伏，面部感觉气道有无气体排出；耳听呼吸道有无气流呼出的声音。若无上述体征，可确定为呼吸停止。判断及评价时间不得超过 10 秒。大多数呼吸或心搏骤停病人均无呼吸或呼吸异常，不规则呼吸。若判断为无呼吸或呼吸异常时，应立即实施人工呼吸，在不能确定通气是否异常时，也应立即进行人工呼吸。**无论是单人心肺复苏还是双人心肺复苏，胸外心脏按压与人工呼吸之比均为 30：2。实施者应在进行人工呼吸前开始胸外按压。**

B——人工呼吸（breathing）

所有**人工呼吸均应持续吹气 1 秒以上**，保证有足够量的气体进入并使胸廓起伏。但过度通气可能有害，应避免。

（1）口对口人工呼吸：口对口人工呼吸是最简单、有效的方法。病人仰卧，护士一手托其下颌使头后仰，张开下唇，另一手捏鼻孔，护士吸一口气后，用口包紧病人口部，用力吹气，然后放开鼻孔，待胸廓回缩呼气。**通气频率每分钟均匀吹气 10~12 次。每次吹气应持续 1 秒以上，要见胸廓有明显起伏才表示有效。为了减少胃肠胀气发生，对大多数成年人规定 1 秒以上给予足够潮气量，可提供足够的氧合。**

（2）口对鼻人工呼吸：有些情况下，不能进行口对口人工呼吸，如牙关紧闭，口部严重损伤，或抢救者不能将病人口部完全紧密地包住等。这时应采用口对鼻人工呼吸。具体方法：一手按于前额，使病人头部后仰，另一手提起下颌，并使口部闭住，抢救者深吸一口气，然后用口包住病人的鼻部，用力向病人鼻孔吹气。

（3）呼吸囊（简易呼吸器）应用：在未能进行气管插管时，面罩呼吸囊加压通气，每次可压入 500~1000ml 气体，起到辅助呼吸的作用。

抢救者完成 5 个 30：2 的按压 / 通气周期后，再评价呼吸循环体征，如仍无呼吸循环征象，继续心肺复苏，如自主循环和呼吸恢复，应将病人置于恢复体位。

现场应有第二抢救者或更多的抢救人员轮换操作，以保证有效复苏。

4. 高级生命支持　　ACLS 是 BLS 的继续，高级生命支持应与基础生命支持结合进行，是借助于器械设备及先进的复苏技术和知识，以争取较佳疗效的阶段。

（1）建立静脉通路：**迅速建立至少两条静脉通路，以维持有效循环和使用各类抢救药物。**药物治疗是 ACLS 中极为重要的一节，心肺复苏常用的药物如下：

1）**肾上腺素**：为救治心搏骤停的首选药物。主要效力为增加全身循环阻力，升高收缩压和舒张压，增加冠状动脉灌注和心脏血流量。

2）胺碘酮和利多卡因：**是心肺复苏时抗心律失常的最有效的药物**。能抑制缺血心肌由折返激动所引起的室性心律失常，是**治疗和预防心室颤动的首选药物**。

3）碳酸氢钠：纠正酸碱失衡，必须保证充分的通气，在血气监测下使用更安全。

💡**联想记忆**

1%~2% 碳酸氢钠可提高沸点,去污防锈;2%~4% 碳酸氢钠可用于阴道灌洗;2% 碳酸氢钠可用于鹅口疮患儿口腔的清洗;5% 碳酸氢钠用于纠正酸中毒。

4) 阿托品:提高窦房结和房室结的自律性和传导性,可以抑制腺体分泌有助于改善通气。

(2) 有条件时 ACLS 与 BLS 应同时进行,其中包括呼吸、循环支持、心电监护、电除颤。

1) 保持呼吸道通畅:吸氧(流量为 5~6L/min),必要时行气管插管和使用人工呼吸器。

2) 循环支持。

5. 记录　及时准确记录病人的情况及抢救过程。

6. 复苏后的处理

(1) 设专人监护,密切观察心率、心律的变化,**心率应维持在 80~120 次/分**,心率过缓或过速,心律不齐均易再次出现停搏或心功能不全,应及时采取防治措施。

(2) **降低颅内压,预防脑水肿,可置冰袋,冰帽于头部,腹股沟等大血管处,保持体温 32~35℃**,遵医嘱给以脱水剂,细胞活化剂,保护脑组织。病人头部及上身抬高 10°~30°。

(3) 严密监测血压,**血压应维持在(80~90)/(50~60)mmHg**,若血压测不到,应通知医生。

(4) 复苏后的呼吸功能不健全,可表现为呼吸不规则、表浅、潮式呼吸,间断呼吸等,应鼓励病人咳嗽排痰等,必要时行气管插管,使用人工呼吸机或做气管切开术。

(5) 记录 24 小时尿量,以判断病情。

(6) 遵守各项无菌操作,尽早拔除插管,合理使用抗生素。

【小儿呼吸心搏骤停】

1. 复苏程序同成人。

2. 气管插管型号的选择　2 岁以上使用气管导管,小儿气管插管内径公式为 [年龄(岁)/4]+4。

3. 人工循环　年长儿心率 <30 次/分,婴幼儿 <80 次/分,新生儿 <100 次/分,即应开始实施心肺复苏。胸外心脏按压部位为两乳头连线中点。年长儿同成人采用双掌法,幼儿可用单掌法;婴儿可用双拇指重叠环抱按压法(即双手拇指重叠放在按压部位,其余手指及手掌环抱患儿胸廓),新生儿亦可采用环抱法或单手示指、中指按压法。按压频率新生儿 120 次/分,婴幼儿及儿童至少 100 次/分。按压深度为胸腔前后径 1/3~1/2,以产生大动脉搏动为准。按压通气比新生儿为 3:1;小于 8 岁儿童双人操作为 15:2,单人操作为 30:2;大于 8 岁儿童同成人,无论单、双人操作均为 30:2。

🔗 **护考链接**

经 典 例 题

例题 1　患者男,55 岁。因频发室性期前收缩入院。上厕所时突然倒地不省人事,颈动脉扪不到搏动,未闻及呼吸音,双侧瞳孔散大。此时应立即采取的措施是

A. 平卧保暖　　　　　　B. 氧气吸入　　　　　　C. 心电监护

D. 心肺复苏　　　　　　E. 建立静脉通路

答案：D

解题导引：根据该患者的表现，首先考虑心搏呼吸骤停（意识障碍＋颈动脉搏动消失）。针对心搏跳呼吸骤停患者应立即进行心肺复苏，故选择 D。

例题 2　心肺复苏时首选的给药途径是

A. 中心静脉输注　　　　B. 气管内注射　　　　　C. 外周静脉输注

D. 心内注射　　　　　　E. 脊髓腔注射

答案：C

解题导引：心肺复苏时用药途径主要包括静脉给药、气管给药、心腔内给药及骨内注射等，静脉给药最常用，作为首选。在静脉给药途径中又可分为周围静脉和中心静脉给药，中心静脉给药效果最佳，但操作复杂，对未做中心静脉置管者，首选周围静脉途径给药，故选择 C。

例题 3　心脏复苏二期复苏首选的药物是

A. 阿托品　　　　　　　B. 肾上腺素　　　　　　C. 利多卡因

D. 异丙肾上腺素　　　　E. 氯化钙

答案：B

解题导引：肾上腺素主要效力为增加全身循环阻力，升高收缩压和舒张压，增加冠状动脉灌注和心脏血流量。是救治心搏骤停的首选药物，故选择 B。

例题 4　心肺复苏（CPR）CAB 三步骤中"A"是指

A. 胸外心脏按压　　　　B. 人工呼吸　　　　　　C. 清理口腔污物

D. 开放气道　　　　　　E. 头部降温

答案：D

解题导引：抢救心搏、呼吸停止的患者时，CAB 三步骤中"A"是指开放气道，包括清除患者口鼻咽腔异物，将下颌向上抬，并向前移，舌将离开咽喉部，打开气道，故选择 D。

达标检测

A1/A2 型题（以下每一道题下面有 A、B、C、D、E 五个备选答案，请从中选择一个最佳答案）

1. 心搏骤停最主要的病因是

　　A. 心肌病　　　　　　B. 急性心肌炎　　　　　C. 主动脉瓣狭窄

　　D. 冠心病　　　　　　E. 溺水

2. 心肺复苏时，判断及评价的时间**不得超过**

　　A. 5 秒　　　　　　　B. 6 秒　　　　　　　　C. 8 秒

　　D. 10 秒　　　　　　E. 15 秒

★3. 口对口人工呼吸时正确的是

　　A. 头部抬起，托起下颌　　　　　　　　B. 吹气要看到胸廓抬起

　　　C. 吹气次数要超过 20 次 / 分　　　　　D. 呼气时捏闭鼻孔

　　　E. 无效时改用器械人工呼吸

　4. 心肺复苏基础生命支持的内容包括

　　　A. 保持呼吸道通畅、恢复循环、脑复苏　　B. 人工呼吸、恢复循环、药物治疗

　　　C. 恢复循环、开放气道、人工呼吸　　　　D. 保持气道通畅、人工呼吸、电除颤

　　　E. 开放气道、恢复循环、药物治疗

★5. 患者女,40 岁。因触电导致意识丧失,心搏骤停。正确的抢救措施是

　　　A. 胸外按压的频率 100~120 次 / 分　　　B. 胸外按压位置为胸骨 1/2 交界处

　　　C. 按压 / 通气比例是 15 : 2　　　　　　D. 胸外按压的频率至少 80 次 / 分

　　　E. 将患者平放于软床上

★6. 为成人进行心肺复苏(CPR),心脏按压的按压点应位于图示的

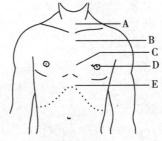

　　　A. A　　　　　　　　　　B. B　　　　　　　　　　C. C

　　　D. D　　　　　　　　　　E. E

　7. 心脏复苏目前常用的三联药是

　　　A. 肾上腺素、去甲肾上腺素、异丙基肾上腺素

　　　B. 肾上腺素、阿托品、利多卡因

　　　C. 异丙基肾上腺素、阿托品、肾上腺素

　　　D. 阿托品、去甲肾上腺素、乳酸钠

　　　E. 利多卡因、乳酸钠、异丙基肾上腺素

　8. 纠正代谢性酸中毒的首选药是

　　　A. 乳酸钠　　　　　　　B. 去甲肾上腺素　　　　　C. 稀盐酸

　　　D. 碳酸氢钠　　　　　　E. 生理盐水

　9. 复苏初步成功的标志包括

　　　A. 收缩压在 60mmHg 以上　B. 神志恢复　　　　　　C. 面部发绀

　　　D. 瞳孔散大　　　　　　E. 收缩压为 50mmHg

　10. 兴奋呼吸中枢的药物是

　　　A. 麻黄碱　　　　　　　B. 肾上腺素　　　　　　　C. 洛贝林

　　　D. 阿托品　　　　　　　E. 利多卡因

★11. 某新生儿出生时无呼吸,心率小于 90 次 / 分,全身苍白,四肢瘫软。清理呼吸道后的下一步抢救措施是

　　　A. 药物治疗　　　　　　B. 胸外按压　　　　　　　C. 保暖

　　　D. 建立呼吸,增加通气　　E. 建立静脉通路

12. 心搏骤停后最容易发生的继发性病理变化的是
    A. 肺水肿   B. 急性肾衰竭   C. 急性肝坏死
    D. 脑缺氧和脑水肿   E. 心肌缺氧性损伤

13. 脑复苏时,静脉滴注 250ml 甘露醇的所用时间应是
    A. 15~30 分钟   B. 30~45 分钟   C. 45~60 分钟
    D. 60~90 分钟   E. 90~120 分钟

14. 心肺复苏后循环功能不足应
    A. 降温、脱水   B. 纠正低血压、强心   C. 纠正酸中毒
    D. 高压氧舱疗法   E. 常规给氧

15. 患者女,70 岁。护士巡视时发现其突然意识丧失伴抽搐,呼吸断断续续,瞳孔散大,在对其进行心肺复苏时,胸外按压与人工呼吸的比例应为
    A. 15∶1   B. 15∶2   C. 30∶2
    D. 30∶1   E. 30∶4

16. 关于冬眠疗法的护理,哪一项是**错误**的
    A. 不宜翻身和移动体位   B. 体温不低于 33℃
    C. 保持水、电解质平衡   D. 严密观察生命体征
    E. 复温时先停冬眠,后撤降温

★17. 医务人员在现场判断成人是否出现心搏骤停时,最主要的方法是触摸图中哪个位置的动脉搏动

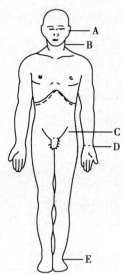

    A. A   B. B   C. C
    D. D   E. E

18. 患儿女,8 岁。溺水后被救上岸。急救时首先应
    A. 口对口人工呼吸   B. 胸外心脏按压   C. 控水,畅通呼吸道
    D. 心内注射三联针   E. 静脉注射呼吸兴奋剂

19. 患者男,30 岁。在高空劳作时不慎跌落,意识丧失,心音消失,脉搏触不到,在对其进行开放气道时应采取

　　A. 托颌法　　　　　　　B. 仰头举颏法　　　　　　C. 抬颌法
　　D. 举颌法　　　　　　　E. 按额托颈法

20. 患者男,58 岁,既往有冠心病病史。开会中突然倒地,疑心脏骤停。查体:颈动脉博动消失,呼吸停止,口腔无异常,经现场心肺复苏后,表示患者心肺复苏的有效指标不包括

　　A. 偶尔出现的自主呼吸动作　　B. 摸到规律的颈动脉博动　　C. 可测量到上臂血压
　　D. 口唇,甲床转为红唇　　　　E. 瞳孔由大变小

答　案

1	2	3	4	5	6	7	8	9	10	11	12	13	14	15
D	D	B	C	A	C	B	D	A	C	B	D	A	B	C

16	17	18	19	20
E	B	C	A	A

解题导引

　　3. B。人工呼吸时通气频率每分钟均匀吹气 10~12 次。每次吹气应持续 1 秒以上,要见胸廓有明显起伏才表示有效。

　　5. A。当发生心搏骤停时应立即实施心肺复苏,将病人仰卧在坚硬、平坦的地面上抢救,按压位置胸骨中下 1/3 交界,按压频率为 100~120 次 / 分,按压 / 通气比为 30 : 2。

　　6. C。为成人进行 CPR 时,心脏按压部位为胸骨下段区域(男性可用两乳头连线中点定位)。

　　11. B。新生儿无呼吸,心率小于 90 次 / 分,全身苍白,四肢瘫软应诊断为呼吸心搏骤停,在清理呼吸道后应立即进行胸外心脏按压。

　　17. B。专业人员现场判断心搏骤停的方法是触摸大动脉,了解有无搏动消失,成人最常用的触摸部位是颈动脉,如图所示的 B 点,幼儿可触摸肱动脉。

背景拓展

溺水病人的急救

　　虽然《2015 美国心脏协会心肺复苏及心血管急救指南》建议通气之前开始胸外心脏按压,但溺水病人多为湿性淹溺即大量水分进入呼吸道和肺泡引起窒息,故对淹溺病人首先进行控水,畅通呼吸道,否则会影响复苏效果。

(纪伟英)

第四章

麻醉病人的护理

考点聚焦

本章知识点较多,需考生及时复习识记,2016 年全身麻醉已列入护考内容。

课标精析

麻醉是应用药物或其他方法消除病人手术过程中的疼痛,保障病人安全,为手术创造良好条件的技术。理想的麻醉要求安全、无痛、精神安定和适当的肌肉松弛。

第一节　麻醉前护理

【护理评估】

(一) 健康史

询问病人既往麻醉和手术史、药物过敏史,了解用药史,特别是近期是否使用强心剂、抗高血压药、降血糖药、催眠药、镇痛药和激素类药物及其剂量。是否有吸烟和饮酒的嗜好等。

(二) 身体状况

1. 重点评估生命体征,心、肺、肝、肾和脑等重要脏器功能状况。

2. 水、电解质和酸碱平衡情况。

3. 牙齿有无缺损、松动和义齿。

4. 麻醉穿刺部位有无皮肤感染。

5. 脊柱有无畸形,活动度是否良好。

(三) 实验室及其他检查

1. 实验室检查　血、尿、粪便常规检查,出凝血时间测定,血气分析、电解质测定,肝、肾功能检查等。

2. 心电图检查和胸部 X 线检查。

3. 特殊情况选择针对性的检查项目。

（四）麻醉方法的选择

护士应了解麻醉方法选择的一般原则，以便做好麻醉前配合，并对病人进行有关健康指导。根据病人身体情况、病情程度、手术部位与范围等选择麻醉方法。一般原则是浅表小手术常用局部浸润及区域阻滞麻醉；上肢较大手术选用臂丛神经阻滞；颈部手术多用颈丛神经阻滞或局麻加强化；胸壁、腹部、下肢大手术宜用硬膜外麻醉；脐以下手术也可用腰麻；会阴、肛门手术可选用骶麻或鞍麻；颅内手术用全麻；胸内手术多用气管内麻或复合麻醉；心脏直视手术采用人工低温和体外循环复合麻醉；儿童手术常用全麻或基础麻醉加局麻。

（五）心理 - 社会状况

了解病人精神、情绪状态、人格类型等，注意病人对麻醉和手术的情绪反应及其焦虑、恐惧的程度。

【护理诊断 / 问题】

1. 焦虑或恐惧　与担心麻醉和手术有关。
2. 有呼吸、循环功能异常的危险　与心、肺疾病或麻醉药物不良应有关。
3. 知识缺乏　缺乏有关麻醉及配合麻醉的知识。

【护理措施】

（一）增强病人对麻醉和手术的耐受力

麻醉前应尽力改善病人的全身状况，纠正营养不良、贫血、水与电解质紊乱和酸碱平衡失调。积极治疗潜在的内科疾病。**合并心脏病者，应改善心功能；合并高血压者，应将血压控制在 180/100mmHg 比较安全；合并呼吸系统疾病者，术前应检查肺功能，停止吸烟至少 2 周，并做呼吸功能训练，痰液黏稠不易咳出时应做雾化吸入，应用抗生素控制肺部感染；合并糖尿病者，择期手术应将空腹血糖控制在 8.3mmol/L 以下，尿糖低于(++)，尿酮阴性；急症手术伴酮症酸中毒时应静滴胰岛素，纠正酸中毒后手术**。总之要使重要器官功能处于较好的生理状态，为麻醉创造条件。急症手术应抓紧时间重点准备，使身体状况应尽量符合麻醉要求。

（二）心理护理

一般病人对麻醉缺少了解，常有顾虑，有时甚至产生紧张、畏惧的情绪反应。护理人员应正确评估病人的心理状态，并针对其实际心理状态进行解释、说服和安慰，态度应和蔼可亲，以取得病人的信任。简单介绍麻醉实施方案及配合方法，并将麻醉、手术中病人需要注意的问题和可能遇到的不适作适当交代，以取得合作，并消除病人对麻醉的恐惧与不安心理。

（三）饮食护理

成人择期手术麻醉前应**常规禁食 8~12 小时，禁饮水 4 小时**，以减少术中术后因呕吐物误吸导致窒息的危险性。即使是局部麻醉，除门诊小手术外，也应禁食，因有可能局麻效果不佳而术中需改行全麻。对于急症病人，如果手术时间允许，**麻醉前应做好适当准备如催吐以排空胃。胃饱满而必须在全麻下实行手术者，可以选择清醒时气管插管，能主动控制呼吸道，避免误吸。**

（四）麻醉物品准备

麻醉前应常规准备好麻醉器械、药品，以保证麻醉顺利进行。器械准备包括吸引器、面罩、喉镜、气管导管、供氧设备、麻醉机、监测仪器等；药品包括麻醉药及各种急救药等。所有的麻醉器械和急救设备必须处于完好备用状态,即使是小手术或简单的麻醉操作,也应慎重对待。

（五）麻醉前用药

麻醉前用药的目的是镇静,以稳定病人情绪,缓和忧虑和恐惧心理;抑制唾液和气道分泌物,保持呼吸道通畅;减少麻醉药的副作用,消除一些不利的神经反射;提高痛阈,缓解术前疼痛和增强麻醉镇痛效果;使麻醉过程平稳,病人合作。常用的药物有以下几种。

1. 抗胆碱药　抑制呼吸道黏液和口腔唾液分泌,解除平滑肌痉挛,有利于呼吸道通畅。还能抑制迷走神经兴奋,避免术中心动过缓或心搏骤停。是全麻和椎管内麻醉前不可缺少的药物。常用阿托品 0.5mg 于麻醉前 30 分钟肌内注射。由于阿托品能抑制汗腺分泌,提高基础代谢率并影响心血管系统的活动,故甲状腺功能亢进、高热、心动过速等病人不宜使用,必要时可用东莨菪碱 0.3mg 肌内注射。

2. 催眠药　主要是巴比妥类药,有镇静、催眠和抗惊厥作用,并能防治局麻药毒性反应。故为各种麻醉前常用药物。一般成人用苯巴比妥钠(鲁米那钠)0.1~0.2g 于麻醉前 30 分钟肌内注射。亦可术前晚口服苯巴比妥 30~90mg。

3. 安定、镇静药　有镇静、催眠、抗焦虑、抗惊厥及中枢性肌肉松弛作用,还有一定的防治局麻药毒性反应的作用。成人常用地西泮(安定)5~10mg,麻醉前 30 分钟肌内注射。异丙嗪除镇静作用外还具有抗吐、抗心律失常和抗组胺作用,成人用 12.5~25mg 肌内注射。亦可术前晚上口服地西泮 5mg。

4. 镇痛药　能与全麻药起协同作用,增强麻醉效果,从而减少麻醉药物用量;于剧痛病人麻醉前应用可使其安静合作;椎管内麻醉前使用能减轻腹部手术中的内脏牵拉反应;于局麻前使用,可强化麻醉效果。成人常用吗啡 10mg 皮下注射或哌替啶 25~50mg 肌内注射。吗啡因有抑制呼吸中枢的副作用,故小儿、老年人应慎用,孕妇、新生儿及呼吸功能障碍者禁用。

第二节　局部麻醉病人的护理

局部麻醉简称局麻,是用局部麻醉药暂时阻断某些周围神经的冲动传导,使受这些神经支配相应的区域产生麻醉作用。根据局麻药阻滞的部位不同,分为表面麻醉、局部浸润麻醉、区域阻滞、神经阻滞和椎管内麻醉(由于椎管内麻醉的特殊性,另作第三节讨论)。

一、常用局麻药和局麻方法

局部麻醉对重要脏器功能干扰较小,麻醉管理和设备要求较简便。适用于较表浅、局限的中小型手术,但儿童、不合作等病人不宜单独使用局麻完成手术,必须辅助以基础麻醉。

（一）常用局麻药

国内常用的局麻药有普鲁卡因、丁卡因、利多卡因和布比卡因,前二者属于酯类,后二者属于酰胺类。

（二）常用局麻方法

1. 表面麻醉　将穿透力强的局麻药施用(滴敷、喷雾等)于黏膜表面,使其透过黏膜而阻滞黏膜下的神经末梢,使黏膜产生麻醉现象,称为表面麻醉。常用于眼、鼻、咽喉、气管、尿道等处的浅表手术或内镜检查。常用药物有 1%~2% 丁卡因或 2%~4% 利多卡因。

2. **局部浸润麻醉**　沿手术切口线分层注射局麻药,阻滞组织中的神经末梢,称局部浸润麻醉,是应用最广的局麻方法。常用药物为 0.25%~1% 普鲁卡因或 0.25%~0.5% 利多卡因,如无禁忌局麻药中加少量肾上腺素,可以降低其吸收速度和延长麻醉时间并减少出血。

3. 区域阻滞麻醉　围绕手术区,在其四周及基底部注射局麻药,阻滞手术区的神经末梢,称区域阻滞。主要应用于乳房良性肿瘤切除术和腹股沟疝修补术等。常用药物和注药方法同局部浸润麻醉。

4. 神经阻滞麻醉　亦称传导麻醉,是在神经干、丛、节的周围注射局麻药,阻滞其冲动传导,使受其支配的区域产生麻醉作用。较少的药量可产生较广泛的麻醉区。常用的有:颈丛神经阻滞用于颈部手术;臂丛神经阻滞用于上肢手术;肋间神经阻滞可用于胸壁及腹壁手术;指(趾)根神经阻滞用于指(趾)末节手术。**常用药物是 1% 利多卡因,除外指(趾)根神经阻滞、阴茎阻滞不可加入肾上腺素,以防血管收缩引起末端缺血坏死,其他部位均应加入肾上腺素。**

二、局部麻醉病人的护理

【护理评估】

麻醉期间和麻醉后重点应评估有无局麻药的毒性反应和过敏反应。

1. 事先要询问病人有否有局麻手术史,是否发生过麻醉药物过敏和麻醉药物中毒反应等情况。

2. 了解心、肝、肾功能情况,估计病人对局麻药物的耐受力,是否可用肾上腺素。

3. 麻醉药毒性反应的原因和表现　局麻药吸收入血后,单位时间内血中局麻药浓度超过机体耐受剂量就可发生毒性反应,严重者可致死。**常见原因:①用量过大;②药液误注入血管;③局部组织血运丰富,吸收过快;④病人体质差,对局麻药耐受力低或有严重肝功能受损,局麻药代谢功能障碍,血药浓度升高。**

毒性反应按个体反应不同可分为兴奋型和抑制型 2 种类型。①兴奋型:较多见,主要见于普鲁卡因中毒。病人中枢神经和交感神经兴奋,表现为精神紧张,出冷汗、呼吸急促,心率增快。严重者有谵妄、狂躁、肌肉震颤、血压升高,甚至意识丧失、惊厥、发绀、心律失常。倘惊厥不止,可发生窒息而心搏骤停。②抑制型:较少见,但后果严重,主要见于丁卡因中毒。表现为嗜睡,呼吸浅慢,脉搏徐缓,血压下降。严重者昏迷,心律失常,发绀,甚至休克和呼吸心搏停止。

4. 局麻药物的过敏反应　两类局麻药中,以酯类发生过敏反应得多,酰胺类极罕见。在使用很少量局麻药后,如发生过敏反应,即出现荨麻疹、喉头水肿、支气管痉挛、低血压以及血管神经性水肿等,严重者可发生过敏性休克而死亡。

【护理诊断 / 问题】

1. 心排血量减少　与局麻药中毒或过敏有关。

2. 低效性呼吸状态　与局麻药中毒或过敏有关。

【护理措施】

(一)麻醉前护理

1. 饮食　一般小手术可不必禁饮食。估计手术范围较大者,须按常规禁食和禁饮。

2. 手术前用药　常规应用苯巴比妥钠,因其有镇静和预防局麻药中毒的作用。较大局麻手术可加用哌替啶行强化麻醉。但门诊手术病人,不宜用哌替啶,以免引起头晕或回家途中发生意外。

3. 局麻药皮肤过敏试验　普鲁卡因、丁卡因使用前需做皮肤过敏试验,皮试阳性或有过敏史者,宜改用利多卡因或其他麻醉方法。

(二) 局麻药毒性反应的护理

1. 急救处理　立即停止用药;确保呼吸道通畅并吸氧;一般兴奋型病人,可用地西泮0.1mg/kg肌内或静脉注射,稍事休息,即可好转;抽搐和惊厥者静脉注射硫喷妥钠1~2mg/kg,气管内插管,人工呼吸;抑制型病人以面罩给氧,机械人工呼吸,静脉输液加适当血管收缩剂(如麻黄碱、间羟胺)以维持循环功能;如发生呼吸心搏骤停,立即进行心肺复苏。

2. 局麻药毒性反应的预防　**护士配合医生做好预防工作是十分重要的。具体措施是:①麻醉前应用巴比妥类、地西泮、抗组胺类药物,可预防或减轻毒性反应;②限量用药,一次用量普鲁卡因不超过 1g,利多卡因不超过 0.4g,丁卡因不超过 0.1g;③注药前均须回抽,以防注入血管;④在每 100ml 局麻药中加入 0.1% 肾上腺素 0.3ml,可减慢局麻药的吸收,减少毒性反应的发生,并能延长麻醉时间。指(趾)和阴茎神经阻滞、高血压、心脏病、老年病人忌用肾上腺素。**

(三) 过敏反应的护理

预防过敏反应的关键是麻醉前询问药物过敏史和进行药物过敏试验。一旦发生过敏反应立即抗过敏处理,对严重病人的抢救应立即静脉注射肾上腺素 0.2~0.5mg,然后给予糖皮质激素和抗组胺药物。

(四) 麻醉后护理

局麻手术对机体影响小,除术中出现过毒性反应或过敏反应外,一般不需特殊护理。必要时适当静脉输液。

门诊手术病人如术中用药较多,应嘱咐病人在手术室外休息,无异常反应方可离去。

第三节　椎管内麻醉病人的护理

一、椎管内麻醉方法

椎管内麻醉是将麻醉药选择性注入椎管内的某一腔隙,使部分脊神经的传导功能发生可逆性阻滞的麻醉方法,也称椎管内阻滞(图 4-1)。

(一) 蛛网膜下隙阻滞

蛛网膜下腔阻滞麻醉简称腰麻,是将局麻药注入蛛网膜下隙,阻滞部分脊神经传导的麻醉方法(图 4-2)。麻醉后极短的时间内,病人感觉消失,其顺序为脚趾、足部、大腿,最后为腹部麻痹。而感觉恢复的顺序刚好相反。

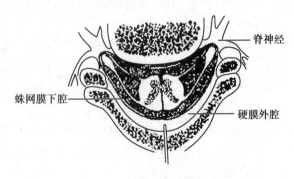

图 4-1　椎管内麻醉示意图

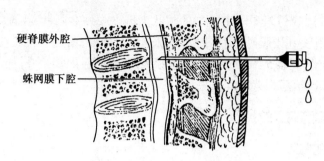

图 4-2　蛛网膜下腔阻滞麻醉

1. 适应证　适用于手术时间在 2~3 小时以内的下腹部、盆腔、肛门会阴部和下肢手术。目前,腰麻已不多用,渐被硬脊膜外麻醉所取代。

2. 禁忌证　中枢神经系统疾病,如脑脊膜炎、颅内压增高等;严重休克、贫血、脱水;穿刺部位或邻近部位皮肤感染;脊柱畸形、外伤;急性心力衰竭或冠心病发作。

3. 常用药物　普鲁卡因白色结晶 150mg 或丁卡因白色结晶 10mg,使用时用 5% 葡萄糖溶液或脑脊液溶化,其比重较脑脊液高,称为重比重液;用蒸馏水溶化时,比重低于脑脊液,称为轻比重液。临床多用重比重液,有利于控制麻醉平面的高度。

4. 方法　一般选择第 3 和第 4 腰椎(L_{3-4})或第 4 和第 5 腰椎(L_{4-5})间隙(图 4-3)行蛛网膜下隙穿刺,见脑脊液流出后注入药物,调节病人体位以达到调节麻醉平面。影响麻醉平面的因素很多,以药物剂量最为重要,此外与药物的比重和容积有密切关系。

(二)硬脊膜外隙阻滞

硬脊膜外腔阻滞麻醉简称硬膜外阻滞,是将局麻药注入硬膜外隙,作用于脊神经根,使一部分脊神经的传导受到阻滞的麻醉方法(图 4-4)。

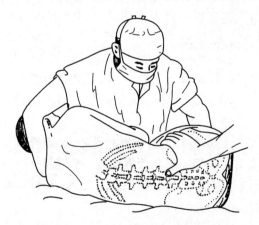

图 4-3　腰椎间隙定位图

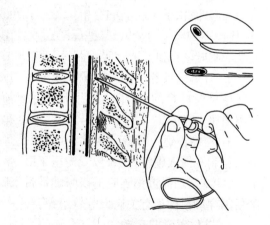

图 4-4　硬膜外腔阻滞麻醉

1. 适应证　适用范围比腰麻广,最常用于横膈以下的各种腹部、腰部和下肢手术,尤其适用于上腹部手术。也可用于颈、胸壁和上肢手术。可连续给药,故不受手术时间限制。

2. 禁忌证　与腰麻相似。

3. 常用药物　1.5%~2% 利多卡因、0.25%~0.33% 丁卡因和 0.5%~0.75% 布比卡因。

4. 方法　有单次法和连续法两种给药方法。单次法一次注入药量大,可控性小。现在临床主要用连续性硬膜外阻滞。用特制的勺状尖端硬膜外穿刺针,在预定麻醉范围中心的椎间隙穿刺,证实针头在硬膜外隙后,插入导管退出穿刺针,留置导管在硬膜外隙,外用胶布固定。先给试探药量,观察5~10分钟,确认未穿破硬脊膜,排除误入蛛网膜下隙后追加剂量,按需要第2次或多次给药维持麻醉效果。

二、椎管内麻醉病人的护理

(一) 麻醉中的护理

主要由麻醉医生负责,巡回护士做好以下配合工作:①事先准备好经灭菌处理过的腰麻或硬膜外麻醉器械包;②协助麻醉师摆好病人麻醉体位;③协助麻醉师做好病情观察及麻醉意外的抢救工作;④执行医嘱,如输液、用药等。

(二) 麻醉后护理

【护理评估】

椎管内麻醉对循环、呼吸、消化、泌尿系统的生理功能都会产生不同程度的影响,对个别病人还可能造成神经系统的损伤或感染。

1. 对循环功能的抑制　椎管内麻醉使麻醉区域交感神经阻滞,周围血管扩张,回心血量减少,病人表现有血压下降。血压降低的幅度与麻醉范围及病人身体状况密切相关。交感神经被阻滞,迷走神经兴奋增强,加上内脏牵拉反应等,都可致心率减慢或心动过缓。

2. 对呼吸功能的抑制　腰麻平面过高,或高位硬膜外麻时(达 T_2 以上)局麻药浓度过高或用量过大,均可抑制呼吸肌运动功能,病人会出现胸闷气短、咳嗽及说话无力、发绀等。如果腰麻范围失控,或硬膜外阻滞穿刺时不甚刺破硬脊膜而未被发现,并将硬膜外阻滞所用的麻醉药全部或大部分注入蛛网膜下隙,即可导致<u>全脊髓麻醉</u>。表现为注射后几分钟内病人出现进行性呼吸困难,继而呼吸停止,血压下降,意识消失,甚至呼吸心搏骤停。

3. 对消化系统功能的影响　椎管内麻醉时因迷走神经兴奋性增强,术中牵拉腹腔脏器,使迷走神经反射活跃,某些麻醉药或辅助用药(如哌替啶)的副作用等,以上因素均易诱发恶心呕吐。低血压或呼吸抑制,因使呕吐中枢受缺血缺氧刺激,也可能发生恶心呕吐。

4. 对泌尿系统功能的影响　尿潴留为腰麻后较常见的并发症。原因是骶神经阻滞后使排尿反射抑制,下腹部或会阴、肛门手术后伤口疼痛致尿道括约肌痉挛,还有病人卧床而不习惯床上排尿。

5. 疼痛不适　**腰麻后头痛,其原因是多次穿刺或穿刺针太粗使穿刺孔较大,脑脊液不断从穿刺孔漏入硬膜外隙,致颅内压下降,颅内血管扩张而引起血管性头痛**。蛛网膜下隙出血、某些麻醉药品或消毒时的碘酊随针带入脑脊液等,也可刺激脑膜而引起头痛。椎管内麻醉后因穿刺损伤了有关韧带等软组织,在一定时间内常有腰背痛。

6. 肢体感觉或运动障碍　穿刺操作的经验不足或操作粗暴,可能损伤脊神经根,使相应的支配区域感觉障碍,肌力减弱;马尾神经损伤可能使会阴区及下肢远端感觉和运动障碍,尿潴留或排尿排便失禁;穿刺致血管损伤,形成硬脊膜外血肿,压迫脊髓而导致截瘫;腰麻后合并粘连性蛛网膜炎时,也可引起肢体感觉障碍或瘫痪。

7. 椎管内感染　腰麻或硬膜外阻滞时,无菌操作不严、穿刺器械污染、术后穿刺点感染或有全身性化脓性感染的病人,都有可能发生硬脊膜外脓肿或化脓性脑脊膜炎。病人出现穿刺部位剧烈疼痛、寒战、高热、血白细胞计数增多,并有头痛、呕吐、颈项强直等脑膜刺激症状。大的脓肿压迫脊髓可致截瘫。

【护理诊断 / 问题】

1. 心排血量减少　与麻醉作用尚未消失、术中失血失液等因素有关。

2. 低效性呼吸状态　与腰麻平面过高或硬膜外麻时麻醉药物误入蛛网膜下隙所致的全脊髓麻醉等因素有关。

3. 排尿异常：尿潴留　与骶神经阻滞有关。

4. 不舒适：头痛　与腰麻后脑脊液流失致颅内压降低等因素有关。

5. 有意外损伤的危险　与椎管内麻醉并发症——肢体感觉或运动障碍有关。

6. 有椎管内感染的危险　与麻醉穿刺时无菌操作不严格等因素有关。

【护理措施】

1. 观察病情　椎管内麻醉手术后,应将病人安置于平卧位,继续输液,并连接和妥善固定好各种引流导管。向有关人员了解术中情况。立即测血压、脉搏、呼吸,随后每 15~30 分钟测量 1 次,做好记录,待病情稳定后可适当延长监测间隔时间。同时还应注意病人的尿量、各种引流量、体温及肢体的感觉和运动情况;注意有无恶心呕吐、尿潴留、头痛及穿刺处疼痛等。若发现异常,应及时向医生汇报,并作相应处理。

2. 维持循环功能　椎管内麻醉,可使麻醉范围内交感神经阻滞,阻滞区血管扩张,回心血量减少,心排血量减少,血压下降。麻醉范围越大,血压影响越大。如病人原有血容量不足或心功能不全等情况,则血压下降更甚,并可出现心动过缓。手术后一般保持平卧位 6 小时左右,需继续输液以保持循环系统的稳定;若病人于手术前或手术中已出现过心律失常,则麻醉后宜继续应用心电图持续监测,防止病情恶化;为保障输液安全,必要时需测定中心静脉压,若血压下降、脉搏增快、中心静脉压低,应大量快速输液扩充血容量;若血压下降、心搏徐缓,则应在加速输液的同时静脉注射麻黄碱 15~30mg 或阿托品 0.3~0.5mg;尿量是循环监测的最简便方法,麻醉后应保持每小时尿量在 30ml 以上。

3. 维持呼吸功能　有呼吸减弱或呼吸困难者,应继续吸氧或气管插管、人工呼吸等。**若麻醉中辅助药物应用过多或用量过大,术后尚未苏醒者,应将病人置于平卧位,头偏向一侧,并及时清除呼吸道分泌物,以保持其通畅。**对曾发生全脊髓麻醉者,继续实施人工呼吸等抢救措施,密切检测各项呼吸指标变化。

4. 防治腰麻后头痛　腰麻后头痛多在手术后 2~7 日,第 3 日最剧烈,可持续 10~14 日。14 日后往往不治自愈。头痛部位不定,但枕部最多,顶部和额部次之。头痛的特点是坐起时加剧,平卧后减轻。但也有不受体位变化的影响而持续头痛。麻醉时选用细针穿刺,避免穿刺时出血,穿刺前皮肤上涂碘酊用 70% 乙醇脱碘,使用质量可靠的局麻药,术后常规去枕平卧 6~8 小时等措施,可预防此种头痛的发生。硬膜外麻醉后平卧 4~6 小时。

出现头痛症状嘱病人平卧休息,使用镇痛药或针刺太阳、印堂或合谷等穴位。严重性头痛者,可向硬膜外隙注入 0.9% 氯化钠溶液或中分子右旋糖酐 15~30ml。

5. 对症处理　恶心呕吐应及时清理呕吐物,保持病人身体及环境的清洁卫生;注意查明原因,对症处理。有尿潴留者,应先行针刺三阴交、足三里、中极、关元等穴位,或用下腹部热敷、诱导等方法;不习惯卧床排尿者,可酌情改变体位或下床排尿;仍不能自行排尿时,应予无菌导尿。穿刺部位有感染者,应遵医嘱采用抗生素治疗;如发生硬膜外脓肿应采用大量抗生素治疗,并在出现截瘫前及早手术切开椎板排脓,按要求做好手术准备工作。硬膜外血肿压迫脊髓导致截瘫的病人,有下肢感觉、运动障碍,应及时报告,争取早期手术清除血肿,手术尽量在血肿形成后 8 小时内进行,如超过 24 小时则较难恢复。肢体麻痹或有运动障碍者,加强护理,以防下床时跌倒损伤。

第四节　全身麻醉病人的护理

一、全身麻醉概述

麻醉药经呼吸道吸入或经静脉、肌内注射,对中枢神经产生暂时性抑制,使病人呈现意识和痛觉消失,反射活动减弱,肌肉松弛等状态,这种麻醉方法称全身麻醉。

(一) 全身麻醉方法及药物

1. 吸入麻醉　是将具有挥发性的麻醉药经呼吸道吸入所产生的全身麻醉。

(1) 开放滴药吸入麻醉:将麻醉药液直接滴在金属丝麻醉罩的纱布上,病人呼吸时吸入药液的挥发气体而进入麻醉状态。此法简单易行,以往主要用于乙醚吸入,偶尔用于氟烷吸入,目前使用较少。

(2) 密闭式气管内吸入麻醉:将气管导管通过口腔或鼻腔插入气管内,连接麻醉机引入药液产生麻醉作用(图 4-5)。此法可保持呼吸道通畅,进行控制呼吸或辅助呼吸,适用于各种大手术尤其是胸部手术。是目前全身麻醉常用的方法。

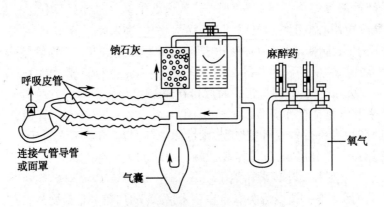

图 4-5　密闭式气管内吸入麻醉

(3) 吸入麻醉药物:了解常用吸入麻醉药物的作用特点(表 4-1)。

表 4-1　吸入麻醉常用药物的作用特点

药名	理化性质	作用特点
异氟烷 (异氟醚)	为恩氟烷的异构体,物理性质稳定	诱导和苏醒迅速,对肝肾毒性低,对心血管功能影响小,有肌肉松弛作用,手术后副作用少。缺点:能抑制呼吸,可引起高热,价格昂贵
恩氟烷 (安氟醚)	为新的含卤素不燃烧的吸入麻醉药,化学性能稳定	诱导和苏醒迅速,麻醉效能好,麻醉期间血压和心律稳定,但过深时可引起呼吸抑制和血压下降,有明显的肌肉松弛作用

续表

药名	理化性质	作用特点
七氟烷 (七氟醚)	无色透明液体,有特殊的芳香味,无刺激性,可溶于乙醇和乙醚,不溶于水,在空气中无可燃性	适用于小儿的麻醉诱导;麻醉过程中循环稳定;麻醉后苏醒迅速,术后恶心和呕吐发生率低
氧化亚氮 (笑气)	NO_2为不燃烧、不爆炸的气体麻醉剂	麻醉作用弱,必须与其他吸入麻醉药合用。毒性小,对循环系统无抑制作用,不刺激呼吸,对肝肾无影响

2. 静脉麻醉　是经静脉注入麻醉药,作用于中枢神经系统,而产生全身麻醉的方法。此法具有诱导迅速、操作方便等优点。可用于吸入麻醉前的诱导或单独用于小型手术。常用的静脉麻醉药物有以下几种。

(1) 硫喷妥钠:是一种超短效的巴比妥类药物。有下列副作用,应予注意:①有抑制交感神经和兴奋迷走神经的作用,麻醉时如刺激咽、喉、气管及支气管,均可引起反射性喉痉挛。因此咽喉及颈、胸部手术不宜用此药麻醉。麻醉前用足量的阿托品,对预防喉痉挛有一定作用。此外,此药有引起心律失常或血压下降的可能。②能抑制呼吸中枢,如注药稍快即可引起呼吸暂停,有呼吸道阻塞或呼吸困难者禁用。

(2) 氯胺酮:是临床上广泛应用的快速作用麻醉药。其药理作用有以下几个特点:①对大脑联络径路和丘脑-新皮质系统有选择性抑制作用。用药后病人意识抑制较浅,甚至仍保持"清醒"状态,能维持一部分保护性反射,如下颌不松弛,可保持呼吸通畅。但具有深度镇痛作用。因其意识与感觉的分离现象,故又称为分离麻醉。②能兴奋交感神经,使心率增快,血压升高,故对高血压、心脏病、颅内高压和青光眼等病人不利,应忌用。③无肌肉松弛作用。④麻醉中唾液分泌增多,术前须用阿托品。⑤苏醒期短,醒后可有复视、幻觉现象,合用安定类药可减少此副作用。

(3) 其他静脉麻醉药:普鲁泊福(异丙酚)、依托咪酯(乙咪酯)等,此两种药物有镇静、催眠作用,但镇痛作用弱。常用于全麻诱导或与其他药物复合应用。对循环、呼吸功能有不同程度的影响。

3. 基础麻醉　肌内注射硫喷妥钠或静脉注射羟丁酸钠等使病人进入睡眠状态,以利手术操作,常用于小儿外科中、小手术,故又称小儿基础麻醉。因使用剂量小,止痛不全,维持时间短,故常须配合局麻。基础麻醉实际上相当于很浅的全身麻醉,因此,仍应按全身麻醉常规护理。

4. 复合麻醉　是指两种或两种以上的全麻药或方法复合应用以达到最佳麻醉效果。

(1) 全静脉复合麻醉:是完全采用静脉麻醉药及静脉全麻辅助药物而满足手术要求的全身麻醉方法,临床上较常用。

(2) 静吸复合麻醉:一般在静脉麻醉的基础上,在麻醉减浅时间断地吸入挥发性麻醉药(如恩氟烷、异氟烷等)。

(二) 全身麻醉深度的评估

通用临床麻醉深度判断标准,由于复合麻醉技术在临床上的应用,给全身麻醉深度的判断带来困难。目前,通常将麻醉深度分为浅麻醉期、手术麻醉期和深麻醉期(表4-2),以作为全身麻醉深浅程度的参考。

表 4-2　通用临床麻醉深度判断标准

麻醉分期	循环	呼吸	眼征	其他
浅麻醉期	血压↑ 心率↑	不规则 呛咳 气道阻力↑ 喉痉挛	睫毛反射(−) 眼球运动(+) 眼睑反射(+) 流泪	吞咽反射(+) 出汗 分泌物↑ 刺激时体动
手术麻醉期	血压稍低但稳定, 手术刺激无改变	规律 气道阻力↓	眼睑反射(−) 眼球固定中央	刺激时无体动 分泌物消失
深麻醉期	血压↓	膈肌呼吸 呼吸↑	对光反射(−) 瞳孔散大	

二、全身麻醉病人的护理

(一)麻醉中护理

手术室巡回护士应协助麻醉医生做好病情观察,并在输液、输血、导尿、胃肠减压、临时用药、麻醉意外的抢救等方面做好密切配合。

(二)全麻苏醒期护理

【护理评估】

全麻停止后,药物对机体的影响仍将持续一定时间,全麻后至苏醒前易发生呼吸系统、循环系统和中枢神经系统的并发症。如不及时发现或处理不当可造成严重后果甚至危及病人生命。病人在苏醒室或被送回病房ICU室后要仔细观察病情,认真收集临床主、客观资料,准确估计有关并发症发生的可能性和危险性。争取早期发现,给予及时的处理。

1. 呼吸系统并发症

(1) 呼吸道梗阻

1) **反流与误吸:麻醉前未禁饮食、胃扩张、肠梗阻、上消化道出血等病人易发生反流及误吸,某些全麻药物对胃肠或对呕吐中枢的刺激也会引起反流。反流物吸入气管,可造成窒息而立即致死。即使吸入物不多,亦可引起吸入性肺炎。**

2) **舌后坠:麻醉后病人下颌肌肉松弛,舌根后坠,使上呼吸道不全梗阻而产生鼾声。**

3) 呼吸道分泌的增多:麻醉药物的刺激、术前未用抗胆碱药或用量较小,术前呼吸道感染等原因,均可使分泌物增多并积存于咽喉部、气管或支气管内。病人呼吸困难、发绀、喉及胸部有干、湿啰音。

4) **喉痉挛:刺激性麻醉药,或麻醉变浅,或有异物触及喉头均可诱发喉痉挛。喉痉挛时病人吸气困难、发绀、喉部发出高调鸡鸣音。**

(2) 呼吸抑制:麻醉过浅过深都会使呼吸节律及深度变化,可能导致肺通气量不足。尤其麻醉过深,可致呼吸衰弱甚至呼吸停止。

(3) 肺不张和肺炎:麻醉过程中麻醉药和气管插管的刺激使呼吸道分泌物增多,痰液阻塞支气管是引起肺不张的主要原因,如麻醉前有呼吸道感染、吸烟史等都容易引起肺炎。

2. 循环系统并发症

(1) 血压下降:常见原因是麻醉过深、麻醉前血容量不足、术中失血失液、内脏牵拉反应或直接刺激迷走神经引起的反射性低血压及心率减慢,以上原因都可导致血压下降。

（2）心律失常：手术刺激、低血容量、缺氧及二氧化碳蓄积，可引起心动过速；内脏牵拉反应、体温过低等可使心动过缓。另外麻醉过浅过深、高钾或低钾血症、高碳酸血症或原有心脏疾病病人，在术中或术后更易发生心律失常，甚至心搏骤停。

3. 神经系统并发症

（1）高热与惊厥：常见于小儿，由于婴幼儿的体温调节中枢尚未发育健全，全麻药不良作用引起中枢性体温失调故而出现高热，甚至发生惊厥。也可能与脑组织细胞代谢紊乱、病人体质情况差等原因有关。如抢救延误，可致呼吸和循环功能衰竭而死亡。

（2）苏醒延迟或不醒：全麻后苏醒时间长短与麻醉药种类、麻醉深浅程度、有无呼吸和循环系统并发症等因素有密切关系。如见病人眼球活动，睫毛反射恢复，瞳孔稍大，呼吸加快，甚至有呻吟、躁动，是即将苏醒的表现。若病人术后长时间昏睡不醒、瞳孔散大是麻醉过深或继发性脑损伤所致。

还应注意，全麻苏醒前，病人常烦躁不安，出现幻觉，易发生意外损伤。

【护理诊断/问题】

1. 有窒息的危险　与舌后坠、黏痰堵塞、误吸等呼吸道阻塞因素有关。

2. 低效性呼吸状态　与呼吸道阻塞或麻醉过浅过深等因素有关。

3. 心排血量减少　与全麻药不良作用、失血失液或原有心血管疾病等因素有关。

4. 体温过高或体温过低　与手术中内脏暴露过久、大量输液输血、中枢性体温调节失常等因素有关。

5. 有围术期受伤的危险　与全麻苏醒期躁动不安及幻觉有关。

【护理措施】

1. 严密观察病情变化　全麻苏醒前，病人应有专人护理，在接收病人时，立即测血压、脉搏、呼吸1次，然后根据不同情况，每15~30分钟测血压、脉搏、呼吸1次，直至病人完全清醒，循环和呼吸稳定。全麻手术后未苏醒前须留住麻醉恢复室或ICU室，按危重病人进行呼吸、循环功能监护。

2. 维持呼吸功能　主要是预防和及时解除呼吸道梗阻，防治呼吸抑制，其具体措施是：

（1）防治误吸：麻醉前至少应禁食4~6小时。若病人饱食后而又必须立即在全麻下施行手术时，应于麻醉前放置粗大胃管抽吸和清洗以排空胃内容物，或采用清醒气管插管。在全麻苏醒前，若病人出现呕吐先兆（频繁吞咽），应立即将其头偏向一侧、摇低床头，使呕吐物容易排出，并用干纱布或吸引器清除口鼻腔内食物残渣。必要时立即气管插管，反复吸引清除吸入气管内的异物，直至呼吸音正常。

（2）**防治舌后坠：当出现鼾声时，用手托起下颌，使下颌切牙咬合于上颌切牙之前，鼾音即消失，呼吸道梗阻随之解除。**必要时插入口咽或鼻咽通气管。

（3）呼吸道分泌物过多的处理：用吸引器吸去咽喉及口腔内分泌物。遵医嘱注射阿托品以减少口腔和呼吸道腺体分泌。

（4）**喉痉挛的处理：立即设法解除诱因，加压给氧，如不能缓解，可用一针头经环甲膜刺入气管输氧。**如痉挛仍不能解除，需静脉注射肌肉松弛剂后行气管插管，以麻醉机控制呼吸。

（5）呼吸抑制的处理：立即加压给氧，必要时行气管插管做人工呼吸。

3. 维持循环功能　对全麻病人应进行血压、脉搏、心率、心律及心电图、中心静脉压等循环功能和血流动力学监测，发现异常（如血压下降，心律失常等）及时告诉医生，并遵医嘱作相应处理。如调整输血输液速度,使用升压药或抗心律失常药物等。

4. 维持体温正常　多数全麻大手术后病人体温过低,应注意保暖。如无休克,宜给予50℃以下的热水袋,用布包好,以防烫伤。少数病人,尤其小儿,全麻后可有高热甚至惊厥,应给予吸氧,物理降温,抽搐不止时给硫喷妥钠肌内注射。

5. 防止意外损伤　全麻苏醒前,应安排专人守护。对小儿及躁动不安者需加床栏,必要时予以适当约束,防止其不自觉地拔除静脉输液管和各种引流导管,防止撕抓伤口敷料或坠床造成意外损伤。

6. 麻醉恢复室的护理　麻醉恢复室靠近手术室,环境应安静、整齐、清洁,室温维持在20~22℃。室内监护和抢救设备完整,如吸氧设备、气管插管设备、气管切开包、呼吸机、除颤仪、起搏器、心肺监护仪、各种抢救药品和外科换药设备等。护理人员应将所有设备准备齐全,确保其使用性能良好。

麻醉恢复室病人达到以下标准方可转回病房:①神志清醒,有定向力,能正确回答问题;②呼吸平稳,能深呼吸和咳嗽,动脉血氧饱和度 >95%;③血压及脉搏平稳 30 分钟以上,心电图无严重心律失常和 ST-T 波改变。

护考链接

经 典 例 题

例题 1　苯巴比妥作为局部麻醉前用药,主要是因为

A. 有镇静作用　　　　　B. 有催眠作用　　　　　C. 能减少呼吸道分泌

D. 能减轻迷走神经反射　E. 能预防局麻药中毒反应

答案:E

解题导引:巴比妥类药,有镇静、催眠和抗惊厥作用,并能防治局麻药毒性反应。是各种麻醉前常用药物。故选择 E。

例题 2　腰麻术后去枕平卧 6 小时是为防止

A. 血压下降　　　　　B. 头痛　　　　　C. 呼吸抑制

D. 恶心,呕吐　　　　E. 意外情况发生

答案:B

解题导引:腰麻后头痛,其原因是多次穿刺或穿刺针太粗使穿刺孔较大,脑脊液不断从穿刺孔漏入硬膜外隙,致颅内压下降,颅内血管扩张而引起血管性头痛。因此腰麻术后去枕平卧 6 小时可防止头痛的发生。故选择 B。

达标检测

一、A1/A2 型题(以下每一道题下面有 A、B、C、D、E 五个备选答案,请从中选择一个最佳答案)

★1. 麻醉前应常规禁食

A. 2~4 小时　　　　　　　B. 4~6 小时　　　　　　　C. 6~8 小时

D. 8~10 小时　　　　　　E. 8~12 小时

★2. 饱食后急诊手术患者,下述哪项护理**不合适**

　　A. 可考虑选择局部麻醉

　　B. 可进行胃肠减压

　　C. 如需全麻,应清醒插管,主动控制气道

　　D. 可暂时非手术治疗等待食物消化

　　E. 给予心理指导

3. 下述哪项药物需要做皮肤过敏实验

　　A. 普鲁卡因　　　　　　B. 利多卡因　　　　　　C. 氟烷

　　D. 乙醚　　　　　　　　E. 氯胺酮

4. 哪项**不是**麻醉前用药的目的

　　A. 稳定患者情绪　　　　　　　　B. 有利于手术后肠功能恢复

　　C. 可以减少麻醉药用量　　　　　D. 减少麻药的毒副作用

　　E. 抑制呼吸道腺体分泌以防误吸

5. 腰麻若引起血压骤降最宜选用何种药物维持血压

　　A. 肾上腺素　　　　　　B. 去甲肾上腺素　　　　C. 阿托品

　　D. 哌替啶(度冷丁)　　 E. 麻黄碱

6. 全麻时发生下呼吸道梗阻的原因有

　　A. 舌后坠　　　　　　　B. 口腔内分泌物阻塞大气道　　C. 喉头水肿

　　D. 支气管痉挛　　　　　E. 呕吐造成异物阻塞

7. 采用两种以上的方法进行麻醉叫

　　A. 基础麻醉　　　　　　B. 静脉麻醉　　　　　　C. 吸入麻醉

　　D. 椎管内麻醉　　　　　E. 复合麻醉

8. 普鲁卡因一次应用的最大量为

　　A. 1g　　　　　　　　　B. 0.4g　　　　　　　　C. 0.4mg

　　D. 0.1g　　　　　　　　E. 0.1mg

9. 患者男,28 岁。因急性单纯性阑尾炎手术。采用局部浸润麻醉,麻醉过程中患者出现头疼、头晕、口唇麻木、心悸、躁动、多言多语,考虑患者最可能发生

　　A. 过敏反应　　　　　　B. 中毒反应　　　　　　C. 细菌污染反应

　　D. 变态反应　　　　　　E. 心理恐惧反应

10. 患者男,40 岁。因车祸欲行剖腹探查术,采用连续硬膜外麻醉,护士应如何协助麻醉师安排麻醉体位

　　A. 头后倾、垫肩垫、平卧位

　　B. 侧卧位、抬高腰桥

　　C. 侧卧位、低头、弓腰、抱膝

　　D. 侧卧位、下面肢体伸直、上面肢体屈曲卧位

　　E. 坐位

11. 患者女,34 岁。患有甲亢,术前准备中。查体:血压 130/82.5mmHg(17.3/11kPa),脉

搏 102 次 / 分,呼吸 18 次 / 分。意识清楚。下述哪项术前处置**不恰当**

    A. 术前 30 分钟选用哌替啶肌内注射

    B. 术前 30 分钟选用阿托品肌内注射

    C. 术前禁食 8~12 小时

    D. 术前禁水 4 小时

    E. 术前需做麻醉药过敏试验

二、A3/A4 型题(以下提供若干个案例,每个案例下设若干个考题,请根据各考题题干所提供的信息,在每题下面 A、B、C、D、E 五个备选答案中选择一个最佳答案)

(12~13 题共用题干)

患者女,45 岁。全麻术后。查体:意识尚未恢复,血压 120/90mmHg(16/12kPa),脉搏 90 次 / 分。口唇发干,呼吸时出现鼾音。肺部听诊未听到啰音。

★12. 患者可能发生

    A. 呼吸分泌物过多　　　　　　　　B. 喉痉挛

    C. 支气管痉挛　　　　　　　　　　D. 舌后坠

    E. 呕吐物所致窒息

★13. 该患者应采取何种护理措施

    A. 立即气管插管　　　　　　　　　B. 立即托起下颌

    C. 立即气管粗针头穿刺　　　　　　D. 立即雾化吸入

    E. 立即气管切开

答　案

1	2	3	4	5	6	7	8	9	10	11	12	13		
E	D	A	B	E	D	E	A	B	C	B	D	B		

 解题导引

1. E。成人择期手术麻醉前应<u>常规禁食 8~12 小时,禁饮水 4 小时</u>,以减少术中术后因呕吐物误吸导致窒息的危险性。

2. D。对于急症病人,如果手术时间允许,麻醉前应做好适当准备如催吐以排空胃。胃饱满而必须在全麻下实行手术者,可以选择清醒时气管插管,能主动控制呼吸道,避免误吸。<u>切不可等待食物消化而耽误抢救时机</u>。

12. D。麻醉后病人下颌肌肉松弛,舌根后坠,使上呼吸道不全梗阻而产生鼾声。

13. B。当出现鼾声时,用手托起下颌,使下颌切牙咬合于上颌切牙之前,鼾音即消失,呼吸道梗阻随之解除。必要时插入口咽或鼻咽通气管。

背景拓展

全身麻醉的作用

全身麻醉常用于大的手术或是局部麻醉不能胜任的手术。全麻时药物通常是通过静脉内或吸入性给药。药物通过血液循环到达全身各处,包括大脑。全麻能够压制全身的防御反射,比如咳嗽、呕吐甚至呼吸。因此,当全麻病人睡着的时候,通常需要借助面罩或呼吸管辅助呼吸。由于全麻会影响身体的各个部位,比如心肺,全麻药的副作用较为常见,但多数都是暂时的,并且可以被药物控制。

(蔡向辉)

第五章

外科围术期病人的护理

考点聚焦

本章知识点较多,需考生及时复习识记,预计今后对这部分内容的考查稳中有变。近几年护考的知识点有手术室护理工作的外科无菌术和术后护理,今后考查重点是术后不适和并发症的护理。

课标精析

手术是利用器械或仪器在活体上所完成的各种操作,是治疗疾病、创伤的一种重要的外科手段。围术期是指从病人确定接受手术治疗到与手术相关的治疗结束为止的一段连续时期。一般分为三个阶段,即手术前、手术中及手术后期。围术期护理的目的是调整病人的心理和生理状况,提高病人对手术的耐受力,促进病人术后恢复,减少术后并发症的发生。围术期护理与手术操作同样是手术治疗成功的关键,因此围术期病人的护理对于外科疾病的治疗极为重要。

手术的大小、范围及轻重缓急的不同可以影响手术前的准备。按照手术的期限性,手术可分为:

1. 急症手术　由于病情紧迫,术前需要在最短时间内进行必要的准备,然后迅速实施手术。例如脾破裂大出血、外伤性肠破裂病人,需进行紧急手术,以抢救病人生命。

2. 限期手术　术前准备的时间由于病情的影响受到一定的限制,需要在尽可能短的时间内作好术前准备,进行手术。例如各种恶性肿瘤根治术。

3. 择期手术　术前准备的时间不影响病情的变化,可以不必限制,应在充分的术前准备后进行手术。例如消化性溃疡无严重并发症的胃大部切除术、一般良性肿瘤切除术及腹股沟疝修补术等。

第一节　手术前病人的护理

手术前期是指从病人确定接受手术到将病人送至手术室为止,时间可从十几分钟到数十日。

【护理评估】

(一) 健康史

1. 一般情况　注意了解病人的年龄、性别、民族、职业、文化程度、宗教信仰等。

2. 现病史　评估病人本次疾病发病原因、诱因、入院时间、临床表现和诊断及疾病对机体各系统功能的影响。

3. 既往史　详细询问病人有无心脏病、高血压、糖尿病、哮喘、慢性支气管炎、结核、肝炎、肝硬化、肾炎、贫血等病史及既往对疾病的治疗、用药等。注意既往是否有手术史,了解既往疾病及手术对本次手术是否有影响、是否有药物过敏史。

(二) 身体评估

1. 年龄　儿童、中、青年人对手术耐受力较好。老年人因全身系统退行性变、营养不良、慢性疾病等原因,对手术耐受力较差。

2. 性别　有一些疾病的发病存在着性别上的差异,另外,男女在体质上也存在差别。女性病人还应了解月经情况,询问有无月经来潮。

3. 营养状况　护士应注意病人有无贫血、水肿,可对病人进行身高、体重、血浆蛋白测定、三头肌皮皱厚度、氮平衡试验等检测,并综合分析以判断营养状况。了解病人是否有营养不良或肥胖,以及这些情况对手术的影响。

4. 手术耐受力　了解病人身体内各系统功能状况对确定病人的手术耐受力具有重要意义。根据病人的整体情况,病人对手术的耐受力可分为耐受力良好及耐受力不良。耐受力良好指病人的全身情况较好,外科疾病对全身只有较少影响,重要器官无器质性病变,或其功能处于代偿状态,只需进行一般准备后便可施行任何类型的手术。耐受力不良指病人的全身情况较差,外科疾病已经对全身造成明显影响,或重要器官有器质性病变,功能濒于或已有失代偿的表现,需做积极、细致的术前准备后才可施行手术。

(三) 辅助检查

1. 实验室检查

(1) 血、尿、粪常规检查:血常规检查应注意有无红细胞、血红蛋白、白细胞和血小板异常等现象;尿常规检查应注意尿液颜色、比重,尿中有无红、白细胞;粪常规检查应注意粪便颜色、性状、有无出血及隐血等。

(2) 凝血功能检查:包括测定出凝血时间、血小板计数、凝血酶原时间等。

(3) 血液生化检查:包括电解质检查、肝功能检查、肾功能检查、血糖检测。

2. 心功能检查　包括心电图检查、心功能测试、Hotter(24 小时心电图监测)、动态血压监测等。

3. 肺功能检查　包括胸部透视、拍片,必要时可行血气及肺功能检查。

(四) 心理 - 社会状况

大多数人于手术前会产生不同程度的心理压力,出现焦虑、恐惧、忧郁等,表现为烦躁、失眠、多梦、食欲下降、角色依赖等。

【护理诊断及合作性问题】

1. 焦虑　与住院环境陌生、对疾病及手术知识不了解、担心预后等有关。

2. 营养失调:低于机体需要量　与原发疾病造成营养物质摄入不足及消耗过多有关。

3. 知识缺乏　缺乏有关手术治疗、术前配合等知识。

4. 睡眠型态紊乱　与疾病影响、住院环境陌生、担心预后等有关。

5. 潜在并发症:感染等。

【护理措施】

(一) 心理护理

1. 态度和蔼,关心、同情、热心接待病人及家属,向其介绍责任医生及护士、医院环境、规章制度等。

2. 根据病人的不同情况,给病人讲解有关疾病及手术的知识。对于手术后会有身体形象改变者,应选择合适的方式将这一情况告知病人,并做好解释工作。

3. 安排麻醉师和手术室护士看望病人,对术中某些问题作出解释,使病人安心接受手术。可邀请同病房或做过同类手术的病人介绍他们的经历及体会。

4. 术前晚遵医嘱给予适当的镇静剂和安眠药,保证病人充足的睡眠。

(二) 饮食护理

1. 了解病人饮食习惯,协助营养师帮助能进食的病人制订饮食计划。包括饮食种类、性状、烹调方法、量及进食次数、时间等。急腹症病人必要时需禁饮食,给予静脉输入营养物质。

2. 向病人讲解营养不良对术后组织修复、抵抗感染等的影响,鼓励病人进食或配合静脉输入营养物质。

(三) 预防感染

1. 呼吸道准备　术后病人常因伤口疼痛,不愿深呼吸或有效咳嗽排痰,同时有麻醉的影响,容易发生肺不张、肺炎。因此,术前应积极做好呼吸道的准备,防止术后肺部的并发症。吸烟者,术前 1~2 周开始戒烟;对痰液黏稠者给予超声雾化吸入;指导病人深呼吸及有效的咳嗽排痰练习。

2. 胃肠道准备

(1) 饮食准备:胃肠道手术病人,入院后即给予低渣饮食,术前 1~2 日进流质饮食。其他手术,饮食不必限制,但手术前 8~12 小时应禁食,4 小时禁饮,以防麻醉和手术过程中的呕吐引起窒息或吸入性肺炎。

(2) 留置胃管:消化道手术病人术前应放置胃管。幽门梗阻病人术前 3 日每晚以温热高渗盐水洗胃,减少胃黏膜充血水肿。

(3) 灌肠:急症手术不给予灌肠。择期手术,术前一日应用 0.1%~0.2% 肥皂水灌肠,以防麻醉后肛门括约肌松弛,术中排出大便,增加感染几率。结肠或直肠手术术前应清洁灌肠并口服肠道制菌药物。

3. 手术区皮肤准备　简称备皮,包括手术区皮肤的清洁及皮肤上毛发的剔除,其目的是防止术后切口感染。

(1) 皮肤准备范围(图 5-1)

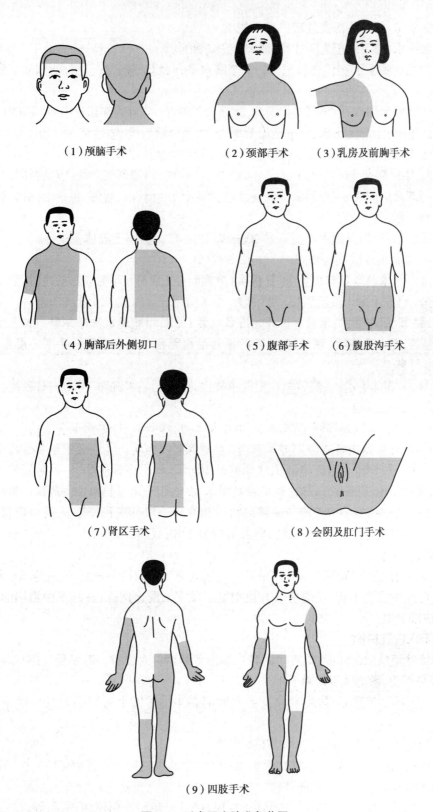

（1）颅脑手术　　　　　（2）颈部手术　　（3）乳房及前胸手术

（4）胸部后外侧切口　　　　（5）腹部手术　　（6）腹股沟手术

（7）肾区手术　　　　　　　（8）会阴及肛门手术

（9）四肢手术

图 5-1　手术区皮肤准备范围

1) 颅脑手术:整个头部及颈部。保留眉毛。

2) 颈部手术:由下唇至乳头连线,两侧至斜方肌前缘。

3) 乳房及前胸手术:上至锁骨上部,下至脐水平,两侧至腋后线,并包括同侧上臂上 1/3 和腋窝。

4) 胸部后外侧切口:上至锁骨上及肩上,下至肋缘下,前后胸都超过中线 5cm 以上。

5) 腹部手术:上起乳头水平,下至耻骨联合,两侧至腋后线,包括脐部清洁。

6) 肾区手术:上起乳头水平,下至耻骨联合,前后均过正中线。

7) 腹股沟手术:上起脐部水平,下至大腿上 1/3 内侧,两侧到腋后线,包括会阴部。

8) 会阴部及肛门手术:自髂前上棘连线至大腿上 1/3 前、内、后侧,包括会阴部、臀部、腹股沟部。剃除阴毛。

9) 四肢手术:以切口为中心上下方 20cm 以上,一般多为整个肢体备皮,修剪指甲。

(2) 特殊部位的皮肤准备要求

1) **颅脑手术术前 3 日剪短发,每日洗头(急症除外),术前 2 小时剃尽头发,用肥皂洗头,戴干净帽子。**口腔手术入院后保持口腔清洁,手术前用复方硼酸溶液漱口。

2) **骨、关节、肌腱手术:术前 3 日开始准备。第 1、2 日用肥皂水洗净并用 70% 乙醇消毒,用无菌巾包裹,第 3 日剃毛、刷洗,70% 乙醇消毒后用无菌巾包裹术野。手术日晨重新消毒后用无菌巾包裹。**

3) 阴囊、阴茎部手术:入院后每日用温水浸泡,并用肥皂水洗净,术前一日备皮,范围同会阴部手术,剃去阴毛。

(3) 操作方法:①做好解释工作,并协助病人沐浴、修剪指甲,更换干净衣物。②将病人接到治疗室(如在病室内备皮应用屏风遮挡),注意保暖及照明。③铺橡胶单及治疗巾,暴露备皮部位。④用持物钳夹取肥皂液棉球涂擦备皮区域,一手绷紧皮肤,一手持剃毛刀,分区剃净毛发。⑤用手电筒照射,仔细检查是否剃净毛发。⑥用毛巾浸热水洗去局部毛发肥皂液。⑦腹部手术者需用棉签蘸取乙醚清除脐部污垢和油脂。⑧四肢手术者,入院后应每日用温水浸泡手足 20 分钟,并用肥皂水刷洗,剪去指(趾)甲和已浸软的胼胝。

(四) 输血和补液

1. 凡有水、电解质、酸碱平衡失调及贫血的病人应于术前给予输血、输液等积极纠正。

2. 施行大中型手术者,术前应做好血型鉴定及交叉配血试验,备好术中需用的一定数量的全血或成分血。

(五) 手术日晨护理

1. 测量并记录生命体征,检查手术野皮肤准备是否符合要求。**若发现发热或其他病情变化,应报告医生,考虑是否延期手术。**

2. **排空小便,下腹部、盆腔手术及手术时间在 4 小时以上的均应安置导尿管并妥善固定。**

3. 胃肠道手术及上腹部大手术应安置胃管。

4. 取下病人的义齿、发夹、首饰、手表、眼镜等,将其贵重物品及钱物交护士长保管。

5. 遵医嘱术前半小时给术前药物。

6. 准备手术室中需要的物品,如病历、X 片、CT 及 MRI 片、引流瓶、药品等,在用平车护送病人时一并带至手术室。

7. 准备术后监护室。

(六) 急症手术术前护理

密切观察病情变化,注意心理护理。争取时间,作好手术前必要的辅助检查。嘱病人禁食、禁饮、输液、应用抗生素,备皮、备血、药物过敏试验,术前用药等。术前不灌肠、不用泻剂。有休克者尽早纠正休克。在可能情况下,向病人家属简要介绍病情及治疗方案。

(七) 健康指导

应注意向病人及家属介绍疾病及手术的有关知识,如术前用药、准备、麻醉及术后恢复的相关知识;指导病人进行深呼吸锻炼、床上排便练习以及床上活动等,以减少并发症的发生,促进机体尽快恢复。

第二节　手术中病人的护理

一、手术室设施与设备

(一) 手术室布局要求

手术室一般安排在建筑的较高层,与外科病房、检验科室、血库等相邻近,以保持洁净,方便病人接送及其他联系。手术室建筑以东西方向延伸较好,主要的手术间应建在北侧,避免阳光直射,南侧多作为辅助用房或小的手术间。

(二) 手术室区域划分

按其洁净程度将手术室分为三个区域:洁净区、准洁净区和非洁净区。分区的目的是控制无菌手术的区域及卫生程度,减少各区之间的相互干扰,防止医院内感染。

1. **洁净区**　包括手术间、洗手间、手术间内走廊、无菌物品间、药品室、麻醉准备室等,洁净要求最为严格,应设在内侧。非手术人员或非在岗人员禁止入内,此区内的一切人员及其活动都须严格遵守无菌原则。

2. **准洁净区**　包括器械室、敷料室、洗涤室、消毒室、手术间外走廊等,设在中间。该区实际是由非洁净区进入洁净区的过渡性区域,进入者不可大声谈笑和高声喊叫,凡已做好手臂消毒或已穿无菌手术衣者,切不可再进入此区,以免污染。

3. **非洁净区**　包括办公室、标本室、污物室、资料室、值班室、更衣室、医护人员休息室和手术病人家属等候区。一般设在最外侧。交接病人处应保持安静,核对病人及病历无误后,病人换乘手术室平车进入手术间,以防止外来车轮带入细菌。

4. 出入路线　出入路线的布局设计需符合功能流程及洁污分区要求,应设 3 条出入路线,即病人出入路线、工作人员出入路线、器械敷料等循环供应路线,尽量做到相互隔离,避免交叉污染。

(三) 手术间

手术间数或手术台数一般与外科的实际床位数比为 1:20~1:25。

1. 分类　手术间可分为无菌手术间、相对无菌手术间及有菌手术间。无菌手术间供无菌手术用,对特殊要求的无菌手术,如器官移植、心脏手术等设置生物洁净层流手术室。洁净级别要求高的手术间应设在手术室的尽端或干扰最小的区域。相对无菌手术间供可能污染的手术如胃肠手术用。有菌手术间供感染手术如阑尾穿孔手术用,设在限制区最外侧。

2. 面积　手术间的面积根据手术不同而不同。普通手术间以每间 30~40m^2 为宜;心血管直视手术等的手术间因辅助仪器设备较多,需 60m^2 左右;小手术间仅需 20~30m^2。室内净高 3m,走廊宽度 2.2~2.5m,便于平车运送及来往人员走动。

3. 结构　手术间的门窗安装要紧密,以免灰尘进入;门应宽大,最好应用自动平拉门,窗口应大,利于采光。地面及墙壁应坚硬、光滑、无缝、易清洗、防火、耐消毒液。墙角应呈弧形,不易蓄积灰尘。

4. 物理环境　手术间内应设有隔音装置;光线要均匀柔和,接近自然光,手术灯光应为无影、可调、聚光、低温。**洁净手术室室内温度应恒定在 21~25℃,相对湿度为 40%~60%**。

5. 设备　手术间的基本配备有手术台、器械台、无影灯、供氧装置、麻醉机、吸引器、输液架、垫脚凳及各种扶托、固定病人的物品、药品及敷料柜、读片灯、污物桶、挂钟等。大型手术时还应设置中心供气系统、中心负压系统、中心压缩空气、各种监护仪、X 线摄影、显微外科、闭路电视、电视录像等装置。为保证供电,应有双电源或有备用的供电装置及足够的电源插座。

(四) 附属工作间

辅助工作间包括器械涮洗间、敷料准备间、灭菌间、器械间、洗手间、麻醉准备间、麻醉恢复间等,应分别安置在合理的位置上,以辅助手术顺利进行、防止物品污染及交叉感染等。

二、手术室的管理

(一) 手术室规章制度

手术室应认真执行各项消毒隔离制度,除手术室人员及参加手术人员外,无关人员不得擅自进入;进入手术室人员必须按规定更换衣、裤、鞋、帽、口罩等,不得大声喧哗及随便走动。若有参观人员,最好安排观看闭路电视,若无条件应注意严格限定参观人数,参观人员应遵守手术室的管理制度。接送病人一律使用专用平车,注意安全,严格查对。手术安排应将无菌手术及有菌手术严格分开;若接台手术,应先安排无菌手术,后进行有菌手术。手术室无菌物品应定期消毒,及时准备好手术用品及器械,急救物品应备齐。

(二) 手术间的清洁消毒管理

为保证手术的无菌环境,要建立严格的卫生消毒制度。

每日清晨手术室房间用 1% 消毒灵湿式拖地,清洁手术间内物品,之后紫外线消毒 30~60 分钟。每台手术完毕和每日工作结束后通风、清除污物,用 1% 消毒灵湿式消毒,紫外线照射 30~60 分钟。每周至少一次彻底大扫除,并进行手术室内空气消毒,可选用:①循环风紫外线空气消毒器,开机 30 分钟后即可达到消毒要求,以后每过 15 分钟开机一次,消毒 15 分钟,反复循环至预定时间;②静电吸附式空气消毒器,一个 20~30m^3 的房间内使用一台大型静电吸附式空气消毒器消毒 30 分钟后,可达到国家卫生标准。目前,对空气与物品消毒的观念正在更新,设置洁净手术室,采用空气净化技术,使手术室内细菌浓度控制在一定范围,空气洁净度达到一定级别。

三、常用手术器械与物品

(一) 常用的手术巾单和敷料

1. 布类物品　手术室的布类用品包括手术衣和各种手术单。一般应选择质地细柔且厚实的棉布,颜色以深绿色或深蓝色为宜。现在临床上也使用无纺布制成并经灭菌处理的一次性手术衣和手术单,免去了清洗、折叠、消毒所需的人力、物力和时间,但不能完全替代布类物品。

(1) 手术衣:分为普通和全遮盖两种,有大、中、小三号。

(2) 手术单:有大单、中单、手术巾、各部位手术单以及各种包布等,均有各自的规格尺寸和一定的折叠方法。

2. 敷料类　包括吸水性强的脱脂纱布类和脱脂棉花类,用于术中止血、拭血及压迫、包扎等,有不同规格及制作方法。

(1) 纱布类:纱布类敷料包括不同大小尺寸的纱布垫、纱布块、纱布球及纱布条。

(2) 棉花类:常用的有棉垫、带线棉片、棉球及棉签。

各种敷料经加工制作后包成小包或存放于敷料罐内,经压力蒸汽灭菌后供手术时用。

(二) 常用的手术器械和物品

1. 手术器械　手术器械是手术操作的必备物品,其中基本器械包括:①刀刃及解剖器械,包括手术刀、手术剪、剥离器、骨凿、骨剪等,用于手术切割(图5-2、图5-3)。②夹持及钳制器械,包括止血钳(图5-4)、镊子、钳子(图5-5)及持针器(图5-6)等,用于止血、分离组织、操作、把持缝针等。③牵拉器械,包括各种拉钩、胸腹牵开器(图5-7),用以暴露手术野,方便手术操作。④探查及扩张器械,包括各种探条、探子、探针(图5-8)等,用于探查及扩大腔隙等。⑤吸引器头,用于吸除积液积脓,清理手术野。另外一些手术需要应用特殊器械,包括:①内镜类,如膀胱镜、腹腔镜、胸腔镜、纤维支气管镜及关节镜等。②吻合器,如食管、胃肠道、血管吻合器。③其他精密及专科仪器,如电刀、激光刀、电钻、手术显微镜、神经导航仪器

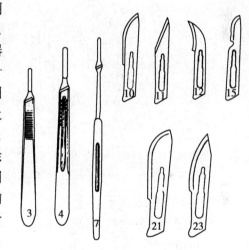

图 5-2　手术刀片及刀柄

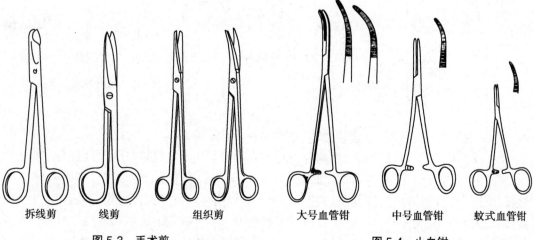

拆线剪　　线剪　　组织剪　　大号血管钳　　中号血管钳　　蚊式血管钳

图 5-3　手术剪　　　　　　　　　图 5-4　止血钳

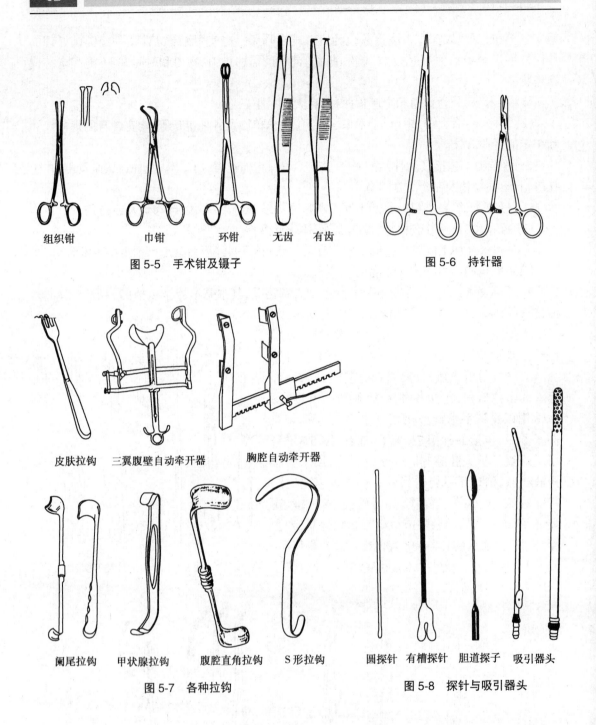

组织钳　　巾钳　　环钳　　无齿　有齿

图 5-5　手术钳及镊子

图 5-6　持针器

皮肤拉钩　三翼腹壁自动牵开器　　胸腔自动牵开器

阑尾拉钩　甲状腺拉钩　腹腔直角拉钩　　S 形拉钩

图 5-7　各种拉钩

圆探针　有槽探针　胆道探子　吸引器头

图 5-8　探针与吸引器头

等。各种器械均应专人保管、定位放置、定期检查、保养、维修。

2. 缝针及缝线　缝针有弯、直两种,粗细各异,根据用途及外形可分为圆针和三角针两种。圆针用于缝合血管、神经、脏器、肌肉等软组织;三角针用于缝合皮肤或韧带等坚韧组织。缝线用于缝合各类组织及脏器,粗细各异,用号码表明。号码越大线越粗;细线用 0 表明,0越多,线越细。缝线可分为不可吸收和可吸收两类。不可吸收缝线包括丝线、金属线、尼龙线等;可吸收线包括天然和合成两类。天然可吸收线如肠线、胶原线,合成缝线如聚乳酸羟基乙酸线、聚二氯杂环己酮线等。

3. 引流物　外科引流物的种类很多,应根据手术部位、引流液量及性质选用。常用的有管状引流、"烟卷"引流、纱布条引流、橡皮片引流等。①管状引流管中一般引流管、双腔引流管多用于胸、腹腔或深部组织引流,T型管用于胆总管引流,蕈状引流管用于膀胱或胆囊手术引流。②"烟卷"引流是用细纱布卷成卷烟状,外用橡胶膜包绕即可,用于腹腔或深部组织引流。③纱布条引流包括干纱条、盐水纱条、凡士林纱条、抗生素纱条等,用于浅表部位引流。④橡皮片引流一般用于浅部切口和小量渗液的引流。

4. 手术后器械的处理　术后用洗涤剂溶液浸泡擦洗,去除器械上的血渍、油垢,再用流水冲净。对有关节、齿槽和缝隙的器械和物品,应尽量张开或拆卸后进行彻底洗刷。洗净的器械烘干后涂上液状石蜡保护,特别是轴节部位,然后分类存放于器械柜内。锐利手术器械、不耐热手术用品或各类导管可采用化学灭菌法,如采用2%戊二醛浸泡1~2小时,用灭菌水冲净后方能使用。

特异性感染如破伤风和气性坏疽等术后的器械,应用消毒液浸泡1小时后用清水冲净,然后用清洁包布包好送高压消毒,然后按普通器械处理。

四、病人及手术人员的准备

(一) 病人准备

手术病人应提前送至手术室,做好手术准备,包括一般准备、体位安置、手术区皮肤消毒及手术区铺单。

1. 一般准备　全身麻醉或椎管内麻醉的病人应在术前30~45分钟,低温麻醉的病人需提前1小时到达手术室。手术室护士应根据病历及手术安排检查病人相关情况,并认真点收所带药品、做好三查七对和麻醉前的准备工作。

2. 体位安置　根据病人的手术部位,由巡回护士安置合适的手术体位,其要求是:①尽量保证病人的安全与舒适。②按手术要求充分暴露手术区域。③不影响呼吸及循环功能,避免血管、神经受压。④肢体及关节不能悬空,应支托稳妥。⑤妥善固定。⑥便于麻醉及监测。

(1) 仰卧位:适用于腹部、颅面部、颈部、骨盆及下肢手术等,为最常见的体位(图5-9)。病人仰卧,头部垫软枕,用中单固定两臂于体侧,膝下放一软枕,并用较宽的固定带固定膝部,足跟部用软垫保护。手术台的头端放置麻醉架,以利观察呼吸及病情变化,足端放置升降器械台,距离病人身体约20cm。乳腺手术时手术侧靠近台边,肩胛下垫以卷折的中单,上臂外展置于臂托上。对侧上肢仍用中单固定于体侧。颈前部手术时采用头过伸仰卧位,手术台上部抬高10°~20°,头板适当下落,使颈部过伸。

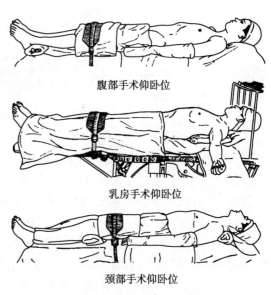

腹部手术仰卧位

乳房手术仰卧位

颈部手术仰卧位

图 5-9　常用手术仰卧位

（2）侧卧位：适用于胸、腰部及肾手术（图 5-10）。胸部手术时，病人 90°健侧卧，背、胸、肋处各垫一软枕，暴露术野；双手伸直固定于托手架上；上面一腿屈曲 90°，下面一腿伸直，两腿间垫软枕；固定髋部及膝部。肾手术时，病人 90°健侧卧，肾区对准手术台腰桥架，两手臂伸展固定于托手架上；腰部垫软枕；手术台桥架摇起，头尾部适当摇低，使腰部抬高，利于术野暴露；固定臀部及膝部。胸腹联合手术时，病人半侧卧（30°~50°），肩、背、腰、臀部各垫一软枕，术侧上肢固定于托手架上。

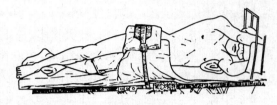
胸部手术卧位

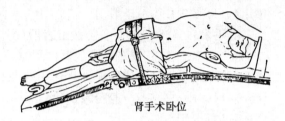
肾手术卧位

图 5-10　常用手术侧卧位

（3）俯卧位：适用于脊柱及其他背部手术（图 5-11）。病人俯卧于手术台上，头偏向一侧；上肢半屈，置于头旁；胸部、耻骨及髂嵴垫以软枕，足下垫小枕；固定腘窝。颈椎手术时，头置于头架上，稍低于手术台面；腰椎手术时，胸腹部垫一弧形拱桥，足端摇低。

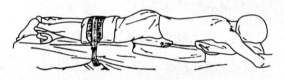
图 5-11　常用手术俯卧位

（4）膀胱截石位：适用于会阴部、尿道、肛门部手术（图 5-12）。病人仰卧，臀部位于手术床尾部摇折处，必要时臀下垫一小枕；两腿套袜套，分别置于两侧搁脚架上；腘窝垫以软枕，同时固定。

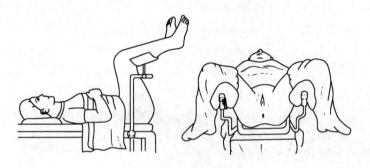
图 5-12　膀胱截石位

（5）半坐卧位：适用于鼻、咽部手术。整个手术床后仰 15°，头端摇高 75°，足端摇低 45°，双腿半屈，头与躯干依靠在手术台上，两臂固定于体侧。

3. 手术区皮肤消毒　安置好手术体位后由第一助手消毒确定的手术切口周围至少 15cm 以内的皮肤。若可能延长手术切口时，应适当扩大消毒范围。

4. 手术区铺单　皮肤消毒后由器械护士及手术第一助手铺盖无菌手术布单，以遮盖身体除手术野外的其他部位。铺单时至少要有四层无菌布单。如腹部手术时，先用 4 块皮肤巾（切口巾）遮盖切口周围并用布巾钳夹住；再将两块无菌中单分别铺于切口的上下方；最后将手术洞单正对切口，短端向头，长端向下肢展开。手术巾单应自然下垂，距手术台面至少 30cm。

(二) 手术人员准备

手术人员的无菌准备是避免病人伤口感染、确保手术成功的必要条件之一。无菌准备包括手术人员术前的一般准备、手臂的刷洗和消毒、穿手术衣、戴无菌手套等。

1. **术前一般准备** 手术人员进入手术室,应先在非限制区更换手术室专用鞋,穿洗手衣裤,将上衣扎入裤中,自身衣物不可外露。戴专用手术帽及口罩,遮盖头发、口鼻。检查指甲是否适合,有无皮肤感染及破损。之后方可进入限制区。

2. **手术的刷洗和消毒** 手臂的消毒包括清洁和消毒 2 个步骤。先用肥皂液或洗手液,按"六部洗手法"彻底清洁双手、前臂和上臂下 1/3,去除表面各种污渍,然后用消毒剂作皮肤消毒。外科手消毒是指手术人员通过机械刷洗和化学消毒方法清除并杀灭双手和前臂的暂住菌和部分常住菌,达到消毒皮肤的目的。目前常用的消毒剂有乙醇、异丙醇、氯己定、碘伏等。消毒方法有刷洗法、冲洗法和免冲洗法。具体使用方法应遵循产品的使用说明。

①刷洗法:目前不建议常规使用。②冲洗法:取适量的手消毒剂揉搓双手的每个部位、前臂和上臂的下 1/3,并认真揉搓 2~6 分钟,用流动水冲净双手、前臂和上臂的下 1/3,无菌巾彻底擦干。流动水应达到国家标准。特殊情况水质达不到要求时,手术医师在戴手套前,应用醇类消毒剂消毒双手后戴手套。手消毒剂的取液量、揉搓时间及使用方法应遵循产品使用说明书。③免冲洗法:取适量的手消毒剂涂抹至双手的每个部位、前臂和上臂的下 1/3,并认真揉搓直至消毒剂干燥。手消毒剂的取液量、揉搓时间及使用方法应遵循产品使用说明书。

若无菌性手术完毕,手套未破,需进行另一台手术时可不重新刷手,近需取适量的消毒剂涂抹双手和前臂,揉搓至干燥后再穿无菌手术衣、戴手套。若前一台为污染手术,接连施行下一台手术前应重新洗手。

3. **穿无菌手术衣** ①手臂刷洗消毒后,由器械台上拿取折叠好的无菌手术衣,选择较宽敞处站立,手提衣领,抖开,使手术衣的另一端下垂。注意勿使手术衣触碰到其他物品或地面。②两手提住衣领两角,面对衣的内侧将手术衣展开。③将衣向上轻轻抛起,两臂前伸,双手顺势插入袖中。④巡回护士在穿衣者背后抓住衣领内面,协助拉后袖口,并系好衣领后带。⑤穿衣者双手交叉,身体略向前倾,用手指夹起腰带递向后方。巡回护士在背后接住腰带并系好。⑥穿好手术衣后,穿衣者双手需保持在腰以上、胸前、视线范围内。

4. **戴无菌手套** 无菌手套有干、湿两种。戴干无菌手套又分闭合式和开放式,其程序为先穿手术衣后戴手套。戴湿无菌手套的程序是按先戴手套后穿手术衣。现介绍开放式戴干无菌手套的方法,具体为:①穿好手术衣后将滑石粉轻擦于手背、手掌、指间(一次性无菌手套已涂有滑石粉,可省略此步骤)。②打开手套袋或包装纸,捏住手套口的翻折部(手套的内面),取出手套并分清左、右侧。③将右手插入右侧手套口内,戴好,注意未戴手套的手不可触及手套的外面。④用已戴上手套的右手指插入左手手套口翻折部的内面(即手套的外面),帮助左手插入手套并戴好。⑤分别将左、右手套的翻折部翻回,盖住手术衣的袖口。⑥用无菌盐水冲净手套外面的滑石粉。

5. **穿全遮盖式手术衣及戴手套** 目前许多医院已使用全遮盖式手术衣(又称遮背式手术衣),它有三对系带:领口一对系带;左襟背部与右襟内侧腋下各一系带组成一对;右襟宽

大,能包裹术者背部,其上一系带与左腰部前方的腰带组成一对。穿戴方法:

(1) 同传统方法穿上无菌手术衣,双手向前伸出袖口外,巡回护士协助提拉并系好领口的一对系带及左襟背部与右襟内侧腋下的一对系带。

(2) 无接触戴无菌手套。

(3) 器械护士解开腰间活结(由左腰带与右包围襟上的带子结成)。

(4) 由器械护士直接用戴好手套的手拿住或巡回护士用无菌持物钳夹取右襟上的带子,由器械护士后面绕到前面或器械护士旋转身体,使手术衣右襟遮盖背部左襟,将带子交术者与左腰带一起系于左腰部前。

6. 连台手术的无菌准备　通常情况下手术完毕,手套未破,连续施行另一手术时,可不用重新刷手,脱手套后,用适量的消毒剂涂抹双手和前臂,揉搓至干燥。同法穿无菌手术衣和戴无菌手套。若前台为污染手术,又需连续施行手术,应重新刷手。手术结束如需进行另一台手术时,必须更换手术衣及手套。由巡回护士解开腰带及领口带,先脱手术衣,后脱手套。为了避免污染脱手术衣及手套的方法如下:

(1) 脱手术衣法:有他人帮助脱手术衣法和个人脱手术衣法两种。

他人帮助脱手术衣法:自己双手抱肘,由巡回护士将手术衣肩部向肘部翻转,然后再向手的方向扯脱,手套的腕部则随之翻转于手上。

个人脱手术衣法:左手抓住手术衣右肩,自上拉下,使衣袖翻向外。同法拉下手术衣左肩。脱下全部手术衣,使衣里外翻,以免手臂及刷手衣裤被手术衣外面污染。

(2) 脱手套法:手套对手套法脱下第一只手套:先用戴手套的手提取另一手的手套外面脱下手套,不可触及皮肤。皮肤对皮肤法脱下第二只手套:用已脱手套的拇指伸入另一戴手套的手掌部以下,并用其他各指协助,提起手套翻转脱下。注意手部皮肤不能接触手套的外面。如果手术完毕,手套未破,连续施行另一手术时,可不用重新刷手,脱手套后,用适量的消毒剂涂抹双手和前臂,揉搓至干燥。同法穿无菌手术衣和戴无菌手套。若前台为污染手术,又需连续施行手术,应重新刷手。

五、手术室护士主要岗位与配合

手术过程中需要医护人员的密切配合,包括直接配合及间接配合。直接配合的护士又称为器械护士或洗手护士,直接参与手术,管理器械台,默契配合手术操作;间接配合的护士不直接参与手术,而是在固定的手术间内配合器械护士、手术医生、麻醉师做台下巡视的护理工作,又称为巡回护士。

(一) 器械护士和巡回护士的工作

1. 器械护士工作　器械护士应于术前1日访视病人,准备手术所需物品,如器械、敷料等。术前15~20分钟洗手穿无菌手术衣,戴无菌手套,整理、准备无菌器械台,与巡回护士一起清点器械、敷料等,并协助医生做好皮肤消毒、铺巾。术中与手术者默契配合,传递用物,做到及时、准确、平稳、防止损伤;随时整理用物,保持无菌区的整齐、干燥、无菌;关注手术进展,积极配合抢救;同时妥善保存术中切取的标本。关闭体腔前与巡回护士再次清点、核对物品,防止将物品遗留于病人体腔内。手术后协助医生包扎伤口,固定引流物;处理手术器械,并协助整理手术间。

2. 巡回护士工作　巡回护士是手术间的负责护士,术前应检查手术间的清洁与消毒是否合格,设备是否安全有效,用物是否备齐,创造最佳手术环境及条件;热情接待并检查病人,作好输血准备,建立静脉通路;协助麻醉医生进行麻醉;安置病人体位;协助器械护士及手术者穿无菌手术衣;配合皮肤消毒;协助器械护士铺无菌桌、清点用物并记录。术中关注手术进展,供应术中用物、随时调整灯光;保持手术间清洁、安静、随时补充用物;保证输血、输液通畅;监督手术人员遵守无菌原则;并负责外部联络。关闭体腔前再次与巡回护士清点、核对物品,并记录签名;术后协助医生包扎切口、固定引流管,与护送病人的人员仔细交接;整理手术间并清洁消毒。

(二)器械台的护理工作

1. **器械台要求** 手术器械台(无菌桌)用于手术中放置各种无菌物品及器械。要求结构简单、坚固、轻便、可推动,易于清洁,桌面四周有4~5cm高的围栏。器械台分为大、小两种,大号器械桌长宽高分别为110cm×60cm×90cm,小号器械桌为80cm×40cm×90cm。应根据手术的性质、范围进行选择并准备无菌桌。

2. **铺无菌台步骤** 术晨由巡回护士准备清洁、干燥、平整、合适的器械台,并将手术包置于其上,用手打开包布的外层,再用无菌钳先远后近地打开第二层包布。器械护士刷手后用手打开第三层包布,注意无菌单下垂至少30cm;穿无菌手术衣并戴无菌手套后将器械分类、有序地摆放于器械台上。上刀片,穿好2根针线,与巡回护士清点器械及敷料数目。

3. **器械托盘** 为可调高低的长方形托盘,盘面48cm×33cm,横置于病人适当部位,用于手术时放置刀剪钳等常用器械和物品。手术区铺单时用双层手术单包裹,并在其上再铺手术巾。病人消毒皮肤铺巾后将切开皮层的用物移放在手术台托盘上。

(三)手术中的无菌原则

在手术室的所有人员都应严格执行无菌操作原则,以预防术后切口感染,保证病人的安全。手术中的无菌原则包括:

1. **明确无菌观念、建立无菌区域** 分清有菌、无菌的概念。手术人员"洗手"后的手臂不准接触未经消毒的物品。穿无菌手术衣及戴好无菌手套后,手术人员的背部、腰部以下和肩部以上都应视为有菌区。无菌桌仅桌缘平面以上为无菌区,手术台边缘及以下的布单不可接触,凡下坠超过手术台边缘以下的物品一概不可再拾回使用。任何无菌包及容器的边缘均视为有菌,取用无菌物品时不可触及。手术过程中手术人员须面向无菌区,并在规定区域内活动。

2. **保持无菌物品的无菌状态** 无菌区内所有物品都必须是灭菌的,若无菌包破损、潮湿、可疑污染时均应视为有菌。手术中若手套破损或接触到有菌物品,应立即更换。前臂或肘部若污染应立即更换手术衣或加套无菌袖套。无菌区的布单若湿透应加盖或更换干的无菌单。巡回护士须用无菌持物钳夹取无菌物品,并与无菌区保持一定距离。

3. **减少空气污染、保持洁净效果** 手术时应关闭门窗,减少人员走动。参观手术人员不宜超过2人/间,不可在室内频繁走动,也不可过于靠近手术者或站得过高。手术过程中勿高声谈笑,避免不必要的谈话,尽量避免咳嗽、打喷嚏,不得已时注意不要面对无菌区。口罩潮湿应更换。请他人擦汗时,头应转向一侧。

4. **保护皮肤切口** 切开皮肤前先用无菌聚乙烯薄膜覆盖,再经薄膜切开皮肤。切开皮肤和皮下脂肪层后,应以大纱布垫或手术巾遮盖边缘并固定。凡与皮肤接触的刀片和器械不应再用。延长切口或缝合前,皮肤再用70%乙醇消毒一次。暂停手术时,切口应用无菌巾覆盖。

5. 正确传递物品及调换位置　手术中传递器械及用物时,应由器械台正面方向递给,不可由手术人员背后或头顶方向传递。若手术人员需调换位置,应先退后一步,转过身背对背地转至另一位置。

6. 沾染手术的隔离技术　在进行胃肠道、呼吸道、宫颈等部位的沾染手术中,切开空腔脏器前先用纱布垫保护周围组织,并随时吸净外流的内容物。被污染的器械和物品应放在专放污染器械的盘内,避免与其他器械接触。污染的缝针及持针器应在等渗盐水中刷洗。全部沾染步骤完成后,手术人员应更换无菌手套或用无菌水冲洗,尽量减少污染的可能。

第三节　手术后病人的护理

手术后期是指从病人被送到恢复室或外科病房至病人与手术相关的治疗结束为止,时间可从数日到数个月。

【护理评估】

(一) 手术情况

应注意评估病人经历手术的名称,术中出血、输血、输液的情况,手术中病情变化、引流管放置情况。另外应注意评估麻醉的种类、麻醉过程是否顺利、病人是否苏醒,其感觉、运动情况如何。

(二) 身体评估

1. 生命体征　应根据手术的大小监测生命体征,中小手术术后每小时测量并记录一次;大手术术后每15~30分钟测量并记录一次,病情平稳后每小时记录一次;术后病人也可根据医嘱测量并记录。监测及记录的内容包括:体温、血压、脉搏、呼吸,同时应注意监测意识、瞳孔等。

(1) 体温:术后由于机体对手术后组织损伤后分解产物、渗血渗液的吸收,病人的体温可略升高,一般不超过38.0℃,于术后1~2日逐渐恢复正常,属于正常范围,临床上称为外科手术热(吸收热),不需要特殊处理。若体温升高幅度过大、时间超过3日、恢复后又再次升高应注意监测体温并寻找原因。

(2) 血压:病人术后血压应该恢复正常。若病人的收缩压<80mmHg或连续测量血压时,病人的血压持续下降5~10mmHg时,表示有异常情况。可能的原因有:失血;麻醉过量,肌松剂药效;末梢血供不畅;体位改变过快等。

(3) 脉搏:正常情况下,术后脉搏稍快于正常。若脉搏过慢可由于麻醉或心血管疾病引起;脉搏过快可由于高热、失血或心、肺疾病引起。

(4) 呼吸:术后呼吸较慢较深。若频率快,呼吸困难,可能有缺氧、休克发生;呼吸浅慢,可能有呼吸抑制;呼吸道不通畅,可能由于舌后坠、痰液黏稠等原因引起。

2. 体液平衡　术后护士应观察并记录液体入量、失血量、尿量、各种引流量,估计病人出入量是否平衡,必要时应留置导尿精确计算每小时尿量。

3. 切口及引流情况

(1) 切口情况:应注意切口有无出血、渗血、渗液、感染及敷料脱落和切口愈合等情况。切口的愈合可分为三级,分别用"甲、乙、丙"表示:甲级愈合:切口愈合优良,无不良反应。

乙级愈合:切口处有炎症反应,但未化脓。丙级愈合:切口化脓,需要切开引流。

(2) 引流情况:观察并记录引流液的性状、量、色;注意引流管是否通畅,有无扭曲、折叠、脱落等。

4. 营养状况　术后由于机体代谢活动增强,且部分病人需要禁食,因此应重点评估病人营养的摄入是否能够满足病人的需要,同时应注意病人是否出现水及电解质的平衡紊乱。

5. 其他不适　术后病人可能出现的常见不适有:切口疼痛、发热、恶心、呕吐、呃逆、腹胀、尿潴留等。应注意评估病人是否出现这些情况,程度如何。

(1) 切口疼痛:麻醉作用消失后可出现切口疼痛,一般术后 24 小时内疼痛最为剧烈,2~3 日后逐渐缓解。咳嗽、翻身等动作可因切口张力增加而加剧疼痛。护士应注意评估疼痛的部位、性质、强度及伴随症状,并分析疼痛可能的原因。若疼痛呈持续性或减轻后又加剧,需警惕切口感染的可能。

(2) 恶心、呕吐:多为麻醉后的胃肠道功能紊乱的反应,一般于麻醉作用消失后自然消失。其他可能的原因有颅内压升高、糖尿病酸中毒、尿毒症、低钾、低钠等。腹部手术后频繁呕吐应考虑急性胃扩张或肠梗阻。护士应观察并记录恶心、呕吐发生的时间及呕吐物的量、色、质。

(3) 呃逆:神经中枢或膈肌受刺激时可出现呃逆,多为暂时性的。若上腹部出现顽固性呃逆应警惕膈下感染。

(4) 腹胀:麻醉抑制胃肠道功能、肠腔内积气过多可引起腹胀,多于术后 2~3 日,胃肠蠕动功能恢复、肛门排气后自然缓解。若术后数日仍未排气,伴严重腹胀,肠鸣音消失,应考虑腹腔内炎症或其他原因所致的肠麻痹;若腹胀伴阵发性绞痛,肠鸣音亢进,应警惕机械性肠梗阻。

(5) 尿潴留:多发生在腹部和肛门会阴部手术后,主要由于麻醉后排尿反射受抑制、膀胱和后尿道括约肌反射性痉挛及病人不适应床上排尿等引起。若病人术后 6~8 小时尚未排尿或虽有排尿但尿量少,应行耻骨上区叩诊。若叩诊有浊音区,应考虑尿潴留。

6. 术后并发症　护士应注意评估有无术后并发症的发生。

(1) **出血**:术后出血可发生于手术切口、空腔脏器及体腔内;主要由于术中止血不完善、创面渗血未完全控制、术中结扎线松脱、术中痉挛的小血管断端术后舒张及凝血机制障碍等原因引起。若术后早期出现失血性休克表现,中心静脉压低于 $5cmH_2O$、每小时尿量少于 25ml,特别是在输给足够液体和血液后,休克征象或实验室指标未得到改善,甚至加重或一度好转后又恶化,都提示有术后出血。若伤口敷料被血液渗湿,应及时打开检查,观察有无血液持续性涌出或拆除部分缝线后有无出血点以判断有无切口出血。

(2) **切口感染**:指清洁切口和可能污染切口并发感染,常发生于术后 3~4 日。表现为切口疼痛加重或减轻后又加重,局部有红、肿、热、疼痛、触痛或波动感,有脓性分泌物。伴或不伴有体温升高、脉搏加速、血白细胞计数和中性粒细胞比例增高。

(3) **切口裂开**:多见于腹部及肢体邻近关节部位,主要由于营养不良、切口缝合技术有缺陷、腹腔内压力突然增高引起。腹部切口裂开常发生于术后 1 周左右或拆除皮肤缝线后 24 小时内。在突然增加腹压时,病人自觉切口剧疼和突然松开,有大量淡红色液体自切口溢出。切口全层裂开,可有肠管和网膜脱出者为完全性切口裂开;除皮肤缝线完整未裂开外,深层组织全部裂开者为部分性切口裂开。

(4) 肺不张及肺部感染:常发生在胸、腹部大手术后,多见于老年人、长期吸烟和患有急、慢性呼吸道感染者。这些病人的肺脏弹性减弱,术后呼吸活动受限,分泌物不易咳出,易堵塞支气管,造成肺部感染及肺不张。表现为术后早期发热、呼吸和心率加快;继发感染时体温升高明显,血白细胞计数和中性粒细胞比例增加。胸部叩诊时,常在后肺底部可发现浊音或实音,听诊有局限性湿啰音,呼吸音减弱、消失或为管样呼吸音。血气分析示 PaO_2 下降和 $PaCO_2$ 升高;胸部 X 线检查见典型肺感染及肺不张征象。

(5) 泌尿系统感染:常继发于尿潴留、长时间留置导尿、多次导尿、残余尿量增多,可分为下尿路和上尿路感染。下尿路感染主要是急性膀胱炎,主要表现为尿频、尿急、尿痛、排尿困难,一般无全身症状;尿常规检查有较多红细胞和脓细胞。上尿路感染主要是由膀胱炎向上蔓延形成的肾盂肾炎,以女性病人多见;主要表现为畏寒、发热、肾区疼痛;白细胞计数增高,中段尿镜检有大量白细胞和细菌,细菌培养可明确菌种,大多为革兰染色阴性的肠源性细菌。

(6) **深静脉血栓形成(deep venous thrombosis,DVT):常发生于术后长期卧床、活动减少的老年人或肥胖者,以下肢多见。主要表现为小腿轻度疼痛和压痛或腹股沟区疼痛、压痛;患肢凹陷性水肿,腓肠肌挤压试验或足背屈曲试验阳性。**

(三) 心理 - 社会状况

术后 1~2 日内,病人因为刚刚做完手术,大多如释重负,心理上有一定程度的解脱感。随着切口疼痛的减轻、生命体征的恢复,病人会出现新的心理变化,突出表现在:①关心手术效果,对手术效果预期较高。②实施可引起功能障碍或身体形象改变的手术,病人可能产生体象紊乱的问题。③术后的不适或并发症的发生可引起病人焦虑、不安等不良心理反应。④支持系统如医护人员、家属、朋友等的态度可影响病人的心理。

【护理诊断 / 问题】

1. 急性疼痛　与手术创伤有关。
2. 尿潴留　与麻醉影响和伤口疼痛等有关。
3. 营养失调:低于机体需要量　与代谢增高、禁食有关。
4. 知识缺乏　缺乏有关康复锻炼的知识。
5. 潜在的并发症:出血、感染、切口裂开、深静脉血栓等。

【护理措施】

(一) 一般护理

1. 体位安置　应根据麻醉情况、术式、疾病性质等安置病人体位:①**麻醉未清醒者采取去枕平卧位,头偏一侧,防止口腔分泌物或呕吐物误吸。②蛛网膜下腔麻醉者应去枕平卧 6 小时,防止脑脊液外渗致头痛。③硬膜外麻醉者应平卧 6 小时。④麻醉清醒后可根据情况调整体位:**颅脑手术后如无休克或昏迷,可取 15°~30° 头高足低斜坡卧位;颈胸部手术后多取高半坐卧位,以利于血液循环,增加肺通气量;腹部手术后多取低半坐卧位或斜坡卧位,以利于引流,防止发生膈下脓肿,并降低腹壁张力,减轻疼痛;脊柱或臀部手术后可取俯卧或仰卧位;休克病人可取中凹位或平卧位。

2. 饮食护理　手术后开始进食的时间与麻醉方式、手术范围及是否涉及胃肠道有关。禁食期间应注意由静脉补充足够的水、电解质及营养,以保持其平衡状态。同时应注意病人的口腔卫生及口腔护理。进食后应鼓励病人进食高蛋白、高热量、高维生素饮食,具体进食时间如下：

（1）非腹部手术：局麻下行小手术的病人术后即可进饮食或依据病人的要求。蛛网膜下腔和硬脊膜外腔麻醉者术后 3~6 小时可根据病情给予适当饮食。全身麻醉者应待病人麻醉清醒，恶心呕吐消失后可给予流食，以后逐渐给半流食或普食。大手术者可在术后 2~3 日由少量饮食逐渐过渡到正常饮食。

（2）**腹部手术：一般在术后禁饮食 24~48 小时，待肠道功能恢复、肛门排气后开始进流质饮食，后逐渐给半流质及普通饮食**。开始进食早期应避免食用牛奶、豆类等胀气食物。

3. 切口护理　应注意保持术后敷料的清洁干燥，若敷料被渗湿、脱落或被大小便污染应及时更换；若切口疼痛明显且有感染迹象应及时通知医生，尽早处理。切口缝线拆除时间依据病人年龄、切口部位、局部血液供应情况决定。一般头、面、颈部 4~5 日拆线；下腹部、会阴部 6~7 日；胸部、上腹部、背部、臀部 7~9 日；四肢 10~12 日；减张缝线 14 日。

4. 引流护理　术后有效的引流是防止术后发生感染的重要环节。应注意妥善固定，防止松脱；保持引流通畅，避免引流管扭曲、受压、阻塞；观察并记录引流液的颜色、性质及量，及时发现异常情况；更换引流袋或引流瓶时应注意无菌操作。待引流量减少后，可拔除引流管，具体时间为：较浅表部位的乳胶引流片一般于术后 1~2 日拔除；单腔或双腔引流管多用于渗脓液较多的病人，多于术后 2~3 日拔除；胃肠减压管一般在肠道功能恢复，肛门排气后拔出；导尿管可留置 1~2 日。

5. 术后活动　**原则上术后病人应早期床上活动，争取短期下床活动**。术后活动可增加肺活量，有利于肺的扩张和分泌物的排出，预防肺部并发症；可促进血液循环，利于伤口愈合，预防压疮和下肢静脉血栓形成；可促进胃肠道蠕动，防止腹胀及肠粘连；可促进膀胱功能恢复，防止尿潴留。活动方法为：手术当日麻醉作用消失后即鼓励病人在床上活动，包括深呼吸、活动四肢及翻身；术后 1~2 日可试行离床活动，先让病人坐于床沿，双腿下垂，然后让其下床站立，稍作走动，以后可根据病人的情况、能力逐渐增加活动范围和时间。在病人活动时应注意随时观察病人情况，不可随便离开病人；活动时注意保暖；每次活动不能过量；病人活动时若出现心慌、脉快、出冷汗等，应立即扶助病人平卧休息；对重症病人或有特殊制动要求的病人应根据病情具体制订活动时间，不可过早。

（二）心理护理

护士应根据病人的具体情况做好病人及家属的解释工作；创造良好的环境，避免各种不良的刺激；经常访视病人，提供针对性心理疏导及术后健康指导。

（三）常见不适的护理

1. 发热　手术后发热不超过 38.5℃者可暂不作处理，应注意观察体温。若超过 39℃者可给予物理降温，如冰袋降温、乙醇擦浴等，必要时可应用解热镇痛药物。发热期间应保证病人有足够的液体摄入，及时更换潮湿的床单位或衣裤。

2. 切口疼痛　护士应明确疼痛原因并对症护理。引流管移动所致的切口牵拉痛应妥善固定引流管；切口张力增加或震动引起的疼痛应在病人翻身、深呼吸、咳嗽时用手按压伤口部位；较大创面在换药前，适量应用止痛药；大手术后 1~2 日内的切口疼痛遵医嘱肌内注射阿片类镇痛剂，必要时可 4~6 小时重复使用或术后使用镇痛泵。

3. 恶心、呕吐　护士应注意稳定病人情绪，协助其取合适体位，头偏向一侧，防止发生误吸，吐后给予口腔清洁护理及整理床单位。可遵医嘱使用镇吐药物，也可针刺内关、足三里。

4. 腹胀　严重腹胀可抬高膈肌影响呼吸功能、压迫下腔静脉影响血液回流、影响胃肠吻合口和腹壁切口的愈合并加剧疼痛。一般肛门排气后,腹胀自行消退,不需特殊处理。对严重腹胀者需及时处理:①采用持续性胃肠减压或肛管排气。②鼓励病人早期下床活动。③针刺足三里、气海、天枢等穴位。④已确诊为机械性肠梗阻、低钾血症、肠瘘等病人应对因处理。

5. 呃逆　手术后早期发生暂时性呃逆者可经压迫眶上缘、短时间吸入二氧化碳、抽吸胃内积气和积液、给予镇静或解痉药物等措施处理后缓解。若上腹部手术后出现顽固性呃逆,应警惕膈下感染,及时治疗。

6. 尿潴留　对尿潴留者应及时采取有效措施缓解症状。护士应稳定病人的情绪;在无禁忌的情况下,可协助其坐于床沿或站立排尿;诱导病人建立排尿反射,如听流水声、下腹部热敷、按摩;应用镇静或止痛药解除疼痛或用氯贝胆碱(氨甲酰甲胆碱)等药物刺激膀胱逼尿肌收缩;若上述措施均无效,可在严格无菌技术下导尿,一次放尿量不超过 1000ml。若导尿量超过 500ml 或尿潴留时间过长者,应留置导尿 1~2 个月。

(四) 并发症的预防及护理

1. 出血　术后出血应以预防为主,包括:手术时严密止血,切口关闭前严格检查有无出血点;有凝血机制障碍者应在术前纠正凝血障碍。若发现手术后切口出血,可给予加压包扎;少量出血可遵医嘱应用止血药物;**若为活动性出血,应迅速建立静脉通道,及时通知医生,完善术前准备,再次行手术止血。**

2. 切口感染　切口感染的预防包括:①术前完善皮肤和肠道准备。②严格遵守无菌技术原则。③手术操作中严格止血,避免切口渗血、血肿。④保持切口敷料的清洁、干燥、无污染。⑤改善病人营养状况,增强抗感染能力。⑥遵医嘱正确合理应用抗生素。若发现切口感染,在炎症早期,应勤换敷料、局部理疗、遵医嘱有效应用抗生素等控制炎症;若形成脓肿,应及时切开引流,必要时可拆除部分缝线或放置引流管引流脓液。

3. 切口裂开　预防切口裂开包括:①手术前加强营养支持。②手术时避免强行缝合造成腹膜等组织撕裂。③关闭体腔时采用减张缝合,术后延缓拆线时间。④手术后切口外适当用腹带或胸带包扎。⑤避免用力咳嗽、腹胀、用力排便等引起腹内压增加的因素。⑥预防切口感染。**若发现切口裂开,应及时处理:①腹部切口全层裂开时应立即让病人平卧,在安慰病人的同时,立即用无菌生理盐水纱布覆盖切口,并用腹带包扎,通知医生,护送病人入手术室重新缝合;术后放置胃肠减压。若有内脏脱出,切忌在床旁还纳内脏,以免造成腹腔内感染。**②切口部分裂开或裂开较小时,可暂不手术,待病情好转后择期行切口疝修补术。

4. 肺不张及肺部感染　肺部并发症的预防包括:①术前做好呼吸道准备(见第一节 手术前病人的护理)。②全麻手术拔管前吸净气管内分泌物;术后取平卧位头偏一侧,防止呕吐物和口腔分泌物的误吸。③术后鼓励病人深呼吸、有效咳嗽,同时可应用体位引流或给予雾化吸入。④胸、腹带包扎松紧适宜。⑤注意口腔护理及保暖。若发生肺不张,应鼓励病人深吸气,帮助病人多翻身,使不张的肺重新膨胀;遵医嘱给予有效抗生素;应用雾化吸入稀释黏稠的痰液,使其易于咳出;若痰量持续过多,可用支气管镜吸痰,必要时行气管切开。

5. 泌尿系统感染　术后预防和及时处理尿潴留是预防尿路感染的主要措施。泌尿系统感染时应:①鼓励病人多饮水,保持每日尿量在 1500ml 以上,并保持排尿通畅。②根据细菌药敏试验选择有效抗生素治疗。③残余尿在 50ml 以上者,应留置导尿,并严格遵守无菌操作原则。

6. 深静脉血栓　抬高下肢、积极的下肢运动、穿弹力袜等可促进下肢静脉回流;术后补充足够的水分可降低血液黏滞度;应用电刺激、充气袖带挤压腓肠肌、被动按摩腿部肌肉等方法都可预防下肢静脉血栓形成。**若发生深静脉血栓形成,应抬高、制动患肢,严禁局部按摩及经患肢输液;同时遵医嘱给予抗凝、溶栓治疗,治疗期间应监测出、凝血时间和凝血酶原时间。**

（五）健康指导

1. 根据病人的心理状态给予个体化心理疏导,使病人缓解不良的心理问题,保持乐观的心态。

2. 按照病人需求指导病人,使病人能够了解病情、治疗和护理的目的及配合。

3. 指导并监督病人进行术后锻炼,如深呼吸、有效咳嗽、床上活动及早期离床活动。教会病人缓解不适及预防术后并发症的简单方法。

4. 指导病人定期门诊随访。

护考链接

经 典 例 题

例题 1　医院洁净手术室的室内温度应控制在

A. 16~18℃　　　　　　B. 18~22℃　　　　　　C. 22~24℃

D. 21~25℃　　　　　　E. 26~28℃

答案:D

解题导引:普通病房室温宜在 18~22℃,手术室、产房、新生儿室室温宜在 22~24℃,洁净手术室室温应保持在 21~25℃,故选择 D。

例题 2　患者男,70 岁。胃癌根治术后第 8 日。咳嗽时腹部切口裂开,部分小肠脱出,应首先采取的措施是

A. 用蝶形胶布固定　　　B. 无菌盐水纱布覆盖包扎　　　C. 将脱出肠管还纳腹腔

D. 立即将患者送往手术室　　　E. 静脉滴注抗生素

答案:B

解题导引:腹部切口全层裂开时应立即让患者平卧,在安慰患者的同时,立即用无菌生理盐水纱布覆盖切口,并用腹带包扎,通知医生,护送患者入手术室重新缝合;术后放置胃肠减压。若有内脏脱出,切忌在床旁还纳内脏,以免造成腹腔内感染。故选择 B。

达标检测

一、A1/A2 型题(以下每一道题下面有 A、B、C、D、E 五个备选答案,请从中选择一个最佳答案)

1. 患者手术区皮肤准备的目的

A. 确定手术切口的长度　　B. 保持手术切口清洁　　C. 防止术后切口感染

D. 防止术中切口出血　　E. 有利于观察伤口情况

★2. 手术患者术后会出现外科热,2~3 日恢复正常,无须处理,体温一般不超过

A. 37.5℃　　　　　　　B. 37℃　　　　　　　C. 38.5℃

D. 38℃　　　　　　　　E. 39℃

3. 为了防止麻醉或手术中呕吐而引起窒息或吸入性肺炎,应在术前

A. 6~8 小时禁食,6 小时禁饮水　　　　　B. 10~16 小时禁食,3 小时禁饮水

C. 8~12 小时禁食,4 小时禁饮水　　　　　D. 24 小时禁食,12 小时禁饮水

E. 10~14 小时禁食,5 小时禁饮水

★4. 患者女,50 岁。化脓性胆管炎手术后 10 日,多次下肢静脉输液并发血栓性静脉炎,下列措施哪项为**禁忌**

A. 停止在患处静脉输液　　B. 抬高患肢　　　　　C. 局部制动

D. 局部按摩　　　　　　　E. 局部硫酸镁湿热敷

5. 手术后患者切口,肺部有感染危险,下列哪项**不是**感染因素

A. 患者抵抗力下降　　　　B. 手术切口过大　　　C. 手术区污染

D. 呼吸道欠通畅　　　　　E. 手术中止血不彻底

6. 洁净手术室有冷温调节装置,室内温度宜保持在

A. 17~22℃　　　　　　　B. 21~25℃　　　　　C. 25~29℃

D. 24~27℃　　　　　　　E. 19~23℃

7. 关于外科围术期,正确的描述是

A. 从发病到出院相连续的这段时间

B. 从入院到手术期完成相连续的这段时间

C. 入院后的手术前、手术中、手术后相连续的这段时间

D. 从入院手术后到出院相连续的这段时间

E. 从手术麻醉到患者清醒相连续的这段时间

8. 手术间清洁消毒制度哪项**不对**

A. 擦拭桌面、台面可用 1∶1000 苯扎溴铵

B. 每月定期做细菌培养

C. 保持室内通风良好,阳光充足

D. 每日术后用紫外线消毒

E. 特殊感染手术后,按有关规定和方法随时进行清洁消毒

9. 手术护士和巡回护士共同的职责是

A. 共同清点器械、敷料等　　　　　　B. 协助患者安置好手术体位

C. 协助麻醉师做好病情观察　　　　　D. 打开无菌物品

E. 给患者铺布单

★10. 骨科手术备皮中哪项是**错误**的

A. 术前 3 日开始准备皮肤　　　　　　B. 术前 2~3 日每日用肥皂水冲洗

C. 备皮范围要超过切口 35cm　　　　　D. 术前一日剃净毛发

E. 备皮后用 70% 乙醇清毒,无菌巾包扎

11. 手术后肺部感染与肺不张的护理中,**错误**的是
    A. 气管切开
    B. 痰液黏稠不易咳出者每日雾化吸入 4 次
    C. 指导患者有效排痰咳嗽
    D. 遵医嘱给予抗生素及祛痰药物
    E. 保持室内正常的温度及湿度

12. 胸部手术应采取
    A. 侧卧位   B. 平卧位   C. 俯卧位
    D. 垂头仰卧位   E. 仰卧位

13. 关于手术后引流管的护理,哪项**不妥**
    A. 妥善固定
    B. 保持通畅
    C. 注意观察引流液的量及性状
    D. 注意无菌操作,每 3 日更换引流瓶一次
    E. 如有阻塞应及时用无菌等渗盐水缓慢冲洗

14. 蛛网膜下腔麻醉患者需去枕平卧 6~8 小时其目的是
    A. 防止颅内压增高   B. 防止呕吐   C. 防止脑脊液外流
    D. 防止低血压   E. 防止头痛

15. 急症手术的术前准备工作,哪项**不正确**
    A. 给患者灌肠   B. 通知患者禁食禁饮   C. 配血,药物过敏试验
    D. 术前用药   E. 密切观察病情变化,并做好记录

★16. 手术的日晨准备那项**不妥**
    A. 患者如发热应延期手术   B. 术前给药
    C. 将义齿固定防止脱落   D. 嘱患者排尿
    E. 向手术室人员介绍患者

17. 手术过程中,清点器械敷料的时间是
    A. 手术进行中   B. 手术开始前和准备缝合关闭体腔前
    C. 开始缝合前   D. 手术开始前
    E. 手术完毕后

18. 肾手术的体位是
    A. 侧卧位   B. 平卧位   C. 抬高腰桥侧卧位
    D. 折刀位   E. 俯卧位

19. 备皮范围原则上应超出切口四周的距离是
    A. 10cm   B. 15cm   C. 20cm
    D. 25cm   E. 30cm

20. 患者男,52 岁。患者结肠癌入院。拟进行结肠癌根治术,此患者术前应
    A. 2 日内禁食   B. 3 日前做肠道准备工作,口服抗生素
    C. 3 日前做肠道准备工作,服泻剂   D. 多吃水果、蔬菜、防止便秘
    E. 提前 3 日做清洁灌肠

21. 患者男,38 岁。胃大部切除术后,患者精神萎靡,眼窝凹陷,唇干舌燥,尿少且比重高,此患者的护理诊断问题是

    A. 营养失调　　　　　　B. 体液不足　　　　　　C. 排尿异常

    D. 失血　　　　　　　　E. 感染

22. 患者男,45 岁。急性胃穿孔入院,行胃大部切术后 20 小时,患者出现烦躁不安,神志恍惚,查血压 90/60mmHg(12/8kPa),脉搏 120 次 / 分,腹软,上腹部轻度压痛,此患者最可能发生的并发症是

    A. 十二指肠残端瘘　　　B. 切口感染　　　　　　C. 出血

    D. 心力衰竭　　　　　　E. 急性腹膜炎

★23. 患者男,27 岁。腹部外伤后,行剖腹探查术后出现伤口感染,你认为哪项描述是**错误**的

    A. 切口红、肿、热、痛　　　　　　B. 术后 48 小时体温在 38℃以上

    C. 术后 2 日后体温在 38℃　　　　D. 切口有脓性分泌物

    E. 白细胞计数增高

★24. 患者男,18 岁。在腰麻下行腹股沟斜疝修补术,引起尿潴留,**不正确**的处理方法是

    A. 立即在无菌操作下导尿　　　　B. 安慰、鼓励患者,增强自行排尿信心

    C. 下腹部热敷、按摩　　　　　　D. 变换体位

    E. 采用针灸,电兴奋治疗

二、A3/A4 型题(以下提供若干个案例,每个案例下设若干个考题,请根据各考题题干所提供的信息,在每题下面 A、B、C、D、E 五个备选答案中选择一个最佳答案)

(25~26 题共用题干)

患者男,50 岁。行剖腹探查术后 6 日,剧烈咳嗽后、腹部切口全层裂开,小肠部分脱出,切口周围有脓性分泌物。

25. 护士在紧急处理中,哪项正确

    A. 立即将肠管还纳腹腔　　　　　B. 立即紧急包扎、消毒

    C. 立即用无菌纱巾覆盖,腹带包扎　D. 立即止痛,防休克

    E. 立即应用抗生素

★26. 引起切口裂开**不正确**的说法是

    A. 伤口感染　　　　　　B. 切口过大　　　　　　C. 切口缝合不牢

    D. 腹内压增高　　　　　E. 患者营养不良

(27~28 题共用题干)

患者男,32 岁。因腹部外伤行肠管吻合术,术后常规胃肠减压、禁食。

27. 患者在正常情况下应禁食

    A. 4~6 小时　　　　　　B. 24 小时　　　　　　C. 3~4 日

    D. 12 小时　　　　　　E. 2~3 日

28. 该患者在下列哪种情况下方可进流质饮食

    A. 腹胀消失　　　　　　B. 术后 3 日以后　　　　C. 肛门排气后

    D. 切口愈合良好　　　　E. 无并发症发生

（29~30题共用题干）

患者女,62岁。右侧乳房出现无痛性包块,质地硬,直径3cm,同侧腋窝2个淋巴结肿大,诊断为乳癌。

★29. 此患者手术前备皮范围
A. 胸部、同侧腋下及上臂　　　B. 胸部、上臂　　　C. 胸部双侧腋下
D. 胸部、颈部及同侧腋下　　　E. 胸部及同侧腋下

★30. 该患者的手术体位是
A. 侧卧位　　　B. 仰卧位　　　C. 俯卧位
D. 半侧卧位　　　E. 半坐卧位

答　案

1	2	3	4	5	6	7	8	9	10	11	12	13	14	15
C	D	C	D	B	B	C	C	A	C	A	A	D	E	A

16	17	18	19	20	21	22	23	24	25	26	27	28	29	30
C	B	C	B	B	B	C	B	A	C	B	E	C	A	B

 解题导引

2. D。术后由于机体对手术后组织损伤后分解产物、渗血渗液的吸收,病人的体温可略升高,**一般在38.0℃左右**,于术后2~3日逐渐恢复正常,属于正常范围,临床上称为外科手术热(吸收热),不需要特殊处理。

4. D。若发生深静脉血栓形成,应抬高、制动患肢,严禁局部按摩及经患肢输液;同时遵医嘱给予抗凝、溶栓治疗。

10. C。骨、关节、肌腱手术按术野范围备皮。术前3日开始准备。第1、2日用肥皂水洗净并用70%乙醇消毒,用无菌巾包裹,第3日剃毛、刷洗,70%乙醇消毒后用无菌巾包裹术野。手术日晨重新消毒后用无菌巾包裹。

16. C。术日晨护士应测量并记录生命体征,检查手术野皮肤准备是否符合要求。若发现发热或其他病情变化,应报告医生,考虑是否延期手术;术前20分钟排空小便;**取下病人的义齿、发夹、首饰、手表、眼镜等,将其贵重物品及钱物交护士长保管**;遵医嘱术前半小时给术前药物;准备手术室中需要的物品,如病历、X片、CT及MRI片、引流瓶、药品等;与手术室人员交接病人。

23. B。切口感染常发生于术后3~4日。表现为切口疼痛加重或减轻后又加重,局部有红、肿、热、疼痛、触痛或波动感,有脓性分泌物。伴或不伴有体温升高、脉搏加速、血白细胞计数和中性粒细胞比例增高。

24. A。对尿潴留患者护士应稳定病人的情绪;在无禁忌的情况下,可协助其坐于床沿或站立排尿;诱导病人建立排尿反射,如听流水声、下腹部热敷、按摩;应用镇静或止痛药解除疼痛或用氯贝胆碱(氨甲酰甲胆碱)等药物刺激膀胱逼尿肌收缩。若上述措施均无效,才

可在严格无菌技术下导尿。

26. B。切口裂开多见于腹部及肢体邻近关节部位,主要由于营养不良、切口缝合技术有缺陷、腹腔内压力突然增高引起。与切口大小无关。

29. A。乳房及前胸手术备皮范围,上至锁骨上部,下至脐水平,两侧至腋后线,并包括同侧上臂上 1/3 和腋窝。

30. B。乳腺手术采取仰卧位,手术侧靠近台边,肩胛下垫以卷折的中单,上臂外展置于臂托上。对侧上肢仍用中单固定于体侧。

 ## 背景拓展

外科无菌术的由来

在 100 多年前,手术感染是一大难题。当时,截肢手术的死亡率高达 40%~50%。英国的 Lister(1827—1912)是公认的抗菌外科创始人。他的主要抗菌剂是石炭酸,用以浸泡器械、喷洒手术室。由于应用抗菌法,1867—1870 年期间,他施行的截肢术病人的病死率从 45% 降至 15%。后来德国细菌学家 Koch 于 1878 年发现伤口感染的病原菌之后,德国医生 Bergmann(1836—1907)创用蒸汽灭菌法,对敷料进行灭菌。这样使抗菌术演进至无菌法(asepsis)。1887 年 Mikulicz-Radecki 倡议手术者戴口罩;1889 年德国 Furbringer 提出了手臂消毒法;1890 年美国 Halsted 提倡戴灭菌橡胶手套。至此,无菌术得到完善。

(蔡向辉)

第六章

外科感染病人的护理

外科感染的特点:①大部分由几种细菌引起,少数即使开始是单种细菌引起,在病程中常发展为几种细菌的混合感染。②多数外科感染与手术、创伤、介入性操作有关。③多数有明显而突出的局部症状和体征。④大多数需要手术治疗和换药处理。引起外科感染的常见化脓性致病菌见表6-1。

表 6-1　常见化脓性致病菌

致病菌	寄生地	革兰染色	致病特点	脓液特点
金黄色葡萄球菌	鼻、咽、皮肤及其附属腺体	阳性	产生溶血素、杀白细胞素和血浆凝固酶。**感染易局限,引起疖、痈、脓肿和全身化脓性感染**	稠厚、黄色、不臭
化脓性链球菌A群	口、鼻、咽部	阳性	产生溶血素、透明质酸酶、链激酶等。**感染易扩散,引起急性蜂窝织炎、淋巴管炎、败血症等**	稀薄、量大、淡红色
大肠埃希菌	肠道内	阴性	单独致病力弱,常与厌氧菌混合感染。引起阑尾炎、腹膜炎、胆囊炎等	单独感染不臭,混合感染恶臭或粪臭
脆弱拟杆菌	口腔、肠道内	阴性	厌氧菌,常与其他厌氧或需氧菌混合感染。是阑尾穿孔后腹膜炎和胃肠手术后感染的致病菌	恶臭

💡 **联想记忆**

　　致病菌为金黄色葡萄球菌的疾病包括:疖、痈、手部感染、急性脓胸、急性乳腺炎、细菌性肝脓肿、化脓性关节炎和急性血源性骨髓炎等。

　　许多疾病的临床表现多有进行性加重的特点,如**食管癌为进行性吞咽困难;胰头癌为进行性黄疸;前列腺增生症为进行性排尿困难;ARDS为进行性呼吸困难。**

第一节　皮肤及皮下组织化脓性感染病人的护理

考点聚焦

本节知识点较多,需考生及时复习识记,预计今后对这部分内容的考查稳中有变。近几年护考的知识点是唇疖和颈部的急性蜂窝织炎的护理,今后考查重点可增加淋巴管炎(丹毒)的护理。

课标精析

一、疖

【病因】

疖是单个毛囊及其所属皮脂腺的急性化脓性感染,常扩散至皮下周围组织。疖常发生于毛囊和皮脂腺丰富的头、面部、颈部、背部等。其发病与皮肤不洁、擦伤、局部摩擦、环境温度较高或人体抗感染能力低下相关。**致病菌以金黄色葡萄球菌为主。多个疖同时或反复发生称为疖病,常见于免疫力较低的糖尿病病人和营养不良的小儿。**

【临床表现】

初起时,局部皮肤出现红、肿、痛的小结节,以后逐渐增大呈圆锥形隆起,数日后结节中央因组织坏死而变软,出现黄白色脓栓,脓栓脱落、脓液流尽后,局部炎症即可消退愈合。

疖一般无全身症状,但若发生在血液丰富的部位,机体抵抗力低下时,可出现全身中毒症状,表现为畏寒、发热、头痛和全身不适等。

发生在面部"危险三角区"的疖(上唇疖、鼻疖)如被挤压或处理不当时,感染易沿内眦静脉进入颅内海绵状静脉窦,引起颅内化脓性海绵状静脉窦炎,出现眼部及其周围组织的进行性红肿和硬结及疼痛,并有寒战、发热、头痛、呕吐、意识异常甚至昏迷,病死率很高。

【治疗原则】

早期可局部涂2%碘酊、热敷、理疗、外敷鱼石脂软膏等,形成脓肿时,做切开引流。感染严重者,使用抗生素。疖不可挤压。

【健康教育】

保持皮肤清洁,避免表皮受伤。严禁挤压面部危险三角区的疖,以免引起颅内化脓性海绵状静脉窦炎。

二、痈

【病因】

痈是多个相邻毛囊及其所属皮脂腺或汗腺的急性化脓性感染,或由多个疖融合而成。**多见于免疫力差的老年人和糖尿病病人,发生在皮肤较厚的项部和背部。**痈的发生与皮肤不洁、擦伤、人体抵抗力低下有关。致病菌以金黄色葡萄球菌为主。

【临床表现】

初起为小片皮肤硬肿,色暗红,表面可有数个凸出点或脓点,疼痛较轻。继之皮肤肿硬范围增大,周围出现浸润性水肿,局部疼痛加重,伴引流区淋巴结肿痛,有明显的全身症状。随着感染区脓点增大、增多,中央部位破溃出脓,坏死脱落,疮口呈**蜂窝状**(图 6-1)。血常规检查白细胞计数及中性粒细胞比例明显增加。严重者可致全身性化脓性感染而危及生命。**唇痈可引起化脓性海绵状静脉窦炎**。

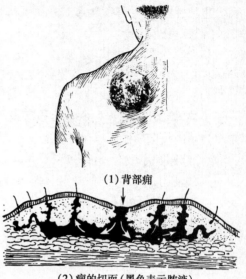

(1) 背部痈

(2) 痈的切面(黑色表示脓液)

图 6-1　痈

【治疗原则】

1. 局部处理初期只有红肿时,局部可用 50% 硫酸镁或 75% 乙醇溶液湿敷,或药物外敷。皮肤呈紫褐色或已破溃流脓时,应在静脉麻醉下手术切开排脓,清除坏死组织。**手术切开排脓时采用 + 或 ++ 形切口切开引流**(图 6-2)**并清除坏死组织,但唇痈不宜采用**。术后加强换药。促进肉芽生长。

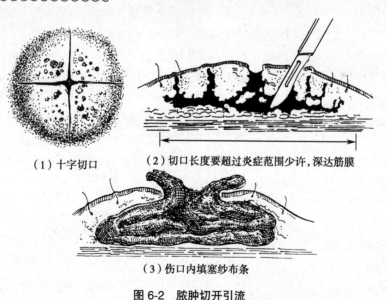

(1) 十字切口

(2) 切口长度要超过炎症范围少许,深达筋膜

(3) 伤口内填塞纱布条

图 6-2　脓肿切开引流

2. 全身治疗包括休息、加强营养、清洁皮肤和给予足量和有效的广谱抗生素以控制感染、控制血糖。

三、急性蜂窝织炎

【病因】

指皮下、筋膜下、肌间隙或深部疏松结缔组织的一种急性弥漫性化脓性感染。**常见致病**

菌为化脓性链球菌,其次为金黄色葡萄球菌。

【临床表现】

病变表浅者,局部皮肤和组织红肿、疼痛、向四周蔓延、边界不清,中央部位常出现缺血性坏死,若病变部位的组织疏松则疼痛较轻;病变深者表面皮肤红肿不明显,但有局部组织肿胀和深压痛;全身症状明显,如寒战、高热、乏力、血白细胞计数增高等。

口底、颌下、颈部等处的急性蜂窝织炎,可发生喉头水肿而压迫气管,引起呼吸困难甚至窒息。由厌氧菌所致的感染,脓液恶臭,局部有捻发音。

【治疗原则】

局部制动;中、西药湿、热敷,理疗;改善全身营养状况;及时应用有效抗生素。形成脓肿时切开引流,对厌氧菌感染者,用3%过氧化氢溶液冲洗伤口和湿敷。**口底、颌下的急性蜂窝织炎应尽早切开减压,以防喉头水肿、窒息死亡。**

四、急性淋巴管炎和淋巴结炎

【病因】

致病菌从破损的皮肤、黏膜或其他感染病灶侵入淋巴管,引起淋巴管及其周围组织的急性炎症称急性淋巴管炎。急性淋巴管炎扩散至局部淋巴结或化脓性感染经淋巴管蔓延至所属区域淋巴结,即为急性淋巴结炎。**致病菌常为乙型溶血性链球菌**、金黄色葡萄球菌等。

【临床表现】

1. 急性淋巴管炎 分为网状淋巴管炎和管状淋巴管炎。

(1) **网状淋巴管炎:即为丹毒**。起病急、进展快,先有畏寒、发热、头痛、全身不适等全身症状,继之局部出现片状红疹,**颜色鲜红、中央较淡、边界清楚并略隆起**。红肿向周围蔓延时,中央红色消退、脱屑、颜色转为棕黄;有时可发生水疱,局部有**烧灼样痛**。常伴有周围淋巴结肿大和疼痛。感染加重可导致全身脓毒血症。**下肢丹毒反复发作可使淋巴管受阻而发生象皮肿**。

(2) 管状淋巴管炎:分浅、深两种。**浅层急性淋巴管炎,在病灶表面出现一条或多条"红线",硬而有压痛**。深层急性淋巴管炎不出现红线,但患肢肿胀、有条形压痛区。两种淋巴管炎都可能伴有全身症状。

2. 急性淋巴结炎轻者仅有局部淋巴结肿大,略有压痛,重者局部有红、肿、热、痛,甚至形成脓肿并伴有全身症状。

【治疗原则】

积极治疗原发病灶,及时应用有效抗生素,局部外敷、理疗,以促进炎症消退;淋巴结形成脓肿后,应穿刺抽脓或切开减压引流。**丹毒病人应休息,抬高患肢**,丹毒有接触传染性,**予以接触隔离**。

💡 联想记忆

丹毒、破伤风、疱疹性口炎均需隔离。

五、皮肤及皮下组织化脓性感染的护理

【护理诊断/问题】

1. 疼痛　与炎症刺激有关。

2. 体温过高　与感染炎症反应有关。

3. 潜在并发症:脓毒症、感染性休克、窒息等。

【护理措施】

1. 一般护理　①体位与休息:指导和协助病人抬高患肢并制动,以减轻局部肿胀和疼痛,利于炎症消退。病情严重者卧床休息,保持病室通风、床单位整洁。②饮食与营养:鼓励进食高维生素、高蛋白、高热量、易消化饮食。高热及口唇、口底感染者,进食流质或半流质饮食。③丹毒具有一定的传染性,因此应做好接触隔离防护。

2. 病情观察　观察病人神志、精神状态,定时测量血压、呼吸、脉搏及体温;注意有无感染扩散和脓肿转移,有无全身感染中毒症状或感染性休克征象;对于"危险三角区"疖和上唇部位的痈需注意观察有无头痛、眼部周围组织红肿、意识障碍等颅内感染征象;对口底、颈部蜂窝织炎病人应严密监察有无呼吸困难。发现异常及时告知医生。

3. 治疗配合　①对年老体弱病人,遵医嘱营养支持,必要时输新鲜血。②有全身感染者,在病人寒战高热时抽血做血细菌培养和药敏试验,遵医嘱合理、正确使用抗生素,注意观察药物的效果和不良反应。③对症护理,如体温升高者,给予物理降温或遵医嘱使用降温的药物。④一般脓肿形成后,应配合医生及时切开引流,及时换药,保持引流通畅,注意观察引流液量的变化和全身反应。

4. 心理护理　向病人介绍康复过程,关心鼓励病人,使之消除焦虑心理,增强战胜疾病的信心,积极配合治疗。

5. 健康教育　指导病人经常锻炼身体,提高机体抵抗力。注意个人和环境卫生。做好劳动保护,预防损伤。积极治疗足癣、糖尿病、营养不良等各种慢性疾病。

🔗 护考链接

经典例题

例题1　患者女,16岁。面部"口鼻危险三角区"长了一个疖,因怕影响美观而想自行挤破处理。护士告诉患者这样做可能导致

　　A. 面部蜂窝织炎　　　　　B. 眼球内感染　　　　　C. 上颌骨骨髓炎

　　D. 海绵状静脉窦炎　　　　E. 脑脓肿

答案:D

解题导引:由于面部静脉无静脉瓣,面部"危险三角区"感染如受到挤压,感染病灶内的病原微生物可经眼静脉、内眦静脉逆行蔓延至颅内,引起化脓性海绵状静脉窦炎(海绵窦栓塞症),威胁患者生命,故选择D。

例题2　患者男,58岁。因颈部急性蜂窝织炎入院,医嘱予气管切开。操作前,护士向患者解释该措施的主要目的是预防

A. 肺不张　　　　　　　　　B. 窒息　　　　　　　　　　C. 全身感染

D. 吞咽困难　　　　　　　　E. 化脓性海绵状静脉窦炎

答案:B

解题导引:口底、颌下、颈部等处的急性蜂窝织炎,可发生喉头水肿而压迫气管,引起呼吸困难甚至窒息,应尽早切开减压。故选择 B。

例题3　患者女,26岁,下肢急性淋巴管炎,查体见肢体肿胀明显,局部应擦拭药液是

A. 0.1% 碘附　　　　　　　B. 50% 硫酸镁　　　　　　　C. 外用生理盐水

D. 3% 过氧化氢　　　　　　E. 75% 乙醇

答案:B

解题导引:对局部肿胀明显者,首选 50% 硫酸镁湿敷以消除肿胀,故选择 B。

例题4　患者女,20岁。寒战,发热,右小腿内侧皮肤出现鲜红色片状疹,烧灼感疼痛,附近淋巴结肿大疼痛。**错误**的护理措施是

A. 遵医嘱使用抗生素　　　　B. 局部湿热敷　　　　　　　C. 嘱患者勿抬高患肢

D. 给予物理降温　　　　　　E. 嘱患者卧床休息

答案:C

解题导引:根据患者的临床表现提示右小腿网状淋巴管炎(丹毒),治疗护理时应嘱患者卧床休息,患肢抬高,局部硫酸镁湿热敷,全身用抗生素,高热时可给予物理降温,故选择 C。

例题5　急性淋巴管炎患者首选的抗生素是

A. 庆大霉素　　　　　　　　B. 青霉素　　　　　　　　　C. 头孢菌素

D. 卡那霉素　　　　　　　　E. 氨苄西林

答案:B

解题导引:急性淋巴管炎通常由溶血性链球菌引起,多对青霉素敏感,且价格低廉,故选择 B。

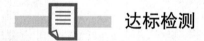 **达标检测**

A1/A2 型题(以下每一道题下面有 A、B、C、D、E 五个备选答案,请从中选择一个最佳答案)

★1. 外科感染的特点**不包括**

　　A. 病变以局部炎症为主

　　B. 多数由单一细菌引起

　　C. 多数与创伤有关

　　D. 常需要手术治疗

　　E. 可分为非特异性感染和特异性感染

★2. 由厌氧菌所致蜂窝织炎做创面清洁时,最常用的清洁液是

　　A. 0.1% 碘附　　　　　　B. 0.2% 过氧乙酸　　　　　C. 外用生理盐水

　　D. 3% 过氧化氢　　　　　E. 75% 乙醇

3. 疖的常见致病菌是
    A. 溶血性链球菌　　　　B. 金黄色葡萄球菌　　　　C. 破伤风杆菌
    D. 大肠埃希菌　　　　　E. 脆弱拟杆菌

4. 疖与痈的主要区别在于
    A. 致病菌　　　　　　　B. 有无脓栓　　　　　　　C. 感染范围
    D. 白细胞计数　　　　　E. 全身症状

★5. 口底蜂窝织炎最严重的并发症是
    A. 败血症　　　　　　　B. 呼吸困难　　　　　　　C. 吞咽困难
    D. 脓毒症　　　　　　　E. 感染性休克

6. 感染灶近侧出现"红线"是
    A. 网状淋巴管炎　　　　B. 浅部静脉炎　　　　　　C. 浅部淋巴管炎
    D. 深部淋巴管炎　　　　E. 急性蜂窝织炎

7. 执行床边隔离的软组织化脓性感染是
    A. 疖　　　　　　　　　B. 痈　　　　　　　　　　C. 丹毒
    D. 急性淋巴管炎　　　　E. 急性蜂窝织炎

8. 患者女,50岁。背部出现隆起的紫红色浸润区,较硬,中央有多个脓栓,6日后出现皮肤坏死破溃,呈蜂窝状,并伴有寒战高热,应首先考虑为
    A. 疖　　　　　　　　　B. 痈　　　　　　　　　　C. 脓肿
    D. 丹毒　　　　　　　　E. 急性蜂窝织炎

9. 患者男,27岁。5日前上嘴唇出现肿胀,局部出现多个脓头,诊断为唇痈。**不应该**实施下列哪项治疗
    A. 早期切开减压　　　　B. 全身使用抗生素　　　　C. 饮食以流质为主
    D. 局部药物外敷　　　　E. 让患者充分休息

★10. 患者男,30岁。鼻部疖,经挤压后,患者出现寒战,高热,头痛,眼部周围组织红肿疼痛等,应考虑并发
    A. 颅内海绵状静脉窦炎　B. 急性蜂窝织炎　　　　　C. 全身性感染
    D. 菌血症　　　　　　　E. 脓毒症

11. 患者男,25岁。因颈部蜂窝织炎入院。患者颈部肿胀明显,观察中应特别注意的是
    A. 血压　　　　　　　　B. 体温　　　　　　　　　C. 神志
    D. 呼吸　　　　　　　　E. 吞咽

12. 患者男,60岁。寒战发热,自感头痛,2日后右小腿内侧皮肤发红,呈鲜红色,中央淡,周围深,与正常皮肤分界清楚,肿胀不明显,局部有烧灼样痛,应诊断为
    A. 疖　　　　　　　　　B. 痈　　　　　　　　　　C. 急性蜂窝织炎
    D. 急性淋巴管炎　　　　E. 丹毒

答　案

1	2	3	4	5	6	7	8	9	10	11	12		
B	D	B	C	B	C	C	B	A	A	D	E		

解题导引

1. B。外科感染大部分由几种细菌引起。

2. D。厌氧菌感染局部处理时常用氧化剂,如 3% 过氧化氢溶液或 0.02% 高锰酸钾溶液等。

5. B。口底蜂窝织炎易发生喉头水肿,而引起呼吸困难和窒息。

10. A。面部危险三角区的疖被挤压后,感染容易通过内眦静脉和眼静脉扩散至颅内,引起海绵窦栓塞症等严重后果。

背景拓展

注射引起的蜂窝织炎

一般消毒不严、药物不纯或不适当的两种药物配伍做肌内注射而引起,多见于臀部。局部有红肿疼痛,包块,病人常常感到行走困难。

第二节　手部急性化脓性感染病人的护理

考点聚焦

本节内容知识点较少,容易掌握,预计今后对这部分内容的考查稳中有变。近几年护考的知识点是脓性指头炎的临床表现,今后还会考查脓性指头炎预防骨髓炎的治疗。

课标精析

【病因】

甲沟炎是指甲沟及周围组织的炎症,脓性指头炎是末节手指掌面皮下组织的化脓性炎症。手部受各种轻伤,如刺伤、擦伤、小切割伤、**剪指甲过深**、**逆剥**(新皮倒刺)等均可引起。致病菌是**金黄色葡萄球菌**。

【临床表现】

1. 甲沟炎　表现为一侧甲沟局部红、肿、热、痛。感染可蔓延至甲根部及对侧甲沟,形成半环形脓肿。脓肿向下蔓延可形成指甲下脓肿,指甲下可见灰白色积脓,有剧痛和局部压痛。多无全身症状。

2. 脓性指头炎　初起,指尖有针刺样疼痛,以后指头肿胀、发红、疼痛剧烈。因局部张力较高,当指动脉受压,疼痛转为**搏动样跳痛**,多伴有发热、全身不适、血白细胞计数增加等全身症状。若感染进一步加重,组织缺血坏死,神经末梢因受压和营养障碍而麻痹,指头疼痛反而减轻,皮色由红转白。如不及时治疗,发生末节**指骨缺血坏死和骨髓炎**,直至死骨脱出方能愈合。

【治疗原则】

初期局部涂鱼石脂软膏导热、理疗,甲沟炎已有脓液时,沿甲沟旁行切开引流(图6-3);甲根处脓肿形成甲下脓肿者,可行拔甲术,手术避免甲床损伤。脓性指头炎若疼痛剧烈,局部张力较大时,应及时在末节患指侧面行纵行切开减压引流(图6-4)。合理应用抗生素。

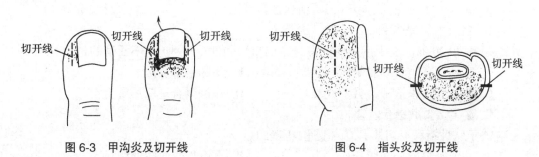

图6-3 甲沟炎及切开线   图6-4 指头炎及切开线

【护理措施】

1. 一般护理 ①指导和协助病人抬高患肢并制动,减轻局部肿胀和疼痛,利于炎症消退;②为病人提供安静、舒适的休息环境。

2. 病情观察 观察病人神志、精神状态,定时测量血压、呼吸、脉搏及体温;注意脓性指头炎易引起骨髓炎。

3. 治疗配合 ①对手部疼痛剧烈的病人,可使用镇痛剂;②遵医嘱合理、正确使用抗生素,注意观察药物的效果和不良反应;③对脓肿切开的病人应做好引流护理。

4. 心理护理 消除病人焦虑心理。

5. 健康教育 ①手部感染愈合后,指导病人进行手部锻炼、按摩理疗,以尽快恢复手的功能;②对于手部的任何微小损伤,如剪甲伤、逆剥伤等都应用碘酊消毒、无菌纱布包扎等处理,以防发生感染;③日常重视手的保护,保证手部清洁,剪指甲不宜过短。

 **护考链接**

经 典 例 题

例题 患者男,26岁。劳动时右手中指被刺伤,未经处理。现来院就诊,诊断为脓性指头炎,其典型的临床表现是

A. 手指发麻   B. 搏动性跳痛   C. 寒战、发热

D. 晚期疼痛加剧   E. 晚期指头明显发红、肿胀

答案:B

解题导引：由于脓性指头炎发生于手指末节，手指末节是一个密闭的间隙，炎症渗出时可引起间隙内压力升高，出现搏动性跳痛，故选择B。

达标检测

一、A1/A2 型题（以下每一道题下面有 A、B、C、D、E 五个备选答案，请从中选择一个最佳答案）

1. 甲沟炎的致病菌是
   A. 铜绿假单胞菌　　　　　　B. 溶血性链球菌　　　　　　C. 大肠埃希菌
   D. 金黄色葡萄球菌　　　　　E. 厌氧菌

★2. 患者女，20岁。左手指脓性指头炎，尚未形成脓肿，下列护理**不正确**的是
   A. 密切观察患者疼痛变化　　　　　　B. 局部给予热敷
   C. 注意观察患指有无明显肿胀　　　　D. 遵医嘱合理应用抗生素
   E. 尽量放低并患指制动

★3. 关于脓性指头炎切开引流的叙述，正确的是
   A. 在波动最明显处切开　　　　　　B. 在患指侧面横形切开
   C. 在患指掌侧切开　　　　　　　　D. 在患指背侧切开
   E. 在患指侧面纵形切开

二、A3/A4 型题（以下提供若干个案例，每个案例下设若干个考题，请根据各考题题干所提供的信息，在每题下面 A、B、C、D、E 五个备选答案中选择一个最佳答案）

（4~7 题共用题干）
患者男，38岁。木刺刺伤右中指末端，当即挑出木刺未出血，5天后右中指末节肿胀、皮肤苍白、剧痛、搏动性疼痛，彻夜难眠，全身不适。

4. 目前应考虑该患者发生了
   A. 甲沟炎　　　　　　　B. 甲下脓肿　　　　　　C. 脓性指头炎
   D. 急性化脓性腱鞘炎　　E. 化脓性滑囊炎

5. 对患者的首要处理措施是
   A. 鱼石脂软膏热敷指头　　B. 拔出指甲　　　　　　C. 切开减压引流
   D. 应用抗生素　　　　　　E. 局部热敷治疗

6. 若治疗不及时，患者易发生
   A. 指骨坏死　　　　　　B. 肌腱坏死　　　　　　C. 慢性甲沟炎
   D. 掌中间隙感染　　　　E. 鱼际间隙感染

7. 若脓性指头炎的创面持久不愈，应考虑的并发症是
   A. 肌腱坏死　　　　　　B. 指骨骨髓炎　　　　　C. 化脓性腱鞘炎
   D. 掌中间隙感染　　　　E. 鱼际间隙感染

答　案

1	2	3	4	5	6	7							
D	E	E	C	C	A	B							

 解题导引

2. E。脓性指头炎护理时应患指抬高制动,局部热敷,合理使用抗生素,密切观察患者的全身和局部情况,疼痛加重或出现跳痛时应及时切开减压。

3. E。脓性指头炎切开引流的目的主要是减压,防止指骨缺血坏死,应早期切开,不能等到出现波动再行切开,一般选择在患指末节侧面作纵形切口,避免在手指掌面或手指末端切开皮肤,以免愈合后形成痛性瘢痕,影响手指触觉功能。

第三节　全身性外科感染病人的护理

 考点聚焦

本节知识点较少,需考生及时复习识记。近几年护考的知识点是抗生素的使用方法,今后考查重点有全身感染的护理措施。

 课标精析

全身性感染指致病菌侵入人体血液循环,并在体内生长繁殖或产生毒素而引起的严重的全身感染症状。通常指脓毒症、菌血症。**脓毒症是指感染引起的全身性炎症反应,体温、循环、呼吸等会明显改变。菌血症是细菌侵入血液循环,即血培养检测到致病菌者。**

【病因】
见于病原菌数量多、毒素毒力强、机体抵抗力下降、严重的创伤后、各种化脓性感染和深静脉营养留置导管污染等。

【临床表现】
1. 寒战、高热,可达 40~41℃或低温。发病急、发展快、病情重。
2. 头痛、头晕、恶心呕吐、腹胀或腹泻。面色苍白、四肢厥冷或面色潮红、出冷汗。神志淡漠、烦躁、谵妄或昏迷。
3. 心率加快,脉搏细速,呼吸急促或困难。
4. 代谢紊乱和代谢性酸中毒。
5. 感染性休克、多器官功能障碍(MODS)、肝脾大、黄疸、皮下出血。
6. 常出现紧张、焦虑恐惧等心理。

【辅助检查】

1. 实验室检查　血常规可见白细胞计数显著增高或降低,中性粒细胞核左移,出现中毒颗粒。尿常规可出现尿蛋白及红细胞。

2. 生化检查　肝、肾功能不同程度受损,血脂血糖水平异常。

3. **血细菌或真菌培养　在病人寒战、高热时采血,易发现致病菌。**

【治疗原则】

1. 积极处理原发病灶,彻底清除坏死组织和异物。

2. 及早联合使用有效抗生素。对真菌脓毒症者全身应用抗真菌的药物。

3. 加强支持疗法,兼顾对症治疗。

【护理诊断/问题】

1. 焦虑　与发病突然、病情严重有关。

2. 体温过高　与全身感染有关。

3. 潜在并发症:感染性休克等。

【护理措施】

(一) 一般护理

1. 体位与休息　保持病室安静舒适,通风良好,空气清新。

2. 饮食与营养　鼓励病人进食高热量、高蛋白、高维生素、易消化饮食。对无法进食者,做好肠内或肠外营养的需求。

3. 做好口腔等生活护理。

(二) 病情观察

密切观察病人生命体征,局部及全身感染情况,有关辅助检查结果。

(三) 治疗配合

协助医生处理原发病。**遵医嘱合理、正确地使用抗生素,在病人寒战高热时抽血做血细菌培养和药敏试验,注意观察药物的效果和不良反应。**加强护理维持水、电解质及酸碱平衡。加强支持对症治疗,必要时遵医嘱给病人少量多次输血或蛋白。有休克时首先纠正休克,严重病人可给予激素治疗。

(四) 心理护理

关心理解病人,向病人解释病情,稳定其情绪。

(五) 健康指导

指导病人坚持锻炼,加强营养及时正确处理创伤,预防感染积极治疗各种慢性疾病。

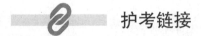 护考链接

经 典 例 题

例题　患者男,36 岁。因急性蜂窝织炎导致全身感染入院。应用抗生素治疗,选择抗生素最理想的依据是

 A. 感染发生部位　　　　B. 感染的严重程度　　　　C. 药物敏感试验结果

 D. 患者的抵抗力　　　　E. 病毒的类型

答案:C

解题导引:对于全身感染的患者应遵医嘱合理、正确使用抗生素,在患者寒战高热时抽血做血细菌培养和药敏试验,注意观察药物的效果和不良反应。

 **达标检测**

A1/A2 型题(以下每一道题下面有 A、B、C、D、E 五个备选答案,请从中选择一个最佳答案)

1. **不能**引起脓毒症的细菌是
   A. 葡萄球菌　　　　　　　B. 链球菌　　　　　　　　C. 结核杆菌
   D. 大肠埃希菌　　　　　　E. 铜绿假单胞菌
2. 严重感染时应用抗菌药物的最佳途径是
   A. 口服　　　　　　　　　B. 皮下注射　　　　　　　C. 肌内注射
   D. 动脉给药　　　　　　　E. 静脉给药
★3. 选择抗生素最理想的根据是
   A. 细菌的种类　　　　　　B. 细菌药物敏感试验　　　C. 脓液的性状
   D. 药物的抗菌谱　　　　　E. 感染的严重程度
4. 全身性感染的治疗重点是
   A. 及早使用抗生素　　　　B. 抗休克　　　　　　　　C. 处理原发病灶
   D. 处理高热　　　　　　　E. 纠正贫血
★5. 患者女,30 岁。下肢急性蜂窝织炎伴全身感染症状,需采血做抗生素敏感试验,最佳的采血时间应该是在患者
   A. 高热时　　　　　　　　B. 寒战时　　　　　　　　C. 发热间歇期
   D. 静脉滴注抗生素时　　　E. 使用抗生素后

答　　案

1	2	3	4	5								
C	E	B	A	B								

 解题导引

3. B;5. B。在全身化脓性感染是应遵医嘱合理、正确地使用抗生素,其依据是抽血做血细菌培养和药敏试验。做血细菌或真菌培养,应在病人寒战、高热时采血,易发现致病菌。

第四节　破伤风病人的护理

考点聚焦

　　本节知识点较多,需考生及时复习识记,预计今后对这部分内容的考查稳中有变。近几年护考的知识点破伤风发病机制、最典型的临床表现和护理措施,包括预防。今后考查重点仍然是这几个方面。

课标精析

　　破伤风梭菌广泛存在于泥土和人畜粪便中,是一种革兰染色阳性厌氧芽胞梭菌。破伤风梭菌经体表破损处侵入人体组织,并在缺氧的环境中生长繁殖,产生毒素引起感染。以牙关紧闭、全身肌肉强直痉挛为特征的急性感染性疾病。

【病因】

　　破伤风梭菌不能侵入正常的皮肤和黏膜,但一切开放性损伤,如火器伤、开放性骨折、烧伤,甚至细小的木刺或锈钉刺伤等,亦可发生于不洁条件下分娩的产妇和新生儿。一旦形成了一个适合该菌生长繁殖的缺氧环境,均可能引起破伤风。若伤口同时存在有需氧菌感染则更利于发病。破伤风杆菌可产生大量外毒素:①**痉挛毒素**:作用于脊髓前角灰质或脑干的运动神经核,并与神经节苷脂结合使运动神经元失去正常的抑制性,**引起全身横纹肌紧张性收缩和阵发性痉挛**;②溶血毒素:引起局部组织坏死和心肌损害。

【临床表现】

　　1. **潜伏期**　平均 7~8 日,最短 24 小时,最长可达数月。潜伏期越短,预后越差。

　　2. **前驱期**　前驱症状全身乏力、头晕、头痛、失眠、多汗、咀嚼无力、烦躁不安、打哈欠等。以张口不便为特点。常持续 12~24 小时。

　　3. **发作期**　典型症状在肌肉紧张性收缩(肌强直、发硬)的基础上,呈阵发性强烈痉挛。起始表现为咀嚼不便、张口困难,随后牙关紧闭;面肌痉挛时可出现蹙眉、口角下缩、咧嘴"苦笑";颈项肌痉挛时可出现颈部强直、头后仰、腰部前凸、足后屈,形成弓背,而四肢呈屈膝、弯肘、半握拳等痉挛姿态,共同形成"角弓反张"或"侧弓反张"状;膀胱括约肌痉挛可引起尿潴留;呼吸肌群痉挛可导致面唇发绀,呼吸困难,甚至呼吸暂停,以致危及生命。在肌肉持续紧张收缩的基础上,任何轻微的刺激,如光线、声响、接触、震动或触碰病人身体,均可诱发全身肌群的痉挛和抽搐。

　　发作间歇期长短不一,病情严重时,发作频繁,持续时间长,间隔时间短。每次发作持续时间由数秒至数分钟不等,发作时神志清楚。病程一般为 3~4 周,痉挛发作通常在 3 日内达高峰,5~7 日保持稳定,10 日以后痉挛发作次数逐渐减少,程度减轻,自第 2 周起症状缓解。恢复期间还可出现一些精神症状,如幻觉、言语、行为错乱等,但多数能自行恢复。

　　其他症状少数病人仅有局部肌肉持续性强直,可持续数周或数月,以后逐渐消退。新生儿破伤风,因其肌肉纤弱而症状不典型,常表现为不能啼哭和吸吮乳汁、活动少、呼吸弱甚至呼吸困难。

【辅助检查】

伤口渗出物做涂片检查可发现破伤风杆菌。

【治疗原则】

1. 消除毒素来源　创口处理:对有伤口的病人,协助医生清创,**彻底清除坏死组织和异物,用3%过氧化氢或1:5000高锰酸钾溶液冲洗和湿敷,敞开伤口**,充分引流。全身应用抗生素,**通常应用青霉素和甲硝唑**,既可抑制破伤风杆菌,又能控制其他需氧菌感染。

2. 中和游离毒素　**注射破伤风抗毒素,但若破伤风毒素已与神经组织结合,则难以起效,故应尽早使用**。破伤风抗毒素(TAT),首次剂量2万~5万U加入5%葡萄糖溶液500~1000ml内静脉滴注,以后每日1万~2万U,共用3~6日。也可用破伤风免疫球蛋白3000~6000U,一般仅做一次深部肌内注射。

3. 控制和解除痉挛　**镇静、解痉是治疗破伤风的中心环节。轻者给予地西泮、苯巴比妥钠、10%水合氯醛;重者可用冬眠药物;必要时使用硫喷妥钠和肌肉松弛剂**。新生儿破伤风要慎用镇静解痉药物。

4. 防治并发症　保持呼吸道通畅,对病情较重者,**及早行气管切开,并做好气管切开的护理**。

【护理诊断/问题】

1. 有窒息的危险　与持续性喉头和呼吸机痉挛,呼吸道堵塞有关。

2. 有受伤的危险　与强烈的肌痉挛有关。

3. 体液不足　与反复强烈的肌痉挛而大量出汗有关。

4. 尿潴留　与膀胱括约肌痉挛有关。

5. 恐惧　与抽搐有关。

6. 体温过高　与感染有关。

7. 自理缺陷　与全身肌肉痉挛、强直有关。

8. 有伤口交叉感染的危险　与病人不了解伤口交叉感染的因素,病人有引起伤口交叉感染的行为有关。

9. 营养失调:低于机体需要量　与肌痉挛消耗、摄入障碍有关。

【护理措施】

1. 一般护理

(1) 环境要求:**将病人安置于隔离病室,保持安静,减少一切刺激,遮光,防止噪声,温度15~20℃,湿度约60%。治疗、护理等各项操作尽量集中,可在使用镇静剂30分钟内进行,以免刺激打扰病人而引起抽搐**。病室内的急救药品和物品准备齐全,以便及时处理一些严重的并发症,如呼吸困难、窒息等。

(2) 协助病人大小便、穿衣、进食,向病人及家属解释自理能力下降的暂时性,消除病人及家属的焦虑情绪。向病人及家属介绍恢复早期开始活动的方法及重要性。定期帮助病人活动四肢关节,如伸屈。鼓励病人主动在床上或下床活动,可适当为病人提供活动用具。

(3) 保持静脉输液通路通畅:在每次抽搐发作后检查静脉通路,防止因抽搐致静脉通路堵塞、脱落而影响治疗。

(4) 遵医嘱给予镇静、解痉药物并观察疗效。

(5) 严格隔离消毒：**破伤风梭菌具有传染性,为防止播散,应执行接触隔离,所有器械、敷料均需专用。使用后器械用 0.5% 有效氯溶液浸泡 30 分钟,或用 1% 的过氧乙酸浸泡 10 分钟,清洗后高压蒸汽灭菌,敷料应焚烧,用过的大单布类等包好,送环氧乙烷室灭菌后再送洗衣房清洗、消毒,病人的用品和排泄物均应消毒。**护理人员应穿隔离衣,防止交叉感染。尽量给病人住单人房间,病室定期空气消毒,如每日用 3% 的过氧乙酸喷雾,向病人及家属解释探视频繁可增加交叉感染的几率,使之配合,尽量减少探视人员。

2. 呼吸道管理

(1) 保持呼吸道通畅：备好气管切开包,必要时吸出呼吸道分泌物。如发生呼吸道梗阻,应立即通知医生行紧急气管切开。如突发窒息,可立即将 16 号针头刺入环甲膜,使空气进入气管,然后再做气管切开,以赢得抢救时间。

(2) 在痉挛发作控制后的一段时间内,给予雾化吸入,协助病人翻身、叩背,以利排痰;必要时吸痰,防止痰液堵塞。

(3) 病人进食时注意避免呛咳、误吸。

3. 加强营养协助病人进食高热量、高蛋白、高维生素的饮食;进食应少量多次,以免引起呛咳、误吸;病情严重者,提供肠内、外营养,以维持人体正常需要。

严格隔离消毒,病人需专人护理,护理人员应穿隔离衣;器械物品为病人专用,**使用过的伤口敷料应焚烧,器械需经特殊处理后才能高压灭菌。**

4. 保护病人,防止受伤

(1) 防止病人坠床使用带护栏的病床。

(2) 采用保护措施,必要时使用约束带,防止痉挛发作时病人坠床和自我伤害;关节部位放置软垫保护,防止肌腱断裂和骨折;应用合适的牙垫,防止舌咬伤。

5. 严密观察病情变化设专人护理,每 4 小时测量体温、脉搏、呼吸 1 次,必要时随时测量,体温超过 39℃时,可用冰敷、酒精浴等物理方法进行降温,半小时后复测体温。遵医嘱合理使用药物降温,如冬眠疗法。如病人大量出汗后,应及时遵医嘱进行静脉补液,以防虚脱及电解质紊乱。寒战时,注意保暖,根据需要测血压。病人抽搐发作时,要及时观察、记录抽搐的次数、时间、症状,并报告医生进行处理。准确、及时应用抗痉挛药物。注意痉挛发作前的征兆,以便及时加大药量,控制痉挛的发作。留置尿管保持尿路通畅,防止感染。

6. 人工冬眠护理　应用人工冬眠过程中,做好各项监测,随时调整冬眠药物的用量,使病人处于浅睡状态。

7. 留置导尿管保持持续导尿并给予会阴部护理,防止感染。

8. 健康教育与预防

(1) 健康教育：宣传破伤风的发病原因和预防知识,指导公众加强自我保护意识,避免皮肤受伤。普及科学分娩知识,避免不洁接产,以防止发生新生儿及产妇破伤风等。

(2) 预防注射：预防破伤风最有效、最可靠的方法是注射破伤风抗毒素(TAT),按期接受破伤风主动免疫的预防注射,儿童应定期注射破伤风类毒素,以获得自动免疫。

(3) 出现下列情况应及时到医院就诊,**注射破伤风抗毒素,一般伤后 12 小时内注射**

1500U(1ml),成人、儿童剂量相同,如就医较晚或伤口污染严重剂量加倍,必要时2~3日后可重复注射。注射前需做过敏试验,只有阴性者一次全量皮下或肌内注射,如过敏试验阳性要脱敏注射。①任何较深的外伤切口,如木刺、锈钉刺伤;②伤口虽浅,但沾染人畜粪便;③医院外的急产或流产,未经消毒处理者;④陈旧性异物摘除术前。

护考链接

经 典 例 题

例题 1　破伤风抗毒素皮试液的标准浓度是每 1ml 皮试液含破伤风抗毒素

A. 50IU　　　　　　　　B. 100IU　　　　　　　　C. 150IU

D. 1500IU　　　　　　　E. 15 000IU

答案:C

解题导引:破伤风抗毒素皮试液的配制方法是在1ml破伤风抗毒素(1500IU)中抽取0.1ml,加0.9ml的生理盐水。故选择 C。

例题 2　患者女,17 岁。行破伤风抗毒素过敏试验,20 分钟后结果显示局部皮丘红肿,硬结大于 1.5cm,红晕大于 4cm,自述有痒感。应采取的处理措施是

A. 将抗毒素分成 4 等份,分次注射　　　B. 在对侧前臂做对照试验后再注射

C. 将抗毒素稀释,分 2 次注射　　　　　D. 将抗毒素分 4 次逐渐增加剂量注射

E. 待患者痒感消失后再全量注射

答案:D

解题导引:该患者破伤风抗毒素皮试结果为阳性,需采用脱敏注射法,即将破伤风抗毒素稀释为 10ml,按 1、2、3、4ml 分 4 次注射,每次间隔 15~30 分钟,故选择 D。

例题 3　患者男,30 岁。1 周前被铁钉扎伤脚,现出现张口受限、苦笑面容、角弓反张,抽搐频繁,护理措施**不正确**的是

A. 注射破伤风抗毒素　　　B. 保持病室安静避光　　　C. 做好消毒隔离

D. 密切观察病情　　　　　E. 病情严重时少食多餐

答案:E

解题导引:现患者抽搐频繁,护理措施应镇静、减少刺激。故选择 E。

例题 4　护士为破伤风患者处理伤口后,换下的敷料应

A. 统一填埋　　　　　　B. 高压灭菌　　　　　　C. 环氧乙烷熏蒸

D. 集中焚烧　　　　　　E. 消毒液浸泡

答案:D

解题导引:破伤风梭菌具有传染性,为防止播散,应执行接触隔离,所有器械、敷料均需专用。使用后器械用 0.5% 有效氯溶液浸泡 30 分钟,或用 1% 的过氧乙酸浸泡 10 分钟,清洗后高压蒸汽灭菌,敷料应焚烧,用过的大单布类等包好,送环氧乙烷室灭菌后再送洗衣房清洗、消毒,患者的用品和排泄物均应消毒。

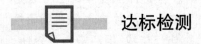 达标检测

一、A1/A2 型题(以下每一道题下面有 A、B、C、D、E 五个备选答案,请从中选择一个最佳答案)

★1. 感染后可累及呼吸肌功能,造成急性呼吸衰竭的病原体是
　　A. 金黄色葡萄球菌　　　　　B. 破伤风梭菌　　　　　　C. 肺炎双球菌
　　D. 结核杆菌　　　　　　　　E. 肺炎支原体

2. 破伤风的潜伏期平均为
　　A. 24 小时　　　　　　　　B. 3~5 日　　　　　　　　C. 7~8 日
　　D. 10~14 日　　　　　　　E. 15~21 日

3. 破伤风阵发性痉挛最先累及的肌肉是
　　A. 背腹肌　　　　　　　　　B. 四肢肌　　　　　　　　C. 肋间肌
　　D. 颈项肌　　　　　　　　　E. 咀嚼肌

4. 破伤风患者的面部表情特点是
　　A. 苦笑面容　　　　　　　　B. 眉头紧皱面容　　　　　C. 急性热面容
　　D. 恐惧表情　　　　　　　　E. 淡漠表情

5. 既能抑制破伤风杆菌,又能控制其他需氧菌感染的治疗是
　　A. 使用破伤风抗毒素(TAT)　　　　　　B. 使用破伤风类毒素
　　C. 使用青霉素　　　　　　　　　　　　D. 使用甲硝唑
　　E. 使用高压氧治疗

★6. 患者男,46 岁。建筑工人,入院时诊断为破伤风。以下与本病最有关的既往史是
　　A. 糖尿病病史　　　　　　　B. 工作时被钉子扎伤过　　C. 高血压家族史
　　D. 吸烟 20 年　　　　　　　E. 对花粉过敏

7. 破伤风时注射大量 TAT 的目的是
　　A. 控制和解除痉挛　　　　　　　　　　B. 抑制破伤风杆菌的生长
　　C. 减少毒素的产生　　　　　　　　　　D. 中和游离毒素
　　E. 中和游离与结合的毒素

8. 破伤风在治疗时,最关键的是
　　A. 清除伤口的坏死组织　　　　　　　　B. 破伤风抗毒素
　　C. 使用有效的抗生素　　　　　　　　　D. 补液,防止体液失衡
　　E. 控制和解除痉挛

9. 某破伤风患者,神志清楚,全身肌肉阵发性痉挛,抽搐,所住病室环境下列哪项不符合病情要求
　　A. 室温 18~20℃　　　　　　　　　　　B. 相对湿度 50%~60%
　　C. 门椅脚钉橡皮垫　　　　　　　　　　D. 开门关门动作轻
　　E. 保持病室光线充足

10. 患者女,20 岁。因破伤风入院,应采用哪种隔离措施

A. 接触隔离　　　　　B. 严密隔离　　　　　C. 肠道隔离

D. 呼吸道隔离　　　　E. 保护性隔离

★11. 患者男,45 岁。因"足底被生锈的铁钉刺伤"就诊,医嘱注射破伤风抗毒素。患者一周前使用过破伤风抗毒素。引起该患者发生过敏的特异性抗体是

A. IgA　　　　　　　　B. IgM　　　　　　　　C. IgG

D. IgC　　　　　　　　E. IgE

二、A3/A4 型题(以下提供若干个案例,每个案例下设若干个考题,请根据各考题题干所提供的信息,在每题下面 A、B、C、D、E 五个备选答案中选择一个最佳答案)

(12~13 题共用题干)

患者男,37 岁。3 日前手指被树枝刺伤,自行包扎止血,现患者全身乏力,头痛,多次阵发性全身肌肉强直性痉挛。

12. 患者首要的护理问题是

A. 焦虑 / 恐惧　　　　　　　　　　　B. 有窒息的危险

C. 有受伤的危险　　　　　　　　　　D. 体液不足

E. 尿潴留

13. 治疗期间,患者痉挛发作,面色青紫、发绀,呼吸极度困难,处理关键是

A. 集中护理,减少探视　　　　　　　B. 吸氧

C. 遵医嘱使用地西泮　　　　　　　　D. 气管切开

E. 注射破伤风抗毒素

答　案

1	2	3	4	5	6	7	8	9	10	11	12	13			
B	C	E	A	C	B	D	E	E	A	E	B	D			

 ## 解题导引

1. B。破伤风梭菌可产生痉挛毒素,进入体内后与脊髓前角灰质及脑干运动神经核结合,引起包括呼吸肌在内的横纹肌痉挛,影响呼吸功能。

6. B。与破伤风发生关系最为密切的既往史是有开放性损伤史。

11. E。破伤风抗毒素是马血清制剂,对人体是一种异性蛋白,具有抗原性,注射后可以引起速发型(Ⅰ型变态反应),又称过敏反应,是临床最常见的一种,其特点是:发生快,消退亦快;常表现为生理功能紊乱,而无严重的组织损伤;有明显的个体差异和遗传倾向。因此对皮试阳性病人可采用多次小剂量注射的方法。原理是以小剂量的抗原,在一定时间内多次消耗体内抗体,以至全部耗尽,从而达到脱敏目的。

背景拓展

TAT 脱敏注射法

易致过敏反应,注射前必须做皮内敏感试验。若有过敏反应,应按脱敏注射:将 1ml 抗毒素分成 0.1、0.2、0.3 和 0.4ml,用生理盐水分别稀释至 1ml,按自小到大的剂量顺序分次肌内注射,每次间隔半小时,直至完全注完。每次注射后需观察有无面色苍白、皮疹、皮肤瘙痒、打喷嚏、关节疼痛和血压下降等症状;一旦发生,应立即停止注射 TAT,同时皮下注射肾上腺素 1mg 或肌内注射麻黄碱 30mg(成人剂量)。

(蔡向辉)

第七章

损伤病人的护理

第一节　创伤病人的护理

考点聚焦

　　本节知识点较多,需考生及时复习识记。近几年护考的知识点是从多方面考查创伤的病因及分类、临床表现、急救和护理措施。预计今后对这部分内容的考查内容稳中有变。

课标精析

创伤是指机械性致伤因素作用于人体造成的组织破坏和功能障碍。

【分类】

创伤的分类甚多,如按致伤因素、损伤部位、伤情轻重等。其中按伤后皮肤完整性分闭合性损伤和开放性损伤。

(一) 闭合性损伤

1. **挫伤**　系钝性暴力撞击所致的软组织损伤,重者可伴内脏损伤。局部表现为肿胀、疼痛和皮下淤血。

2. **扭伤**　关节异常扭转,超出其正常活动范围所造成的关节周围软组织的损伤。局部除肿胀、疼痛表现外,常伴有关节功能障碍。

3. **挤压伤**　重物较长时间作用于人体肌肉丰富的部位,致使受压部位广泛缺血坏死,重者可出现急性肾衰竭和休克(挤压综合征)。

4. **震荡伤**　亦称爆震伤,由爆炸产生的强烈冲击波而造成的损伤。

(二) 开放性损伤

1. **擦伤**　粗糙物摩擦,致浅表组织损伤。局部有擦痕、出血及浆液性渗出。

2. **刺伤**　被尖锐器物戳刺造成的损伤。伤口多小而深,可伴内脏损伤。

3. **裂伤**　钝性暴力打击造成的皮肤软组织的裂开。创缘不整齐,易发生感染和坏死。

4. **切割伤**　锐利器具切割引起的损伤。创缘整齐,易造成神经、血管和深部组织损伤。

5. **撕脱伤**　旋转或牵拉外力造成的大块皮肤及深部组织的撕脱,损伤严重,疼痛剧烈。

6. **火器伤**　枪弹或弹片所致的损伤。常在伤处留有异物,易伤及深部器官。根据伤道类型再分为贯通伤(既有入口又有出口)和盲管伤(只有入口)。

【病理生理】

(一)局部反应

创伤的局部反应是由于组织结构破坏或细胞变性坏死、微循环障碍、病原微生物入侵及异物存留等所致。损伤的主要表现为局部炎症反应,局部充血、渗出,表现为红、肿、热、痛,渗出过程中,纤维蛋白原转变为纤维蛋白,可充填组织损伤的裂隙和作为细胞增生的网架;中性粒细胞经过趋化,吞噬作用,清除组织内的细菌,单核细胞转变为巨噬细胞后吞噬组织中坏死组织碎片和异物颗粒。

(二)全身反应

致伤因素作用于人体后引起的一系列神经内分泌活动增强,并由此而引发的各种功能和代谢改变的过程,是一种非特异性应激反应。其表现呈一综合性的复杂过程,不仅包括神经内分泌系统和物质能量代谢,还涉及凝血系统、免疫系统,重要的生命器官和一些炎症介质及细胞因子等。

(三)组织修复与创伤愈合

1. 组织修复的基本过程

(1) **局部炎症反应阶段**:在创伤后立即发生,常**可持续 3~5 日**。主要是血管和细胞反应、免疫应答、血液凝固和纤维蛋白的溶解,目的在于清除损伤或坏死的组织,为组织再生和修复奠定基础。

(2) 细胞增殖分化和肉芽组织生成阶段:局部炎症开始不久,即可有新生细胞出现。成纤维细胞、内皮细胞等增殖、分化、迁移,分别合成、分泌胶原等和形成新生血管,并共同构成肉芽组织。浅表的损伤一般通过上皮细胞的增殖、迁移,可覆盖创面而修复。但大多数软组织损伤则需要通过肉芽组织生成的形式来完成。

(3) 组织塑形阶段:经过细胞增殖和基质沉积,伤处组织可达到初步修复,但新生组织如纤维组织,在数量和质量方面并不一定能达到结构和功能的要求,故需进一步改构和重建。主要包括胶原纤维交联增加、强度增加;多余的胶原纤维被胶原蛋白酶降解;过度丰富的毛细血管网消退和伤口的黏蛋白及水分减少等。

2. 创伤的愈合类型

(1) **一期愈合:组织修复以原来的细胞为主,**仅含少量纤维组织,局部无感染、血肿或坏死组织,再生修复过程迅速,结构和功能修复良好。多见于**损伤程度轻、范围小、无感染**的伤口或创面。

(2) **二期愈合:以纤维组织(瘢痕)修复为主,**不同程度地影响结构和功能恢复,多见于**损伤程度重、范围大、坏死组织多**,且常伴有感染而未经合理的早期外科处理的伤口。

因此,在创伤治疗时,应采取合理的措施,创造条件,争取达到一期愈合。

3. 影响创伤愈合的因素

(1) 局部因素:如感染、损伤范围大、局部坏死组织多或有异物存留,局部循环障碍及治疗不当等可影响伤口愈合。其中伤口感染是最常见的原因。

(2) 全身因素:主要有营养不良(蛋白质、维生素、铁、铜、锌等微量元素缺乏或代谢异常),大量使用细胞增生抑制剂(如皮质激素等),免疫功能低下及全身性严重并发症(如多器官功能障碍综合征)等均对创伤修复有影响。

【临床表现】

1. 疼痛　其程度与创伤部位、性质、范围、炎症反应强弱有关。疼痛一般在伤后 2~3 日缓解,如持续时间长,有并发感染可能。

2. 肿胀　创伤导致组织出血、渗出,局部皮下瘀斑或血肿。

3. 伤口和创面　是开放性创伤特有的征象。

4. 功能障碍　疼痛限制活动,组织结构破坏可直接造成功能障碍。

5. 其他　如骨折可出现肢体异常活动;脑损伤出现神志不清;腹部损伤如空腹器官伤出现腹痛、腹胀、全腹压痛及反跳痛;胸部损伤如张力性气胸引起呼吸困难等。

6. 体温　一般在 38℃左右,是由于伤区出血,渗出及其他组织分解产物吸收引起的。伤情较重病人出现神志淡漠,烦躁不安,脉搏细速,呼吸加速,口渴、尿少、食欲不振,四肢厥冷等。

7. 并发症　化脓性感染占首位,重者可出现休克及多器官功能障碍综合征。

【辅助检查】

1. 实验室检查　血常规和血细胞比容可了解失血情况;尿常规异常提示泌尿系统损伤;血电解质和血气分析可判定有无呼吸功能障碍和水、电解质、酸碱平衡失调情况;尿量、尿比重、肌酐和尿素氮测定可了解肾功能情况;肝功能检查可了解肝功能状态。

2. 穿刺和导管检查　胸、腹腔穿刺可观察体腔内有无气体和出血等;腹腔内留置导管可动态观察腹腔内出血和渗液情况;留置导尿可了解尿道和膀胱损伤情况。

3. 影像学检查　X 线检查可了解骨折,胸、腹腔积血积液和积气情况;超声检查可发现胸、腹腔积液和腹腔实质脏器损伤情况;选择性血管造影可帮助确定血管损伤和某些隐蔽的器官损伤;CT 可诊断颅脑损伤和腹腔实质器官伤;MRI 有助于诊断颅脑、脊柱、脊髓等损伤。

【治疗要点】

(一) 全身治疗

对损伤较重的病人要加强支持疗法,积极抗休克,保护器官功能。对开放伤,应使用有效的抗生素预防感染,并常规注射破伤风抗毒血清。对合并深部器官损伤者须及时进行专科处理。

(二) 局部治疗

一般软组织闭合性损伤多不需特殊处理,可自行恢复。一般软组织开放性损伤必须尽早施行清创术,以使污染伤口变为清洁伤口,争取实现一期愈合。如伤口已有明显感染现象,则应积极控制感染,加强换药,促其尽早二期愈合。

清创术是使污染伤口转变成清洁伤口的方法,防止感染,达到一期愈合。它包括清除伤口内的异物,切除失去活力和污染严重的组织,修整创缘,彻底止血,缝合伤口等步骤。并用抗生素、TAT 控制感染。

1. 清创时机　**伤后 6~8 小时内是清创缝合的最佳时机。一般超过 8~12 小时或伤口污染严重,清创后暂不缝合,观察 1~2 日,如无感染再行延期缝合**;但若伤口污染较轻、头面部伤口,早期应用有效抗生素等情况,时间可延长至伤后 12 小时或更迟;若面部、关节及有神经、大血管、内脏暴露者,尽管时间过长,原则上可考虑清创并缝合伤口。

2. 清创步骤

(1) 清创前准备:按损伤部位选择合适的麻醉方式,清洁创口周围皮肤。

(2) 清洗消毒:去除伤口内敷料,分别用等渗盐水、3% 过氧化氢溶液反复冲洗伤口。

(3) 清创:去除坏死组织,随时冲洗伤口,注意止血。

(4) 修复组织:对于清创彻底的新鲜伤口采取一期缝合,而污染严重的一般性伤口给予延期缝合。

【护理诊断/问题】

1. 疼痛   与损伤刺激神经末梢、炎性物质刺激有关。

2. 组织完整性受损   与开放性伤口、皮肤的防御及保护功能受损有关。

3. 体液不足   与体液丢失有关。

4. 潜在并发症:高钾血症、休克、急性肾衰竭、多器官功能障碍综合征等。

【护理措施】

（一）急救

应遵循**保存生命第一,恢复功能第二,顾全解剖完整性第三**的原则。要求做到判断快、抢救快、转送快。

1. 抢救生命   **首先救治心搏及呼吸骤停、窒息、活动性大出血、开放性或张力性气胸、休克**等危及生命的紧急情况。

2. 判断伤情   经紧急处理后,迅速进行全面,简略而有重点的检查。

3. 呼吸支持   应及时清除口咽部的分泌物、积血或异物,必要时置入口咽通气管或插入气管导管,必要时可行气管切开。

4. 控制出血   使用无菌敷料或清洁物品覆盖伤口,同时采用指压止血、加压包扎止血。对四肢大血管出血,应采取止血带止血。使用止血带时要注意包扎部位、时间,**一般每隔 1 小时将止血带松开 2~3 分钟**,以避免肢体远端发生缺血坏死。

5. 包扎伤口   可减少出血和细菌污染。如有内脏脱出,一般禁止现场还纳,可用盆、碗等器皿覆盖,妥善包扎。

6. 妥善固定骨折   利用夹板或替代品行临时简易固定,以避免搬运过程中再损伤,并可减轻疼痛,便于转送。**现场急救时对于骨折病人,在现场只固定不复位**。

7. 安全转送病人   经急救处理后,待伤情稳定,应由专人护送到有关医院进一步治疗。运送途中应尽量保持平稳,注意止痛,保暖,补充液体,以预防休克。**疑有脊柱骨折者,应 3 人平抬置放伤员于硬板床上**,胸部损伤重者,宜取伤侧向下的低斜坡卧位,以利健肺呼吸。**若乘飞机等快速运输工具,病人头部须朝后（与飞行方向相反）,避免脑缺血突然死亡。**

（二）软组织闭合性损伤的护理

1. 观察病情   注意观察局部症状、体征,密切注意生命体征的变化,有无深部组织损伤,**对挤压伤的病人应着重观察有无挤压综合征发生**,注意是否发生急性肾衰竭和高血钾。伤情较重的病人应嘱卧床休息,半卧位利于呼吸和静脉回流。

2. 局部制动   局部用绷带或夹板制动,并抬高患肢 15°~30°,以利静脉回流减轻肿胀、疼痛。

3. 配合局部处理　**早期冷敷,可减轻渗血和肿胀,伤后 12 小时起改用热敷、理疗、药物敷等,以促进血肿吸收。**血肿较小的行加压包扎,较大的可抽吸后加压包扎。

4. 促进功能恢复　病情稳定后,可按摩、理疗和功能锻炼。

(三) 软组织开放性损伤的护理

1. 对污染伤口作好必要的术前准备,配合医生行清创术。

2. 感染伤口应加强换药,积极控制感染。换药亦称更换敷料,其目的是动态观察伤口变化,保持引流通畅,控制感染,促进新生上皮及肉芽组织生长,使伤口尽早愈合。

(1) 伤口换药顺序:先**清洁伤口**,再**污染伤口**,最后为**感染伤口**。

(2) 换药的次数:一期缝合的伤口一般为 2~3 日换药 1 次,若无感染至拆线时再换药;肉芽组织生长良好,分泌物不多的伤口,每日或隔日换药 1 次;脓性分泌物较多,感染重的伤口每日 1 次或多次。

(3) 肉芽创面处理:**肉芽生长健康者,以生理盐水棉球拭去分泌物后,外敷等渗盐水纱布或凡士林纱布即可;**肉芽生长过度者,可将其剪平,并以棉球压迫止血;肉芽水肿者,可用 3%~5% 的高渗氯化钠溶液湿敷;创面脓液量多而稀薄者,可用 0.1% 依沙吖啶或 0.02% 呋喃西林溶液纱布湿敷;创面脓液稠厚,坏死组织较多者,应用硼酸溶液(优琐)等湿敷。

(四) 深部组织或器官损伤的护理

颅脑、胸部、腹部和骨关节的损伤,应做好相应护理,详见有关内容。

(五) 健康教育

教育病人及社区人群应注意交通安全及劳动保护,要善于调节良好的心境,善于处理人际关系,遵守社会公德,避免损伤的发生。指导病人加强营养,以促使组织修复和脏器功能恢复。根据病情,指导进行功能锻炼的方法,以促使患部功能得到最大恢复。

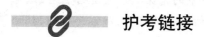 护考链接

经 典 例 题

例题 1　患者女,30 岁。今日下楼时不慎将踝关节扭伤 1 小时后来院就诊,目前应进行的处理措施是

A. 热敷　　　　　　　B. 热水足浴　　　　　　　C. 冷、热敷交替

D. 冷敷　　　　　　　E. 按摩推拿

答案:D

解题导引:对于闭合型创伤,**早期冷敷,可减轻渗血和肿胀,伤后 12 小时起改用热敷,以促进血肿吸收。**故选择 D。

例题 2　患者男,18 岁。因车祸昏迷送院急诊,经初步诊断颅骨骨折,骨盆骨折,医嘱开放静脉通道,急行 X 线检查。护士护送患者时,**不妥**的做法是

A. 选用平车运送　　　　　　　B. 运送期间暂时停止输液

C. 护送时注意保暖　　　　　　D. 检查时护士暂时离开照相室

E. 护士站在患者的头侧

答案:B

解题导引:患者有昏迷、多处骨折,应选用平车运送法;平车运送患者过程中应注意保暖;护士站在患者头侧,以便观察患者病情变化;运送过程中应维持输液,以便患者出现变化时随时处理;在行 X 线摄片时可暂时离开照相室或穿防护服,减少射线对医护人员的损害。故选择 B。

例题3 患者男,20 岁。因工程塌方右大腿被石板压迫 3 小时,伤肢严重肿胀,组织广泛坏死,该损伤属于

A. 扭伤 　　　　　　　　B. 挫伤 　　　　　　　　C. 挤压伤

D. 冲击伤 　　　　　　　E. 撕裂伤

答案:C

解题导引:扭伤指关节处受外力作用致关节囊、韧带等损伤;挤压伤指肌肉丰富部位(躯干、大腿等)受重物长时间挤压造成的肌肉等组织严重损伤;挫伤指钝性暴力作用引起的皮下软组织损伤;冲击伤指爆炸产生的强烈冲击波对胸腹部脏器造成的损伤,上述 4 种损伤均属闭合性损伤。撕裂伤指暴力撕扯造成皮肤、皮下组织、肌肉、肌腱等组织的严重损伤,属开放性损伤。根据该患者的临床表现,属挤压伤,故选择 C。

例题4 患者男,29 岁。因车祸致伤,被 120 急救车送来急诊。体检:患者神志蒙眬、咯血、口鼻均有泥沙夹血外溢、呼吸困难、烦躁不安。左胸侧严重擦伤、肿胀,心率 98 次 / 分,血压 120/90mmHg。此时最紧迫的抢救措施是

A. 清除上呼吸道异物,保持呼吸道通畅 　　B. 请胸外科医生会诊处理

C. 开放静脉通道,输血 　　　　　　　　　D. 鼻导管低流量吸氧

E. 左下肢夹板固定

答案:A

解题导引:对伤员的急救处理原则是首先处理威胁生命的情况。该患者存在咯血、口鼻均有泥沙夹血外溢,并伴有呼吸困难等表现,考虑有引起窒息的可能,应优先处理,故选择 A。

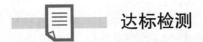 **达标检测**

A1/A2 型题(以下每一道题下面有 A、B、C、D、E 五个备选答案,请从中选择一个最佳答案)

1. 易引起急性肾衰竭的损伤是

A. 挫伤 　　　　　　　　B. 扭伤 　　　　　　　　C. 挤压伤

D. 裂伤 　　　　　　　　E. 刺伤

2. 下列属于开放性损伤的是

A. 扭伤 　　　　　　　　B. 挫伤 　　　　　　　　C. 爆震伤

D. 挤压伤 　　　　　　　E. 刺伤

3. 关于损伤的炎症期约持续

A. 1~2 日 　　　　　　　B. 3~5 日 　　　　　　　C. 10 日左右

D. 14 日左右　　　　　　　E. 6~7 日

4. 关于创伤愈合类型描述正确的是

    A. 一期愈合以上皮细胞修复为主

    B. 污染轻,范围小的伤口,组织修复以原来的细胞为主,见于一期愈合

    C. 以纤维细胞修复为主的,见于一期愈合

    D. 二期愈合不会影响机体的结构与功能

    E. 在一期愈合中组织修复只含有原来细胞

5. 一期缝合的伤口术后换药的时间为

    A. 1~2 日　　　　　　B. 2~3 日　　　　　　C. 3~5 日

    D. 5~7 日　　　　　　E. 8 日以上

6. 缝合伤口出现肉芽水肿时,应选择外敷的是

    A. 生理盐水　　　　　B. 凡士林油纱布　　　C. 3% 过氧化氢

    D. 30% 硫酸镁　　　　E. 3%~5% 氯化钠

7. 抢救伤员时应当首先处理

    A. 休克　　　　　　　B. 止血　　　　　　　C. 窒息

    D. 骨折　　　　　　　E. 颅脑损伤

★8. 肢体出血时使用止血带止血要注意的是

    A. 每隔 10 分钟放松止血带一欠　　B. 每隔 20 分钟放松止血带一次

    C. 每隔 40 分钟放松止血带一次　　D. 每隔 30 分钟放松止血带一次

    E. 每隔 60 分钟放松止血带一次

9. 患者男,34 岁。从地震现场救出,全身多处伤口,肢体活动后剧烈疼痛,脊柱、右侧上、下肢等多处骨折,下面进行急救处理**不正确**的是

    A. 患者应放置于硬板床上　　　　　B. 及时包扎止血

    C. 现场进行骨折复位固定　　　　　D. 转运中输液抗休克

    E. 患者头部应朝向后方

★10. 患者男,38 岁。工作中右手示指被电锯切割离断,立即将其送到医院行断肢再植,其断指的保存方式应该是用无菌纱布包好,放入干净的塑料袋后再置于

    A. 生理盐水中　　　　　　　　　　B. 苯扎溴铵溶液中

    C. 酒精中　　　　　　　　　　　　D. 干燥冷藏容器中

    E. 与冰块直接接触的加盖容器中

11. 患者男,21 岁。左小腿被钝性暴力打击,形成闭合性损伤,其局部处理下列哪项是**错误**的

    A. 局部制动　　　　　　　　　　　B. 抬高患肢

    C. 血肿加压包扎　　　　　　　　　D. 早期局部热敷

    E. 血肿若进行性增大,需切开止血

12. 患者男,49 岁。因车祸致伤,有骨折和多处开放性损伤,首要措施是

    A. 清创术　　　　　　B. 包扎固定　　　　　C. 输液抗休克

    D. 大量抗生素　　　　E. 注射 TAT

★13. 患者男,6 小时前左示指被菜刀划伤,未进行任何处理,此时最首要处理的是

A. 彻底去除异物及坏死组织　　　　　　B. 包扎固定

C. 快速滴入平衡盐 1500ml　　　　　　D. 皮下注射破伤风抗毒素（TAT）

E. 局部暴露，观察无感染后延期缝合

★14. 患者女，25 岁。右小腿有 10cm×5cm 的肉芽组织水肿创面。换药时应选用的湿敷药液是

A. 等渗盐水　　　　B. 0.02% 呋喃西林溶液　　　C. 0.1% 依沙吖啶溶液

D. 含氯石灰硼酸溶液　　　E. 5% 氯化钠溶液

答　案

1	2	3	4	5	6	7	8	9	10	11	12	13	14
C	E	B	B	B	E	C	E	C	D	D	B	A	E

 解题导引

8. E。肢体出血时可用止血带进行暂时止血处理，一般在 1 小时以内，如超过 1 小时应每小时放松 1~2 分钟，以免造成肢体远端缺血坏死。

10. D。断指的正确保存方式是将断指用无菌纱布包裹好后放入干燥冷藏容器中，在此期间断指不可与任何溶液接触，同时注意不可与冰块直接接触，防止冻伤。

13. A。伤后 6~8 小时内是清创缝合的最佳时机。去除异物和坏死组织，冲洗伤口，注意止血，一期缝合。

14. E。等渗盐水用于肉芽新鲜的创面，0.02% 呋喃西林溶液、0.1% 依沙吖啶溶液可用于脓液较多而稀薄的创面，含氯石灰硼酸溶液（优琐）用于脓液稠厚且坏死组织多的创面，对肉芽组织水肿创面应选用高渗液体，使水肿消退。

 背景拓展

创伤后压力心理障碍症

创伤后压力心理障碍症（post-traumatic stress disorder，PTSD）指人在遭遇或对抗重大压力后，其心理状态产生失调的后遗症。这些经历包括生命遭到威胁、严重物理性伤害、身体或心灵上的胁迫。PTSD 又称为创伤后压力综合征，主要症状包括噩梦、性格大变、麻木、逃避会引发创伤回忆的事物、易怒、过度警觉、失忆和易受惊吓等。PTSD 是一种焦虑性失常，不应和一般的悲伤或创伤后调适混淆，此疾病也有可能伴随其他精神失调，包括重度抑郁、一般性焦虑失调和各种成瘾性。

第二节　烧伤病人的护理

考点聚焦

　　本节知识点较多,需考生及时复习识记,预计今后对这部分内容的考查稳中有变。近几年护考的知识点有烧伤的病理、烧伤创面处理和特殊烧伤的护理,今后考查重点有烧伤的护理评估,难点主要是烧伤的面积计算和烧伤深度的估计。

课标精析

　　烧伤是由热力(火焰、热水、蒸汽及高温固体)、电流、放射线以及某些化学物质所引起的损伤。热力因素是最常见致伤因素。

【病理生理】

(一)局部变化

　　Ⅰ度烧伤,皮肤毛细血管扩张、充血,局部轻度肿胀。Ⅱ度烧伤,深达真皮层,皮肤毛细血管通透性明显增高,血浆样液体大量渗出,出现水疱。Ⅲ度烧伤,深达皮肤全层或更深层组织,引起组织脱水、蛋白质凝固,甚至炭化,坏死的皮肤形成焦痂。

(二)全身反应与临床分期

　　大面积烧伤的病程大致分为三期,但各期之间可有重叠,分期的目的是为了突出各阶段临床处理的重点。

　　1. 休克期　**休克是烧伤后 48 小时内造成病人死亡的主要原因**。大面积烧伤有大量血浆渗出,引起有效循环血量锐减,**故伤后 48 小时内容易出现低血容量性休克,临床上称之为休克期。组织烧伤后的立即反应是体液渗出,伤后 6~12 小时内最快,持续 24~48 小时,以后渐趋稳定并开始回收。**

　　2. 感染期　自烧伤渗液回吸收开始,感染上升为主要矛盾。大量坏死组织分解产物和细菌毒素被吸收入血,出现"**创面脓毒症**"。感染的威胁要持续到烧伤创面痊愈,常有 3 个高峰:

　　(1)早期脓毒症:凶险,出现在烧伤后 3~7 日内,为毒素吸收所致,血培养阴性。有效地抗休克,可减少早期暴发型脓毒症。

　　(2)中期脓毒症:多出现在伤后 2~3 周焦痂分离脱落后,细菌侵入创面所致,此时为烧伤感染的主要阶段,血培养可阳性。早切痂、早植皮,可降低中期脓毒症。

　　(3)晚期脓毒症:多出现在烧伤 1 个月后,与创面长期不愈合、病人免疫力极度低下有关。积极改善全身情况,早期植皮,常可避免。

　　3. 修复期　烧伤后,炎症反应的同时,组织的修复已经开始。**Ⅰ度烧伤,3~5 日内自行修复,无瘢痕。浅Ⅱ度烧伤,2 周愈合,局部留有色素沉着,无瘢痕。深Ⅱ度靠残存的上皮岛融合修复,3~4 周愈合,留有瘢痕。Ⅲ度愈合较慢,一般靠皮肤移植修复,留有瘢痕。**

【临床表现】

(一) 烧伤面积估计

1. 手掌法 伤员的手五指并拢后一只手掌的面积为其体表总面积的1%。

2. 中国新九分法 即将人体的体表面积分成11个9%和1个1%(表7-1、图7-1)。

表7-1 人体体表面积新九分法

		成人各部位面积(%)	小儿各部位面积(%)
头颈	9×1=9	(发部3、面部3、颈部3)	9+(12- 年龄)
双上肢	9×2=18	(双手5、双前臂6、双上臂7)	9×2
躯干	9×3=27	(腹侧13、背侧13、会阴1)	9×3
双下肢	9×5+1=46	(双臀5、双大腿21、双小腿13、双足7)	46-(12- 年龄)

注:成年女性的双臀和双足各占6%

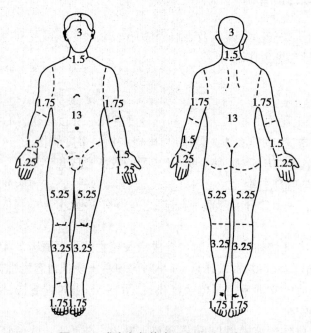

图 7-1 成人各部体表面积(%)示意图

💡 **联想记忆**

烧伤新九分法:头面颈333(9%×1),手臂肱567(9%×2),躯干26会阴1(9%×3),臀为5足为7,小腿13大腿21(9%×5+1%)。

(二) 烧伤深度估计

采用国际通用的三度四分法(表7-2)。

(三) 烧伤严重程度估计

1. 按烧伤面积 分为大面积烧伤和小面积烧伤。成人Ⅱ度面积在15%(小儿10%)以下,或Ⅲ度面积在5%以下,为小面积烧伤;超过上述范围即属大面积烧伤。Ⅰ度烧伤不必估计

表 7-2　烧伤深度的估计

深度	组织损伤和临床体征	局部感觉
Ⅰ度(红斑)	伤及表皮浅层,轻度红肿、干燥、无水疱	灼痛
浅Ⅱ度(大水疱)	伤及表皮全层,真皮浅层,水疱较大、疱壁薄、基底潮湿、鲜红、水肿明显	剧痛、感觉过敏
深Ⅱ度(小水疱)	伤及真皮深层,水疱较小、疱壁厚、基底苍白或红白相间、水肿、可见网状血管栓塞	迟钝
Ⅲ度(焦痂)	伤及皮肤全层、皮下、肌肉或骨骼,无水疱、焦黄、蜡白、炭化、坚韧、可见树枝状栓塞血管	消失

在内。

2. 按烧伤面积和深度　分为轻、中、重、特重四度(表 7-3)。

表 7-3　烧伤严重程度的分度

	轻度	中度	重度	特重度
Ⅱ~Ⅲ度总面积	<10%	11%~30%	30%~50%	>50%
Ⅲ度面积		<10%	11%~20%	>20%
其他			面积虽不足上述标准,但并发休克、吸入性损伤或合并较严重的复合伤	已有严重并发症

(四) 吸入性损伤

吸入性损伤以往称"呼吸道烧伤",是较危重的部位烧伤。常与头面部烧伤同时发生,其致伤因素不单纯由于热力,燃烧时的烟雾含有大量的化学物质,可被吸入肺泡,这些化学物质有局部腐蚀和全身中毒的作用,如 CO 中毒、氰化物等等,所以在相对封闭的火灾现场,死于吸入性损伤者多于烧伤,合并严重吸入性损伤者仍为烧伤救治中的突出难题。

吸入性损伤的诊断:①燃烧现场相对密闭;②呼吸道刺激,咳出炭末痰,呼吸困难,肺部可有哮鸣音;③面、颈、口鼻周常有深度烧伤,鼻毛烧伤,声音嘶哑。

【治疗原则】

小面积烧伤(Ⅱ度烧伤面积 <15% 者),多在门诊清创处理。大面积烧伤(Ⅱ度烧伤面积 >15% 者)需住院治疗,其治疗原则是:

1. 早期及时补液,扩充血容量,防治低血容量性休克。
2. 烧伤严重的组织应早期切除,妥善处理创面,促进创面修复。
3. 及时纠正休克和感染,防治多器官功能障碍。
4. 重视功能与形态的恢复。

【护理诊断 / 问题】

1. 体液不足　与创面大量体液渗出有关。
2. 有窒息的危险　与吸入性呼吸道烧伤有关。
3. 有感染危险　与皮肤屏障受损、创面污染、机体免疫力低下有关。
4. 皮肤完整性受损　与皮肤组织破坏有关。
5. 疼痛　与组织破坏有关。

【护理措施】

(一) 现场救护

1. 迅速消除致伤原因　指导和协助伤者尽快脱离险境,对火焰伤应尽快脱去着火衣物,也可就地卧倒滚压,或用水浇淋,切忌用手扑打火焰、来回奔跑、大声呼叫,以免增加损伤成吸入性损伤。若被热液等烫伤,应立即脱去或剪开浸湿的衣服;面积较小的四肢烧伤,可将肢体浸泡于冰水或凉水中,降低局部温度,减轻疼痛和热力的损害。对酸、碱等化学物质烧伤,立即脱去或剪开沾有酸、碱的衣服,以大量清水冲洗为首选措施,而且冲洗时间应适当延长;如系生石灰烧伤,应先除去石灰粉粒,再用清水长时间的冲洗,以避免石灰遇水产热加重损伤;磷烧伤时立即拭出磷颗粒,将烧伤部位浸入水中或用大量清水冲洗,不可将创面暴露在空气中,避免剩余磷继续燃烧,忌用油质敷料,以免磷在油中溶解而被吸收中毒。

2. 抢救生命　去除致伤原因后,要配合医生首先处理窒息、心搏骤停、大出血、开放性气胸等危急情况,抢救生命。对头颈部烧伤或疑有吸入性损伤的病人,应备齐氧气及气管切开包等抢救用品,并保持口、鼻腔通畅。必要时及时协助医生做气管切开手术。

3. 预防休克　遵医嘱给予镇静止痛药,减轻或缓解疼痛。但合并吸入性损伤或颅脑损伤者忌用吗啡。伤后应尽快补充液体,**口渴者可口服烧伤饮料或淡盐水,但不能饮用白开水**。中度以上烧伤需远途转送者,**应建立静脉输液通道,必要时按医嘱快速静脉输入平衡盐溶液及右旋糖酐,途中需持续输液**。

4. 保护创面　根据烧伤创面大小,用无菌敷料或清洁布类包裹创面,避免再污染和损伤。避免用有色药物涂抹,以免影响对烧伤深度的判断。

5. 快速转送　有休克者,争取先抗休克,待病情平稳后再转送,转送途中必须维持呼吸道通畅和持续输液;转送前和转送中避免使用冬眠药物和抑制呼吸的药物。抬病人上下楼时,头朝下方;**用汽车转送时,病人应横卧或取头后、足前的卧位,以防脑缺血**。详细记录处理内容,以便后续医生的诊治。

(二) 静脉输液的护理

伤后 48 小时内,因创面大量渗出而致体液不足,可引起低血容量性休克。此阶段护理重点是遵医嘱补充血容量,安排和调节补液的速度和量,认真细致观察病情变化,协助医生及时修订和完成补液计划。

1. 轻度烧伤　可口服烧伤饮料,烧伤饮料的配方是 100ml 水中含食盐 0.3g,碳酸氢钠 0.15g,苯巴比妥 0.005g。

2. 中度以上烧伤　遵医嘱及时**补足血容量是休克期的首要护理措施**。伤后应迅速建立静脉输液通路,有时需多路输液,必要时静脉切开插管输液。为做好输液工作,应了解补液的量和液体的种类。

(1) 补液量估计:伤后第 1 个 24 小时补液量(ml)=Ⅱ、Ⅲ度烧伤面积 × 体重(kg)×1.5ml(儿童 1.8、婴儿 2.0)+2000ml(儿童约 60~80ml/kg、婴幼儿约 100ml/kg)。其含义是烧伤后第 1 个 24 小时,每 1% 的 Ⅱ、Ⅲ度烧伤面积,成人需补给电解质和胶体溶液总量 1.5ml/kg,再加日需量 2000ml。电解质溶液和胶体溶液的比例一般为 2:1,大面积深度烧伤和小儿烧伤为 1:1,日需量都用 5% 的葡萄糖溶液补充。伤后第 2 个 24 小时的体液渗出减少,电解质和胶体的补液量为第 1 个 24 小时的半量,日需要量不变。

如某体重 60kg,Ⅱ、Ⅲ度烧伤总面积为 60% 的成人烧伤病人,伤后第 1 个 24 小时补液量(ml)=60×60×1.5+2000=7400ml。因该病人是大面积深度烧伤,其中电解质为2700ml,胶体溶液为2700ml,5%葡萄糖溶液为2000ml。该病人第2日补液则为5400÷2+2000=4700ml。

(2) 液体的种类与安排:电解质溶液首选平衡溶液,其次为0.9%氯化钠溶液。胶体常用血浆或全血,以血浆为主。紧急时也可选用血浆代用品,如中分子右旋糖酐(一般不超过1000ml)。**因为烧伤后第1个8小时内渗液最快,所以应在首个8小时内输入胶、晶体液总量的1/2,其余分别在第2、第3个8小时内输入。日需要量应在24小时内均匀输入。**上例病人的液体分配见表7-4。

表7-4 举例病人24小时内液体输入方案(ml)

液体种类	第1个8h	第2个8h	第3个8h
电解质溶液(平衡盐)	1500	750	750
胶体溶液(血浆等)	750	375	375
5%葡萄糖溶液	700	700	600

补液的一般原则是先晶后胶、先盐后糖、先快后慢,胶、晶体溶液交替输入,特别注意不能集中在一段时间内输入单一种类液体,如大量输入水分,可引起水中毒。

(3) 调节输液量和速度的指标:①尿量,是反映组织器官灌注状况的简便而有效指标,对重度以上烧伤或外生殖器深度烧伤病人应留置尿管,观察尿量,注意有无血红蛋白尿,一般**要求成人每小时尿量30ml以上,小儿每千克每小时尿量不少于1ml,若低于上述水平,表示补液量不足,应加快输液;但某些情况,如老年人、心血管病病人、吸入性损伤或合并颅脑损伤者,输液不能太快,只要求每小时尿量20ml即可;有血红蛋白尿时要维持在50ml/h以上。②其他指标,如血压、脉搏、末梢循环情况、精神状态、中心静脉压等,应维持基本正常。以下情况说明血容量已基本恢复:收缩压在90mmHg以上;成人心率120次/分以下,儿童在140次/分以下;病人安静;肢体温暖,中心静脉压正常。**

(三) 创面的护理

1. 初期创面清创的护理 病人入院时,如全身情况允许,应在良好的止痛和无菌条件下协助医生尽早进行简单清创。先剃除或剪去创面及周围毛发,修剪指(趾)甲;用肥皂水和清水清洗创面周围正常皮肤,如创面被泥土、灰尘污染较重,可用大量温盐水洗除污染物,随后用碘附消毒周围皮肤和创面,去除异物;**对浅Ⅱ度小水疱可不予处理,大疱应于底部剪破引流;水疱已破损、撕脱者,应剪除疱皮;对于深Ⅱ度、Ⅲ度创面的坏死表皮也须去除,以利创面清洁与干燥;创面局部涂抹磺胺嘧啶银的,可控制感染,促进创面干燥、结痂,使创面愈合。**此后根据烧伤部位、面积、深度及医疗条件采用暴露或包扎疗法。清创术后应注射TAT,必要时及早使用抗生素。

2. 包扎疗法的护理 对四肢浅度烧伤、病室条件较差或门诊处理的小面积烧伤,宜采用包扎疗法。此法便于护理和移动病人,有利于保护创面,对病室环境要求较低。但包扎疗法不利于观察创面,细菌容易生长繁殖,换药时病人较痛苦,也不适用头面颈、会阴等处创面处理。护理中,应协助医生实施包扎疗法,即经清创处理后,创面上先敷几层药液纱布,其上**再覆盖2~3cm厚、吸水性强的纱垫,用绷带自肢体远端向近心端包扎,注意显露指(趾)末端以观察血液循环。包扎时注意用力均匀,松紧适宜。应将患肢置于功能位置,指(趾)间应用**

敷料隔开,避免形成并指(趾)畸形。

包扎后的护理包括:①观察肢端感觉、运动和血运情况,若发现指、趾末端皮肤发凉、青紫、麻木等情况,立即放松绷带;②抬高患肢;③注意保持肢体功能位置;④保持敷料清洁干燥,如外层敷料被浸湿,须及时更换;⑤注意创面是否有感染,若**发现敷料浸湿、有臭味,伤处疼痛加剧,伴高热,血白细胞计数增高,均表明创面有感染**,应报告医生,及时检查创面;如脓液呈鲜绿色、有霉腥味,表明是铜绿假单胞菌感染,可改为暴露疗法,伤口处更换下的污染敷料应烧毁,防止院内交互感染。

3. **暴露疗法的护理**　适用于Ⅲ度烧伤,头、面、颈等特殊部位及特殊感染(铜绿假单胞菌、真菌)的创面。其优点是便于观察创面变化,便于处理创面和外用药物,不利于铜绿假单胞菌生长,节约敷料,也避免换药带来的痛苦。暴露疗法的病房应具备以下条件:①室内清洁,有必要的消毒与隔离条件;②恒定的温、湿度,要求室温保持在28~32℃,湿度适宜;③便于抢救治疗。

暴露疗法护理要点:①保持床单清洁干燥;②促进创面干燥.结痂,可用烤灯或红外线辐射促进创面结痂,若有渗液,可用无菌纱布或棉球拭干创面;创面涂收敛、抗菌等药物;③保护创面,为避免创面长时间受压,应经常翻身;④环形烧伤肢体,可用支架将伤肢悬空;⑤若躯干环形烧伤,须用翻身床,使躯干腹、背侧能交替暴露,防止创面持续受压所致再损伤,但昏迷、休克、心肺功能不全及应用冬眠药物者忌用翻身床。

4. **去痂和植皮的护理**　深度烧伤创面自然愈合慢或难以愈合,而自然愈合所形成的瘢痕可导致各种畸形并引起功能障碍。因此Ⅲ度烧伤常需要采用切痂、削痂和植皮,应做好植皮手术前后护理工作。

5. **感染创面的处理**　感染创面应用湿敷、浸浴等方法除去脓液和坏死组织,痂下感染时应剪去痂皮或坏死组织,以清洁和引流创面。护理时须加强换药,根据创面感染程度和脓液多少,决定每日换药次数,根据感染特征或细菌培养和药敏试验选择外用药物。

6. **特殊部位烧伤护理**

(1) 吸入性损伤:①应在床旁备急救物品;②**保持呼吸道通畅,如经气管插管或气管切开插管及施行机械辅助通气**;③伤后5~7日应注意气管上皮组织坏死脱落引起窒息;④根据情况吸氧,氧浓度一般不超过40%,采用雾化吸入,一氧化碳中毒者给纯氧吸入;⑤密切观察,防治肺部并发症。

(2) 头面颈部烧伤:病人多采用暴露疗法,应安置病人取半卧位,观察有无吸入性损伤,必要时给予相应的处理。做好五官护理,如及时用棉签拭去眼、鼻、耳的分泌物,保持其清洁干燥;双眼使用抗生素眼药水或眼膏,避免角膜干燥而发生溃疡;避免耳廓受压。做好口腔护理,防止口腔黏膜溃疡及感染。

(3) 会阴部烧伤:采用暴露疗法,保持局部干燥,将大腿外展、使创面充分暴露,避免大、小便污染。便后用生理盐水清洗肛门、会阴部,注意保持创面及周围的清洁。

(四) 防治感染的护理

1. **一般护理**　做好降温、保持呼吸道通畅及其他基础护理工作。

2. **密切观察病情变化**　护理中要密切观察生命体征、意识状况变化、胃肠道反应,注意是否存在脓毒症的表现,意识改变常是其早期出现的症状。同时注意创面局部情况,**若创面水肿、渗出液多、肉芽颜色转暗、创缘下陷、创缘出现红肿等炎症表现,或上皮停止生长,原来**

干燥的焦痂变得潮湿、腐烂，创面有出血点等都是感染的征象。如创面出现紫黑色出血性坏死斑，是铜绿假单胞菌感染的征象。发现异常情况，应及时向医生报告。

3. 遵医嘱应用抗生素　应用抗生素时，须注意药物不良反应及二重感染的发生。应及时做好创面细菌培养及抗生素敏感试验，以便选用有效抗生素。

4. 做好消毒隔离工作　病房用具应专用；工作人员出入病室要更换隔离衣、口罩、鞋帽；接触病人前后要洗手，做好病房的终末消毒工作。

5. 严格遵守无菌原则，防治感染。

（五）改善营养状况

烧伤后病人蛋白质丢失多，消耗增加，应鼓励其加强营养，补充高蛋白、高热量以及多种维生素。应依据不同病情给予口服、鼻饲、胃肠外营养，促进创面修复及身体功能的康复。对大面积烧伤病人，遵医嘱每日或隔日输入适量血浆或全血或人体清蛋白，也可应用免疫球蛋白等，以增强抵抗力。

（六）心理护理

应根据不同病人的心理状态，采取相应措施。如缺乏自制力者，要加强安全措施，严防病人再次受伤；对有恐惧反应者，帮助其寻找原因消除恐惧；对伤残或者面容受损害者，应注意沟通技巧，使病人精神放松，避免无意中对病人自尊心的伤害；鼓励病人正确对待伤残，鼓起对生活的勇气。

（七）健康教育

1. 告知病人创面愈合后一段时间内，可能出现皮肤干燥、痛痒、全身闷热等，应嘱咐病人避免使用刺激性强的肥皂和接触过热的水，不能搔抓初愈的皮肤。

2. 可在已愈创面涂擦润滑剂，穿纯棉内衣；1 年内烧伤部位避免太阳曝晒，避免紫外线、红外线对皮肤的损害。

3. 烧伤肢体维持并固定于功能位，如颈部烧伤应取后伸位，四肢烧伤取伸直位，手部固定在半握拳的姿势，指（趾）间垫油纱以防粘连。为减轻瘢痕挛缩、肌肉萎缩等原因造成躯体功能障碍，及时指导病人进行正确的功能锻炼，以主动运动为主，被动运动为辅，必要时为病人编制体操疗法或作业疗法计划。

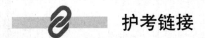 护考链接

经 典 例 题

例题 1　患者女，48 岁。大面积烧伤后 7 小时入院。心率 122 次 / 分、血压 70/50mmHg，尿少。发生上述状况最可能的原因是

A. 大量红细胞丧失造成肺换气障碍

B. 大量体液从血管内渗出引起低血容量休克

C. 疼痛导致的生理反应

D. 大量水分蒸发造成脱水

E. 创面细菌感染造成感染性休克

答案：B

解题导引:该患者的临床表现有心率 122 次 / 分,血压 70/50mmHg,提示存在休克。大面积烧伤早期引起休克的常见原因有剧烈疼痛和低血容量等,其中低血容量为最主要因素,故选择 B。

例题 2　患者女,37 岁。因体表面积 35% 烧伤入院。清创后护士向患者解释创面局部涂抹磺胺嘧啶银的目的,**错误**的是

  A. 促进创面干燥　　　　　B. 促进创面结痂　　　　　C. 促进创面愈合

  D. 防止出血　　　　　　　E. 控制感染

答案:D

解题导引:创面局部涂抹磺胺嘧啶银,可控制感染,促进创面干燥、结痂,使创面愈合。故选择 D。

例题 3　患者男,32 岁。因歌厅火灾致面部烧伤入院。体检发现,患者声音嘶哑,口鼻处有黑色分泌物,鼻毛烧焦。该患者目前最主要危险是

  A. 呼吸衰竭　　　　　　　B. 肺部感染　　　　　　　C. 肺水肿

  D. 呼吸性碱中毒　　　　　E. 窒息

答案:E

解题导引:该患者属于吸入性烧伤,伤后应注意气管上皮组织坏死脱落引起窒息。故选择 E。

达标检测

一、A1/A2 型题(以下每一道题下面有 A、B、C、D、E 五个备选答案,请从中选择一个最佳答案)

  1. 烧伤后出现低血容量性休克的原因主要是

    A. 局部异物刺激　　　　　B. 剧烈疼痛　　　　　　　C. 血浆自创面外渗

    D. 细菌繁殖　　　　　　　E. 水分蒸发

  ★2. 关于烧伤下列哪项**错误**

    A. 48 小时内易发生休克

    B. 伤后 3~4 日易发生早期脓毒症

    C. 伤后 2~3 周易发生中期脓毒症

    D. Ⅲ度烧伤,需等待其焦痂自然溶脱后再植皮

    E. 浅Ⅱ度烧伤、创面无感染时,愈后无瘢痕

  ★3. 大面积烧伤后 2 日,最主要的全身改变是

    A. 急性呼吸衰竭　　　　　B. 脓毒血症　　　　　　　C. 低血容量性休克

    D. 急性肾功能衰竭　　　　E. 应激性溃疡

  4. 大面积烧伤急救,患者口渴应给予

    A. 淡盐水　　　　　　　　B. 糖开水　　　　　　　　C. 热开水

    D. 纯净水　　　　　　　　E. 凉茶水

  5. 吸入性损伤的患者,最危险的并发症是

　　A. 鼻毛烧伤　　　　　　　　B. 声音嘶哑　　　　　　　　C. 呛咳

　　D. 窒息　　　　　　　　　　E. 肺炎

6. 大面积烧伤患者 24 小时内主要的护理措施是

　　A. 镇静止痛　　　　　　　　B. 保证液体输入　　　　　　C. 预防感染

　　D. 保持呼吸道通畅　　　　　E. 心理护理

7. 血红蛋白尿的患者尿量应保持

　　A. >10ml/L　　　　　　　　B. >20ml/L　　　　　　　　C. >30ml/L

　　D. >40ml/L　　　　　　　　E. >50ml/L

8. 关于烧伤暴露疗法**错误**的是

　　A. 保持创面干燥　　　　　　　　　　　B. 发现痂下感染,应立即切痂引流

　　C. 病室温度以 25℃为宜　　　　　　　D. 每日更换无菌垫单

　　E. 创面有真菌斑时,可涂 2% 碘酊

★9. 浅Ⅱ度烧伤的损伤范围是

　　A. 角质层　　　　　　　　　B. 生发层　　　　　　　　　C. 真皮浅层

　　D. 皮肤全层　　　　　　　　E. 真皮深层

★10. 患儿女,6 岁。全身大面积开水烫伤送来急诊。四肢、后背大面积烫伤,创面红肿,大水疱。未伤及范围包括头、面部、颈部、以及前胸、腹部约 8 个手掌大的皮肤。估计其烧伤面积为

　　A. 63%　　　　　　　　　　B. 67%　　　　　　　　　　C. 73%

　　D. 77%　　　　　　　　　　E. 83%

11. 患者男,55 岁。右上肢烧伤,局部水疱小,感觉迟钝,基底苍白,此时损伤深达

　　A. Ⅰ度、表皮层　　　　　　B. 深Ⅱ度、脂肪层　　　　　C. Ⅲ度、肌肉层

　　D. 浅Ⅱ度、真皮乳头层　　　E. 深Ⅱ度、真皮深层

12. 患者男,20 岁。头面部及右上肢烧伤,局部大水疱,疱壁薄,剧痛,其烧伤面积和深度为

　　A. 9%、浅Ⅱ度　　　　　　　B. 10%、深Ⅱ度　　　　　　C. 12%、Ⅲ度

　　D. 15%、浅Ⅱ度　　　　　　E. 18%、深Ⅱ度

13. 患者男,38 岁。大面积烧伤,补液速度掌握先快后慢的原则,伤后第一个 8 小时输入量应是总量的多少

　　A. 胶体和晶体各 1/3+ 每日水分需要量 1/2

　　B. 胶体和晶体各 1/2+ 每日水分需要量 1/3

　　C. 胶体和晶体各 3/4+ 每日水分需要量 1/3

　　D. 胶体和晶体各 1/2+ 每日水分需要量 1/2

　　E. 胶体和晶体各 2/3+ 每日水分需要量 1/3

★14. 患者女,43 岁,体重 50kg。烧伤面积 80%,第一个 24 小时补液总量为

　　A. 4000ml　　　　　　　　　B. 5000ml　　　　　　　　　C. 6000ml

　　D. 7000ml　　　　　　　　　E. 8000ml

15. 患者男,60 岁。大面积烧伤后 2 周,出现寒战、高热、脉率 120 次 / 分,血压 15/11kPa (112/82mmHg),烦躁不安,白细胞计数 $25×10^9$/L,血细菌培养阳性,目前患者可能合并

A. 菌血症　　　　　　B. 脓血症　　　　　　C. 脓毒症

D. 毒血症　　　　　　E. 感染性休克

二、A3/A4 型题(以下提供若干个案例,每个案例下设若干个考题,请根据各考题题干所提供的信息,在每题下面 A、B、C、D、E 五个备选答案中选择一个最佳答案)

(16~18 题共用题干)

患者男,40 岁,体重 70kg。被热液烫伤 3 小时来诊。体检:烫伤包括头面颈部、右上肢、右下肢(不包括臀部)、左膝关节以下至足趾及胸部一手掌大小的面积,创面大水疱,潮红,水肿,剧烈疼痛。

16. 该患者烧伤的面积和深度为

　　A. 约35%、浅Ⅱ度　　　B. 约40%、深Ⅱ度　　　C. 约45%、浅Ⅱ度

　　D. 约50%、浅Ⅱ度　　　E. 约55%、深Ⅱ度

17. 伤后 48 小时内护理的重点是

　　A. 使用止痛药　　　　　B. 输液抗休克　　　　　C. 注射破伤风抗毒素

　　D. 静脉使用抗生素　　　E. 清创

18. 患者的颈部应保持的功能位是

　　A. 前伸位　　　　　　　B. 伸直位　　　　　　　C. 左侧伸位

　　D. 右侧伸位　　　　　　E. 后伸位

(19~24 题共用题干)

患者女,16 岁。因煤气泄漏爆炸致头面部、双上肢烧伤入院。查体:烧伤部位有大量水疱,痛觉迟钝。

★19. 采用中国新九分法估计该患者的烧伤面积约为

　　A. 18%　　　　　　　　B. 21%　　　　　　　　C. 24%

　　D. 27%　　　　　　　　E. 54%

★20. 患者的烧伤严重程度是

　　A. 轻度　　　　　　　　B. 中度　　　　　　　　C. 中重度

　　D. 重度　　　　　　　　E. 特重度

★21. 根据患者烧伤部位的特点,护士应重点观察

　　A. 呼吸功能　　　　　　B. 上肢血液循环　　　　C. 意识

　　D. 疼痛程度　　　　　　E. 血压

★22. **不正确**的补液方案是

　　A. 尽早开始　　　　　　B. 见尿补钾　　　　　　C. 先晶后胶

　　D. 先糖后盐　　　　　　E. 先快后慢

★23. 患者入院第 5 日出现发热,体温 39.2℃,创面有黄绿色分泌物伴有恶臭味,引起感染的细菌考虑为

　　A. 溶血性链球菌　　　　B. 大肠埃希菌　　　　　C. 金黄色葡萄球菌

　　D. 铜绿假单胞菌　　　　E. 梭形芽胞杆菌

24. 患者经 1 个月的治疗拟于近日出院,由于烧伤部位瘢痕较严重,患者自觉不愿见人,不想离开医院。对其采取护理措施**不妥**的是

A. 理解患者并倾听其诉说　　　　B. 动员尽快出院
C. 介绍后期整形美容治疗方法　　D. 鼓励自理,增强独立性
E. 不回避问题,尽量稳定情绪

答 案

1	2	3	4	5	6	7	8	9	10	11	12	13	14	15
C	D	C	A	D	B	E	C	C	D	E	D	B	E	C

16	17	18	19	20	21	22	23	24
D	B	E	C	B	A	D	D	B

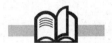 **解题导引**

2. D。由于Ⅲ度烧伤从组织凝固,经液化到与健康组织分离,需要2~3周,随时都有感染的危险。需积极的手术早期切痂或削痂并立即植皮,故选择D。

3. C。大面积烧伤后2日的患者仍处于烧伤休克期,此时最主要的病理改变是烧伤造成机体毛细血管通透性增加,导致大量血浆外渗至组织间隙及烧伤创面,引起有效循环血量锐减,而发生低血容量性休克。

9. C。烧伤深度一般采用三度四分法,其损伤深度分别是Ⅰ度烧伤伤及表皮角质层,浅Ⅱ度烧伤伤及真皮浅层,深Ⅱ度烧伤伤及真皮深层,Ⅲ度烧伤伤及皮肤全层、肌肉甚至骨骼。

10. D。该患儿未烧伤部位为头、面部、颈部、以及前胸、腹部约8个手掌大的皮肤,其未烧伤面积为9%+(12-年龄)%+8%=9%+(12-6)%+8%=23%,烧伤面积为100%-23%=77%。

14. E。烧伤患者,体重50kg,烧伤面积80%,第一个24小时补液总量的计算方法为:50×80×1.5+2000=8000ml,故选择E。

19. C。根据新九分法测算烧伤面积为头部3,面部3,双上肢18,合计24%。

20. B。根据患者Ⅱ、Ⅲ度烧伤面积可将烧伤程度分为轻度、中度、重度及特重度烧伤。轻度烧伤总面积<10%,无Ⅲ度烧伤;中度烧伤指Ⅱ度烧伤面积11%~30%,或Ⅲ度烧伤面积<10%;重度烧伤指烧伤总面积31%~50%,或Ⅲ度烧伤面积11%~20%,或总面积不足但并发休克、吸入性损伤或合并较重的复合伤;特重度烧伤指总面积>50%或Ⅲ度烧伤面积>20%,或已有严重并发症。

21. A。头面颈部烧伤常合并吸入性损伤,易发生呼吸困难,其观察重点是患者的呼吸情况。

22. D。根据补液原则,先盐后糖(高渗性脱水除外)、先晶后胶、先快后慢、液种交替、尿畅补钾。

23. D。溶血性链球菌感染时脓液稀薄、量大、呈淡红色;金黄色葡萄球菌感染时脓液呈黄色,不臭;大肠埃希菌与其他厌氧菌混合感染时,脓液常为灰白色,有恶臭;梭形芽胞杆菌为厌氧杆菌,感染时脓液有恶臭,有产气性;铜绿假单胞菌常引起大面积烧伤创面感染,脓液

呈淡绿色,有特殊甜腥臭味。

第三节　咬伤病人的护理

 考点聚焦

　　本节知识点近几年护考没有考查。今后考查重点是毒蛇咬伤的自救和急救以及解毒药的使用方法。2017年增加了犬咬伤,重点是狂犬病的预防。

 课标精析

一、毒蛇咬伤病人的护理

　　毒蛇咬伤主要发年在南方农村和山区,一般以夏秋季最为多见。毒蛇咬人时,毒液由其唇腭上的一对唇上腺排出,经过毒牙上的导管注入人体,再通过淋巴和静脉回流到全身,从而引起严重的全身中毒,甚至危及生命。一般毒蛇头部多呈<u>**三角形,色彩斑纹鲜明,被咬处的皮肤留下一对较深大的牙痕,并伴有全身中毒症状**</u>。无毒蛇头部呈椭圆形,色彩斑纹不鲜明,牙痕小且呈锯齿状,无全身中毒症状。

　　【病因病理】
　　蛇毒是含有多种毒性蛋白质、溶组织酶以及多肽的复合物。蛇毒按毒性分为神经毒素和血液毒素两类。神经毒素对中枢神经和神经肌肉节点有选择性毒性作用,代表蛇为金环蛇、银环蛇;血液毒素对血细胞、血管内皮细胞及组织有破坏作用,可引起出血、溶血、休克或心力衰竭等,代表为竹叶青蛇、五步蛇;混合毒素以眼镜蛇、蝮蛇为代表,兼有神经、血液毒素特点。

　　【临床表现】
　　1. 局部表现　咬伤后局部疼痛,肿胀,并向肢体近心端蔓延,伤口周围有大片瘀斑、血疱甚至局部组织坏死,有淋巴结肿大。
　　2. 全身表现　全身虚弱、烦躁不安、语言不清、头晕目眩、视物模糊、呼吸困难、吞咽困难、恶心呕吐、口周感觉异常、肢体软瘫或麻木、腱反射消失。可有血压下降、血尿、少尿,心律失常,肺水肿和休克,最后出现呼吸和循环衰竭。

　　【治疗原则】
　　立即在伤口近心端环形包扎,延缓毒素吸收扩散;尽快清除局部毒素;全身应用蛇药、抗蛇毒血清等中和蛇毒;加强对症及支持疗法,防治休克、弥散性血管内凝血、多器官功能障碍综合征等。

　　【护理诊断/问题】
　　1. 恐惧　与毒蛇咬伤、生命受到威胁有关。
　　2. 潜在并发症:休克、弥散性血管内凝血、多器官功能障碍综合征。

【护理措施】

（一）现场急救

急救原则是阻止蛇毒吸收，尽快使蛇毒从局部排出。

1. 镇静 病人切勿惊慌奔跑，以免加速蛇毒的吸收和扩散。

2. 环形包扎 立即在**伤口的近心端 10cm 用止血带或布带等环形结扎。松紧适宜，以阻止静脉和淋巴回流为度**。每 15~30 分钟要松开 1~2 分钟，避免发生肢体循环障碍。

3. 伤口排毒 大量冷水冲洗伤口，用手自上而下向伤口挤压，排出伤口内蛇毒。伤口冲洗后，用锐器在咬痕处切开，深达真皮下，扩大创口排出蛇毒。**血液毒蛇咬伤者禁忌切开**，防止出血不止。若救援者用口吮吸伤口（吸者口腔应无伤口），随吸随漱口。

4. 转送病人 转运途中注意病情变化，**伤肢下垂，不宜抬高**。

（二）急诊护理

1. 病情观察 密切监测生命体征、意识、呼吸循环功能、尿量等，观察全身中毒症状的进展；注意肢体肿胀、伤口引流情况等。

2. 伤口处理 患肢下垂，用尖刀在伤口周围多处切开，用拔火罐、吸乳器等方法抽吸残余蛇毒。用 3% 过氧化氢溶液或 1：5000 高锰酸钾溶液冲洗伤口，然后用高渗盐水或 1：5000 高锰酸钾溶液湿敷。局部降温可减少毒素吸收速度。

3. 解毒措施 静脉输液，促进蛇毒从尿中排出，输液时要注意心肺功能。应用单价和多价抗蛇毒血清，用前需做过敏试验，结果阳性应采用脱敏注射法。口服和外敷解蛇毒中成药，常用蛇药有南通（季德胜）蛇药、上海蛇药等，此外半边莲、白花蛇舌草、七叶一枝花等新鲜草药对毒蛇咬伤也有效。**胰蛋白酶有直接分解蛇毒作用，可取 2000U 加入 0.5% 普鲁卡因 20ml，在伤口四周行局部浸润或在伤口上方行环状封闭**。也可用 0.25% 普鲁卡因 20ml 加地塞米松 5mg 环状封闭，有止痛、抗感染、消肿和减轻过敏的作用。

4. 对症及支持疗法护理 鼓励病人多饮水，不能进食者给予静脉补液以利排毒和纠正水、电解质和酸碱平衡紊乱。选用抗生素防止合并感染，注射破伤风抗毒素。同时积极预防休克及多器官功能障碍综合征。

（三）健康教育

在野外工作时，尽可能不赤足。在丛林茂密处，用木杆打草惊蛇的方法，驱赶毒蛇，随身携带蛇药。夜间走路要带上手电筒等照明工具。宣教毒蛇咬伤的自救方法。

二、犬咬伤病人的护理

狂犬病是狂犬病毒所致的急性传染病，人兽共患，多见于犬、狼、猫等肉食动物，人多因被病兽咬伤而感染。临床表现为特有的恐水、怕风、咽肌痉挛、进行性瘫痪等。因恐水症状比较突出，故本病又名恐水症（hydrophobia）。我国的狂犬病主要由犬传播，家犬可以成为无症状携带者，所以表面"健康"的犬对人的健康危害很大，故应加强预防措施。

【病因病理】

主要是由狂犬病毒通过动物传播给人而致。**狂犬病病毒的糖蛋白能与乙酰胆碱结合，决定了狂犬病毒的嗜神经性**。传染源主要为病犬、其次为病猫及病狼等。人被患病动物咬伤后，动物唾液中的病毒通过伤口进入人体而引发疾病，少数病人也可因眼结膜被病兽唾液污染而患病。

狂犬病病毒进入人体后首先感染肌细胞,于伤口附近肌细胞内小量增殖,而后病毒沿周围神经的轴索向中枢神经作向心性扩散,并不沿血液扩散,主要侵犯脑干和小脑等处的神经元。沿神经下行到达唾液腺、角膜、鼻黏膜、肺、皮肤等部位。

【临床表现】

潜伏期可以 10 日到数日,一般为 30~60 日。潜伏期的长短与年龄(儿童较短)、伤口部位(头面部咬伤的发病较早)、伤口深浅(伤口深者潜伏期短)、入侵病毒的数量及毒力等因素有关。其他如清创不彻底、外伤、受寒、过度劳累等,均可能使疾病提前发生。典型临床表现过程可分为以下 3 期:

1. 前驱期或侵袭期　在兴奋状态出现之前,大多数病人有低热、食欲不振、恶心、头痛、倦怠、周身不适等,酷似“感冒”;继而出现恐惧不安,对声、光、风、痛等较敏感,并有喉咙紧缩感。较有诊断意义的早期症状是伤口及其附近感觉异常,有麻、痒、痛及蚁走感等,此乃病毒繁殖时刺激神经元所致,持续 2~4 日。

2. 兴奋期　病人逐渐进入高度兴奋状态,突出表现为极度恐怖、恐水、怕风、发作性咽肌痉挛、呼吸困难、排尿排便困难及多汗流涎等。本期持续 1~3 日。

恐水是狂犬病的特殊症状,典型者见水、饮水、听流水声甚至仅提及饮水时,均可引起严重咽喉肌痉挛。怕风也是常见症状之一,微风或其他刺激如光、声、触动等,均可引起咽肌痉挛,严重时尚可引起全身疼痛性抽搐。

3. 麻痹期　痉挛停止,病人逐渐安静,但出现迟缓性瘫痪,尤以肢体软瘫为多见。眼肌、颜面肌肉及咀嚼肌也可受累,表现为斜视、眼球运动失调、下颌下坠、口不能闭、面部缺少表情的等,本期持续 6~18 小时。

狂犬病的整个病程一般不超过 6 日,偶见超过 10 日者。此外,尚有以瘫痪为主要表现的“麻痹型”或“静型”,也称哑狂犬病,该型病人无兴奋期及恐水现象,而以高热、头痛、呕吐、咬伤处疼痛开始,继而出现肢体软弱、腹胀、共济失调、肌肉瘫痪、大小便失禁等。病程长达 10 日,最终因呼吸肌麻痹与延髓性麻痹而死亡。吸血蝙蝠啮咬所致的狂犬病常属此型。

【治疗原则】

1. 单室严格隔离,专人护理　嘱病人卧床休息,防止一切音、光、风等刺激,一旦发生痉挛,立即遵医嘱使用巴比妥类镇静药等。

2. 积极做好对症处理,防治各种并发症

(1) 神经系统:有恐水现象者应禁食禁饮,尽量减少各种刺激。痉挛发作可予苯妥英钠、地西泮等。脑水肿可予甘露醇及呋塞米等脱水剂,无效时可予侧脑室引流。

(2) 垂体功能障碍:抗利尿激素过多者应限制水分摄入,尿崩症者予静脉补液,用垂体后叶升压素。

(3) 呼吸系统:保持呼吸道通畅,呼吸困难者予气管切开,机械通气辅助呼吸。

(4) 心血管系统紊乱多数为室上性,低血压者予血管收缩剂及扩容补液。心力衰竭者限制水分,应用地高辛等强心剂。心搏骤停者立即实施心肺复苏术。

(5) 其他:贫血及胃肠出血者给予输血。

【护理问题】

1. 恐惧　与犬咬伤所致恐水有关。

2. 潜在并发症:窒息。

【护理措施】

1. 避免发生窒息,保持气道通畅。

(1) 保持病室安静,避免光、声、风的刺激,防止病人痉挛发作。

(2) 尽量集中或在应用镇静药后进行各项护理操作。

(3) 保持呼吸通畅:气道分泌物多时,应及时用吸引器吸出,必要时气管切开或插管。

2. 输液和营养支持护理　发作期病人因不能饮水和多汗,常呈缺水状态,需静脉输液,维持体液平衡。

3. 预防感染

(1) 加强伤口护理:早期患肢应下垂,严格执行无菌操作规程,保持伤口清洁和引流。

(2) 抗感染:遵医嘱按时应用抗菌药物并观察用药效果。

(3) 加强隔离防护:医护人员须戴口罩及手套、穿隔离衣。病人的分泌物、排泄物及其污染物,均须严格消毒。

4. 健康教育

(1) 加强宣传,对被允许豢养的犬,要定期进行疫苗注射,注射后登记、挂牌。

(2) 教育儿童不要养成接近、抚摸或挑逗犬等动物习惯,防止发生意外。

(3) 若被犬抓伤但无明显伤痕,或被犬舔,或疑与病犬有密切接触者,应尽早注射疫苗。

(4) 犬咬伤后,应尽早处理伤口及注射疫苗。

1) **立即、就地、彻底冲洗伤口是预防狂犬病的关键**。用大量清水反复、彻底冲洗伤口,并用力挤压周围软组织,设法将沾污在伤口的犬的唾液和血液冲洗干净。

2) **及时到正规医院继续处理创面和注射狂犬病疫苗。**

达标检测

一、A1/A2 型题(以下每一道题下面有 A、B、C、D、E 五个备选答案,请从中选择一个最佳答案)

1. 毒蛇咬伤病人**不正确**的处理是
   - A. 在伤口近心端结扎
   - B. 切勿奔跑,大声求救
   - C. 大量冷水冲洗
   - D. 伤肢应放低下垂
   - E. 伤口均可切开排毒

2. 狂犬病病毒主要存在于病畜的
   - A. 肝脏中
   - B. 脑组织及脊髓中
   - C. 肾脏及肝脏中
   - D. 肺脏及肾脏中
   - E. 肺脏及肝脏中

3. 狂犬病**不可能**通过下列哪种方式传染
   - A. 被狗惊吓
   - B. 伤口接触患病动物的分泌物
   - C. 病犬抓伤
   - D. 被狗舔舐
   - E. 被猫抓伤

4. 关于狂犬病的流行病学描述,下列哪项是**错误**的
   - A. 发达国家狂犬病的主要传染源是野生动物
   - B. 我国狂犬病的主要传染源是病犬
   - C. 外观正常的动物不会引起狂犬病

　　　　D. 病毒主要通过咬伤传播

　　　　E. 也可经呼吸道传播

　　5. 患儿 8 岁,1 个月前被家里的宠物狗咬伤,当时感觉自家小狗一切正常,不会有什么事情的,未去接种疫苗。现在患儿极度恐惧,烦躁,对水声、风声等刺激非常敏感,饮水能引起咽肌痉挛、呼吸困难等。该患儿可能患了

　　　　A. 破伤风　　　　　　　　B. 急性感染性喉炎　　　　　C. 上呼吸道感染

　　　　D. 狂犬病　　　　　　　　E. 百日咳

　　二、A3/A4 型题(以下提供若干个案例,每个案例下设若干个考题,请根据各考题题干所提供的信息,在每题下面 A、B、C、D、E 五个备选答案中选择一个最佳答案)

　　(6~8 题共用题干)

　　患者男,22 岁。在山上游玩时不慎被蛇咬伤,在局部皮肤留下一对大而深的齿痕,伤口不断地有血液流出,周围皮肤可见瘀斑、血疱。

　　6. 在急救处理过程中,下列哪一项为首要措施

　　　　A. 伤口排毒　　　　　　　　　B. 向周围大声求救

　　　　C. 在伤口近心端环形包扎　　　D. 立即奔跑到最近医院

　　　　E. 用力挤压伤口

　　7. 如何处理,可减慢毒素吸收

　　　　A. 患肢限动并下垂　　　　B. 按摩局部　　　　　　C. 在局部热敷

　　　　D. 抬高患肢　　　　　　　E. 患肢多活动

　　8. 为分解伤口内蛇毒,伤口外周环形封闭的是

　　　　A. 淀粉酶　　　　　　　　　B. 脂肪酶　　　　　　　　C. 泼尼松

　　　　D. 胰蛋白酶　　　　　　　　E. 糜蛋白酶

答　　案

1	2	3	4	5	6	7	8						
E	B	A	C	D	C	A	D						

 解题导引

　　2. B。狂犬病病毒宿主范围广,可感染鼠,家兔、豚鼠、马、牛、羊、犬、猫等,侵犯中枢神经细胞(主要是大脑海马回锥体细胞)中增殖,于细胞浆中可形成嗜酸性包涵体(内基小体 Negri body)。则狂犬病毒主要存在于病畜的脑脊液中,即在脑组织及脊髓中。

(纪伟英)

第八章

肿瘤病人的护理

考点聚焦

本章知识点较多,需考生及时复习识记,预计今后对这部分内容的考查稳中有变。近几年护考的知识点是各系统肿瘤病因病理、临床表现特点,特殊诊断方法、治疗方法、病人的心理护理。今后考查重点有各种恶性肿瘤的临床表现鉴别,主要检查方法和术后并发症的预防措施,难点主要是各种肿瘤的护理措施,尤其是化疗的护理。

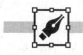

课标精析

肿瘤是正常细胞在不同始动与促进因素长期作用下所产生的增生与异常分化所形成的新生物。根据其形态学和生物学行为,肿瘤可分为良性、恶性和交界性三大类,良性肿瘤一般称为"瘤",恶性肿瘤来源于上皮组织的称为"癌",来源于间叶组织的称为"肉瘤";胚胎性肿瘤称为母细胞瘤,但有些恶性肿瘤仍沿用传统名称"瘤"或"病",如恶性淋巴瘤、白血病等。还有少数肿瘤形态上属良性,但常浸润性生长,切除后易复发,从生物学行为上显示良、恶性之间的类型,称为交界性肿瘤或临界性肿瘤(如唾液腺混合瘤)。

肿瘤的生长方式有膨胀性生长、外生性生长和浸润性生长。在其生长发展过程中常破坏器官的结构和功能,恶性肿瘤可发生转移,其转移方式有:直接蔓延、淋巴道转移、血行转移和种植性转移。

【病因】

1. 环境因素

(1)化学因素:烷化剂、多环芳香烃类化合物、氨基偶氮类、亚硝胺类、真菌毒素与植物毒素等均有致癌作用。

(2)物理因素:电离辐射、紫外线及长期慢性刺激等也与肿瘤发病有关。

(3)生物因素:主要为病毒感染,少数寄生虫和细菌也可引起人类肿瘤。

2. 机体因素

（1）遗传因素：癌症有遗传倾向性，即遗传易感性，如结肠息肉综合征、乳腺癌、胃癌等恶性肿瘤，相当数量的食管癌、肝癌、鼻咽癌等病人有家族史。

（2）内分泌因素：某些激素与肿瘤发生有关，如雌激素与乳腺癌、子宫内膜癌有关，生长激素可以刺激癌的发展。

（3）免疫因素：先天或后天免疫缺陷或长期使用免疫抑制剂者易发生恶性肿瘤。

（4）其他因素：如营养失调、微量元素缺乏、精神上经受重大刺激者，肿瘤患病率较一般人高。

【临床表现】

1. 局部表现　①肿块：通常是位置表浅的实体肿瘤的主要表现。良性肿瘤肿块增长较慢，呈膨胀性生长，有完整包膜，表面光滑，与周围组织有明显界限，活动度好。恶性肿瘤肿块增长较快，呈浸润性生长，一般无包膜，表面高低不平，质硬，表面不光滑，与周围组织分界不清、固定、不能推动。②溃疡：恶性肿瘤生长过快，血供不足可继发坏死，或因继发感染而致溃烂。在体表或内镜观察下，恶性溃疡呈火山口状或菜花状，边缘可隆起外翻，基底凹凸不平，有较多坏死组织，质韧，易出血，分泌物常呈血性，有恶臭。③出血：自身破溃或侵蚀血管引起出血。如果出血量少，可分别表现为血痰、黏液血便或血性白带等；大量出血则表现为呕血、咯血、便血或腹腔内出血等。④梗阻：肿瘤可阻塞或压迫空腔器官出现不同程度梗阻症状，如吞咽困难、黄疸、肠梗阻等。⑤疼痛：当肿瘤膨胀性生长牵拉脏器包膜，破溃或感染刺激或压迫末梢神经或神经干，均可出现局部疼痛。开始多为隐痛、钝痛，常以夜间明显，逐渐加重，变为疼痛难忍，昼夜不休。⑥转移症状：经淋巴转移可出现区域淋巴结肿大，血行转移可出现侵入器官的症状和体征，如胸腔积液、肝大、腹水、病理性骨折等。

2. 全身症状　良性肿瘤及早期恶性肿瘤多无全身症状，恶性肿瘤中、晚期可出现发热、消瘦、乏力、精神萎靡、低蛋白血症、水肿等症状。恶病质常是恶性肿瘤晚期全身衰竭的表现。

3. 恶性肿瘤分期　为了制订合理治疗方案，正确评价治疗效果，判断预后，国际抗癌联盟（UICC）提出了 TNM 分期法。T（tumor）是指原发肿瘤，N（node）为区域淋巴结，M（metastasis）为远处转移，再根据 TNM 程度在字母右下角标以 0 至 4 的数字，0 代表无，1 至 4 代表病变逐渐加重，无法判断原发肿瘤大小时用 T_X 表示，无远处转移用 M_0 表示，有远处转移用 M_1 表示。

【心理 - 社会状况】

由于对肿瘤预后、治疗方法、常见不良反应等缺乏了解，担心手术是否顺利、能否彻底切除、是否会复发，病人常常感到焦虑、恐惧，放疗、化疗引起的不适也会加剧其恐惧，肿瘤手术常影响机体正常功能，甚至身体形态改变（如人工肛门等），病人的精神压力很大。由于疾病引起的生活或工作上的变化等都会使病人经历复杂的焦虑和恐惧心理。

【辅助检查】

1. 实验室检查　①常规化验：包括血、尿、粪便常规，常规化验的异常结果可为肿瘤诊断提供线索。②血清学检查：用生化的方法检测人体中由肿瘤组织自身产生的分布在血液、分泌物、排泄物中的肿瘤标志物，如某些酶、激素和糖蛋白及代谢产物，虽特异性较差，但可用作辅助诊断。③免疫学检查：主要检查来自体内肿瘤的胚胎抗原、相关抗原及病毒抗原。如癌胚抗原（CEA）在胃肠道肿瘤、肺癌等均可升高；CEA 作为大肠癌术后监测，有助于判断疗效、复发和预后。A- 胚胎抗原（甲胎蛋白，AFP）常用于原发性肝癌普查；肿瘤相关抗原，如抗 EB 病毒抗原的 IgA 抗体(VCA-IgA)对鼻咽癌特异,可用于筛查。④流式细胞分析术(FCM):是用以了解细胞分化的一种方法,结合肿瘤病理类型用以判断肿瘤的恶性程度及推测预后。⑤基因诊断(PCR 技术):利用核酸中碱基排列具有极其严格的特异序列的特征,根据有无特定序列,以确定是否有肿瘤或癌变的特定基因存在。

2. 影像学检查 利用 X 线及各种造影检查、超声波、放射性核素扫描、CT、MRI、DSA 等确定肿瘤位置、性状、大小,有助于判断有无肿瘤及其性质。

3. 内镜检查 凡空腔脏器或位于某些体腔的肿瘤均可用内镜检查。内镜有金属制(硬管)和纤维光导(软管)两类。可窥视肿瘤的肉眼改变,采取组织或细胞行病理形态学检查;或向输尿管、胆总管或胰管插入导管行 X 线造影检查。

4. 病理学检查 为目前确定肿瘤最直接而可靠的依据,包括细胞学检查和组织学检查两部分。细胞学检查包括体液自然脱落细胞、黏膜细胞、穿刺涂片,取材方便,易被接受,但有假阳性。组织学检查包括经内镜活检、细针穿刺活检、手术切取组织切片检查等方法,有一定的损伤,可致肿瘤扩散,因此,宜在术前短期内或手术中施行。

【治疗原则】

1. 手术治疗 手术切除恶性肿瘤仍然是最有效的方法。①根治性手术:包括癌肿所在器官部分或全部,连同周围组织或区域淋巴结整块切除。适用于早、中期癌肿。②对症手术或姑息手术:以手术解除或减轻症状,改善生活质量,适应于晚期癌肿。例如胃窦部癌引起幽门梗阻并有远处转移,而局部肿瘤游离者可行姑息性切除;若局部已不能或不宜切除者,可行胃空肠吻合以缓解胃潴留。③其他:激光手术、超声手术、冷冻手术等,具有出血少等优点。

2. 放射治疗 有外照射和内照射两种方法。肿瘤对放射线的敏感性分三类:①高度敏感:淋巴造血系统肿瘤、性腺肿瘤、多发性骨髓瘤、肾母细胞瘤等低分化肿瘤;②中度敏感:鳞状上皮癌及一部分未分化癌,如基底细胞癌、宫颈鳞癌、乳癌、食管癌、肺癌等;③低度敏感:胃肠道腺癌、骨肉瘤等。

3. 化学治疗 又称抗癌药物治疗。适用于中、晚期癌肿的综合治疗。目前已能单独应用化疗治愈如绒毛膜上皮癌、睾丸精原细胞癌、淋巴瘤、急性淋巴细胞白血病等肿瘤。抗癌药按作用机制分以下几类:①细胞毒素类药物,如环磷酰胺、氮芥等。②抗代谢类药,如甲氨蝶呤,氟尿嘧啶等。③抗生素类,如放线菌素 D、丝裂霉素、阿霉素等。④生物碱类,如长春新碱、羟喜树碱等。⑤激素类,如己烯雌酚等;⑥其他,如顺铂、卡铂等;⑦分子靶向药物。

4. 免疫治疗 分为特异性免疫治疗和非特异性免疫治疗。特异性免疫疗法有接种自体或异体瘤苗、肿瘤免疫核糖核酸等。非特异性免疫疗法常接种卡介苗、短小棒状杆菌、麻疹疫苗等,还可用白细胞介素 -2、干扰素等治疗。

5. 中医中药治疗 以中药补益气血、调理脏腑,配合化学治疗、放射治疗或手术治疗,还可减轻其毒副作用。

【护理诊断 / 问题】

1. 焦虑 与担忧麻醉和手术中危险、医疗费用、家庭社会地位改变、预后及死亡威胁等有关。

2. 营养失调:低于机体需要量 与肿瘤高代谢、摄入减少(术前后禁食)、吸收障碍、消耗增加等有关。

3. 慢性疼痛　与肿瘤生长侵及神经、肿瘤压迫、手术创伤等有关。

4. 组织完整性受损　与放疗、化疗的毒副作用等有关。

5. 知识缺乏　与术后康复、肿瘤防治知识等缺乏有关。

【护理措施】

(一) 心理护理

肿瘤病人患病期间常经历复杂的心理变化,要关注病人各期的心理反应,鼓励其说出内心感受和最关心的问题,对病人表现出的各种心理过程、态度和行为表示理解,针对具体情况采用疏导教育、鼓励、保护等措施,帮助病人尽快完成心理调适,进入接受期,树立战胜疾病的信心。

(1) **震惊和否认期**:刚得知患恶性肿瘤时,病人感到震惊,还会否认或怀疑诊断的可靠性,若反应强烈及持续时间过长可能延误治疗。护士应关心同情病人,不阻止其情绪发泄,耐心细致地回答病人提问的问题。

(2) **愤怒期**:当病人发现恶性肿瘤的事实已无可否认时,常表现为激动、烦躁、粗暴无礼,甚至表现出极大的愤怒,常迁怒于家属或医护人员。护理人员应表现出严肃及关心的态度,鼓励病人诉说内心感受并耐心倾听,以减轻其焦虑的程度,还要向家属说明病人愤怒的原因,让家属理解病人的行为。

(3) **磋商期**:经过一段时间的愤怒发泄后,病人会慢慢平静下来,祈求延长生命,以完成未了的心愿。此期病人的求生欲很强,护士应加强健康教育,解释各种治疗程序、效果及副作用,使病人配合医疗,积极应对治疗带来的不良反应。

(4) **抑郁期**:治疗过程中,尤其放疗、化疗带来的不良反应,或肿瘤复发时,病人常会感到无助或绝望、意志消沉,甚至产生悲观厌世情绪。护士应对已透露自杀意念者的行为保持警觉性,安慰、鼓励和关心病人,并加强防范,避免病人发生意外。

(5) **接受期**:经过内心激烈的挣扎后,病人能够接受事实,能理性对待治疗和预后。护理人员应继续给予心理支持,并满足其身心需要。

(二) 疼痛护理

晚期癌症病人癌性疼痛高达 70% 以上,严重影响了病人的生活质量。现在绝大多数癌性疼痛可通过治疗得到有效控制,故应积极对待。护士要耐心听取病人对疼痛的描述、提供减轻疼痛的方法和环境、告知止痛药的使用原则和副作用,并遵医嘱及时止痛。WHO 推荐的癌痛三阶梯止痛药物疗法,对疼痛较轻者选用阿司匹林等非阿片类镇痛药,轻、中度疼痛加用可待因等弱阿片类镇痛药,严重疼痛者选用吗啡等强阿片类镇痛药。上述疗法应遵循以下原则:根据疼痛程度选择镇痛药物、口服给药为主、按时给药、个体化用药。

(三) 手术治疗病人的护理

向病人及家属介绍手术的重要性、必要性,同时应注意:手术前进行护理操作(如查体、灌肠、插胃管等)时动作应轻柔,以防刺激导致癌细胞扩散;手术中严格遵守无瘤原则,提供电刀切割、电凝止血,提供纱布垫封闭癌肿创面;冲洗腹腔,化疗药物浸泡创面;肢体肉瘤切除时结扎双重止血带;管理好器械台,如已污染器械、肿瘤组织或标本隔离存放。术后重视器官残障和身体形象改变的护理。

(四) 放疗病人的护理

1. 做好照射野的护理,照射前配合医生做好定位标志,保持照射野皮肤清洁干燥,并配合医生及时做好各项准备工作。

2. 放疗后病人可有虚弱、乏力、头晕、恶心、呕吐及骨髓抑制等反应,每次照射后应安置病人静卧 30 分钟,鼓励多饮水,大量补充 B 族维生素。每周查血常规 1~2 次,以便及时发现和处理骨髓抑制反应。

3. **放疗后的局部反应有皮肤反应、黏膜反应和放射性器官炎症,做好照射野皮肤黏膜护理,保持皮肤清洁干燥,内衣柔软、宽大、吸湿性强;照射部位用温水、软毛巾轻轻沾洗,禁用肥皂、热水、粗毛巾;避免冷热刺激及使用粘贴胶布,局部不可涂抹乙醇及刺激性油膏,外出时防止日光直射。加强局部黏膜清洁,可口腔含漱、阴道冲洗、鼻腔用抗生素及润滑剂滴鼻。预防感染,当白细胞低于 $3×10^9$/L,血小板低于 $80×10^9$/L 时需暂停治疗;当 WBC<$1×10^9$/L 时要保护性隔离、限制探视。密切观察脏器功能,预防放射性炎症。**

(五) 化疗病人的护理

1. **静脉给药是化疗最常用的给药途径**,有静脉推注、静脉冲入和静脉滴注三种。静脉推注用于一般性刺激药物,静脉冲入适用于强刺激性药物,静脉滴注一般控制在 4~8 小时内滴完。为避免残留药物挥发而污染室内空气,应将空药瓶及注射用具等置入清水中再集中处理,化疗护士也要加强自我防护。其他如口服、肌注,还可肿瘤内注射、动脉内注入或局部灌注等导向治疗及化疗泵持续灌注等。

静脉给药时药液配制要选用适宜溶媒,药物不宜过浓,应适当稀释,以尽量减少对血管壁的刺激。长期治疗者应制订静脉使用计划,左右臂交替和由远及近使用。先用生理盐水穿刺,确认针头刺入血管后注药,注药后再用生理盐水冲管。妥善固定针头,以防滑脱和药液外渗导致组织坏死,**一旦药液外渗,应立即停止注药,保留针头,接上一次性注射器回抽溢出的药液,再局部注射解毒剂,如氮芥、丝裂霉素、放线菌素 D 外渗时注射硫代硫酸钠,阿霉素、长春新碱外渗时注射碳酸氢钠,然后局部冷敷 24 小时。**

2. 注意观察化疗药物副作用和毒性反应 ①骨髓抑制是最严重的毒性反应,可导致白细胞、血小板减少,**应遵医嘱每周查血常规 1 次,如 WBC≤$3.5×10^9$/L,血小板≤$80×10^9$/L,应报告医生暂停化疗,可给予鲨肝醇、利血生、核苷酸等药物治疗。必要时应对病人进行保护性隔离,并遵医嘱给予成分输血。**②出现恶心、呕吐、腹痛、腹泻、口腔溃疡等消化道反应时,应注意口腔清洁,饮食宜清淡易消化。必要时可在晚饭后或睡前给药,并给予止吐剂。严重呕吐、腹泻者,应补充水电解质,必要时给予肠内、外高营养。③密切观察有无肝肾毒性反应。肝损害表现为黄疸、肝大、转氨酶增高;肾损害表现为血清肌酐升高或蛋白尿,甚至急性肾衰竭,一旦出现肝肾损害即暂停化疗,并给予相应处理。④出现皮肤干燥、色素沉着、全身瘙痒等皮肤反应时应保护皮肤防止破损,涂擦炉甘石洗剂止痒。另外,化疗时可用冰帽降温后使用头套减少头皮血供以减轻脱发。常见化疗药的药理作用和毒副作用见表 8-1。

表 8-1 常见化疗药的药理作用和毒副作用

药名	药理作用	主要毒副作用
甲氨蝶呤	干扰 DNA 合成	口腔及胃肠道黏膜溃疡,肝损害,骨髓抑制
阿糖胞苷	同上	**口腔溃疡**,胃肠反应,脱发,骨髓抑制
环磷酰胺	破坏 DNA	骨髓抑制,脱发,**出血性膀胱炎**
长春新碱	抑制有丝分裂	**末梢神经炎**,腹痛,脱发

续表

药名	药理作用	主要毒副作用
三尖杉酯碱		骨髓抑制,心脏损害,胃肠反应
柔红霉素	抑制 DNA、RNA 合成	骨髓抑制,**心脏损害**,胃肠反应
阿霉素	同上	骨髓抑制,**心脏损害**,胃肠反应
泼尼松	破坏淋巴细胞	易感染,高血压,糖尿病等
羟基脲	阻碍 DNA 合成	胃肠反应,骨髓抑制
顺铂	抑制 DNA 的复制过程	**肾毒性**,胃肠反应,骨髓抑制,耳毒性

(六) 健康指导

1. 通过各种形式教育全社会人群树立三级预防观点和自我保健意识。一级预防即病因预防,消除或减少可能的致癌因素、降低癌肿的发生率,如保护环境、控制污染、纠正不良生活习惯等。二级预防即早发现、早诊断、早治疗,对高发地区或高危人群定期普查、积极治疗癌前病变等。三级预防即康复预防,提高生存质量、减少痛苦、延长寿命等。

2. 告知病人应遵医嘱按疗程进行治疗。要暂时避免到公共场所,以免增加感染几率。放疗病人要注意保护放射野皮肤,保持清洁干燥,避免摩擦、日光直射和冷热刺激。

3. 告知病人定期到医院复查,最初 3 年至少每 3 个月复查一次,3 年后每 6 个月 1 次,5 年后每年一次。

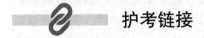 护考链接

经典例题

例题 1　患者女,42 岁。白血病入院化疗 3 个周期后出现足趾麻木、腱反射消失等外周神经炎的表现,引起此副作用的化疗药物为

A. 长春新碱　　　　　B. 泼尼松　　　　　C. 柔红霉素

D. 阿霉素　　　　　E. 甲氨蝶呤

答案:A

解题导引:长春新碱的主要副作用是末梢神经炎,腹痛,脱发;泼尼松主要副作用是易感染,高血压,糖尿病等;柔红霉素主要副作用是骨髓抑制,心脏损害,胃肠反应;阿霉素主要副作用是骨髓抑制,心脏损害,胃肠反应;甲氨蝶呤主要副作用是口腔及胃肠道黏膜溃疡,肝损害,骨髓抑制。故选择 A。

(例题 2~3 共用题干)

患者女,32 岁。在得知自己被确诊为乳腺癌早期时,忍不住躺在病床上失声痛哭。这时护士问:"你现在觉得怎么样?"但患者一直低头不语,不愿意和护士沟通。之后的几日内,患者情绪很低落,常为一些小事伤心哭泣。

例题 2　当护士试图和患者沟通时,目前,影响护患沟通的核心问题是患者的

A. 个性　　　　　B. 态度　　　　　C. 能力

D. 情绪　　　　　E. 生活背景

答案:B

例题3 当患者因沮丧而哭泣时,护士**不恰当**的沟通行为

A. 在她停止哭泣时,鼓励她说出悲伤的原因

B. 坐在她身边,轻轻递给她纸巾

C. 轻轻地握住她的手,默默陪伴她

D. 制止她哭泣,告诉她要坚强面对

E. 当她表示想独自一人安静一会时,为她提供一个适当的环境

答案:D

解题导引: 刚得知患乳癌时,女性患者会感到悲观、绝望。若情绪反应强烈及持续时间过长可能延误治疗。护士应关心同情患者,不阻止其情绪发泄,耐心细致地回答患者提问的问题。

达标检测

一、A1/A2 型题(以下每一道题下面有 A、B、C、D、E 五个备选答案,请从中选择一个最佳答案)

1. 在下列致癌因素中,最重要的是

    A. 遗传因素　　　　　　B. 物理因素　　　　　　C. 化学因素

    D. 生物因素　　　　　　E. 内分泌因素

2. 肿瘤最早出现的常见症状是

    A. 疼痛　　　　　　　　B. 肿块　　　　　　　　C. 出血

    D. 溃疡　　　　　　　　E. 梗阻

3. 能定性诊断肿瘤性质的检查是

    A. 超声检查　　　　　　B. 内镜检查　　　　　　C. X 线检查

    D. 病理学检查　　　　　E. CT 检查

4. 肿瘤患者三级止痛方案的有关用药原则,下列哪项**不符**

    A. 按时给药　　　　　　　　　　　B. 小剂量开始

    C. 依据止痛效果渐增加药量　　　　D. 口服给药

    E. 口服无效则静脉给药

5. 恶性肿瘤患者出现愤怒、烦躁、不满,迁怒于亲属和医务人员,说明其心理反应

    A. 震惊否认期　　　　　B. 愤怒期　　　　　　　C. 磋商期

    D. 抑郁期　　　　　　　E. 接受期

6. 肿瘤患者化疗或放疗期间,最主要的观察项目是

    A. 脱发程度　　　　　　B. 食欲不振　　　　　　C. 恶心呕吐

    D. 皮肤损害　　　　　　E. 血白细胞和血小板计数

7. 患者女,42 岁。近日发现左侧乳房外上象限有一鸽蛋大小的质硬肿块,与周围组织界限不清楚,无压痛,首先考虑是

    A. 乳房脓肿　　　　　　B. 乳癌　　　　　　　　C. 炎性乳癌

D. 小叶增生　　　　　　　E. 乳腺纤维腺瘤

8. 患者男,55 岁。咳嗽、咳痰 3 年,咳嗽呈高调金属音,痰中带血,食欲减退,体重下降。查体:胸片示右肺局限性小斑片状阴影,密度较淡。对该患者的诊断最有意义的检查是

　　A. 血培养　　　　　　　B. 痰结核菌检查　　　　　C. 纤维支气管镜检查
　　D. 肺活检　　　　　　　E. 痰脱落细胞检查

9. 患者男,68 岁。因肺癌住院接受化疗,效果不佳,患者时常伤心流泪,护士应如何与患者沟通

　　A. 与其聊天　　　　　　B. 通知家属　　　　　　　C. 问其流泪原因
　　D. 讲述自己的事情　　　E. 给予安慰

10. 患者女,30 岁。今日被某医院诊断为恶性黑色素瘤,此后前往多家医院就诊复查,她的这种表现属于

　　A. 震惊否认　　　　　　B. 磋商　　　　　　　　　C. 正常心理
　　D. 愤怒　　　　　　　　E. 接受

★11. 患者男,57 岁。右股骨下段骨肉瘤,需要进行化疗,以下护理措施哪项**不正确**
　　A. 药液必须新鲜配制
　　B. 静脉注射不可溢出静脉外
　　C. 用过的注射器和空药瓶立即放入水中
　　D. 如有治疗药物溢出静脉,应立即热敷
　　E. 每周检查一次血细胞和血小板计数

★12. 患者女,19 岁。急性白血病。实验室检查:白细胞 43×10^9/L,红细胞 2.7×10^{12}/L,血红蛋白 67g/L,血小板 10×10^9/L。此时,应着重观察患者的
　　A. 活动耐力　　　　　　B. 尿量　　　　　　　　　C. 营养状况
　　D. 月经周期　　　　　　E. 颅内出血征兆

13. 患者男,56 岁。食管癌行化疗后,查血白细胞计数为 2.5×10^9/L,以下护理**不正确**的是
　　A. 停止化疗药物　　　　B. 给予升血药物　　　　　C. 安置单人病房
　　D. 允许家属探视　　　　E. 输入新鲜血液

★14. 患者男,45 岁。因胃癌行胃大部切除术后 13 日,痊愈出院。正确的出院指导是
　　A. 进流质饮食　　　　　B. 绝对卧床休息　　　　　C. 经常消毒伤口
　　D. 定期回院复查　　　　E. 定期针灸理疗

二、A3/A4 型题(以下提供若干个案例,每个案例下设若干个考题,请根据各考题题干所提供的信息,在每题下面 A、B、C、D、E 五个备选答案中选择一个最佳答案)

(15~16 题共用题干)
患者女,52 岁。宫颈癌Ⅱ期,拟行手术治疗。术前行子宫动脉栓塞化疗术,注入顺铂。
★15. 顺铂的药理作用为
　　A. 干扰核酸生物合成　　　　　　B. 破坏 DNA 结构
　　C. 干扰转录过程和阻止 RNA 合成　D. 抑制拓扑异构酶活性
　　E. 抑制蛋白质核合成与功能

★16. 术后穿刺点加压包扎的时间是
A. 12 小时　　　　B. 24 小时　　　　C. 6 小时
D. 3 小时　　　　　E. 8 小时

<h2 style="text-align:center">答　案</h2>

1	2	3	4	5	6	7	8	9	10	11	12	13	14	15
C	B	D	E	B	E	B	E	E	A	D	E	D	D	B

16
B

 解题导引

11. D。化疗药一旦药液外渗,应立即停止注药,保留针头,接上一次性注射器回抽溢出的药液,再局部注射解毒剂,如氮芥、丝裂霉素、放线菌素 D 外渗时注射硫代硫酸钠,阿霉素、长春新碱外渗时注射碳酸氢钠,然后局部冷敷 24 小时。

12. E。当白血病患者血小板 $<20\times10^9$/L 时,有导致颅内出血的危险,该患者血小板为 10×10^9/L,明显减少。

14. D。胃癌术后 13 日肠蠕动已恢复正常,可进食半流食或软食,适当活动有利于康复,如有腹胀等异常可行针灸或理疗,此时伤口已愈合,如无异常不需处理,肿瘤患者应定期回医院进行复查。

15. B。顺铂主要药理作用是破坏 DNA 结构;主要副作用是肾毒性。顺铂进入细胞后,与 DNA 发生反应,形成 DNA 内两点或两链的交叉连接,从而抑制 DNA 复制和转录,导致 DNA 断裂和错码,抑制细胞有丝分裂。

16. B。子宫颈癌Ⅱb 期及以上与晚期的病人,因肿瘤侵犯周围组织范围较宽,为了能够争取手术机会,在术前会先行子宫动脉栓塞化疗术,以使肿瘤组织局限。术后应严密观察伤口出血量,穿刺点加压包扎 24 小时,插管侧下肢制动 24 小时,同时注意观察同侧的足背动脉搏动。

 背景拓展

化　疗

是利用抗癌药物治疗恶性肿瘤的一种方法,细胞毒素药物对癌细胞有毒害作用,它们杀灭癌细胞或阻断其繁殖,不同的细胞毒素药物作用方式不同,在一个化疗过程中通常两种或两种以上的药物联合应用。有 30 多种不同的化疗药物,在不同病例中药物选择的依据是癌的种类和分期。

(杨　环)

第九章

颅脑疾病病人的护理

第一节　颅内压增高与脑疝病人的护理

考点聚焦

　　本节知识点较多,需考生及时复习识记,预计今后对这部分内容的考查稳中有变。近几年护考的知识点是降低颅内压的措施和脑疝的预防。今后考查重点有颅内压增高的临床表现,脑疝的预防措施,难点主要是小脑幕切迹疝和枕骨大孔疝的鉴别。

课标精析

　　成人颅腔为半密闭的容积不变的体腔,其内有脑组织、脑脊液和血液,内容物的总体积与颅腔容积相适应,使颅内保持着稳定的压力称颅内压。通常以侧卧位腰穿测得的脑脊液压力来代表,**成人正常值为70~200mmH$_2$O(0.7~2.0kPa)**,儿童为50~100mmH$_2$O(0.5~1.0kPa),当颅内压持续高于正常值范围时即称为颅内压增高。颅腔内某一分腔有占位性病变时,该分腔的压力大于邻近分腔的压力,脑组织从高压区向低压区移位,部分脑组织被挤入颅内生理空间或裂隙,产生相应的临床症状和体征,称为脑疝。**脑疝是颅内压增高的危象和引起死亡的主要原因**,常见的有小脑幕切迹疝和枕骨大孔疝。

【病因】

　　引起颅内压增高的原因可分为三类,**一是颅腔内正常内容物体积增加**,如脑体积增加(如脑损伤引起的**脑水肿,脑水肿是引起颅内压增高最常见的原因**),脑脊液增多(如外伤后脑积水)和脑血流量增加(如呼吸道梗阻引起的高碳酸血症);**二是颅腔内新生的占位性病变占据了颅内空间**(如颅内血肿、脑肿瘤等);**三是颅腔容积缩小**(如广泛凹陷性颅骨骨折)。

【临床表现】

(一)颅内压增高

1. 颅内压增高的主要临床表现　**头痛、呕吐、视盘水肿**,即"三主征"。头痛是最常见的症状,以**早晨和晚间较重,多位于前额和颞部**,程度可随颅内压增高而加重,当低头、弯腰、用力、咳嗽时加重。**呕吐呈喷射状,可伴有恶心,与进食无关**,呕吐后头痛可有缓解。**视盘水肿**:因视神经受压,眼底静脉回流受阻所致,**是颅内压增高的重要客观体征**。眼底检查可见视盘水肿、充血、模糊不清、中央凹陷消失,视网膜静脉怒张,严重者可见出血。

2. 生命体征改变 **早期代偿性出现血压升高,脉压增大,脉搏慢而有力,呼吸深而慢(两慢一高),称为库欣(Cushing)反应**。病情严重者出现血压下降、脉搏快而弱、呼吸浅促或潮式呼吸,最终因呼吸、循环衰竭而死亡。

3. 意识障碍 急性颅内压增高时,常有进行性意识障碍。慢性颅内压增高病人,表现为神志淡漠、反应迟钝和呆滞,症状时轻时重。

4. 其他症状与体征 颅内压增高还可以引起展神经麻痹或复视、头晕、猝倒等。婴幼儿颅内压增高可见囟门饱满、颅缝增宽、头颅增大、头皮静脉怒张等。

(二)脑疝

1. 小脑幕切迹疝 典型的临床表现是在颅内压增高的基础上,**出现进行性意识障碍,患侧瞳孔最初有短暂的缩小,以后逐渐散大,直接或间接对光反射消失。病变对侧肢体瘫痪、肌张力增加、腱反射亢进、病理征阳性**。严重者双侧眼球固定及瞳孔散大、对光反射消失,四肢全瘫,去大脑强直,生命体征严重紊乱,最后呼吸、心搏骤停而死亡。

2. 枕骨大孔疝 临床上缺乏特征性表现,容易被误诊,病人常有剧烈头痛,以枕后部疼痛为甚,反复呕吐,颈项强直或强迫体位,**生命体征改变出现较早,意识障碍出现较晚**。当延髓呼吸中枢受压时,病人可突发呼吸骤停而死亡(图9-1)。

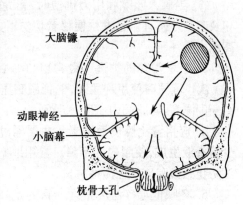

大脑镰

动眼神经
小脑幕

枕骨大孔

图9-1 脑疝形成示意图

【辅助检查】

1. 腰椎穿刺 可以直接测量颅内压力,同时取脑脊液做检测。**但颅内压增高明显时,有促成枕骨大孔疝的危险,应避免进行**。

2. 影像学检查 CT、MRI能显示病变部位、大小和形态,对判断引起颅内压增高的原因有重要参考价值。

【治疗原则】

病因治疗是最根本的治疗方法,如手术切除颅内肿瘤、清除颅内血肿、处理大片凹陷性骨折、控制颅内感染等。对原因不明或一时不能解除病因者,先采取限制液体入量、应用脱水剂和糖皮质激素、冬眠低温等治疗方法减轻脑水肿,达到降低颅内压的目的。对有脑积水的病人,先穿刺侧脑室行外引流术,暂时控制颅内高压,待病因诊断明确后再手术治疗。

一旦脑疝形成应立即应用高渗脱水剂、呋塞米、糖皮质激素等药物降低颅内压,争取时间尽快手术,去除病因。若难以确诊或虽确诊但无法切除者,选用脑脊液分流术、侧脑室体外引流术或病变侧颞肌下减压术等姑息性手术来降低颅内压。

【护理诊断/问题】

1. 疼痛 与颅内压增高有关。

2. 潜在并发症:脑疝。

【护理措施】

1. 一般护理　病人取床头抬高 15°~30° 的斜坡位,有利于颅内静脉回流,减轻脑水肿。昏迷病人取侧卧位,便于呼吸道分泌物排出。持续或间断吸氧。不能进食者,成人每日静脉输液量在 1500~2000ml,其中等渗盐水不超过 500ml,保持每日尿量不少于 600ml,并且应控制输液速度,防止短时间内输入大量液体,加重脑水肿。神志清醒者给予普通饮食,但要限制钠盐摄入量。加强生活护理,适当保护病人,避免意外损伤。昏迷躁动不安者切忌强制约束,以免病人挣扎导致颅内压增高。

2. 防止颅内压骤然升高的护理

(1) 卧床休息:保持病室安静,清醒病人不要用力坐起或提重物。稳定病人情绪,避免情绪激烈波动,以免血压骤升而加重颅内压增高。

(2) 保持呼吸道通畅:当呼吸道梗阻时,病人用力呼吸、咳嗽,可致胸腔内压力增高,加重颅内压升高。昏迷病人或排痰困难者,应配合医生及早行气管切开术。

(3) 当病人咳嗽和用力排便时,胸、腹腔内压力增高,有诱发脑疝的危险。因此,要预防和及时治疗感冒。已发生便秘者切勿用力屏气排便,可用缓泻剂或低压小量灌肠通便,避免高压大量灌肠。

3. 脱水治疗的护理　最常用 20% 甘露醇 250ml,在 15~30 分钟内快速静脉滴注,每日 2~4 次。若同时使用利尿剂,降低颅高压效果更好。停止使用脱水剂时,应逐渐减量或延长给药间隔,以防止颅内压反跳现象。

4. 应用肾上腺皮质激素　主要通过改善血脑屏障通透性,预防和治疗脑水肿,并能减少脑脊液生成,使颅内压下降。常用地塞米松 5~10mg,每日 1~2 次静脉注射;在治疗中应注意防止感染和应激性溃疡。

5. 冬眠低温疗法的护理　目的是降低脑耗氧量和脑代谢率,减少脑血流量,增加脑对缺血缺氧的耐受力,减轻脑水肿。先按医嘱静脉滴注冬眠药物,通过调节滴速来控制冬眠深度,待病人进入冬眠状态,方可开始物理降温。降温速度以每小时下降 1℃ 为宜,体温降至肛温 32~34℃ 较为理想,体温过低易诱发心律失常。在冬眠降温期间不宜翻身或移动体位,以防发生直立性低血压。严密观察生命体征变化,若脉搏超过 100 次/分,收缩压低于 100mmHg,呼吸慢而不规则时,应及时通知医生停药。冬眠低温疗法时间一般为 3~5 日,停止治疗时先停物理降温,再逐渐停用冬眠药物,任其自然复温。

6. 脑疝的急救护理　应立即静脉快速输入高渗脱水剂,争取时间尽快手术,去除病因。密切观察生命体征、瞳孔的变化。对呼吸功能障碍者,立即气管插管进行辅助呼吸。若难以确诊或虽确诊但无法切除者,选用脑脊液分流术、侧脑室体外引流术或病变侧颞肌下减压术等姑息性手术来降低颅内压。

7. 脑室外引流的护理　对于脑室出血、颅内压增高、急性脑积水的病人急救时,可采取侧脑室外引流,通过调节脑脊液量,暂时缓解颅内压增高。另外脑室外引流装置还可监测颅内压变化、采取脑脊液标本,向脑室内注药等。其护理要点是:

(1) 妥善固定引流装置:引流瓶(袋)妥善固定在床头,引流管开口要高于侧脑室平面 10~15cm,调节颅内压。

(2) 控制引流速度和量:每日的引流量不超过 500ml,避免发生意外。

（3）保持引流通畅：避免引流管折叠、受压。若出现引流停止时,先判断原因：如颅内压过低或引流管头端贴于脑室壁等。**如果为血块堵塞引流管,可挤压引流管,将其挤出或使用无菌的注射器吸出,禁忌用生理盐水冲洗,而引起脑室系统的阻塞。**

（4）注意观察引流量和性质：如若引流出大量血性脑脊液提示脑室内出血;脑脊液混浊提示存在感染。

（5）严格的无菌操作：防止发生逆行性感染。**每日应先夹管再更换引流袋,**防止空气进入和引流液逆流颅内。

（6）拔管指征：**引流时间不超过1周,**开颅后的脑室引流不超过4日,拔管前行CT检查,并**夹闭引流管1日观察病人意识、生命体征和瞳孔的变化,**若无颅内压增高表现可拔管。

8. 健康教育　病人原因不明的头痛症状进行性加重,经一般治疗无效;或头部外伤后有剧烈头痛并伴有呕吐者,应及时到医院做检查以明确诊断。颅内压增高的病人要避免剧烈咳嗽、便秘、提重物等,防止颅内压骤然升高而诱发脑疝。

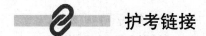

护考链接

经典例题

例题1　患者男,40岁。因车祸致脑外伤住院,住院后患者出现脑疝征兆,医嘱立即输入20%甘露醇治疗,其目的是

A. 降低血压　　　　　　B. 升高血压　　　　　　C. 升高颅内压

D. 降低颅内压　　　　　E. 增加血容量

答案：D

解题导引：甘露醇具有脱水、利尿等作用,可有多种用途。该颅内高压患者使用甘露醇主要是利用其脱水作用,减轻脑水肿,降低颅内压,故选择D。

例题2　患者女,63岁。因颅内压增高,头痛逐渐加重,行腰椎穿刺脑脊液检查。穿刺后突然停止呼吸,血压下降。该患者最可能发生了

A. 小脑幕切迹疝　　　　B. 大脑镰下疝　　　　　C. 枕骨大孔疝

D. 脑干缺血　　　　　　E. 脑血管意外

答案：C

解题导引：在颅内压增高严重时,行腰椎穿刺脑脊液检查,因腰部的蛛网膜下腔压力下降,会导致颅腔内的脑组织向下移位。而发生枕骨大孔疝。故选择C。

达标检测

一、A1/A2型题（以下每一道题下面有A、B、C、D、E五个备选答案,请从中选择一个最佳答案）

★1. 患者男,28岁。颅脑外伤术后脑水肿,给予20%甘露醇250ml静脉输液,最佳的输

液速度是

    A. 20 滴 / 分　　　　　　　B. 40 滴 / 分　　　　　　　C. 60 滴 / 分

    D. 80 滴 / 分　　　　　　　E. 100 滴 / 分

2. 颅内压增高最严重的后果是

    A. 头痛　　　　　　　　　B. 血压升高　　　　　　　C. 意识障碍

    D. 脑疝　　　　　　　　　E. 视盘水肿

3. 颅内压增高的常见原因是

    A. 颅内容物体积增加　　　B. 颅底凹陷性骨折　　　　C. 颅内肿瘤

    D. 颅内血肿　　　　　　　E. 狭颅征

4. 颅内压增高最重要的客观指标是

    A. 头痛　　　　　　　　　B. 呕吐　　　　　　　　　C. 视盘水肿

    D. 咳嗽　　　　　　　　　E. 失明

★5. 患者男,20 岁,头部被木棒击伤后昏迷 12 分钟,清醒后诉头痛并呕吐 1 次,入院后,若患者出现急性颅内压增高,伴随其出现的生命体征是

    A. 血压升高、脉搏加快、呼吸急促　　　　B. 血压升高、脉搏缓慢、呼吸深慢

    C. 血压升高、脉搏加快、呼吸深慢　　　　D. 血压下降、脉搏缓慢、呼吸深慢

    E. 血压下降、脉搏细速、呼吸急促

★6. 小脑幕切迹疝引起瞳孔的变化是因为脑组织压迫到

    A. 三叉神经　　　　　　　B. 视神经　　　　　　　　C. 滑车神经

    D. 展神经　　　　　　　　E. 动眼神经

7. 下列关于冬眠低温疗法的说法,**错误**的是

    A. 使用时先用冬眠药物,后用物理降温

    B. 降温速度以每小时 1℃为宜

    C. 肛温降低 32~34℃

    D. 停用时先停冬眠药物,后停物理降温

    E. 使用时间一般为 3~5 日

8. 颅脑损伤患者如果出现一侧瞳孔散大,对侧肢体瘫痪,常提示

    A. 小脑幕切迹疝　　　　　B. 枕骨大孔疝　　　　　　C. 动眼神经损伤

    D. 脑干损伤　　　　　　　E. 延髓损伤

9. 对于脑室外引流的护理正确的是

    A. 引流管高处侧脑室开口 5cm

    B. 每日的引流量不超过 500ml

    C. 阻塞时用生理盐水缓慢冲洗

    D. 每日更换引流袋时切勿钳夹引流管,以免形成血块

    E. 一般 4 周后拔管

10. 小脑幕切迹疝时瞳孔变化特点为

    A. 伤后立即出现一侧瞳孔散大

    B. 伤时瞳孔正常,以后一侧瞳孔先缩小继而进行性散大

    C. 双侧瞳孔时大时小,变化不等

D. 双侧瞳孔散大,眼球固定

E. 瞳孔无变化

11. 枕骨大孔疝与小脑幕切迹疝主要的不同点是

A. 头痛剧烈　　　　B. 反复呕吐　　　　C. 颈项强直

D. 早期即可出现呼吸骤停　E. 意识障碍程度

12. 脑疝前驱症状**不包括**

A. 体温升高　　　　B. 频繁呕吐　　　　C. 烦躁不安

D. 脉搏渐慢　　　　E. 呼吸慢而深

13. 成人颅内压明显增高时禁止做腰穿是**避免**

A. 脑脊液漏　　　　B. 颅内压继续增高　　　　C. 小脑幕切迹疝

D. 枕骨大孔疝　　　　E. 头痛

14. 患者男,37岁。头部外伤后昏迷2小时,曾呕吐数次。入院测血压150/75mmHg,脉搏60次/分,呼吸12次/分。考虑为"脑挫裂伤",给予非手术治疗。为降低颅内压其体位应如何安置

A. 床头抬高15°~30°　　B. 中凹卧位　　　　C. 平卧位

D. 侧卧位　　　　E. 床尾抬高15°~30°

15. 患者女,36岁。车祸导致剧烈头痛,夜间加重,并有呕吐数次,不能进食,查体:视盘水肿,该患者每日补液量为

A. 1000~1500ml　　B. 1000~2000ml　　C. 1500~2000ml

D. 1500~2500ml　　E. 2000~2500ml

★16. 临床上用20%甘露醇降低颅内压正确的使用方法是

A. 快速静推　　　　B. 缓慢静滴,防止高渗溶液产生静脉炎

C. 1~2小时内静滴完250ml　　D. 15~30分钟内静滴完250ml

E. 输液速度控制在60~80滴/分

17. 患者男,42岁。头部撞伤3小时,剧烈头痛,频繁呕吐,脉搏缓慢,呼吸深而慢,收缩压较高。目前最重要的是应用

A. 抗生素　　　　B. 镇痛剂　　　　C. 糖皮质激素

D. 冬眠药物　　　　E. 脱水剂

18. 患者男,57岁。头部外伤后昏迷2小时,曾呕吐数次。入院测血压150/80mmHg,脉搏60次/分,呼吸12次/分。考虑为"脑挫裂伤",给予非手术治疗。为及时发现小脑幕切迹疝,重点观察

A. 瞳孔、肢体活动　　B. 血压、脉搏、尿量　　C. 意识、肌张力

D. 呼吸、体温、血压　　E. 压迫眶上孔的反应

★19. 某化脓性脑膜炎患儿出现烦躁不安,频繁呕吐,四肢肌张力明显增高,双侧瞳孔大小不等,对光反射迟钝,应高度警惕患儿出现

A. 惊厥　　　　B. 脱水　　　　C. 脑疝

D. 呼吸衰竭　　　　E. 代谢性酸中毒

20. 患者男,45岁。因车祸致颅内血肿,患者昏迷,瞳孔不等大,光反射迟钝,该患者可能出现的并发症是

A. 颅内感染　　　　　B. 脑疝　　　　　　　C. 脑水肿

D. 癫痫　　　　　　　E. 肺水肿

二、A3/A4 型题(以下提供若干个案例,每个案例下设若干个考题,请根据各考题题干所提供的信息,在每题下面 A、B、C、D、E 五个备选答案中选择一个最佳答案)

(21~23 题共用题干)

患者男,34 岁。因交通事故致伤昏迷,3 小时后入院,患者处于昏迷状态,呼之不应,但按压眶上神经有反应,左侧瞳孔散大,对光反射迟钝,入院第 2 日,血压 20/13.3kPa,脉搏缓慢有力,呼吸深而慢,时而躁动、呕吐,按压眶上神经无反应,左侧瞳孔散大,对光反射消失,右侧肢体瘫痪,病理反射阳性。

21. 该患者的主要病症最可能是下列哪项

    A. 颅骨骨折并硬脑膜外血肿　　　　B. 脑挫裂伤继发颅内血肿

    C. 脑震荡合并硬脑膜外血肿　　　　D. 颅骨骨折并发脑疝

    E. 脑水肿引起的颅内高压

22. 对该患者的护理措施**不妥**的是

    A. 密切注意生命体征变化

    B. 立即做腰穿放出适量脑脊液以降低颅内压

    C. 取侧卧位或侧俯卧位

    D. 限制水钠入量

    E. 做好紧急手术准备

23. 若进行手术治疗,则手术后护理中最重要的是哪一项

    A. 脱水疗法及冬眠低温疗法的护理

    B. 常规观察体温、脉搏、呼吸、血压,意识及瞳孔变化

    C. 如有躁动给予相应处理

    D. 注意维持患者的水、电解质及酸碱平衡

    E. 防止并发症

(24~25 题共用题干)

患者男,56 岁。头部外伤后昏迷 1 小时,曾呕吐数次,入院时测血压 150/75mmHg(20/10kPa),脉搏 61 次/分,呼吸 12 次/分,考虑诊断"脑挫裂伤",给予非手术治疗。

24. 降低颅内压主要措施是

    A. 保持呼吸道通畅　　B. 应用甘露醇　　　　C. 床头抬高 15~30cm

    D. 限制每日输液量　　E. 吸氧、物理降温

25. 为了了解是否形成脑疝,应重点观察

    A. 血压、脉搏、尿量　　B. 压迫眶上神经的反应　　C. 瞳孔、肢体活动

    D. 呼吸、体温、血压　　E. 意识、肌张力、病理反射

答　案

1	2	3	4	5	6	7	8	9	10	11	12	13	14	15

E	D	A	C	B	E	D	A	B	B	D	A	D	A	C

16	17	18	19	20	21	22	23	24	25
D	E	A	C	B	B	B	A	B	C

解题导引

1. E。对颅脑外伤术后脑水肿可采用 20% 甘露醇静脉快速滴注来防治,一般 250ml 甘露醇应在 30 分钟内输完。如滴系数为 10~15 滴 /ml,输液速度 =250(ml)× (10~15)(gtt/ml)÷30(min)=83~125gtt/min。

5. B。急性颅内压增高患者的生命体征变化是血压升高、脉搏缓慢、呼吸深慢,即两慢一高 Cushing(库欣)反应。

6. E。因动眼神经从中脑腹侧的大脑脚内侧发出,通过小脑幕切迹走行在海绵窦的外侧壁直至眶上裂。当发生小脑幕切迹疝时,疝入的脑组织压迫大脑脚并牵拉动眼神经引起瞳孔变化,故选择 E。

16. D。20% 甘露醇静滴缓慢会转换为糖原被利用,失去了脱水的作用,不能降低颅内压,故选择 D。

19. C。根据患儿的神经系统表现特点(烦躁不安,频繁呕吐,四肢肌张力增高,双瞳孔大小不等,对光反射迟钝等),首先应考虑该患儿出现了脑疝的可能。

背景拓展

颅内压增高病人为什么禁忌腰穿

脑疝是指当颅内压增高超过了脑部的自身代偿能力,脑组织从压力高处向低处移位,颅内压增高病人颅内压力本就比较高,如果此时行腰椎穿刺,那么就会造成椎管内的压力瞬间更加降低,使颅内和椎管内的压力差增加,此时部分脑组织经高压区向低压区移位而发生脑疝,甚至死亡。

第二节　头皮损伤病人的护理

考点聚焦

本节知识点较少,需考生及时复习识记。近几年护考的知识点是头皮血肿的处理措施,今后考查重点有头皮裂伤和头皮撕脱伤急救措施。

课标精析

头皮损伤较为多见,包括头皮血肿、头皮裂伤和头皮撕脱伤三种。

一、头皮血肿

多为钝器打击所致。皮下血肿比较局限、无波动,有时因周围组织肿胀较中心硬,易误诊为凹陷性骨折。帽状腱膜下血肿位于帽状腱膜下疏松组织层内,血肿易扩展,甚至可充满整个帽状腱膜下层,触诊有波动感。骨膜下血肿多由相应颅骨骨折引起,范围局限于某一颅骨,以骨缝为界,血肿张力较高,可有波动感。头皮血肿应加压包扎,早期冷敷,24~48 小时后热敷,待其自行吸收。血肿较大时可在无菌操作下,行血肿穿刺抽出积血,再加压包扎。

二、头皮裂伤

多为锐器或钝器打击所致。出血较多,不易自行停止,严重时发生失血性休克。现场急救可加压包扎止血,在伤后 24 小时内清创缝合。

三、头皮撕脱伤

是最严重的头皮损伤,多因妇女长发被卷入转动的机器所致,使头皮自帽状腱膜下或连同骨膜一并撕脱,有时合并颈椎损伤。可分为不完全撕脱和完全撕脱两种。常因剧烈疼痛和大量出血而发生休克。头皮撕脱的现场急救:应用无菌敷料覆盖创面后,加压包扎止血,同时使用抗生素和止痛药物。完全撕脱的头皮不作任何处理,用无菌敷料包裹,隔水放置于有冰块的容器内随病人一起速送医院。不完全撕脱者争取在伤后 6~8 小时内清创后缝回原处;如头皮已完全撕脱,清创后行头皮血管吻合,再缝合撕脱的头皮,亦可进行植皮。

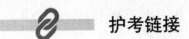 **护考链接**

经 典 例 题

例题　头皮血肿病人,在抽吸出积血后应给予

A. 热敷　　　　　　　B. 红外照射　　　　　　C. 用力揉搓
D. 加压包扎　　　　　E. 切开引流

答案:D

解题导引:头皮血肿应加压包扎,早期冷敷,24 小时后热敷,待其自行吸收。血肿较大时可在无菌操作下,行血肿穿刺抽出积血,再加压包扎。

达标检测

A1/A2 型题（以下每一道题下面有 A、B、C、D、E 五个备选答案，请从中选择一个最佳答案）

1. 血肿范围局限于某一颅骨，以骨缝为界有波动感的是
   A. 皮下血肿　　　　　　B. 硬膜外血肿　　　　　　C. 骨膜下血肿
   D. 硬膜下血肿　　　　　E. 帽状腱膜下血肿

2. 关于血肿的处理，下列哪一项**错误**
   A. 损伤局部应加压包扎
   B. 若血肿较大，可行无菌穿刺
   C. 皮下血肿较局限，无须特殊处理
   D. 损伤后立即揉搓局部，有利于血肿吸收
   E. 早期冷敷有利于控制血肿

3. 发生头皮裂伤时，创面清创时间应尽量在
   A. 72 小时以内　　　　　B. 8 小时内　　　　　　C. 12 小时内
   D. 24 小时内　　　　　　E. 6 小时内

4. 头皮裂伤，下述处理哪项**错误**
   A. 尽早清创
   B. 清创应争取在伤后 24 小时内
   C. 应用 TAT 预防破伤风发生
   D. 应用有效抗生素
   E. 一旦受伤超过 24 小时，创口就选择延期缝合

★5. 关于对头皮撕脱伤患者急救的叙述，**不正确**的是
   A. 撕脱部位加压包扎止血
   B. 将撕脱的头皮浸泡在 75% 乙醇中消毒
   C. 保护创面，避免污染
   D. 严密观察休克征象
   E. 迅速送往医院进行救治

6. 关于头皮撕脱伤的特点，下列哪项是**错误**的
   A. 常发生于长发女性车工　　　　B. 伤后出血多
   C. 大片头皮自骨膜下撕脱　　　　D. 易发生创伤性休克
   E. 常伴随颈椎骨折发生

7. 患者男，25 岁。头皮裂开 10 小时来院就诊，伤口无明显感染。处理的办法是
   A. 加压包扎伤口　　　　　　　　B. 清创后，一期缝合
   C. 清创缝合，放置引流管　　　　D. 清创后，延期缝合
   E. 清创后，开放观察

答　　案

1	2	3	4	5	6	7				
C	D	D	E	B	C	B				

 解题导引

5. B。头皮撕脱伤患者急救时应局部加压包扎止血,保护创面,避免进一步污染;由于患者出血较多,易引起失血性休克,需密切观察有无失血性休克的征象;将撕脱的头皮**不做任何处理**,用无菌敷料包裹,隔水放置于有冰块的容器内随患者一起送至医院进行救治。

第三节　颅骨骨折病人的护理

 考点聚焦

本节知识点较多,需考生及时复习识记,预计今后对这部分内容的考查稳中有变。近年护考的知识点是颅前窝骨折的临床表现,今后考查重点有颅底骨折的临床表现鉴别,主要检查方法和颅内感染的预防措施,难点主要是脑脊液漏的护理。

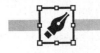 **课标精析**

【病因】

当颅骨受到外力的作用导致颅骨结构的改变,其严重性并不在于骨折的本身,而在于可能同时存在颅内血肿和脑的损伤而危及生命。按骨折部位可分为**颅盖骨折与颅底骨折**;按骨折形态分为线形骨折和凹陷骨折;依据骨折部位是否与外界相通分为闭合性骨折和开放性骨折。

【临床表现】

1. 颅盖骨折　线形骨折常合并有头皮损伤,骨折本身依靠触诊很难发现。凹陷范围较大的骨折者,软组织出血不多时,触诊多可确定,但小的凹陷骨折需经 X 线摄片才能发现。**凹陷骨折的骨片陷入颅内,使局部脑组织受压或合并有颅内血肿,临床上出现相应的症状和体征**。

2. 颅底骨折　**颅底骨折多为强烈间接暴力引起,常伴有硬脑膜破裂,引起脑脊液外漏或颅内积气**(表 9-1)。

表 9-1　三种颅底骨折的临床特征

骨折部位	软组织出血	脑脊液漏	脑神经损伤
颅前窝骨折	眼眶青紫、**球结膜下出血**，呈"熊猫眼征"和"兔眼征"	**自鼻或口腔流出**	嗅神经——**嗅觉障碍** 视神经——**视觉减退或失明**
颅中窝骨折	咽黏膜下、乳突部皮下淤血斑	**自外耳道或鼻腔流出**	面神经——**周围性面瘫** 听神经——**耳鸣，听力障碍**
颅后窝骨折	乳突后、枕下区皮下淤血斑	漏至乳突后皮下及胸锁乳突肌	偶有IX、X、XI、XII对脑神经损伤

💡 联想记忆

　　颅神经记忆口诀：一嗅二视三动眼，四滑(车)五(三)叉六外展，七面八听九舌咽，十迷(走)十一副十二舌下全。

【辅助检查】

　　颅盖线形骨折依靠头颅正侧位 X 线摄片才能发现。颅底骨折行 X 线摄片检查的价值不大，CT 检查有诊断意义。

【治疗原则】

　　颅盖骨线形骨折或凹陷性骨折下陷较轻，一般不需处理；**骨折片刺入脑内或位于重要功能区，深度超过 1cm，或脑受压症状者，则需手术整复或摘除陷入的骨片。颅底骨折本身无特殊处理，重点是预防颅内感染，脑脊液漏一般在 2 周内愈合。脑脊液漏 4 周不自行愈合者，可考虑行硬脑膜修补术。**

【护理诊断/问题】

　　1. 有感染的危险　与脑脊液外漏有关。

　　2. 潜在并发症：颅内压增高、颅内压降低、颅内血肿。

【护理措施】

（一）预防颅内感染，促进漏口愈合

　　1. 体位　**颅底骨折病人床头抬高 15°~30°，头偏向患侧卧位**。维持上述特定体位至停止脑脊液漏后 3~5 日，目的是借助重力作用使脑组织移向颅底，使脑膜逐渐形成粘连而封闭脑膜破口。

　　2. 保持局部清洁　每日 2 次清洁、消毒鼻前庭或外耳道，**避免棉球过湿，导致液体逆流颅内**。在外耳道口或鼻前庭疏松处放置干棉球，如棉球渗湿，应及时更换，并记录 24 小时浸湿的棉球数，以此估计漏出液量。劝告病人勿挖鼻、抠耳。

　　3. 对于**脑脊液鼻漏者，不可经鼻腔进行护理操作，严禁从鼻腔吸痰或放置鼻胃管，禁止耳、鼻滴药，冲洗和堵塞，禁忌行腰穿**。

　　4. 遵医嘱应用抗菌药及 TAT 或破伤风类毒素。

（二）病情观察及时发现和处理并发症

　　1. 明确有无脑脊液外漏　鉴别脑脊液与血液、脑脊液与鼻腔分泌物，可将血性液滴于白色滤纸上，若血迹外周有月晕样淡红色浸渍圈，则为脑脊液漏；或行红细胞计数并与周围血的红细胞比较,以明确诊断;另可根据脑脊液中含糖而鼻腔分泌物中不含糖的原理,用尿糖试纸测定或葡萄糖定量检测以鉴别是否存在脑脊液漏。有时颅底骨折虽伤及颞骨岩部,且骨膜及脑膜均已破裂但鼓膜尚完整时,脑脊液可经耳咽管流至咽部进而被病人咽下,故应观察并询问病人是否经常有腥味液体流至咽部。

2. 准确估计脑脊液外漏量　在鼻前庭或外耳道口松松地放置干棉球,随湿随换,记录24小时浸湿的棉球数,以估计脑脊液外漏量。

3. 注意有无颅内继发性损伤　颅骨骨折病人可合并脑组织、血管损伤,导致癫痫、颅内出血、继发性脑水肿、颅内压增高等。脑脊液外漏可推迟颅内压增高症状的出现,一旦出现颅内压增高的症状,救治更为困难。因此,应严密观察病人的意识、生命体征、瞳孔及肢体活动等情况,以及时发现颅内压增高及脑疝的早期迹象。

4. 注意颅内低压综合征　若脑脊液外漏多,可使颅内压过低而导致颅内血管扩张,出现剧烈头痛、眩晕、呕吐、厌食、反应迟钝、脉搏细弱、血压偏低。头痛在立位时加重,卧位时缓解。若病人出现颅压过低表现时,可遵医嘱补充大量液体以缓解症状。

(三) 健康教育

颅底骨折病人要避免用力咳嗽、打喷嚏和擤鼻涕,勿挖耳、抠鼻或屏气排便,以免鼻窦或乳突气房内的空气被压入颅内,引起气脑或颅内感染。告诉门诊病人和家属若出现剧烈头痛、频繁呕吐、发热、意识模糊应及时到医院就诊。颅底骨折病人要避免颅内压骤然升降的因素。

护考链接

经 典 例 题

例题　患者男,22岁。头部受伤3小时入院。查体时发现病人对呼唤有睁眼反应,能躲避刺痛,但回答问题错误。眼眶青紫,球结膜下瘀斑,鼻腔有血性脑脊液流出。考虑病人为

A. 颅前窝骨折　　　　　B. 颅中窝骨折　　　　　C. 颅后窝骨折
D. 颅盖骨骨折　　　　　E. 面部挫伤

答案:A

解题导引:病人眼眶青紫,球结膜下出血,呈"熊猫眼征"和"兔眼征",有脑脊液鼻漏,是颅前窝骨折。故选择A。

达标检测

A1/A2型题(以下每一道题下面有A、B、C、D、E五个备选答案,请从中选择一个最佳答案)

★1. 颅前窝骨折皮下瘀斑的典型体征是
A. 三主征　　　　　　　B. "熊猫眼"征　　　　　C. 三凹征
D. Murphy征　　　　　E. 五联症

★2. 伴有脑脊液漏的颅底骨折属于哪类骨折

    A. 闭合性骨折   B. 开放性骨折   C. 不稳定性骨折

    D. 青枝骨折   E. 凹陷性骨折

3. 颅前窝骨折最易损伤的神经是

    A. 嗅神经   B. 展神经   C. 听神经

    D. 面神经   E. 滑车神经

4. 避免颅底骨折的患者咳嗽、打喷嚏、擤鼻涕的主要目的是

    A. 导致硬脊膜撕裂   B. 影响脑脊液排出   C. 导致气颅

    D. 导致感染   E. 脑血管破裂

5. 颅骨骨折治疗**不正确**的是

    A. 颅盖骨折较轻者,无须手术

    B. 凹陷性骨折轻者,不需要手术

    C. 颅底骨折本身无须处理

    D. 颅底骨折主要治疗是防止颅内感染

    E. 脑脊液漏者,一般在 4 周后愈合,若 4 个月不愈合者,考虑行修补术

6. 颅中窝骨折的患者嘱其取何种体位

    A. 患侧卧位   B. 颈部过伸位   C. 头高斜坡位

    D. 头低足高位   E. 俯卧位

7. 针对颅前窝骨折患者,下列护理措施**错误**的是

    A. 禁用抗生素溶液冲洗鼻腔   B. 床头抬高 15°~30°

    C. 用棉球堵塞鼻腔   D. 禁止腰椎穿刺

    E. 枕部垫无菌巾

8. 患者男,20 岁,建筑工人。自脚手架上跌下,头侧面撞击于砖块上,乳突血肿,右耳流出血性液体,听力降低明显,考虑

    A. 颅中窝骨折   B. 软组织挫伤   C. 鼓膜穿通伤

    D. 脑震荡   E. 挫伤

9. 患者女,28 岁。自高处坠下,额部着地,双眼眶青紫淤血,鼻腔有血性液体流出,主诉视力有所下降,可考虑

    A. 鼻出血   B. 颅前窝骨折   C. 脑损伤

    D. 颅中窝骨折   E. 眼球损伤

答　案

1	2	3	4	5	6	7	8	9							
B	B	A	D	E	C	C	A	B							

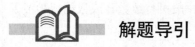 解题导引

1. B。颅前窝骨折后局部渗血淤积于眼眶周围形成特有的"熊猫眼"征。

2. B。因颅脑损伤的开放与否,取决于硬脑膜是否破裂。伴有脑脊液漏的颅底骨折说明硬脑膜已破裂,属于开放性骨折,故选择 B。

 背景拓展

颅底骨折普通 X 线检查

仅有 30%~50% 病人能显示骨折线,故颅底骨折的诊断主要依靠临床表现来确定。淤血斑的迟发性、特定部位及不是暴力直接作用点等,可区别于单纯软组织挫伤。

第四节　脑损伤病人的护理

 考点聚焦

本节知识点较多,需考生及时复习识记,预计今后对这部分内容的考查稳中有变。近几年护考的知识点有脑损伤典型的临床表现和护理措施,今后考查重点有各种脑损伤的临床表现鉴别,主要检查方法和术后并发症的预防措施,难点主要是脑损伤病人护理中的意识、瞳孔和神经体征的观察。

 课标精析

暴力作用于头部后立即发生的损伤称为原发性脑损伤,主要有脑震荡和脑挫裂伤;头部受伤一段时间后出现的脑受损病变称为继发性脑损伤,主要有脑水肿和颅内血肿。按伤后脑组织与外界是否相通,分为闭合性和开放性脑损伤两类。

一、脑震荡

脑震荡是指头部受到撞击后,立即发生一过性神经功能障碍,无肉眼可见的神经病理改变,但在显微镜下可见神经组织结构紊乱。

【临床表现】

病人在**伤后立即出现短暂的意识丧失,一般持续时间不超过 30 分钟**,同时伴有面色苍白、出冷汗、血压下降、脉缓、呼吸浅慢,各生理反射迟钝或消失。**意识恢复后对受伤时,甚至受伤前一段时间内的情况不能回忆,而对往事记忆清楚,此称为逆行性健忘。**清醒后常有头痛、头晕、恶心呕吐、失眠、情绪不稳定、记忆力减退等症状,一般可持续数日或数周。**神经系统检查无明显阳性体征。**

【治疗原则】

脑震荡无须特殊治疗,应卧床休息 5~7 日,给予镇静剂等对症处理,病人多在 2 周内恢复正常。

二、脑挫裂伤

脑挫伤指暴力作用头部后,脑组织遭受破坏较轻,软脑膜尚完整者;脑裂伤指软脑膜、血管及脑组织同时破裂,伴有外伤性蛛网膜下腔出血。二者常同时存在,故合称为脑挫裂伤。

【临床表现】

1. **意识障碍 是脑挫裂伤最突出的症状**,伤后立即出现昏迷,**昏迷时间超过30分钟**,可长达数小时、数日至数月不等,严重者长期持续昏迷。

2. 局灶症状与体征 脑皮质功能区受损时,**伤后立即出现相应的神经功能障碍**,如语言中枢损伤出现失语,运动区受损伤出现锥体束征等。

3. 头痛、呕吐 与**颅内压增高**、自主神经功能紊乱或外伤性蛛网膜下腔出血有关。**合并蛛网膜下腔出血时可有脑膜刺激征阳性,脑脊液检查有红细胞**。

4. 颅内压增高与脑疝 **为继发脑水肿和颅内出血所致**。

5. CT或MRI检查 可显示脑挫裂伤的部位、范围、脑水肿的程度及有无脑室受压及中线结构移位。

【治疗原则】

脑挫裂伤一般采用保持呼吸道通畅,防治脑水肿,加强支持疗法和对症处理等非手术治疗。当病情恶化出现脑疝征象时,需手术开颅,行脑减压术或局部病灶清除术。

三、颅内血肿

颅内血肿是颅脑损伤中最常见的继发性脑损伤,如不及时处理常可危及病人的生命。颅内血肿按症状出现的时间分为**急性血肿(3日内出现症状)、亚急性血肿(伤后3日~3周出现症状)、慢性血肿(伤后3周以上才出现症状)**。按血肿所在部位分为硬脑膜外血肿、硬脑膜下血肿、脑内血肿(图9-2)。

【临床表现】

无论哪一种外伤性颅内血肿,主要表现为头部外伤后,先出现原发性脑损伤的症状,当颅内血肿形成后压迫脑组织,出现颅内压增高和脑疝的表现。但不同部位的血肿有其各自的特点。

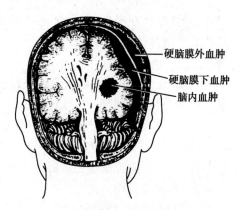

硬脑膜外血肿
硬脑膜下血肿
脑内血肿

图9-2 颅内血肿的位置

1. 硬脑膜外血肿 常因颞侧颅骨骨折致脑膜中动脉破裂所引起,大多属于急性型。病人的意识障碍有三种类型:①**典型的意识障碍是伤后昏迷有"中间清醒期",即伤后原发性脑损伤的意识障碍清醒后,在一段时间后颅内血肿形成,因颅内压增高导致病人再度出现昏迷**;②原发性脑损伤严重,伤后昏迷持续并进行性加重,血肿的症状被原发性脑损伤所掩盖;③原发性脑损伤轻,伤后无原发性昏迷,至血肿形成后始出现继发性昏迷。病人在昏迷前或中间清醒期常有头痛、呕吐等颅内压增高症状,幕上血肿大多有典型的小脑幕切迹疝表现。

2. 硬脑膜下血肿

(1)急性硬脑膜下血肿:主要来自脑实质血管破裂所致。因**多数与脑挫裂伤和脑水肿同**

时存在,故表现为**伤后持续昏迷或昏迷进行性加重**,少有"中间清醒期",较早出现颅内压增高和脑疝症状。

（2）慢性硬脑膜下血肿:较少见,好发于老年人,病程较长。

3. 脑内血肿　多因脑挫裂伤导致脑实质内血管破裂引起,常与硬脑膜下血肿同时存在,临床表现与脑挫裂伤和急性硬脑膜下血肿的症状很相似。

【辅助检查】

CT 检查可明确定位、计算出血量、了解脑室受压及脑挫裂伤、脑水肿等情况。

【治疗原则】

颅内血肿一经确诊原则上手术治疗,手术清除血肿,并彻底止血。

【护理诊断/问题】

1. **清理呼吸道无效　与脑损伤意识障碍有关**。

2. 营养失调　与脑损伤后高代谢、无法进食有关。

3. 有失用综合征的危险　与病人意识不清及长期卧床有关。

4. 潜在并发症:颅内压增高、脑疝。

【护理措施】

（一）现场急救

首先争分夺秒地抢救心搏骤停、窒息、开放性气胸、大出血等危及病人生命的伤情,颅脑损伤救护时应做到保持呼吸道通畅,注意保暖,**禁用吗啡止痛**。有明显大出血者应补充血容量,无外出血表现而有休克征象者,应查明有无头部以外部位的损伤,如合并内脏破裂等。**开放性损伤有脑组织从伤口膨出时,在外露的脑组织周围用消毒纱布卷保护,再用纱布架空包扎,避免脑组织受压,并及早使用抗生素和 TAT**。记录受伤经过和检查发现的阳性体征,及急救措施和使用药物。

（二）一般护理

1. 体位　**意识清醒者采取斜坡卧位,有利于颅内静脉回流。昏迷病人或吞咽功能障碍者宜取侧卧位或侧俯卧位,以免呕吐物、分泌物误吸**。

2. 营养支持　昏迷病人须禁食,早期应采用胃肠外营养。**每日静脉输液量为1500~2000ml,其中含钠电解质 500ml,输液速度不可过快**。伤后 3 日仍不能进食者,可经鼻胃管补充营养,应控制盐和水的摄入量。病人意识好转出现吞咽反射时,可耐心地尝试经口喂蒸蛋、藕粉等食物。

3. 降低体温　高热使机体代谢增高,加重脑组织缺氧,应及时处理。

4. 躁动的护理　**引起躁动的原因很多,如头痛、呼吸道不通畅、尿潴留、便秘、被服被大小便浸湿、肢体受压等,须查明原因及时排除,切勿轻率给予镇静剂,以免影响观察病情。对躁动病人不可强加约束,避免因过分挣扎使颅内压进一步增高**。

（三）保持呼吸道通畅

意识障碍者容易发生误咽误吸,或因下颌松弛导致舌根后坠等原因引起呼吸道梗阻。**必须及时清除咽部的呕吐物,并注意吸痰,舌根后坠者放置口咽通气管,必要时气管插管或气管切开**。保持有效地吸氧,呼吸换气量明显下降者,应采用机械辅助呼吸。

（四）严密观察病情

1. 意识状态　反映大脑皮质功能和脑干功能状态,观察时采用相同程度的语言和痛刺激,对病人的反应作动态分析,判断意识状态的变化。意识障碍的程度目前通用的**格拉斯哥昏迷计分法**(Glasgow coma scale,GCS),分别对病人的**睁眼、言语、运动**三方面的反应进行评分,再累计得分,用量化方法来表示意识障碍的程度,**最高为 15 分,总分低于 8 分即表示昏迷状态,分数越低表明意识障碍越严重**(表9-2)。

表 9-2 格拉斯哥昏迷计分表

睁眼反应(E)	得分	语言反应(V)	得分	运动反应(M)	得分
正常睁眼	4	回答正确	5	按吩咐动作	6
呼唤睁眼	3	回答错乱	4	刺痛能定位	5
刺痛睁眼	2	语句不清	3	刺痛时躲避	4
无反应	1	只能发声	2	刺痛后屈曲	3
		无反应	1	刺痛后过伸	2
				无反应	1

2. 生命体征 观察生命体征时为了避免病人躁动,影响准确性,应先测呼吸,再测脉搏,最后测血压。**伤后生命体征出现"两慢一高",同时有进行性意识障碍,是颅内压增高所致的代偿性生命体征改变;下丘脑或脑干损伤常出现中枢性高热;伤后数日出现高热常提示有继发感染。**

3. 瞳孔 注意对比两侧瞳孔的形状、大小和对光反射。**伤后立即出现一侧瞳孔散大,是原发性动眼神经损伤所致;伤后瞳孔正常,以后一侧瞳孔先缩小,继之进行性散大,并且对光反射减弱或消失,是小脑幕切迹疝的眼征;如双侧瞳孔时大时小,变化不定,对光反射消失,伴眼球运动障碍(如眼球分离、同向凝视),常是脑干损伤的表现;双侧瞳孔散大,光反应消失、眼球固定,伴深昏迷或去大脑强直,多为临终前的表现。**

4. 锥体束征 原发性脑损伤引起的偏瘫等局灶症状,在受伤当时已出现,且不再继续加重;**伤后一段时间出现或继续加重的肢体偏瘫,同时伴有意识障碍和瞳孔变化,多是小脑幕切迹疝压迫中脑的大脑脚,损害其中的锥体束纤维所致。**

5. 其他 剧烈头痛、频繁呕吐是颅内压增高的主要表现,尤其是躁动时无脉搏增快,应警惕脑疝的形成。

(五) 降低颅内压

按时使用高渗脱水剂、利尿剂、肾上腺皮质激素等药物是减轻脑水肿、降低颅内压力的重要环节。观察用药后的病情变化,是医生调整应用脱水剂间隔时间的依据。避免使颅内压骤然升高的因素。

(六) 预防并发症

昏迷病人生理反应减弱或消失,全身抵抗力下降容易发生多种并发症,如压疮、关节僵硬、肌肉挛缩、呼吸道和泌尿系感染。

(七) 手术前后的护理

除继续做好上述护理外,应做好紧急手术前的常规准备,**手术前 2 小时内剃净头发,洗净头皮,涂擦 70% 乙醇,并用无菌巾包扎。手术后搬动病人前后应观察呼吸、脉搏和血压的变化。小脑幕上开颅手术后,取健侧或仰卧位,避免切口受压;小脑幕下开颅手术后,应取侧**

卧或侧俯卧位。手术中常放置创腔引流管,护理时严格注意无菌操作。严密观察并及时发现手术后颅内出血、感染、癫痫以及应激性溃疡等并发症。

(八)健康教育

1. 对存在失语、肢体功能障碍或生活不能自理的病人,当病情稳定后即开始康复锻炼。

2. 有外伤性癫痫的病人,应按时服药控制症状发作,在医生指导下逐渐减量直至停药。不做登高、游泳等有危险的活动,以防发生意外。

护考链接

经 典 例 题

例题1 脑外伤后急性硬脑膜外血肿患者典型的意识障碍的特点是

A. 清醒与朦胧状态交替出现　　　　　B. 持续性昏迷加重

C. 早期清醒,随后逐渐昏迷　　　　　D. 昏迷,逐渐清醒,再次昏迷

E. 清醒,逐渐昏迷,再次清醒

答案:D

解题导引:硬脑膜外血肿常因颞侧颅骨骨折致脑膜中动脉破裂所引起,大多属于急性型。患者典型的意识障碍是伤后昏迷有"中间清醒期",即伤后原发性脑损伤的意识障碍清醒后,在一段时间后颅内血肿形成,因颅内压增高导致患者再度出现昏迷。

例题2 患者男,25岁。因坠落致脑挫裂伤入院。医嘱给予肾上腺皮质激素治疗。其目的是

A. 减轻脑水肿　　　　B. 减轻脑出血　　　　C. 预防应激性溃疡

D. 预防继发感染　　　E. 预防肌痉挛

答案:A

解题导引:肾上腺皮质激素主要通过改善血脑屏障的通透性预防和治疗脑水肿,并能减少脑脊液生成,降低颅内压。但长期、大量使用可引起感染,消化道及颅内出血,应予重视。故选择A。

(例题3~4共用题干)

患者男,50岁。因钝器击伤头部1小时入院。患者昏迷、呕吐,双侧瞳孔不等大。血压180/102mmHg。行硬膜下血肿消除术+碎骨片清除术,留置引流管送回病房。

例题3 术后引流管护理正确的措施是

A. 每日消毒引流管　　B. 定时冲洗引流管　　C. 脱出要及时送入

D. 保持引流管通畅　　E. 每日更换引流管

答案:D

解题导引:术后引流管的护理措施主要是保持引流管的通畅;每日观察和记录引流液的性状和量;每日消毒引流口的皮肤和更换敷料。选项中只有D正确。

例题4 为防治脑水肿,医嘱:20% 甘露醇 250ml 快速滴入,滴完的时间是

A. 5分钟内　　　　　B. 30分钟内　　　　　C. 60分钟内

D. 90分钟内　　　　　E. 90分钟以上

答案:B

解题导引:临床上用 20% 甘露醇降低颅内压正确的使用方法是在 15~30 分钟内静滴完 250ml,静滴缓慢会转换为糖原被利用,失去了脱水的作用,不能降低颅内压,故选择 B。

 **达标检测**

一、A1/A2 型题(以下每一道题下面有 A、B、C、D、E 五个备选答案,请从中选择一个最佳答案)

1. 下列哪一项是脑震荡表现
   A. 受伤后出现一过性意识障碍　　　　B. 受伤后意识障碍超过 30 分钟
   C. 进行性意识障碍　　　　　　　　　D. 不出现意识障碍
   E. 中间清醒期

2. 颅脑急诊手术术前准备**错误**的是
   A. 6 小时前做好手术准备
   B. 需剃净头发
   C. 局部涂擦 70% 乙醇
   D. 使用无菌巾包裹
   E. 准备的过程中密切关注病情变化

3. 硬膜外血肿患者的意识典型表现为
   A. 先昏迷后清醒再昏迷　　B. 先清醒后昏迷再清醒　　C. 一直保持昏迷
   D. 一直保持清醒　　　　　E. 没有特定规律

4. 为保持重度脑挫裂伤患者呼吸道通畅,最可靠措施是
   A. 及时吸痰　　　　　　B. 气管插管　　　　　　C. 放置口咽通气道
   D. 气管切开　　　　　　E. 用舌钳牵舌

5. 临终前患者的瞳孔多如何变化
   A. 无变化　　　　　　　B. 双侧缩小　　　　　　C. 一侧散大,一侧缩小
   D. 时大时小,变化不定　　E. 双侧散大,眼球固定

6. 对脑损伤患者现场急救时**错误**的措施是
   A. 保持呼吸道通畅
   B. 注意保暖
   C. 应用吗啡镇痛
   D. 扩充血容量
   E. 包扎伤口时,避免压迫膨出的脑组织

7. 脑损伤患者护理**不正确**的是
   A. 清醒的患者采取斜坡位
   B. 昏迷患者宜取侧卧位
   C. 每日给予 1500ml 的液体
   D. 输液速度不可过快

    E. 对于躁动患者立即使用镇静药物,避免发生意外

8. 患者男,36 岁。40 分钟前被摩托车刮倒,头后仰摔倒在地,现苏醒过来,无法回答医生问题,频繁呕吐,经脑脊液检查 RBC 阳性。首先考虑为

    A. 脑挫裂伤   B. 脑出血   C. 脑膜炎

    D. 脑中风   E. 脑震荡

★9. 患者女,34 岁。车祸后送来医院,查体:出现刺痛后睁眼,回答问题正确,能遵命令动作,其格拉斯哥昏迷计分是

    A. 9   B. 10   C. 11

    D. 12   E. 13

10. 患者男,34 岁。颅脑受伤后昏迷 20 分钟后清醒,6 小时后又发现昏迷,左侧瞳孔散大,右侧肢体活动障碍可诊断为

    A. 脑挫裂伤   B. 右侧硬膜下血肿   C. 脑内血肿

    D. 左侧硬膜外血肿   E. 脑震荡

11. 患者男,35 岁。硬膜下血肿昏迷期间,首要的护理问题是

    A. 焦虑 / 恐惧   B. 清理呼吸道无效   C. 营养失调

    D. 颅内压增高   E. 有感染的危险

二、A3/A4 型题(以下提供若干个案例,每个案例下设若干个考题,请根据各考题题干所提供的信息,在每题下面 A、B、C、D、E 五个备选答案中选择一个最佳答案)

(12~14 题共用题干)

患者男,29 岁。因工作时不慎从 5 米多高处坠落,当即昏迷,约 20 分钟后清醒,主诉头痛恶心,呕吐两次,右侧外耳道有血性液体流出,双侧瞳孔等大,对光反射存在,除右上肢因骨折制动外肢体活动尚可,约 2 小时后,头痛、恶心、呕吐加重,进而昏迷,右侧瞳孔散大,对光反射差,左侧肢体瘫痪、腱反射亢进,巴宾斯基征阳性。

12. 患者的主要病变是

    A. 脑震荡及颅底骨折、脑脊液耳漏   B. 颅底骨折及硬脑膜外血肿

    C. 脑挫裂伤、颅内高压   D. 颅内高压并发脑疝

    E. 脑干损伤及颅内高压

13. 患者应采取的主要救治措施应是

    A. 保持呼吸道通畅   B. 脱水疗法

    C. 正确处理脑脊液漏   D. 严密观察瞳孔及生命体征变化

    E. 紧急手术

14. 患者施行的下列护理措施中,**错误**的是

    A. 注意观察瞳孔及生命体征变化   B. 预防感染并注射 TAT

    C. 禁食并常规补液量   D. 取头高位

    E. 昏迷常规护理

(15~18 题共用题干)

患者女,42 岁。从高处跌下,头部着地,当时昏迷约 10 分钟后清醒,左耳道流出血性液体,被家属送来急诊。

★15. 护士首先应采取的措施是

　　A. 安慰患者　　　　　　B. 测量生命体征　　　　　C. 建立静脉通道

　　D. 清洁消毒耳道　　　　E. 查看有无合并伤

★16. 对明确诊断最有价值的辅助检查是

　　A. CT　　　　　　　　　B. B 超　　　　　　　　　C. 心电图

　　D. 胸部 X 片　　　　　　E. 腰穿脑脊液检查

★17. 提示合并颅内血肿的症状是

　　A. 高热　　　　　　　　B. 寒战　　　　　　　　　C. 失语

　　D. 胸闷　　　　　　　　E. 气短

18. 经过急救后,患者意识清楚,拟采取进一步治疗。患者因认为医院过度治疗,所以拒绝治疗。正确的处理措施是

　　A. 强迫治疗　　　　　　　　　　　B. 请医生处理

　　C. 请护士长处理　　　　　　　　　D. 与家属共同劝慰

　　E. 冷处理,待患者平静后进行劝说

答　案

1	2	3	4	5	6	7	8	9	10	11	12	13	14	15
A	A	A	D	E	C	E	A	E	D	B	B	E	C	B

16	17	18												
A	C	D												

解题导引

9. E。根据患者睁眼、言语及运动等三方面的检查结果来判断患者意识障碍程度为 GCS,该患者刺痛后睁眼为 2 分,回答问题正确为 5 分,能遵命令动作为 6 分,共计 13 分。

15. B。根据该患者的病史及临床表现应考虑脑震荡、颅底骨折,此时护士应密切注意患者的生命体征,判断有无颅内损伤。

16. A。对颅脑损伤明确诊断最有价值的辅助检查是脑 CT。

17. C。失语提示脑组织损伤或血肿压迫脑组织所致。

背景拓展

甘露醇的使用方法

　　高浓度甘露醇放置在温度较低的房间内可形成结晶,看到结晶要将药瓶放置在温水中加热,待温度冷却至与体温相近时才可使用。不要将其他的静脉注射液或药物加入到甘露醇中使用。

第五节　颅内肿瘤病人的护理

考点聚焦

　　本节知识点较少,需考生及时复习识记,预计今后对这部分内容的考查稳中有变。近几年护考的知识点是颅内肿瘤继发颅内压增高的护理措施,今后考查重点有颅内肿瘤的临床表现及鉴别,主要检查方法和术后并发症的预防措施,难点主要是颅内肿瘤的定位体征鉴别。

课标精析

　　颅内肿瘤又称脑瘤,包括来源于脑组织、脑膜、脑血管、垂体、脑神经等组织的原发性肿瘤,以及来自颅外其他部位恶性肿瘤转移到颅内的继发性肿瘤。**原发性肿瘤以神经胶质瘤最为常见,发病部位以大脑半球最多见**,其次为脑膜瘤、垂体腺瘤、听神经瘤等。颅内肿瘤约半数为恶性肿瘤,发病部位以大脑半球最多,其次是鞍区、小脑脑桥角、小脑等部位。无论是良性还是恶性肿瘤,随着肿瘤增大破坏或压迫脑组织,产生颅内压增高,造成脑疝而危及病人生命。

【病因】

　　发病原因尚不明确,可能与外伤、放射线、化学物质、病毒等因素有关,少数系先天发育过程中胚胎残余组织演变而成,视网膜母细胞瘤有家族遗传倾向。

【临床表现】

　　颅内肿瘤因病理性质、类型和所在部位不同,有不同的临床表现,但**颅内压增高和局灶症状是其共同的表现**。

　　1. 颅内压增高　约 **90% 以上的病人出现颅内压增高的症状和体征**,通常是**慢性进行性加重**过程,表现为逐渐加重的进行性头痛,以清晨醒来或晚间出现较多;常有喷射性呕吐;视盘水肿为颅内压增高的客观体征,晚期病人视力减退,视野向心性缩小,最终失明。瘤内出血可发生急性颅内压增高,若未得到及时治疗,重者可引起脑疝。

　　2. 局灶症状与体征　是不同部位的肿瘤对脑组织直接刺激、压迫和浸润破坏引起的表现。如**中央前、后回肿瘤表现出对侧肢体运动和感觉障碍;额叶肿瘤主要表现为精神异常**,如淡漠、情绪欣快、注意力不集中、记忆力和智力减退等;**颞叶肿瘤可出现视野的改变和不同能够程度的幻觉;枕叶肿瘤可出现视觉障碍**;鞍区肿瘤会引起视力改变和内分泌功能障碍;**小脑肿瘤会引起共济失调**等,临床上根据局灶表现判断病变部位。**位于脑干等重要部位的肿瘤早期即出现局部症状**,而颅内压增高症状出现较晚。

【辅助检查】

　　1. 影像学检查　包括颅骨摄片、脑血管造影、脑室造影以及脑超声波探测、CT 和 MRI检查。**CT 和 MRI 是目前最常用的辅助检查**,对确定肿瘤部位和大小、脑室受压和脑组织移位、瘤周脑组织水肿范围有重要意义。

2. 血清内分泌激素检查　垂体腺瘤临床上出现内分泌功能障碍的表现,血清内分泌激素检查有助于确诊。

【治疗原则】

1. 手术治疗　**手术切除脑肿瘤是主要的治疗方法**,在不增加神经功能损伤的前提下,尽可能切除肿瘤。现在神经导航、微创外科技术在神经外科的应用,拓宽了手术适应证和范围。恶性肿瘤晚期病人亦可采用姑息性手术治疗,如脑室引流、去骨瓣减压术等以缓解颅内高压。

2. 放射治疗　位于重要功能区或部位深不宜手术者,且对放射性敏感的恶性肿瘤可选用放射治疗,特别是手术后配合放疗以增加手术治疗效果。采用立体定向放射治疗技术,它不依赖肿瘤组织对射线的敏感度,提高了放射治疗的效果,具有精确定位、精确剂量、安全快速、疗效可靠的特点。

3. 化学药物治疗　选择毒性低、小分子、高脂溶性和易通过血脑屏障的化学药物,常用的有卡莫司汀、洛莫司汀、顺铂等。对手术后残余的肿瘤组织或部分对放疗不敏感的肿瘤,起到进一步杀灭残余肿瘤组织,防止肿瘤复发起重要作用。

【护理诊断/问题】

1. 焦虑或恐惧　与对肿瘤恐怖或担心手术预后有关。

2. 有受伤的危险　与神经系统功能损害导致视力、肢体感觉运动障碍有关。

3. 潜在并发症:颅内压增高及脑疝、颅内出血、感染、中枢性高热、癫痫、尿崩症等。

【护理措施】

(一) 心理护理

耐心倾听病人诉说,介绍治疗方法的新进展,帮助病人及家属面对现实,接受疾病的挑战,树立战胜疾病的信心。指导病人掌握配合治疗的注意事项,家属学会对病人的特殊照料方法和技巧。

(二) 手术前护理

手术前除常规准备外,注意以下几点:

1. 颅内压增高的护理　**严格卧床休息,床头抬高15°~30°,利于颅内静脉回流,降低颅内压。避免剧烈咳嗽和用力排便,防止颅内压骤然升高引起脑疝。便秘时使用缓泻剂,禁止灌肠。**

2. 防止意外伤害　评估病人生活自理能力及颅内压增高与癫痫发作的危险因素,采取相应措施,防止跌倒或撞伤。

3. 皮肤准备　按头颅手术要求备皮,术前每日清洁头发,术前一日检查头部皮肤是否有破损或毛囊炎,手术前2小时剃光头发后消毒头皮,戴上手术帽。

(三) 手术后护理

1. 体位　全麻未清醒的病人,取平卧位,头转向一侧或侧卧位,手术侧向上以避免切口受压。对意识不清或躁动的病人要加床档保护。待**意识清醒、生命体征平稳后抬高床头15°~30°,以利颅内静脉回流**。手术后体位要避免压迫减压窗,防止引起颅内压增高。体积较大的肿瘤切除后,因颅腔留有较大空隙,手术后早期取健侧卧位,如向患侧卧位,会引起脑、脑干移位而危及生命。幕下开颅取去枕侧卧位或侧俯卧位。**搬动病人或为病人翻身时,应扶持头部使头颈部、躯干成一直线,防止头颈部过度扭曲**或**震动造成脑疝**。

2. 观察病情　包括生命体征、意识、瞳孔、肢体活动状况等,并按 Glasgow 昏迷计分法标准进行评分和记录。注意观察切口敷料及引流情况,及时更换敷料并保持清洁干燥,避免切口感染。观察有无脑脊液漏,一旦发现有脑脊液漏,应及时通知医生。病人取半卧位,抬高头部以减少漏液。为防止颅内感染,头部包扎使用无菌绷带,枕上垫无菌治疗巾并经常更换,定时观察有无渗血和渗液。严密观察并及时发现手术后颅内出血、感染、癫痫以及应激性溃疡等并发症。

手术后3~7日是脑水肿高峰期,应按医嘱准确使用脱水治疗,注意观察颅内压增高症状。由于禁食和使用强力脱水剂,应定期监测电解质、血气分析,准确记录24小时出入液量。

3. 营养和补液　手术24小时后,病人意识清醒,吞咽、咳嗽反射恢复可进流质饮食,以后逐渐过渡到普通饮食。手术后长期昏迷的病人,主要经鼻饲提供营养,不足者可经肠外途径补充,鼻饲后勿立即搬动病人以免引发呕吐和误吸。

4. 呼吸道护理　昏迷病人或后组脑神经(第Ⅸ~Ⅻ对)麻痹者,吞咽、咳嗽反射差,呼吸道分泌物不易排出,易发生肺炎。应及时清除呼吸道分泌物并保持通畅。观察病人有无呼吸困难、烦躁不安等呼吸道梗阻的情况,以便及时处理。

5. 创腔引流的护理　在肿瘤切除后的创腔内放置引流物,达到引流血性渗液和气体,使残腔逐步闭合的目的。

手术后创腔引流瓶(袋)放置于头旁枕上或枕边,高度与头部创腔保持一致,以保持创腔内一定的液体压力,可避免脑组织移位。手术48小时后,可将引流瓶(袋)略放低,以较快引流出创腔内的液体,促进局部残腔缩小。一般创腔引流3~4日拔除引流管。

6. 手术后并发症的观察和护理

(1) **出血:多发生在手术后24~48小时内。病人表现为意识清楚后又逐渐嗜睡甚至昏迷或意识障碍进行性加重,并有颅内压增高或脑疝症状**。手术后应严密观察意识、瞳孔、生命体征、肢体活动及引流液情况,避免增高颅内压的因素,一旦发现病人有颅内出血征象,应及时报告医生,并做好再次手术止血的准备。

(2) **尿崩症:垂体腺瘤等手术累及下丘脑而影响抗利尿激素分泌,病人出现多尿、多饮、口渴,每日尿量大于4000ml,尿比重低于1.005**。在给予垂体后叶素治疗时,应准确记录出入液量,根据尿量的增减和血清电解质含量调节用药剂量。

(3) **应激性溃疡:下丘脑及脑干受损后可引起应激性胃黏膜糜烂、溃疡。病人呕吐大量血性或咖啡色胃内容物,并伴有呃逆、腹胀及黑便等症状**。手术后使用雷尼替丁等药物预防,一旦发现胃出血,应立即放置胃管抽尽胃内容物后用小量冰盐水洗胃,经胃管或全身应用止血药物,并静脉输液、输血预防休克。

(4) 癫痫:手术后因脑损伤、脑缺氧、脑水肿等因素而诱发癫痫,癫痫发作时采取保护性措施,立即松解病人衣领,头部偏向一侧,保持呼吸道通畅,使用牙垫防止舌咬伤,保障病人安全。保持病室安静,减少外界刺激,禁止口腔测量体温,应按时服用抗癫痫药,控制症状发作。

7. 健康教育

(1) 功能锻炼:康复训练应在病情稳定后早期开始,瘫痪的肢体坚持被动及主动的功能锻炼;对失语、智力减退的病人,进行耐心的语言和智力训练;教会家属家庭护理方法,以恢复生活自理及工作能力,尽早回归社会。

(2) 肿瘤手术后出现癫痫的病人,或为了预防而服用抗癫痫药物,指导病人遵医嘱坚持长期服用,并定期进行血白细胞和肝功能检查。

(3) 回家后继续鼻饲者,要教会家属进行鼻饲饮食的操作方法和注意事项。

（4）告知病人定期到医院检查。

（5）骨板减压的病人，外出时需戴安全帽，以防意外事故挤压减压窗。

🔗 护考链接

经 典 例 题

例题 患者男，48岁。诊断为颅内肿瘤收入院，患者术前有颅内压增高症状，护士给予患者床头抬高15°~30°，其主要目的是

A. 有利于改善心脏功能　　　B. 有利于改善呼吸功能　　　C. 有利于颅内静脉回流

D. 有利于鼻饲　　　　　　　E. 防止呕吐物误入呼吸道

答案：C

解题导引：颅内肿瘤手术前除常规准备外，要注意颅内压增高的护理：严格卧床休息，床头抬高15°~30°，利于颅内静脉回流，减轻脑水肿，降低颅内压。故选择C。

📄 达标检测

一、A1/A2型题（以下每一道题下面有A、B、C、D、E五个备选答案，请从中选择一个最佳答案）

1. 最常见的原发性颅内肿瘤是

A. 神经胶质瘤　　　　　　　B. 脑膜瘤　　　　　　　　　C. 垂体腺瘤

D. 听神经瘤　　　　　　　　E. 颅咽管瘤

2. 颅内肿瘤最好发的部位是

A. 大脑半球　　　　　　　　B. 鞍区　　　　　　　　　　C. 小脑

D. 脑干　　　　　　　　　　E. 小脑脑桥角

3. 诊断颅内肿瘤最常用的检查是

A. 颅骨摄片　　　　　　　　B. 脑血管造影　　　　　　　C. 腰椎穿刺

D. CT　　　　　　　　　　　E. 脑室造影

★4. 患者男，65岁，因"反复头痛，呕吐2个月"入院，经检查诊断为脑星形细胞瘤，为降低颅内压，最佳的治疗方法是

A. 脱水治疗　　　　　　　　B. 激素治疗　　　　　　　　C. 冬眠低温疗法

D. 手术切除肿瘤　　　　　　E. 脑脊液外引流

5. 下列颅脑肿瘤患者的护理措施中**错误**的是

A. 颅内压增高者取头高位

B. 垂体腺瘤患者围术期，按医嘱使用糖皮质激素

C. 患者如发生便秘可灌肠

D. 全麻未清醒的患者，取侧卧位

E. 手术24小时后，患者意识清醒，吞咽、咳嗽反射恢复可进流质饮食

6. 颅内手术后,头部翻转过剧可引起
   A. 脑疝　　　　　　　　　B. 休克　　　　　　　　　C. 脑出血
   D. 脑栓塞　　　　　　　　E. 脑干损伤

二、A3/A4 型题(以下提供若干个案例,每个案例下设若干个考题,请根据各考题题干所提供的信息,在每题下面 A、B、C、D、E 五个备选答案中选择一个最佳答案)

(7~8 题共用题干)

患者男,69 岁。因头痛、头晕、右半身麻木无力 2 个月,呕吐 2 日入院。体检:神志清,血压正常,眼底视盘模糊不清,视盘水肿。右面部感觉减退,右侧肢体不全瘫,右侧病理反射阳性。头部 CT 检查发现有颅内占位性病变。

7. 应首先考虑的诊断为
   A. 慢性硬脑膜下血肿　　B. 脑出血　　　　　　　C. 颅内肿瘤
   D. 脑脓肿　　　　　　　E. 急性硬脑膜下血肿
★8. 此时最有效的处理措施是
   A. 持续腰穿引流　　　　B. 使用脱水药　　　　　C. 开颅病灶切除
   D. 过度换气　　　　　　E. 去骨片减压术

答　案

1	2	3	4	5	6	7	8				
A	A	D	D	C	A	C	C				

解题导引

4. D;8. C。**手术切除脑肿瘤是主要的治疗方法**,在不增加神经功能损伤的前提下,尽可能切除肿瘤,解除占位后即可降低颅内压。

背景拓展

神经胶质瘤

神经胶质瘤亦称胶质细胞瘤,简称胶质瘤。起源于神经间胶质、室管膜、脉络丛上皮、神经元等,起因至今未明,占颅内肿瘤 40% 左右。男性较为多见,可发生于不同年龄。临床表现主要有头痛、呕吐及视盘水肿等颅内压增高症状及局限性神经损害症状。胶质瘤呈侵袭性生长,无包膜,分界不清,恶性程度各有不同。容易复发,晚期死于脑疝。到目前为止,治疗仍以手术为主,辅以放疗 + 化疗,因恶性程度不同,疗效不一。

(杨　环)

第十章

颈部疾病病人的护理

第一节 单纯性甲状腺肿病人的护理

考点聚焦

　　本节知识点较少，考生应及时复习识记。近几年的护考没有知识点，今后考查重点有甲状腺肿病因、临床表现、主要检查方法和并发症的预防措施。

课标精析

【病因】

　　1. 地方性甲状腺肿　**碘缺乏是引起本病的主要原因**，故又称碘缺乏性甲状腺肿，多见于山区和远离海洋的地区。

　　2. 甲状腺激素（TH）合成或分泌障碍　常是散发性甲状腺肿的原因，主要有：①摄入碘过多；②致甲状腺肿的物质或药物；③先天性 TH 合成障碍。散发性甲状腺肿。

　　3. 生理性甲状腺肿　在部分轻度碘缺乏地区的人群中，在机体对 TH 需要量增加时，如青春发育、妊娠、哺乳等对甲状腺激素需要量增加，致相对性缺碘致甲状腺肿大。

【临床表现】

　　主要表现为甲状腺轻度或中度肿大，表面平滑，质软，无压痛。若进一步增大，可出现颈部增粗和颈前肿块，扪及甲状腺有多个（或单个）结节。**重度肿大的甲状腺**可出现**压迫症状，压迫气管可引起咳嗽、呼吸困难；压迫食管可引起吞咽困难；压迫喉返神经可引起声音嘶哑；胸骨后甲状腺肿压迫上腔静脉可出现面部青紫、水肿、颈部与胸部浅静脉扩张**。病程较长者，甲状腺内形成的结节可有自主甲状腺激素分泌功能，出现自主性功能性甲亢。

　　在地方性甲状腺肿流行地区，如自幼碘缺乏严重，可出现地方性呆小病；病人摄入过多的碘时，可诱发碘甲状腺功能亢进症。

【辅助检查】

1. 血液检查　**血清 T_3、T_4 正常,TSH 正常或偏高**。血清甲状腺球蛋白水平增高,与甲状腺肿的体积呈正相关。

2. 甲状腺摄 ^{131}I 率及 T_3 抑制试验　摄 ^{131}I 率增高但无高峰前移,可被 T_3 所抑制。

3. 甲状腺扫描　可见**弥漫性甲状腺肿**,呈均匀分布。

【治疗原则】

碘缺乏所致甲状腺肿者应补充碘剂或碘化食盐。成年人,特别是**结节性甲状腺肿病人应避免大剂量碘治疗**,以免诱发碘甲亢。对于摄入致甲状腺肿物质所致者应停用该药物。甲状腺肿大明显者可采用左甲状腺素或干甲状腺片口服;有压迫症状者手术治疗。

【护理诊断 / 问题】

1. 自我形象紊乱　与病人甲状腺肿大、颈部外形改变有关。

2. 知识缺乏　缺乏单纯性甲状腺肿的相关防治知识。

3. 潜在并发症:呼吸困难、声音嘶哑、吞咽困难、碘甲状腺功能亢进症等。

【护理措施】

1. 一般护理　向病人阐明单纯性甲状腺肿的病因和防治知识,消除病人因形体改变而引起的自卑与挫折感,正确认识疾病所致的形体外观改变,指导病人利用服饰进行外表修饰,完善自我形象。**指导病人多食海带、紫菜等海产品及含碘丰富的食物**。

2. 病情观察　观察甲状腺肿大的程度、质地,有无结节及压痛,颈部增粗及局部压迫的表现。

3. 用药护理　指导病人遵医嘱准确服药,不可随意增多和减少;观察甲状腺药物治疗的效果和不良反应。如病人出现心动过速、呼吸急促、食欲亢进、怕热多汗、腹泻等甲状腺功能亢进症表现,应及时汇报医生处理。结节性甲状腺肿病人避免大剂量使用碘治疗,以免诱发碘甲亢。

4. 心理护理　病人可能会出现自卑、挫折感、焦虑、恐惧等心理反应。护士应帮助病人认识疾病,并进行适当的修饰,改变自我形象。

5. 健康教育

(1) 饮食指导:**指导碘缺乏者摄取含碘丰富的食物,适当食用碘盐;避免摄入阻碍甲状腺激素合成的卷心菜、花生、菠菜和萝卜等食品**。

(2) 用药指导:指导病人按医嘱服药,可以用尿碘监测碘营养水平。当**尿碘中位数(MUI)为 $100{\sim}200\mu g/L$ 时是最适当的碘营养状态**。对需长期服用甲状腺制剂的病人,应指导病人长期服用,不能自行停药。**避免摄入阻碍甲状腺激素合成的药物,如硫氰酸盐、保泰松、碳酸锂等**。

(3) 防治指导:给予地方性甲状腺肿流行区人群健康教育,明确**补充碘盐是预防缺碘性地方性甲状腺肿最有效的措施**,增加碘摄入量的重点人群是:**青春发育期、妊娠期、哺乳期人群**。

　　护考链接

经 典 例 题

例题　患者女,22 岁。居住贵州山区,因颈部增粗,来门诊就诊,拟诊单纯性甲状腺肿。

该患者最可能的致病因素是

    A. 青春发育   B. 碘缺乏   C. 长期摄入圆白菜

    D. 妊娠   E. 摄碘过多

答案:B

解题导引:碘缺乏是地方性甲状腺肿的最常见原因,海拔高的山区、高原和内陆,由于土壤、水源、食物中含碘量很低,不能满足机体对碘的需要,导致甲状腺激素 TH 合成减少。故选择 B。

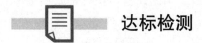

达标检测

一、A1/A2 型题(以下每一道题下面有 A、B、C、D、E 五个备选答案,请从中选择一个最佳答案)

1. 引起单纯性甲状腺肿的主要原因是

    A. 致甲状腺肿药物服用过多

    B. 青春发育期对甲状腺激素需要量增加

    C. 碘缺乏

    D. 先天性甲状腺激素合成障碍

    E. 摄碘过多

2. 成年结节性甲状腺肿患者应<u>避免</u>服用

    A. 碘化食盐   B. 大剂量碘   C. 左甲状腺素

    D. 干甲状腺片   E. 海带

3. 患者女,15 岁。诊断单纯性甲状腺肿大 2 年。目前甲状腺肿大加重,出现了声音嘶哑,其肿大的甲状腺可能压迫了

    A. 气管   B. 食管   C. 喉返神经

    D. 颈交感神经   E. 上腔静脉

4. 患者男,36 岁。患有单纯性甲状腺肿,遵医嘱服用甲状腺片,现出现心动过速、呼吸急促、食欲亢进、怕热多汗、腹泻等症状,提示该患者可能出现了

    A. 甲状腺功能低下   B. 甲状腺功能亢进   C. 甲状腺炎

    D. 垂体危象   E. 应激状态

★5. 患者女,38 岁。患有单纯性甲状腺肿 10 年,近 1 个月来出现声音嘶哑,吞咽食物有异物感,其适宜的治疗方法是

    A. 碘化食盐   B. 大剂量碘   C. 左甲状腺素

    D. 干甲状腺片   E. 手术切除

二、A3/A4 型题(以下提供若干个案例,每个案例下设若干个考题,请根据各考题题干所提供的信息,在每题下面 A、B、C、D、E 五个备选答案中选择一个最佳答案)

(6~9 题共用题干)

患者女,18 岁。居住在沿海城市,近 3 个月来颈部增粗,诊断为单纯性甲状腺肿。就诊

后该患者和家属询问有关该病的注意事项。作为护士应给予患者的健康教育是:

6. 告诉该患者患病的最可能病因是

    A. 致甲状腺肿药物服用过多

    B. 青春发育期对甲状腺激素需要量增加

    C. 地方性碘缺乏

    D. 先天性甲状腺激素合成障碍

    E. 摄碘过多

7. 指导患者检查尿碘以监测碘营养状态,应告知患者最适当的碘营养状态是尿碘中位数在

    A. 50~100μg/L   B. 100~200μg/L   C. 200~300μg/L

    D. 300~400μg/L   E. 400~500μg/L

★8. 应告诉患者**避免**服用的药物是

    A. 抗生素   B. 甲状腺素片   C. 保泰松

    D. 维生素 C   E. 雷尼替丁

★9. 护士应指导患者避免吃卷心菜、萝卜的理由是

    A. 减轻对胃黏膜的刺激   B. 会阻碍甲状腺素合成   C. 避免消化不良

    D. 避免过敏   E. 减少纤维素摄入

答 案

1	2	3	4	5	6	7	8	9				
C	B	C	B	E	B	B	C	B				

解题导引

5. E。患者患有单纯性甲状腺肿 10 年,近 1 个月来出现声音嘶哑、吞咽困难,说明甲状腺的肿大已经压迫喉返神经和食管,是手术治疗的指征。故选择 E。

8. C。避免摄入阻碍甲状腺激素合成的药物,如硫氰酸盐、保泰松、碳酸锂等。

9. B。避免摄入阻碍甲状腺激素合成的食物,如卷心菜、花生、菠菜和萝卜等食品。

背景拓展

长期大量补充碘剂能够预防甲状腺肿大吗?

    长期大量补充碘剂并不能预防甲状腺肿大,单纯性甲状腺肿是由于甲状腺素分泌不足,促甲状腺激素(TSH)分泌增多,在我国渤海地区居民由于长期摄入过多的碘而引起地方性甲状腺肿。推测高碘可能抑制甲状腺素的合成和分泌,促使 TSH 分泌增加,从而导致甲状腺肿大。

第二节　甲状腺功能亢进症病人的护理

考点聚焦

　　本节知识点较多,需考生及时复习识记,预计今后对这部分内容的考查稳中有变。近几年护考的知识点是甲亢的饮食、突眼和心理护理,今后考查重点有甲亢的临床表现,主要检查方法、术前药物准备和术后并发症的预防措施,难点主要是术后并发症的鉴别和治疗。

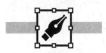

课标精析

　　甲状腺功能亢进症简称甲亢,是指由多种病因导致甲状腺功能增强,分泌过多甲状腺素所致的临床综合征。**最常见的甲亢是弥漫性甲状腺肿伴甲状腺功能亢进症**(Graves,GD)。女性显著高发。

【病因】
　　目前公认本病的发生与自身免疫有关,属器官特异性自身免疫性甲状腺病。

　　1. 遗传因素　GD 有明显的遗传倾向,与一定的人类白细胞抗原类型有关。

　　2. 免疫因素　GD 的发病与甲状腺兴奋性自身抗体关系密切。如病人血清中存在针对甲状腺细胞 TSH 受体的特异性自身抗体,即 TSH 受体抗体,可与 TSH 受体结合,产生 TSH 的生物学效应,促进甲状腺细胞增生,甲状腺激素合成及分泌增加。

　　3. 环境因素　感染、创伤、精神刺激、劳累等因素破坏机体免疫稳定性,使有遗传性免疫监护和调节功能缺陷者发病。

【临床表现】
　　1. 甲状腺毒症表现

　　(1) **高代谢症群**:怕热多汗、皮肤温暖而湿润、低热、易疲乏,体重锐减。

　　(2) **精神、神经系统**:神经过敏、多语多动、失眠、紧张易怒,腱反射亢进,伸舌、双手向前平伸时有细震颤,注意力分散、记忆力下降,甚至有幻觉、精神分裂症等。

　　(3) **心血管系统**:心悸气促、脉快有力,脉率常在 100 次/分以上,**静息或睡眠时仍增快是特征性表现**。收缩压升高,舒张压降低导致脉压增宽,可出现周围血管征。重者出现期前收缩、房颤等心律失常,甚至心力衰竭。

　　(4) **消化系统**:**食欲亢进而体重锐减是本病特征性表现之一**,还有消化吸收不良、腹泻等。

　　(5) **肌肉运动系统**:主要是**甲亢性周期性瘫痪**,青年男性多见。还有病人出现**甲亢性肌病**,表现为不同程度肌无力、肌萎缩,常感下蹲和坐位起立困难,多累及近心端的肩胛骨和骨盆带肌群。

　　(6) **其他**:白细胞计数偏低,可伴血小板减少性紫癜,部分病人有轻度贫血。女性月经失调、闭经,男性阳痿。

2. **甲状腺肿大**　呈弥漫性、对称性肿大,可随吞咽动作上下移动;表现光滑、质软,上下极可触及震颤,并听到血管杂音,为本病特征性表现。

3. **眼征**

(1) 单纯性突眼:表现为:**突眼度≤18mm**,可无自觉症状,仅眼征阳性:①上睑后缩,下视时上睑不能随眼球下移;②瞬目少;③集合反射减弱,双眼聚合不良等。

(2) 浸润性突眼:与自身免疫有关,眼球后水肿、淋巴细胞浸润,**突眼度 >18mm**;病人主诉怕光、复视、视力减退,可合并眼肌麻痹;由于眼球高度突出致角膜外露,易受外界刺激,引起充血、水肿、感染,重则失明。

4. **甲状腺危象**　是甲亢急性恶化的表现,可危及生命。表现:①高热(39℃以上);②脉快(140~240 次 / 分),伴房颤;③厌食、恶心、呕吐、腹泻、大汗淋漓,甚至因失水而休克;④焦躁不安,继而嗜睡或谵妄、昏迷;⑤可伴有心力衰竭、肺水肿;⑥可因治疗不当、感染、手术准备不充分、[131]I 治疗反应、精神创伤等诱发。

💡**联想记忆**

> 甲亢病人很特殊,眼睛大来脖子粗。烦热多汗夜失眠,情绪波动手振颤。脉率增快心里慌,高压高来低压降。食欲亢进体重减,停经脱发常出现。

【**辅助检查**】

1. **基础代谢率(BMR)**　正常值为 –10%~+15%,本病 95% 病人增高。**BMR 简易计算公式:BMR%= 脉压 + 脉率 –111**。测定时应在禁食 12 小时、睡眠 8 小时以上、静卧空腹状态下进行。

2. **血清总 T_3、T_4(TT_3、TT_4)**　甲亢时增高。但受血清甲状腺结合球蛋白的影响。

3. **血清游离 T_3、T_4(FT_3、FT_4)**　是血清中具有生物活性的甲状腺激素,不受 TBG 影响,**直接反映甲状腺功能状态,是临床诊断甲亢的首选指标**。

4. **血清促甲状腺激素(TSH)**　是反映甲状腺功能的最敏感指标,明显降低时有助于诊断。

5. **甲状腺摄[131]I 率增高**　正常 2 小时为 5%~25%,24 小时为 20%~45%。**甲亢病人吸碘高峰前移。妊娠、哺乳期禁测**。

6. 促甲状腺激素释放激素(TRH)兴奋试验　甲亢时 TSH 不受 TRH 兴奋;TRH 给药后 TSH 增高可排除甲亢,本试验安全,可用于老人及心脏病病人。

【**治疗原则**】

1. **一般治疗**　保证休息和营养,避免情绪波动,可适当镇静催眠剂,还可给予 β 受体阻断药等。

2. **抗甲状腺药物**　常用抗甲状腺药物有**硫脲类**和**咪唑类**两类。**硫脲类有甲硫氧嘧啶(MTU)及丙硫氧嘧啶(PTU)**,咪唑类有甲巯咪唑(MM,他巴唑)和卡比马唑(CMZ,甲亢平)。作用机制为抑制甲状腺过氧化物酶,阻断甲状腺素合成,具有一定的免疫抑制作用。丙硫氧嘧啶可抑制 T_4 转换为 T_3。

3. **外科治疗**　**甲状腺大部切除术(切除甲状腺的 80%~90%)**是目前治疗中度以上甲亢

的一种常用而有效的方法,能使 90%~95% 的病人获得痊愈。主要缺点是有一定的并发症,约 5% 病人术后甲亢复发,也有少数病人术后发生甲状腺功能减退。

(1) 手术治疗的适应证:①继发性甲亢;②高功能腺瘤;③中度以上的原发性甲亢;④腺体较大、伴有压迫症状,或胸骨后甲状腺肿等类型的甲亢;⑤抗甲状腺药或 ^{131}I 治疗后复发者,或长期坚持用药有困难者;⑥妊娠早、中期(<5 个月)的甲亢病人具有上述指征者,也可考虑手术治疗。

(2) 手术治疗的禁忌证:①青少年病人;②症状较轻者;③老年病人或有严重器质性疾病不能耐受手术者。

4. 放射性碘　利用 ^{131}I 释放的 β 射线破坏甲状腺腺泡上皮,减少甲状腺素的合成与释放。适用于 30 岁以上,不能用药物或手术治疗或复发者,禁用于妊娠哺乳妇女、肝肾功能差、活动性结核等。放射性碘治疗可造成永久性甲低。

5. 甲状腺危象的治疗

(1) 将病人安置在安静的环境中,密切观察神志变化,定时测量生命体征并作详细记录,昏迷者注意口腔及皮肤护理,预防压疮及肺部感染。

(2) 对症治疗及处理并发症

1) 高热时可行药物及物理降温,必要时使用异丙嗪进行人工冬眠,禁用阿司匹林。

2) 补充足量液体。

3) 持续低流量给氧。

4) 积极治疗感染、肺水肿等并发症。

(3) 抑制甲状腺激素合成及 T_4 转变 T_3,首选丙硫氧嘧啶。

(4) 抑制已合成的甲状腺激素释放入血可选用碘化钠或复方碘化钾(Lugol)溶液。

【护理诊断 / 问题】

1. 营养失调:低于机体需要量　与代谢率增高、消化吸收障碍有关。

2. 活动无耐力　与蛋白质分解增加、甲亢性心脏病、甲亢性肌病等有关。

3. 焦虑　与神经系统功能改变、甲亢所致全身不适有关。

4. 有组织完整性受损的危险　与浸润性突眼有关。

5. 潜在的并发症:甲状腺危象。

【护理措施】

(一) 非手术治疗的护理

1. 一般护理

(1) 环境与休息:避免强光、噪声刺激;重者或有心律失常者应绝对卧床。

(2) 饮食护理:给予高热量、高蛋白、高维生素及富含钾、钙的食物,限制高纤维素饮食。不吃含碘丰富的食物,如海带、紫菜等。避免辛辣刺激的食物及浓茶、咖啡、酒等兴奋性饮品,不吸烟。

2. 病情观察　监测生命体征,重点监测心率和脉压变化,宜在清晨进行。注意识别不典型甲亢表现和甲状腺危象征象。

3. 眼部护理　突眼角膜暴露者,外出时应戴墨镜;睡眠时抬高头部,并限制饮水和钠盐摄入,以减轻眼球后软组织水肿和眼压增高。眼睛不能闭合者,睡前应戴眼罩或涂抗生素眼膏,盖无菌生理盐水纱布,防止角膜干燥;指导病人在眼睛有刺痛、异物感、流泪时勿用手直接揉搓眼睛,按医嘱**用免疫抑制剂、左甲状腺素片**等;定期进行角膜检查。

4. 用药护理　**适用于**病情轻中度病人、甲状腺轻度至中度肿大者、年龄在 20 岁以下、孕妇、年迈体弱或合并其他严重疾病而不宜用 ^{131}I 治疗者,术前准备或放射性 ^{131}I 治疗前的辅助治疗、甲状腺次全切除后复发而不宜用 ^{131}I 治疗者。抗甲状腺药物起效时间是用药后 4 周左右,不得擅自中断或改变剂量,**主要副作用:粒细胞减少和药疹。服用过程中注意及时识别发热、咽痛、皮疹等症状,每周监测血象**,如白细胞低于 4.0×10^9/L,要注意预防感染,如白细胞低于 3.0×10^9/L 或中性粒细胞低于 1.5×10^9/L,应停药。普萘洛尔在服用中须注意观察心率,以防心动过缓。**注意有哮喘病史者禁忌服用。甲状腺片**应从小剂量开始服用,冠心病病人要控制好剂量,**注意病人有无心绞痛发作。**

(二) 外科手术前后的护理

1. 术前护理

(1) 心理护理:减轻病人的焦虑和恐惧。关心、体贴病人,态度和蔼,避免用刺激性语言。告知病人突眼和甲状腺肿大等体态变化将随疾病控制而得到改善,以解除病人焦虑、自卑等不良情绪。焦虑严重者可按医嘱给予镇静剂。

(2) 完善术前检查:除全面的体格检查和必要的生化检查外,还包括:①颈部透视或摄片,了解气管有无受压或移位。②检查心脏有无扩大、杂音或心律不齐。③喉镜检查,确定声带功能。④测定基础代谢率,了解甲亢程度。⑤测定血钙、磷含量,了解甲状旁腺功能状态。

(3) 药物准备:目的是降低基础代谢率,利于手术。①碘剂:开始即可服用,2~3 周后甲亢症状得到控制,即可手术。常用的碘剂是**复方碘化钾(Lugol)溶液**,用法是**每日 3 次,第 1 日每次 3 滴,第 2 日每次 4 滴,以后逐日递增至每次 16 滴止**,维持至手术日。**碘剂的作用在于抑制蛋白水解酶,减少甲状腺球蛋白的分解**,从而抑制甲状腺素的释放,**还能减少甲状腺血流量,使腺体缩小、变硬**,利于手术进行。由于**碘剂不能抑制甲状腺素的合成**,一旦停服后,贮存于甲状腺滤泡内的甲状球蛋白大量分解,使甲亢症状重新出现甚至加重,故甲亢病人**术前服用碘剂的时间不宜超过 2 周**,不准备行手术治疗的甲亢病人不能服用碘剂。**②硫脲类药物:其作用在于抑制甲状腺素的合成,但能使甲状腺肿大、充血**,手术时极易出血,故待甲亢症状基本控制后停服硫脲类药物,改服用碘剂 1~2 周,再行手术。

甲亢症状控制的标准:①病人情绪稳定;②睡眠好转;③体重增加;④脉率 <90 次 / 分;⑤基础代谢率 <+20%。

(4) 术前指导:除术前常规指导外,还应指导病人进行头颈部过伸体位训练,以适应手术时体位。

2. 术后护理

(1) 病情观察:密切监测生命体征的变化;观察切口渗血情况及引流液的量和颜色,观察有无颈周肿胀,估计并记录出血量;让病人发声,观察有无声音嘶哑或声调降低;观察病人进食后有无呛咳或误咽,以早期判断有无神经损伤。

(2) 饮食:先给病人少量温水或凉水,若无呛咳、误咽等不适,便**可进温凉流食**。食物过热可引起手术部位血管扩张,加重切口渗血。若进食后出现呛咳,应暂禁食。

(3) 体位和活动:病人血压平稳或全麻清醒后取半卧位,以利于呼吸和引流;术后第 2 日病人可坐起,起身活动时可用手置于颈后以支撑头部;改变体位、起身和咳嗽时用手固定颈部以减少震动。

(4) 引流护理:切口常放置橡皮片或胶管引流。应保持引流通畅,观察引流液的性质及量,引流量一般不超过 100ml。引流物一般在术后 24~48 小时拔除。

(5) 服药:术后继续服用碘剂。每日 3 次,以每次 16 滴开始,逐日每次减少 1 滴,至每次 3 滴为止。

(6) 并发症的观察和护理

1) **呼吸困难和窒息**:是**术后最严重而危急的并发症,多发生于术后 48 小时内。表现为进行性呼吸困难、烦躁、发绀,甚至窒息;可有颈周肿胀,切口渗鲜血**等。主要原因和处理:**①切口内血肿压迫气管:立即拆线,敞开切口,迅速清除血块**,结扎出血血管。若无效则立即行气管切开,待病情好转再送手术室止血;**②喉头水肿**:手术创伤或气管插管引起。立即应用大剂量激素(如地塞米松)静脉滴注,呼吸困难无好转时做气管切开;**③气管塌陷**:气管切开。术后病人床旁应常规放置气管切开包和手套。

💡 联想记忆

因防止窒息需要气管切开的其他疾病:发生在口腔底部、下颌及颈部的急性蜂窝织炎;破伤风发生喉痉挛时。

2) **喉返神经损伤:单侧喉返神经损伤引起声音嘶哑**,可给神经营养药物、针灸、理疗等处理,一般在 3~6 个月内可恢复或好转。**双侧喉返神经损伤可引起失声、严重者呼吸困难,甚至窒息,需立即做气管切开。**

3) 喉上神经损伤:**外支(运动支)受损可致环甲肌瘫痪,引起声带松弛、声调降低;内支(感觉支)受损可使喉部黏膜感觉丧失,在进食特别是饮水时容易发生误咽或呛咳。**应鼓励其多进食固体类食物,一般经理疗后可自行恢复。

4) 手足抽搐:主要系**手术时甲状旁腺被误切**,致血钙浓度下降,神经肌肉的应激性增高所致。多数病人症状轻且短暂,常在术后 1~2 日出现**面部、唇或手足的针刺感、麻木或强直感**,少数**严重者可出现面肌和手足阵发性痉挛**,甚至可发生喉和膈肌痉挛,引起窒息死亡。病人适当**限制肉类、乳品和蛋类等食品(因含磷高,影响钙的吸收)**。症状轻者口服钙剂,症状较重者或长期不能恢复者,可加服维生素 D_3。**最有效的治疗是口服双氢速固醇油剂**,能明显提高血钙含量,降低神经肌肉的应激性。抽搐发作时,静脉注射 10% 葡萄糖酸钙 10~20ml。

5) 甲状腺危象:是甲亢术后的严重并发症之一,**多发生在术后 12~36 小时**。原因可能是**术前准备不充分使甲亢症状未得到很好控制,长期甲亢,以及手术创伤等使甲状腺素过量释放引起的暴发性肾上腺素能兴奋现象**。急救护理措施:①碘剂:复方碘化钾溶液 3~5ml 口服,紧急时将 10% 碘化钠 5~10ml 加入 10% 葡萄糖溶液 500ml 中静脉滴注;②降温:物理或药物降温;③给氧;④补充大量葡萄糖溶液;⑤其他药物:按医嘱给予激素、肾上腺受体阻断药(如普萘洛尔)、镇静剂等。

(三)健康教育

1. 教育病人保持情绪愉快、心境平和。

2. 指导病人合理安排工作和休息,注意劳逸结合。**指导病人合理饮食,避免服用含碘**

高的食物,如碘化食盐。**避免挤压甲状腺。**

3. 指导服用抗甲状腺药,坚持长期服药,并按时按量服药,不随意减量或停药。应每周查血常规一次,每隔1~2个月做甲状腺功能检测,每日清晨卧床时自测脉搏,定期测量体重。**治疗有效的标志是:脉搏减慢、体重增加。及时识别甲状腺危象的征象:高热、心率增快、恶心、呕吐、腹泻、突眼加重。**

服药碘剂刺激口腔和胃黏膜,引起恶心、呕吐、食欲不振等,可指导病人于饭后用冷开水稀释后服用,或在用餐时**将碘剂滴在饼干或面包片上吞服**。告知病人甲亢术后继续服药的重要性、方法并督促执行。

4. 对妊娠期甲亢病人,指导其避免对自己及胎儿造成影响的因素,禁用^{131}I治疗,慎用普萘洛尔,产后如需继续服药,则不宜哺乳。

5. 随诊　术后定期门诊复查甲状腺功能,若出现心悸、手足抽搐等情况,应及时就诊。

护考链接

经 典 例 题

例题1　患者女,28岁。双侧甲状腺肿大2年,突眼,食欲亢进。对该患者心理疏导的措施**不包括**

　　A. 理解患者,态度温和与其沟通　　　　　B. 对患者关心的问题予以耐心解释

　　C. 指导患者多做运动　　　　　　　　　　D. 适当的外表修饰可增加自信

　　E. 鼓励患者家属给予患者关爱和理解

答案:C

解题导引: 甲亢患者交感神经兴奋,消耗增多、产热过多,应适当给予休息以减少能量消耗,故选择C。

例题2　甲亢患者**不宜**进食的食物是

　　A. 高糖的食物　　　　　　B. 高磷的食物　　　　　　C. 高钾的食物

　　D. 高碘的食物　　　　　　E. 高蛋白质的食物

答案:D

解题导引: 甲亢患者的饮食护理:给予高热量、高蛋白、高维生素及富含钾、钙的食物,限制高纤维素饮食。不吃含碘丰富的食物,如海带、紫菜等。避免辛辣刺激的食物,及浓茶、咖啡、酒等兴奋性饮品,不吸烟。故选择D。

例题3　甲亢突眼的眼部护理内容**不包括**

　　A. 佩戴有色眼镜　　　　　　　　　　　　B. 睡前涂抗生素眼膏

　　C. 睡觉或休息时,抬高头部　　　　　　　D. 加盖眼罩防止角膜损伤

　　E. 多食碘盐

答案:E

解题导引: 甲亢患者的眼部护理措施:有突眼角膜暴露者,外出时应戴墨镜;睡眠时抬高头部,并限制饮水和钠盐摄入,以减轻眼球后软组织水肿和眼压增高。眼睛不能闭合者,睡前应戴眼罩或涂抗生素眼膏,盖无菌生理盐水纱布,防止角膜干燥。而甲亢患者忌高碘饮食。

故选择 E。

例题 4　护士为甲亢患者进行服用甲硫氧嘧啶的用药指导,用药后 1~2 个月需要观察主要的副作用是

A. 静脉炎　　　　　　　B. 粒细胞减少　　　　　　C. 肾功能损害

D. 胃肠道不适　　　　　E. 听神经损伤

答案:B

解题导引:甲亢患者服用甲硫氧嘧啶后可引起粒细胞减少、口疹及中毒性肝炎等不良反应,故选择 B。

达标检测

一、A1/A2 型题(以下每一道题下面有 A、B、C、D、E 五个备选答案,请从中选择一个最佳答案)

1. 导致甲状腺功能亢进症的最常见原因是

A. 弥漫性毒性甲状腺肿

B. 结节性毒性甲状腺肿

C. 甲状腺高功能腺瘤

D. 桥本甲状腺毒症

E. 垂体 TSH 腺瘤或增生致甲状腺功能亢进症

2. 目前公认的与弥漫性毒性甲状腺肿的发生有关的因素是

A. 感染导致　　　　　　B. 遗传因素　　　　　　C. 应激刺激

D. 自身免疫反应　　　　E. 摄碘过多

3. 一甲亢患者在遭受严重精神创伤后,合并了甲状腺危象,为抑制甲状腺素合成应首选

A. 甲硫氧嘧啶　　　　　B. 丙硫氧嘧啶　　　　　C. 甲巯咪唑

D. 卡比马唑　　　　　　E. 复方碘口服液

4. 甲亢患者心血管系统的特征性表现是

A. 心悸气短　　　　　　B. 睡眠时心率仍增快　　　C. 心尖部第一心音亢进

D. 房颤　　　　　　　　E. 心脏增大

★5. 某甲亢患者,拟行甲状腺次全切除术,术前给予碘剂口服。在进行术前健康教育时,对服用碘剂的正确解释是

A. 减少甲状腺血流　　　B. 抑制甲状腺素分泌　　　C. 抑制甲状腺素合成

D. 增加甲状腺球蛋白分解　E. 防止缺碘

★6. 某甲状腺功能亢进症患者,行基础代谢率测定时间宜在

A. 下午 6 点,餐后和静卧　　　　　B. 清晨,空腹和静卧

C. 下午 4 点,静卧　　　　　　　　D. 午间 12 点,餐后和静卧

E. 下午 2 点,静卧

7. 甲亢患者行甲状腺大部分切除术后最危急的并发症是

A. 饮水呛咳   B. 声音嘶哑   C. 呼吸困难和窒息

D. 手足抽搐   E. 甲状腺危象

8. 甲亢术后出现甲亢危象的主要原因是

A. 精神过度紧张   B. 术前准备不充分   C. 术中切除甲状腺过多

D. 术后感染   E. 术后出血

9. 治疗中度甲亢最常用而有效的方法是

A. 口服硫脲类药物   B. 口服复方碘化钾溶液   C. ^{131}碘治疗

D. 甲状腺大部分切除术   E. 甲状腺全切除术

10. 下列甲亢患者中，**不宜**行甲状腺大部分切除术的是

A. 老年人甲亢   B. 中度以上的原发性甲亢

C. 继发性甲亢   D. 抗甲状腺药治疗后复发者

E. 伴胸骨后甲状腺肿的甲亢

11. 反映甲状腺功能的最敏感指标是

A. 基础代谢率   B. TSH   C. FT_3、FT_4

D. 甲状腺摄^{131}I率   E. 甲状腺刺激性抗体

12. 甲状腺大部分切除术后出现呼吸困难的原因，与下列**无关**的是

A. 切口内血肿压迫   B. 喉头水肿   C. 双侧喉返神经损伤

D. 气管塌陷   E. 喉上神经损伤

13. 患者女，23岁。出现怕热多汗、多食消瘦、心动过速、易发怒等症状，诊断为甲状腺功能亢进症，其中属于高代谢症群的症状是

A. 手指细颤   B. 怕热多汗   C. 多食消瘦

D. 周期性瘫痪   E. 激动易怒

14. 患者女，58岁。患有甲亢3年，近来出现肌无力等甲亢性肌病表现。护士在给予患者健康教育时，应让患者特别注意的症状是

A. 进食水发呛   B. 心动过速   C. 多汗怕热

D. 手指细颤   E. 腹泻

★15. 患者女，42岁。在数日劳累后，逐渐出现心悸胸闷、怕热多汗，多食消瘦，腹泻，每日大便4~6次。甲状腺Ⅱ度肿大，双目炯炯有神。为明确甲状腺功能亢进症的诊断，需要做的检查是

A. 甲状腺摄碘率   B. T_3、T_4 C. FT_3、FT_4

D. T_3抑制试验   E. TRH兴奋试验

★16. 患者男，35岁。患有甲亢10年，甲状腺中度肿大。目前应用药物治疗不能缓解症状，改为放射性^{131}I治疗。患者表示担心出现一些并发症，护士在给患者进行健康教育时，应告诉患者此治疗**不会**出现的并发症是

A. 甲状腺功能减退   B. 甲状腺危象   C. 放射性甲状腺炎

D. 甲状腺癌   E. 浸润性突眼加重

★17. 患者女，21岁。甲状腺Ⅲ度肿大，诊断为甲亢。该患者**不宜**选择的治疗是

A. 甲硫氧嘧啶   B. 丙硫氧嘧啶   C. 甲巯咪唑

D. 手术治疗   E. 放射性^{131}I治疗

18. 患者女,67 岁。近 1 个月来出现心悸、乏力、表情淡漠、厌食、明显消瘦等情况,诊断为淡漠型甲亢。该类患者首发症状常是
　　A. 表情淡漠　　　　　　B. 乏力　　　　　　　　C. 手指细颤
　　D. 极度消瘦　　　　　　E. 心悸

19. 患者女,22 岁,大四学生。患有甲亢 3 年。近 1 个月来因复习考研,常常夜里 2~3 点睡觉。日前,偶感风寒后,出现高热,体温 39.5℃,心率 140 次 / 分,呼吸急促,烦躁不安,大汗淋漓,大便 5 次 / 日,按重度流感进行治疗。一日后患者出现意识障碍,进而昏迷。提示患者合并了
　　A. 甲亢性心脏病　　　　B. 甲状腺危象　　　　　C. 心力衰竭
　　D. 肾上腺危象　　　　　E. 黏液性水肿昏迷

20. 患者女,26 岁。怀孕 14 周,出现心动过速,食欲亢进,怀疑甲亢。为明确诊断应该进行一系列检查,但该孕妇**不宜**进行的检查是
　　A. 基础代谢率　　　　　B. T_3、T_4　　　　　　C. FT_3、FT_4
　　D. 甲状腺摄 ^{131}I 率　　E. 甲状腺刺激性抗体

21. 患者女,28 岁,甲亢,行甲状腺大部分切除术后 6 小时,突然出现呼吸困难、口唇发绀,检查颈部肿胀。首要的处理是
　　A. 给氧　　　　　　　　B. 环甲膜穿刺　　　　　C. 气管切开
　　D. 立即拆线、清除血肿　E. 给予呼吸兴奋剂

22. 患者男,55 岁,甲亢,行甲状腺大部分切除术后第 2 日,患者出现手足抽搐,最有效的治疗是
　　A. 应用镇静剂　　　　　　　　　　　B. 应用解痉剂
　　C. 静脉输入高渗葡萄糖　　　　　　　D. 静脉注射 10% 葡萄糖酸钙
　　E. 静脉滴注 5% 碳酸氢钠

23. 患者女,42 岁。甲亢,行甲状腺大部分切除术后第 1 日,出现烦躁、谵妄、高热(39.5℃),脉搏 130 次 / 分,并有呕吐和腹泻。可能并发了
　　A. 窒息　　　　　　　　B. 喉返神经损伤　　　　C. 喉上神经损伤
　　D. 甲状腺危象　　　　　E. 甲状旁腺损伤

二、A3/A4 型题(以下提供若干个案例,每个案例下设若干个考题,请根据各考题题干所提供的信息,在每题下面 A、B、C、D、E 五个备选答案中选择一个最佳答案)

(24~25 题共用题干)

患者女,42 岁。患有弥漫性毒性甲状腺肿 2 年。护士在查体时发现了一些阳性体征。

24. 该患者甲状腺呈 III 度肿大,其特征性表现是
　　A. 弥漫性肿大　　　　　B. 两侧对称　　　　　　C. 质地软无压痛
　　D. 随吞咽上下移动　　　E. 上下极闻及血管杂音

25. 检查眼部时发现患者有浸润性突眼,其判断依据是
　　A. 瞬目减少　　　　　　B. 上眼睑挛缩　　　　　C. 睑裂增宽
　　D. 视野缩小、复视　　　E. 眼球集合不良

(26~27 题共用题干)

患者女,30岁。因疲乏无力、多汗怕热,爱发脾气,体重减轻,有浸润性突眼,诊断为甲状腺功能亢进。

★26. 护士为其进行饮食指导时,应告诉患者**避免**食用

    A. 高热量、高蛋白食物　　B. 含碘丰富的食物　　C. 低纤维素食物

    D. 富含钾、钙的食物　　E. 豆腐、豆浆等豆制品

★27. 护理甲亢突眼患者**不妥的**措施是

    A. 配戴有色眼镜　　B. 高枕卧位　　C. 不必限制钠盐

    D. 睡前涂抗生素眼膏　　E. 服用左甲状腺素片

(28~30题共用题干)

患者男,50岁。诊断为甲亢,口服甲巯咪唑治疗,护士给予了健康教育。

★28. 应用此药物治疗期间,应观察的不良反应是

    A. 红细胞减少　　B. 粒细胞减少　　C. 骨质疏松

    D. 声音嘶哑　　E. 甲状腺功能低下

★29. 患者出现上述不良反应时,正确的护理措施是

    A. 给予含铁丰富的食物　　B. 补充甲状腺素　　C. 给予含钙丰富的食物

    D. 给予清咽含片　　E. 预防感染

30. 指导患者定期检查血象变化,当引起粒细胞减少时,停药的白细胞指标是

    A. 1.5×10^9/L　　B. 2×10^9/L　　C. 2.5×10^9/L

    D. 3×10^9/L　　E. 4×10^9/L

(31~32题共用题干)

患者女,32岁。患甲状腺功能亢进症2年,应用抗甲状腺药物控制良好。因子宫肌瘤入院准备手术切除。护士在做术前教育时发现患者紧张,焦虑,心率达110次/分。术前1日,患者烦躁不安,自觉四肢无力,心慌气短,多汗;护理体检体温39℃,心率142次/分,心律不齐,心率大于脉率。

31. 根据评估结果,患者目前可能存在的并发症是

    A. 呼吸衰竭　　B. 心力衰竭　　C. 心律不齐

    D. 心房颤动　　E. 甲状腺危象

32. 根据病情进行护理时,**不妥的**护理措施是

    A. 绝对卧床休息

    B. 持续低流量吸氧

    C. 迅速物理降温,避免使用异丙嗪等药物降温

    D. 监测生命体征变化

    E. 去除诱发因素

(33~35题共用题干)

患者女,30岁。患原发性甲状腺功能亢进2年,经内科规则治疗无效,拟手术治疗而收入院。现服用复方碘化钾溶液等药物作术前准备

33. 复方碘化钾溶液的正确服用方法是

    A. 从15滴开始,每日2次,逐日减少1滴至5滴维持

    B. 从15滴开始,每日3次,逐日减少1滴至3滴维持

C. 每日 2 次,从 5 滴开始,逐日增加 1 滴至 15 滴维持

D. 每日 3 次,从 3 滴开始,逐日增加 1 滴至 16 滴维持

E. 每日 2 次,从 10 滴开始,逐日增加 1 滴至 20 滴维持

34. 能说明甲亢症状控制**未达到**标准的指标是

　　A. 基础代谢率 +30%　　　B. 脉率 <90 次 / 分　　　　C. 患者情绪稳定

　　D. 睡眠好转　　　　　　　E. 体重增加

35. 甲状腺大部分切除术后**错误**的护理措施是

　　A. 取半卧位　　　　　　　　　　　　B. 术后 6 小时无呕吐可进流食

　　C. 观察有无声音嘶哑　　　　　　　　D. 术后 24~48 小时拔伤口引流物

　　E. 停用复方碘化钾

答　案

1	2	3	4	5	6	7	8	9	10	11	12	13	14	15
A	D	E	B	A	B	C	B	D	A	B	E	B	A	C
16	17	18	19	20	21	22	23	24	25	26	27	28	29	30
D	E	D	B	D	D	D	D	E	D	B	C	B	E	D
31	32	33	34	35										
E	C	D	A	E										

解题导引

5. A。**碘剂的作用在于抑制蛋白水解酶,减少甲状腺球蛋白的分解,**从而**抑制甲状腺素**的释放,同时碘还能**减少甲状腺血流量,**使甲状腺腺体充血减少,缩小变硬,有利于手术操作。

6. B。测定基础代谢率要求患者在清晨、清醒、安静、空腹状况下进行。

15. C。在甲状腺功能亢进症的诊断检查中,FT_3、FT_4 是最敏感的指标。故选择 C。

16. D。放射性 ^{131}I 治疗可致甲状腺功能减退、甲状腺危象、放射性甲状腺炎、浸润性突眼加重等并发症,但不会导致甲状腺癌的发生。故选择 D。

17. E。患者为年龄 <25 岁的年轻女性,虽然甲状腺有 III 度肿大,考虑到放射性治疗可能会引起永久性甲状腺功能减退症及影响生育,故选择其他治疗方式。故选择 E。

26. B。甲亢患者饮食应给予高热量、高蛋白、高脂肪、高维生素饮食,限制含纤维素高的食物,避免含碘丰富的饮食。

27. C。甲状腺功能亢进症突眼患者一般会有球后水肿,因此应限制钠盐,以免加重球后水肿。故选择 C。

28. B。甲巯咪唑的不良反应主要有粒细胞减少、皮疹、中毒性肝病等。

29. E。出现粒细胞减少可导致机体抵抗力下降,容易引起感染,当出现粒细胞减少时应注意预防感染。

背景拓展

甲亢病人为什么不能长期应用碘剂治疗

　　碘剂抑制甲状腺素释放的作用是短暂的,一般理想效果持续 2~3 周,如服用过久或突然停药,原贮存于甲状腺滤泡内的甲状腺球蛋白大量分解,甲亢症状可重新出现,甚至比原来更为严重。而且碘剂为溶液性质配制和携带均不方便,服用方法复杂,因此,凡不准备手术的个人,一律不要服用碘剂。

第三节　甲状腺癌病人的护理

考点聚焦

　　本节是 2016 年新增加的护考内容,近 2 年还没有考题出现。

课标精析

　　甲状腺癌是常见的内分泌恶性肿瘤之一,占头颈部肿瘤的首位。女性发病率高于男性。临床上以**乳头状癌多见,但发展缓慢,一般预后良好**。

【病理及分类】

按肿瘤的病理类型可分为:

1. 乳头状腺癌约占成人甲状腺癌的 70% 和儿童甲状腺癌的全部。
2. 滤泡状腺癌约占甲状腺癌的 15%。多见于中年人,属中度恶性。
3. 未分化癌约占 5~10%,多见于老年人,属高度恶性。
4. 髓样癌仅占 7%,常伴家族史。

【临床表现】

　　甲状腺癌多数病人表现为甲状腺内单发肿块,少数病人可为多发或双侧,肿块质地坚硬而且表面凸凹不平,生长迅速,界限不清晰,肿块不随吞咽上下移动。**晚期可出现压迫气管、食管、神经等出现呼吸、吞咽困难,声音嘶哑等症状**。常有颈部淋巴结转移,而血行转移则多见于扁骨和肺。

【辅助检查】

　　1. 放射性碘(^{131}I)或锝(^{99}Tc)扫描　应用 ^{131}I 或 ^{99}Tc 扫描,比较甲状腺结节与周围正常组织的放射性密度的差异,密度较正常增高者为热结节;相等者为温结节;减弱者为凉结节,密度完全缺如者为冷结节。绝大多数的甲状腺癌为冷结节。

2. 影像学检查

(1) B超检查:有助于发现甲状腺内结节,区分实性或囊性以及结节的数量、大小和周围组织的关系等。

(2) X线检查:可了解有无气管移位、狭窄、肿块钙化。

3. 甲状腺素抑制试验 甲状腺素治疗可使甲状腺结节缩小,如果结节明显缩小者常可排除恶性病变。

4. 细针穿刺细胞学检查 主要用以明确甲状腺肿瘤的性质。

【治疗原则】

手术切除是各型甲状腺癌的基本治疗方式,并辅助应用核素、甲状腺激素和放射外照射等治疗。

1. **手术治疗** 一般多行患侧腺体连同峡部全切除、对侧腺体大部分切除。

2. **内分泌治疗** 甲状腺癌行次全或全切除者应终身服用甲状腺素片,**以预防甲状腺功能减退和抑制 TSH**。

3. 放射性核素治疗 术后 ^{131}I 治疗主要适用于 45 岁以上乳头状腺癌和滤泡状腺癌。

4. 放射外照射治疗 主要适用于未分化型甲状腺癌。

【护理问题】

1. 焦虑 与颈部肿块性质不明、环境改变、担心手术及预后有关。

2. 潜在并发症:呼吸困难和窒息、喉返和(或)喉上神经损伤、手足抽搐等。

3. 清理呼吸道无效 与咽喉部及气管受刺激、分泌物增多及切口疼痛有关。

【护理措施】

1. 手术前病人的护理

(1) 心理护理:多与病人交谈,消除其顾虑和恐惧。告知病人有关甲状腺肿瘤及手术方面的知识,说明手术必要性及术前准备的意义。

(2) 适应性训练:术前指导病人进行练习颈仰卧位,学会有效咳嗽的方法。

(3) 协助完成手术前检查,了解甲状旁腺功能状态。

2. 手术后病人的护理

(1) 病情观察:密切监测病人生命体征的变化,观察切口渗血情况,注意引流液的量和颜色,及时更换浸湿的敷料,估计并记录出血量。

(2) 体位和引流:病人血压平稳或全麻清醒后取半坐卧位,以利呼吸和引流切口内积血。手术切口内引流管应正确连接引流装置,并观察切口内出血情况。

(3) 活动和咳痰:指导病人在床上变换体位,指导有效咳嗽,亦可行超声雾化吸入,帮助病人及时排出痰液,保持呼吸道通畅,预防肺部并发症。

(4) 饮食:术后 6 小时清醒病人如无恶心、呕吐,先给予病人温或凉流质饮食。

(5) 药物:对于甲状腺全切除的病人,应早期给予足够量的甲状腺素制剂。

(6) 并发症的防治

1) 呼吸困难和窒息:病人回病室后取平卧位,待其血压平稳或全麻清醒后取高坡卧位,以利呼吸和引流。**对因血肿压迫所致呼吸困难或窒息者,须立即配合进行床边抢救,及时拆开切口缝线,清除血块**。对喉头水肿所致呼吸困难或窒息者,应即刻遵医嘱应用大剂量激素,如地塞米松 30mg 静脉滴入。

2）喉返神经损伤：一侧喉返神经损伤，多引起声音嘶哑；两侧喉返神经损伤可导致两侧声带麻痹，引起失声、呼吸困难，导致窒息。

3）喉上神经损伤：若外支损伤，引起声带松弛、声调降低。若内支损伤，病人在进食、尤其饮水时，易发生误咽和呛咳。

4）手足抽搐：多在术后 1~3 日出现。多数病人症状轻且短暂。严重者可出现面肌和手足的疼痛性痉挛。抽搐发作处理：立即遵医嘱静脉注射 10% 葡萄糖酸钙或氯化钙 10~20ml。

3. 健康教育

（1）心理调适：甲状腺癌病人术后存有不同程度的心理问题，指导病人调整心态，正确面对现实，积极配合治疗。

（2）功能锻炼：为促进颈部功能恢复，术后病人在切口愈合后可逐渐进行颈部活动，直至出院后 3 个月。颈淋巴结清扫术者，因斜方肌不同程度受损，功能锻炼尤为重要；故在切口愈合后即应开始肩关节和颈部的功能锻炼，并随时保持患侧上肢高于健侧的体位，以防肩下垂。

（3）<u>甲状腺全切除者应遵医嘱坚持服用甲状腺素制剂，以预防肿瘤复发</u>；术后需加行放射治疗者应遵医嘱按时治疗。

（4）健康指导：教会病人颈部自行体检的方法；病人出院后须定期随访，复诊颈部、肺部和甲状腺功能等。若发现结节、肿块或异常应及时就诊。

 **达标检测**

A1/A2 型题（以下每一道题下面有 A、B、C、D、E 五个备选答案，请从中选择一个最佳答案）

1. 临床上较常见的甲状腺癌是
   - A. 乳头状癌
   - B. 泡状癌
   - C. 髓样癌
   - D. 未分化癌
   - E. 继发性恶性肿瘤

2. 宜采用放射治疗的甲状腺癌是
   - A. 滤泡状腺癌
   - B. 髓样癌
   - C. 未分化癌
   - D. 甲状腺瘤恶变
   - E. 乳头状腺癌

3. 甲状腺癌病人行甲状腺次全或全切除术后最危急的并发症是
   - A. 呼吸困难和窒息
   - B. 手足抽搐
   - C. 误咽
   - D. 甲状腺危象
   - E. 失声

4. 甲状腺癌病人行次全或全切除术后突然出现挣扎、呼吸困难、失声、发绀，应考虑为
   - A. 血肿压迫气管
   - B. 一侧喉返神经损伤
   - C. 双侧喉返神经损伤
   - D. 一侧喉上神经损伤
   - E. 喉头水肿

5. 病人，女，45 岁。在甲状腺癌次全切除后 4 小时，突感呼吸困难、颈部肿胀、口唇发绀，紧急处理第一步是
   - A. 吸氧
   - B. 注射呼吸兴奋剂
   - C. 气管切开
   - D. 立即拆开颈部缝线、去除血块

E. 请麻醉师气管插管

6. 病人,男,55 岁。甲状腺癌行甲状腺大部分切除术后,出现误咽、呛咳,可能是术中损伤了

A. 喉上神经内侧支　　　　B. 喉上神经外侧支　　　　C. 单侧喉返神经

D. 双侧喉返神经　　　　　E. 甲状旁腺

答　案

1	2	3	4	5	6							
A	C	A	C	D	A							

（杨　环）

第十一章

胸部疾病病人的护理

第一节 肋骨骨折病人的护理

考点聚焦

　　本节知识点较少,需考生及时复习识记,预计今后对这部分内容的考查稳中有变。近几年护考的知识点是肋骨骨折的易发部位和最典型的临床表现"反常呼吸运动"治疗和护理措施,今后考查重点不变,难点主要为"反常呼吸运动"的病理机制。

课标精析

　　肋骨骨折在胸部损伤中最常见。损伤可为单根或多根肋骨骨端骨折,亦可为同一肋骨在一处或多处折断。第1~3肋骨较短,受锁骨、肩胛骨和肌肉的保护,很少骨折。**第4~7肋骨较长且固定,最易骨折**。第8~10肋骨虽较长,但其前端不直接连接胸骨,弹性较大,亦不易骨折。第11~12肋骨前端游离不固定,也不易骨折。骨折断刺破壁胸膜和肺组织,发生血胸和气胸。儿童的肋骨富有弹性、承受暴力的能力强,不易折断。成人和老年人的肋骨骨质疏松,容易发生骨折。

【病因病理】

　　1. 直接暴力　骨折向内弯曲而折断,可刺伤胸膜、肺和肋间血管,并发血、气胸。

　　2. 间接暴力　胸部前后受压,使肋骨向外过度弯曲而折断。

　　3. 连枷胸　单根或数根肋骨单处骨折,其上、下有完整的肋骨支持胸廓,对呼吸功能的影响不大。相邻**多根、多处肋骨骨折因前后端失去支撑,使该部胸廓软化,产生反常呼吸运动,即吸气时,胸腔内负压增高,软化部分向内凹陷;呼气时,胸腔内负压减低,该部胸壁向外凸出,又称连枷胸**(图11-1)。如果软化区较广泛,在呼吸时两侧胸膜腔内压力不平衡,可使纵隔左右扑动,影响静脉血液回流,导致缺氧和二氧化碳潴留,严重者可发生呼吸和循环衰竭。

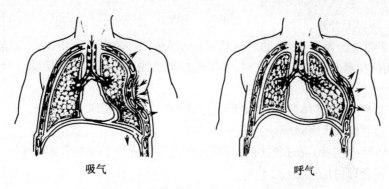

吸气　　　　　　　　　　　　呼气

图 11-1　胸壁软化区的反常呼吸运动

【临床表现】

1. 症状　局部疼痛,尤其在深呼吸、咳嗽或转动体位时加剧。胸痛可使呼吸变浅、咳嗽无力,呼吸道分泌物增多、潴留,易致肺不张和肺部感染。如发生多根肋骨多处骨折,可出现反常呼吸运动。

2. 体征　受伤局部压痛,或做胸廓挤压试验时有明显疼痛反应,甚至产生骨擦音。

【辅助检查】

胸部 X 线照片可显示肋骨骨折的部位、移位,范围及有无气胸、血胸等并发症。但前胸肋软骨骨折并不显示 X 线征象。

【治疗原则】

1. 闭合性单处肋骨骨折　重点是解除疼痛及预防并发症。疼痛轻者,一般不需特殊治疗。疼痛重者,可用 1% 普鲁卡因溶液行肋间神经阻滞或封闭骨折处。疼痛剧烈影响呼吸者,同时用多头胸带固定两周,嘱病人有效呼吸和咳嗽,避免发生肺不张、肺炎等并发症。

2. 闭合性多根多处肋骨骨折　重点是:①尽早用厚敷料和胸带在软化胸壁上加压包扎,以控制反常呼吸运动,避免对心肺的干扰;②保持呼吸道通畅,防治休克。

3. 开放性肋骨骨折　争取伤后 6~8 小时内,最多不超过 12 小时进行彻底清创,修齐骨折端,用不锈钢丝或钢板做内固定,然后分层缝合、包扎。术后应用抗生素和破伤风抗毒素预防感染。合并血气胸者,需行闭式胸膜腔引流。

【护理诊断 / 问题】

1. 气体交换受损　与肋骨骨折导致的疼痛、反常呼吸运动有关。

2. 疼痛　与胸部损伤有关。

3. 潜在并发症:气胸、血胸和肺部感染。

【护理措施】

1. 维持有效气体交换

(1) 现场急救:采取紧急措施对危及生命的病人给予急救。对于出现反常呼吸的病人,可用厚棉垫加压包扎以减轻或消除胸壁的反常呼吸运动。

(2) 清理呼吸道分泌物,鼓励病人咳出分泌物和血性痰,对气管插管或切开,应用呼吸机辅助呼吸者,加强呼吸道护理,包括吸痰和湿化。

(3) 密切观察生命体征、神志、胸腹部活动以及气促、发绀、呼吸困难等情况,若有异常,及时报告医生并协助处理。

2. 减轻疼痛　遵医嘱行胸带、肋骨带或宽胶布条固定，必要时应用镇痛、镇静剂或用 1% 普鲁卡因行肋间神经封闭；病人咳痰时，协助或指导其用双手按压患侧胸壁。

3. 预防感染

(1) 密切观察体温，若体温超过 38.5℃，应通知医生及时处理。

(2) 鼓励并协助病人有效咳痰。

(3) 对开放性损伤者，及时更换创面敷料，保持敷料洁净干燥和引流管通畅。

(4) 遵医嘱合理使用抗菌药。

4. 健康教育

(1) 胸部损伤病人常需行胸膜腔穿刺、胸膜腔闭式引流，操作前向病人及家属说明治疗的目的、意义及注意事项，以取得配合。

(2) 向病人说明深呼吸、有效咳嗽的意义，指导病人**练习腹式呼吸，方法如下：病人仰卧，腹部安置 3~5kg 重沙袋，吸气时保持胸部不动，腹部上升鼓起，呼气时尽量将腹壁下降呈舟状；呼吸动作缓慢、均匀，每分钟 8~12 次或更少。**

(3) 胸部损伤后出现肺功能下降或严重肺纤维化的病人，活动后可能出现气短症状，应嘱病人戒烟或避免刺激物的吸入。

(4) 病人出院时给予及时的健康指导：①注意安全，防止意外事故的发生。②肋骨骨折病人 3 个月后复查 X 片，以了解骨折愈合情况。③根据损伤的程度注意休息和营养。

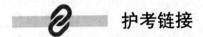 **护考链接**

经 典 例 题

例题 1　闭合性单处肋骨骨折的处理重点是

A. 骨折对线　　　　　B. 骨折对位　　　　　C. 应用抗生素

D. 功能锻炼　　　　　E. 固定胸廓

答案：D

解题导引：闭合性单处肋骨骨折处理的重点是解除疼痛及预防并发症。疼痛重者，可用 1% 普鲁卡因溶液行肋间神经阻滞或封闭骨折处。疼痛剧烈影响呼吸者，同时用多头胸带固定两周，嘱患者有效呼吸和咳嗽，避免发生肺不张、肺炎等并发症，故选择 E。

例题 2　患者男，25 岁。右侧胸壁外伤后发生肋骨骨折入院，患者极度呼吸困难，发绀，右胸壁可见反常呼吸运动，最重要的护理评估内容是

A. 血压　　　　　　　B. 体温　　　　　　　C. 呼吸

D. 脉搏　　　　　　　E. 意识

答案：C

解题导引：根据该患者的临床表现，考虑为多根多处肋骨骨折，目前该患者主要存在的问题是呼吸困难，应密切注意，故选择 C。

例题 3　患者男，43 岁。因胸部挤压伤收住院。查体：左侧胸廓塌陷畸形，双侧胸部 X 线摄片示左侧第 3~7 肋骨骨折，右侧第 3~8 肋骨骨折。此时该患者的首要评估内容是

A. 疼痛是否可以耐受　　　　　　B. 生命体征是否平稳

C. 体温是否异常　　　　　　　　D. 是否有药物过敏史

E. 是否可以维持有效气体交换

答案:E

解题导引:对严重损伤患者,护士在评估时首先应判断目前患者存在的对生命威胁最严重的内容,该患者属于严重胸廓损伤,可影响气体交换,甚至窒息,故选择 E。

例题 4　患者男,25 岁。因撞击导致肋骨骨折引起血气胸,给予局部固定和胸腔闭式引流治疗,目前已经拔出引流管,责任护士给予其健康指导**错误**的内容是

A. 避免剧烈活动　　　　B. 避免撞击骨折的部位　　　　C. 定时做深呼吸

D. 保持大便通畅　　　　E. 尽量不活动患侧肩关节

答案:E

解题导引:患者为肋骨骨折合并血气胸经胸腔闭式引流等治疗已好转的患者,目前引流管已拔除,此时患者可进行全身各关节的功能锻炼,但应避免剧烈活动及撞击伤处,防止再次受损,定时做深呼吸,预防肺部感染,保持大便通畅,故选择 E。

达标检测

一、A1/A2 型题(以下每一道题下面有 A、B、C、D、E 五个备选答案,请从中选择一个最佳答案)

★1. 最易发生骨折的肋骨是

A. 第 1~4 肋骨　　　　B. 第 4~7 肋骨　　　　C. 第 7~12 肋骨

D. 锁骨　　　　　　　E. 浮肋

★2. 多根多处肋骨骨折的特征性表现是

A. 胸部疼痛　　　　　B. 妨碍正常呼吸　　　　C. 痰不易咳出

D. 反常呼吸　　　　　E. 骨折端摩擦

3. 多根肋骨多处骨折发生胸壁软化后急救方法是

A. 止痛　　　　　　　B. 吸氧　　　　　　　C. 肋骨牵引固定

D. 应用胸腔闭式引流　E. 加压包扎固定胸壁

4. 患者女,22 岁。上学路上被电动车撞倒,主诉右侧胸部疼痛,活动后加剧,呼吸幅度减弱,检查胸廓时疼痛明显,局部畸形。最可能是

A. 肋骨骨折　　　　　B. 气胸　　　　　　　C. 变异性哮喘

D. 血胸　　　　　　　E. 心绞痛

★5. 判断肋骨骨折,胸部检查最可靠的依据是

A. 局部肿胀　　　　　B. 皮下淤血　　　　　C. 皮下气肿

D. 胸式呼吸消失　　　E. 直接和间接压痛

★6. 胸部外伤后出现胸廓软化是由于

A. 一根肋骨多处骨折　B. 胸骨骨折　　　　　C. 锁骨骨折

D. 多根多处肋骨骨折　E. 胸肌大面积损伤

二、A3/A4 型题(以下提供若干个案例,每个案例下设若干个考题,请根据各题干所提供的信息,在每题下面 A、B、C、D、E 五个备选答案中选择一个最佳答案)

(7~9 题共用题干)

患者男,35 岁。因车祸导致多根多处肋骨骨折,出现右侧胸壁浮动,极度呼吸困难。

7. 患者呼吸时,患处最可能出现
    A. 吸气和呼气时均内陷　　　　　　　　　B. 吸气时外凸,呼气时内陷
    C. 吸气和呼气时均外凸　　　　　　　　　D. 呼气时外凸,吸气时正常
    E. 吸气时内陷,呼气时外凸

★8. 该患者的病理生理改变**不包括**
    A. 纵隔扑动　　　　　B. 胸膜腔负压消失　　　　　C. 回心血量下降
    D. 进行性呼吸困难　　E. 缺氧、二氧化碳潴留

9. 此时给予该患者的首要处理措施是
    A. 固定胸壁　　　　　B. 吸氧　　　　　　　　　C. 应用抗生素
    D. 半卧位　　　　　　E. 补充血容重

<h2 style="text-align:center">答　案</h2>

1	2	3	4	5	6	7	8	9							
B	D	E	A	E	D	E	B	A							

解题导引

1. B。第 1~3 肋骨较短,受锁骨、肩胛骨和肌肉的保护,很少骨折。**第 4~7 肋骨较长且固定,最易骨折。**第 8~10 肋骨虽较长,但其前端不直接连接胸骨,弹性较大,亦不易骨折。第 11~12 肋骨前端游离不固定,也不易骨折。

2. D。多根多处肋骨骨折患者可引起局部疼痛(呼吸、咳嗽或变换体位时加重)、骨擦音(感)、反常呼吸运动、呼吸困难、纵隔摆(扑)动等,其中能提示多根多处肋骨骨折诊断的表现是**反常呼吸运动**。

5. E。判断肋骨骨折,胸部检查最可靠的依据是胸廓挤压试验,患者出现直接和间接压痛。

6. D。多根多处胸骨骨折后,没有完整的肋骨支撑胸廓,导致局部胸廓软化,引起反常呼吸。

8. B。多根多处肋骨骨折可引起反常呼吸、纵隔扑(摆)动、无效腔气体增加,导致进行性呼吸困难、回心血量下降及缺氧、二氧化碳潴留等病理变化。

背景拓展

闭合性多根多处肋骨骨折的处理措施

因胸壁软化出现反常呼吸运动时,需进行局部处理。①较小范围的胸壁软化,可用厚敷料加压包扎、沙袋压盖于胸壁软化区,再粘贴胶布固定,或用多头胸带包扎胸廓。②对于大片胸壁软化,可在患侧胸壁放置牵引支架,在体外用巾钳或电视胸腔镜下导入不锈钢丝,固定在支架上。具备其他手术适应证而开胸手术时,在肋骨两端分别钻孔,贯穿不锈钢丝固定肋骨断端。

第二节 血气胸病人的护理

考点聚焦

本节知识点较多,需考生及时复习识记,预计今后对这部分内容的考查稳中有变。近几年护考的知识点是血气胸的术后护理、张力性气胸典型的临床表现和胸腔闭式引流的护理,今后考查重点有血气胸的临床表现、鉴别诊断,主要检查方法和术后并发症的预防措施,难点主要是血气胸的急救和胸腔闭式引流的护理。

课标精析

一、气胸

胸膜腔内积气称为气胸。气胸的形成多由于肺组织、气管、支气管、食管破裂,空气逸入胸膜腔,或因胸壁伤口穿破胸膜,胸膜腔与外界相通,外界空气进入所致。气胸可以分为闭合性气胸、开放性气胸和张力性气胸三类。**气胸按原因可分为自发性、外伤性和医源性**。根据脏层胸膜破坏的情况和气胸发生后对胸膜腔内压力的影响,一般将气胸分为闭合性、开放性和张力性三类。

【病因病理】

1. 闭合性气胸 空气进入胸膜腔后伤口闭合,外界空气不再进入,此时胸内压仍低于大气压。肺萎陷的程度与胸内压改变相一致,伤侧肺萎陷使肺呼吸面积减少,影响肺通气和换气功能,通气血流比率失衡。

2. 开放性气胸 外界空气经胸壁伤口或软组织缺损处,随呼吸自由进出胸膜腔,伤侧胸腔压力等于大气压,肺受压萎陷,萎陷的程度取决于肺顺应性和胸膜有无粘连。健侧胸膜腔仍为负压,低于伤侧,使纵隔向健侧移位,健侧肺亦有一定程度的萎陷。同时由于健侧胸腔压力仍可随呼吸周期而增减,**使纵隔在吸气时移向健侧,呼气时移向伤侧**,从而引起**纵隔摆动(或扑动)和残气对流,导致严重的通气、换气功能障碍**(图 11-2)。纵隔摆动引起心脏大血管来回扭曲以及胸腔负压受损,使静脉血回流受阻,心排血量减少;纵隔摆动又可刺激纵隔及肺门神经丛,引起或加重休克。

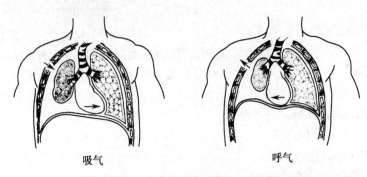

吸气   呼气

图 11-2   开放性气胸的纵隔扑动

3. 张力性气胸   气管、支气管或肺损伤处形成活瓣,气体随每次吸气进入胸膜腔并积累增多,导致胸膜腔压力高于大气压,又称为高压性气胸。高于大气压的胸内压,**使伤侧肺严重萎陷,纵隔显著向健侧移位,健侧肺受压,腔静脉回流障碍**;并驱使气体经支气管、气管周围疏松结缔组织或壁胸膜裂伤处,进入纵隔或胸壁软组织,形成纵隔气肿或面、颈、胸部的皮下气肿。

【临床表现】

1. 闭合性气胸   根据胸膜腔内积气的量与速度,胸膜腔少量积气,肺萎陷 30% 以下者,病人可无症状表现,当**肺萎陷 >30% 时可有明显呼吸困难。体检可能发现伤侧胸廓饱满,呼吸活动度降低,气管向健侧移位,伤侧胸部叩诊呈鼓音,呼吸音降低**。

2. 开放性气胸   病人出现明显呼吸困难、鼻翼扇动、口唇发绀、颈静脉怒张。**可闻及气体进出胸腔发出的"嘶""嘶"声**。气管向健侧移位,伤侧胸部叩诊鼓音,呼吸音消失,严重者伴有休克。

3. 张力性气胸   病人表现为严重或极度呼吸困难、烦躁、意识障碍、大汗淋漓、发绀。气管明显移向健侧,颈静脉怒张,多有**皮下气肿**,伤侧胸部饱满,叩诊呈鼓音,呼吸音消失。不少病人有脉细快,血压降低等循环障碍表现。

【辅助检查】

1. X 线检查   是诊断气胸的重要方法,可以显示肺脏萎陷程度,肺内病变情况以及有无胸膜粘连、纵隔移位等。气胸典型 X 线表现为肺向肺门萎陷呈圆球形阴影,气体带聚集于胸腔外侧或肺尖,局部透亮度增加,无肺纹理。气胸延及下部则肋膈窦显示锐利。少量气胸,气胸线不明显,可嘱病人深呼气,肺脏体积缩小,密度增高,与外带积气透光区形成对比,从而显示气胸带。局限性气胸在后前位 X 线检查时易漏诊,需在 X 线透视下转动体位方能见到气胸。

2. 肺功能检查   急性气胸肺萎陷大于 30% 时,肺容量和肺活量减低,通气 / 血流比例失调。

【治疗原则】

以抢救生命为主要原则,处理:将张力性气胸改开放性气胸,再封闭胸壁伤口,通过胸腔闭式引流排出胸腔内积气和防止感染。积极治疗原发病及并发症。

【护理诊断/问题】

1. 气体交换受损　与胸膜腔内压力升高、肺萎陷及通气/血流比例失调有关。
2. 心搏出量减少　与胸腔负压消失、纵隔偏移影响静脉血液回流入心脏等因素有关。
3. 低效性呼吸型态　与肺萎陷、气道阻塞有关。
4. 有感染的危险　与胸壁的完整性受损有关。
5. 潜在并发症：复发性气胸、血气胸、慢性气胸。

【护理措施】

1. 一般护理　提供舒适安静的休养环境,保持室内空气新鲜,阳光充足。如果胸腔内气体量少,一般无明显呼吸困难,可不用吸氧,应限制活动,以卧床休息为主。如有明显的呼吸困难,应给予半坐卧位,并给予吸氧,必要时排气治疗。饮食方面应给予蔬菜和水果及含粗纤维的食物,以保持大便通畅,减少大便用力引起胸膜腔内压力升高,延误胸膜裂口愈合。对于剧烈咳嗽者应给予镇咳剂。

2. 排气治疗　根据症状、体征及X线所见,判断气胸类型,是否需要进行排气治疗。

(1) 闭合性气胸:闭合性气胸气量少于该侧胸腔容积30%时,气体可在2~3周自行吸收,可不抽气,但宜定期行胸部X线检查,直到气胸消失。气量较多时,可行胸腔闭式导流排气。

(2) 开放性气胸:**紧急处理的原则是将开放性气胸转变为闭合性气胸。可使用无菌敷料,如凡士林纱布加棉垫盖住伤口,以绷带加压包扎固定**;在紧急时也可利用手边任何物品,如手帕、围巾等将胸壁伤口紧密盖住,直到拿来凡士林纱布为止。然后行胸腔穿刺抽气减压。当凡士林纱布密闭伤口后,应严密观察病人有无张力性气胸的现象,如果出现严重呼吸困难,应立即将敷料打开。送至医院后应给予输血、补液纠正休克,给氧、清创、缝合伤口,并行胸腔闭式引流。

(3) 张力性气胸:立即排气,在危急时用一粗针头在伤侧锁骨中线第二肋间处刺入胸膜腔。在转送过程中,可在针柄外接剪有小口(1cm大小)的橡胶手指套,起活瓣作用。在呼气时能张开瓣口排气,吸气时瓣口闭合,防止空气进入(图11-3)。为了有效地持续排气,一般安装胸腔闭式引流,详见后文。

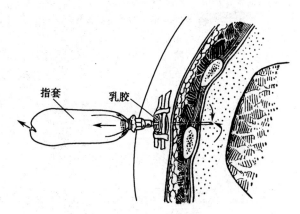

图11-3　粗针头胶皮指套排气法

3. 病情观察　对于气胸病人应密切观察病情变化,如体温升高、寒战、胸痛加剧,血白细胞升高,则可能并发胸膜炎或脓气胸,应及时通知医生,取痰液标本及胸腔引流液进行细菌培养,遵医嘱给予有效抗生素抗感染治疗。对于原发疾病则应根据年龄、病情采取相应的治疗和护理。同时应注意血压、脉搏及呼吸的变化,如出现血压下降、呼吸困难、脉搏细弱等休克症状,应立即通知医生进行抢救。

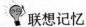联想记忆

胸部损伤病人的现场处理为：多根多处肋骨骨折要加压包扎；开放性气胸要封闭伤口；张力性气胸要穿刺放气。

4. 胸腔闭式引流及护理

(1) 胸膜腔闭式引流的目的：排出胸腔内积气、积液，重建胸膜腔负压，保持纵隔的正常位置，促进肺复张，维持正常的呼吸功能。

(2) 胸膜腔闭式引流的原理：根据胸膜腔负压的生理特点，设计出一种密闭式水封瓶引流系统(图 11-4)，依靠水封瓶中所盛液体，使胸膜腔与外界相隔离。当胸膜腔内积气积液时导致压力升高，气、液体就能通过引流系统顺利排到体外，恢复胸膜腔负压。

(3) 插管位置：胸腔闭式引流的插管位置可根据胸部 X 片确定。气体多浮在胸腔上部，常选择锁骨中线第 2 肋间插管引流，选择管径 1cm 的软塑胶管；液体位置较低，一般选择腋中线与腋后线第 6 或第 7 肋间插管引流，选择管径 1.5~2cm 橡皮管；引流脓液时应选择脓腔最低位插管。

(4) 引流瓶装置：分单瓶装置、双瓶装置、三瓶装置三种(图 11-5)。目前已有各种一次性使用的胸膜腔引流装置供临床使用，较为方便。

1) 单瓶引流：由一个容量 2000~3000ml 的无菌广口引流瓶，瓶口橡胶塞上有 2 个孔，分别插入长、短两根玻璃管，一根长约 100cm 的橡胶管组成。使用时先在引流瓶内盛无菌生理

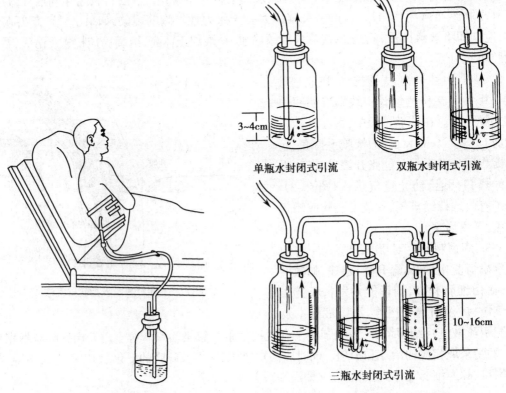

图 11-4　胸膜腔闭式引流

图 11-5　胸膜腔闭式引流装置

盐水约 500ml,橡胶塞长管的下端插至水平面下 3~4cm,另一端通过橡胶管与病人的胸腔引流管连接,短管下口则远离液面,使瓶内空气与大气相通。接通后可见长玻璃管内水柱上升,高出液平面约 8~10cm,并随呼吸上下移动。如水柱不动,则表明引流管不畅。当引流液逐渐增加时,应及时排出水封瓶内部分液体,以利于有效引流。

2) 双瓶引流:在单水封瓶旁靠近病人侧再连接一个密闭的集液瓶,该瓶橡皮塞上插入两根短管,一根与病人的引流管连接,另一根和单水封瓶连接,负责收集引流液,保证水封瓶内的无菌盐水不受引流量的影响。

3) 三瓶引流:在双瓶引流的基础上再连接一个负压调节瓶。调节瓶的橡皮塞上插 3 根玻璃管,两根短管分别连接水封瓶和负压吸引,长管上端与大气相通,下端插入液面下 15~20cm,调节插入液面下的深度即可调节抽吸的负压。

(5) 胸腔闭式引流术的适应证:①中、大量气胸,开放性气胸,张力性气胸;②胸腔穿刺术治疗下肺无法复张者;③需使用机械通气或人工通气的气胸或血气胸者;④拔除胸腔引流管后气胸或血胸复发者;⑤剖胸手术后。

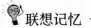

联想记忆

气胸气体上走,穿刺位置要高;血胸液体下流,穿刺位置要低。

(6) 胸腔闭式引流的护理要点

1) 妥善固定:引流装置安装正确、衔接紧密,严防接错。胸腔引流管接于长玻管口上,胸腔引流管周围用凡士林纱布严密包盖;**若衔接处脱落或引流瓶意外打破,应立即将胸侧引流管折曲夹闭;更换引流瓶时应双重夹闭引流管;运送病人时,用双钳夹管,并防止滑脱;若引流管从胸腔滑脱,应立即用手捏闭伤口处皮肤,**消毒处理后用凡士林纱布封闭伤口。

2) 保持通畅:注意检查引流管是否受压、折曲、阻塞、漏气等,引流管通畅时有气体或液体排出,引流瓶长管中的水柱随呼吸上下波动。术后经常向水封瓶方向挤压引流管,防止堵塞,特别是引流液黏稠、有块状物时,应定时挤压引流管。

3) 体位与活动:如病情允许,病人取半卧位。如果病人躺向插管侧,可在引流管两旁垫以砂袋或折叠的毛巾,以免压迫引流管。鼓励病人深呼吸与咳嗽,以促进肺膨胀,促使胸膜腔气体与液体的排出。当病情稳定,病人可在床上或下床活动。

4) 观察与记录:注意观察水封瓶长玻璃管中的水柱波动情况,观察引流液的量、性质和颜色,并准确记录。引流通畅情况下,**水封瓶长玻璃管中水柱随呼吸上下波动,幅度约为 4~6cm。若水柱不波动或波动不明显时,病人无不适症状提示肺膨胀良好,已无残腔,可考虑拔管;病人诉胸闷、气促常提示引流不通畅,需要处理。**

5) 拔管指征、方法及注意事项:24 小时引流量少于 50ml,脓液少于 10ml,无气体逸出,病人无呼吸困难,听诊呼吸音恢复,X 线检查肺膨胀良好,可去除引流管。**病人坐在床边缘或取健侧卧位,嘱病人深吸气后屏气,拔除引流管,**并迅速用凡士林纱布覆盖,再盖上厚敷料,胶布固定。**拔管后观察病人有无呼吸困难,引流管口处有无渗血、渗液、漏气,管口周围有无皮下气肿等。**

5. 健康教育

(1) 向病人说明深呼吸及有效咳嗽的重要性,并指导病人正确进行。

(2) 向病人说明胸腔穿刺及胸膜腔闭式引流的目的和正确的配合方法。

(3) 说明早期下床活动的意义,协助和鼓励病人适当运动。

(4) 嘱病人戒烟,减少或避免刺激物吸入。

(5) 加强营养,提高病人耐受力。

二、血胸

血液积聚在胸膜腔内,称为血胸,是胸部损伤严重并发症之一,可与气胸同时存在。胸部损伤中,70% 有不同程度的血胸,胸内大出血是损伤早期死亡的一个重要原因。

【病因病理】

1. 心脏和大血管受损破裂包括主动脉及其分支,上、下腔静脉和肺动、静脉出血,出血量多而猛,如不及时救治,往往于短期内因出血导致失血性休克而死亡。

2. 胸壁血管损伤这是导致血胸最常见的原因,多来自肋间血管和胸廓内血管,由于是体循环,压力高,出血量大且不易自然停止,往往需要剖胸手术止血。

3. 肺组织裂伤出血由于循环压力低出血量少且缓慢,多可自行停止。

血胸发生后不但因血容量丢失影响循环功能,还可压迫肺,减少呼吸面积。血胸推移纵隔,使健侧肺也受压,并影响腔静脉回流。**当胸腔内迅速积聚大量血液,超过肺、心包和膈肌运动所起的去纤维蛋白作用时,胸腔内积血发生凝固,形成凝固性血胸**。凝血块机化后形成纤维板,限制肺与胸廓活动,损害呼吸功能。血液是良好的培养基,经伤口或肺破裂口侵入的细菌,会在积血中迅速孳生繁殖,引起感染性血胸,最终导致脓血胸。持续大量出血所致胸膜腔积血称为进行性血胸。少数伤员因肋骨断端活动刺破肋间血管或血管破裂处血凝块脱落,发生延迟出现的胸腔内积血,称为迟发性血胸。

【临床表现】

与出血量、速度和个人体质有关。一般而言,**成人血胸量 <0.5L 为少量血胸,0.5~1L 为中量血胸,>1L 为大量血胸**。伤员会出现不同程度的面色苍白、脉搏细速、血压下降和末梢血管充盈不良等低血容量休克表现;并有呼吸急促、肋间隙饱满、气管向健侧移位、伤侧叩诊浊音和呼吸音减低等胸腔积液的临床和胸部 X 线表现。**胸膜腔穿刺抽出不凝血液可明确诊断**。

具备以下征象则提示存在进行性血胸:①持续脉搏加快、血压降低,或虽经补充血容量血压仍不稳定;②闭式胸腔引流量每小时超过 200ml,持续 3 小时;③血红蛋白量、红细胞计数和血细胞比容进行性降低,引流胸腔积血的血红蛋白量和红细胞计数与周围血相接近,且迅速凝固。

具备以下情况应考虑感染性血胸:①有畏寒、高热等感染的全身表现;②抽出胸腔积血 1ml,加入 5ml 蒸馏水,无感染呈淡红透明状,出现混浊或絮状物提示感染;③胸腔积血无感染时红细胞白细胞计数比例应与周围血相似,即 500∶1,感染时白细胞计数明显增加,比例达 100∶1 可确定为感染性血胸;④积血涂片和细菌培养发现致病菌有助于诊断,并依此选择有效的抗生素。

【治疗原则】

非进行性血胸可根据积血量多少,采用胸腔穿刺或闭式胸腔引流术治疗,及时排出积血,促使肺膨胀,改善呼吸功能,并使用抗生素预防感染。闭式胸腔引流术的指征应放宽,血胸持续存在会增加发生凝固性或感染性血胸的可能性。**进行性血胸应及时行开胸探查手术**。

凝固性血胸应待伤员情况稳定后尽早手术,清除血块,并剥除胸膜表面血凝块机化而形成的包膜。开胸术可提早到伤后 2~3 日,更为积极地开胸引流则无益,但明显推迟手术时间可能使清除肺表面纤维蛋白膜变得困难,从而使简单手术复杂化。**感染性血胸应及时改善胸腔引流,排尽感染性积血积脓**。若效果不佳或肺复张不良,应尽早手术清除感染性积血,剥离脓性纤维膜。

【护理诊断 / 问题】

1. 低效性呼吸型态 与肺受压萎陷、气道阻塞有关。

2. 心搏出量减少 与胸膜腔内积血、出血量多致有效循环血量减少有关。

3. 气体交换受损 与肺萎陷、循环血量减少致通气 / 血流比例失调有关。

4. 体液不足 与血液丢失有关。

【护理措施】

1. 提供舒适安静的环境,保持室内空气新鲜,安慰病人,解除病人的紧张情绪,帮助病人树立信心。

2. 如出血量少,严密观察生命体征变化。对于出血量多的病人,应密切观察呼吸频率、幅度及缺氧症状,血压、脉搏、胸腔引流量及色泽并做好记录,必要时予以吸氧,氧流量 2~4L/min,如出血已自行停止,病情稳定者,可行胸膜腔穿刺术,尽可能抽净积血,或行胸腔闭式引流,促使肺扩张,改善呼吸功能。遵医嘱给予抗生素、输血补液,预防并发的脓胸及纠正低血容量。如有进行性出血,应作好剖胸止血术的准备工作,持续做中心静脉压监测,及时补足血容量,纠正休克。

3. 对于已感染的血胸,遵医嘱早期给予抗生素抗感染治疗,及时行胸腔闭式引流术。同时补充营养、维生素,注意水、电解质及酸碱平衡等全身支持治疗。

4. 少量凝固性血胸,通过胸部理疗多可吸收,不需手术;但中等以上凝固性血胸,除可继发感染外,尚可发展为机化性血胸,影响肺功能,应及早剖胸清除积血和血块。血块机化形成机化性血胸后,可于伤后 4~6 周行胸膜纤维板剥除术,过早则纤维层尚未形成,过晚则纤维层与肺组织之间可能产生紧密粘连,剥除时出血多。

5. 健康教育 讲明胸腔闭式引流术的作用和目的;讲明深呼吸、咳嗽及排痰的重要性,教会病人做有效的咳嗽;加强营养,提高病人耐受力。

 护考链接

经 典 例 题

例题1 血气胸患者行胸腔闭式引流术,剖胸探查的指征是

A. 术后第一个小时引出血性液 300ml

B. 连续 3 小时内引出血性液超过 200ml/h

C. 连续 3 小时内引出血性液超过 100ml/h

D. 连续 6 小时内引出血性液超过 200ml/h

E. 连续 6 小时内引出血性液超过 300ml/h

答案:B

解题导引：具备以下征象则提示存在进行性血胸需手术剖胸探查：①持续脉搏加快、血压降低,或虽经补充血容量血压仍不稳定;②闭式胸腔引流量每小时超过200ml,持续3小时;③血红蛋白量、红细胞计数和血细胞比容进行性降低,引流胸腔积血的血红蛋白量和红细胞计数与周围血相接近,且迅速凝固。故选择B。

例题2　患者男,35岁。左胸部受到撞击,急诊入院。经吸氧,呼吸困难无好转,有发绀及休克体征。查体:左胸饱满,气管向右移位,左侧可触及骨擦音,叩之鼓音,听诊呼吸音消失,皮下气肿明显。诊断首先考虑是

　　A. 肋骨多发骨折　　　　　　　　　　　B. 肋骨骨折合并开放性气胸
　　C. 心脏挫伤　　　　　　　　　　　　　D. 肋骨骨折合并张力性气胸
　　E. 闭合性气胸

答案:D

解题导引：张力性气胸患者表现为严重或极度呼吸困难、烦躁、意识障碍、大汗淋漓、发绀。气管明显移向健侧,颈静脉怒张,多有皮下气肿,伤侧胸部饱满,叩诊呈鼓音,呼吸音消失。故选择D。

例题3　患者男,28岁,胸外伤后出现呼吸困难、发绀、脉快。体检时见胸壁有一约3cm伤口处有气体进出,伤侧呼吸音消失。首先考虑

　　A. 肋骨骨折　　　　　　B. 闭合性气胸　　　　　　C. 开放性气胸
　　D. 张力性气胸　　　　　E. 血胸

答案:C

解题导引：胸壁有伤口并呼吸音消失,说明肺已萎缩,见于开放性气胸。故选择C。

例题4　患者男,28岁。肺结核史两年,因“发热、咳嗽3日”入院。今晨患者剧烈咳嗽后出现呼吸困难。其最可能并发了

　　A. 急性肺部感染　　　　B. 心力衰竭　　　　　　C. 自发性气胸
　　D. 呼吸衰竭　　　　　　E. 肺气肿

答案:C

解题导引：咳嗽可使胸腔内压力骤然升高,肺泡破裂,引起自发性气胸,故选择C。

例题5　患者男,34岁。损伤性气胸。遵医嘱给予胸腔闭式引流,其引流装置如图所示。目前该装置给予其胸腔施压的压力是

　　A. $-60cmH_2O$
　　B. $-4cmH_2O$
　　C. $0cmH_2O$
　　D. $-8cmH_2O$
　　E. $60cmH_2O$

答案:D

解题导引：图中有3个数据,即胸腔引流管与水封瓶水平高度为60cm,水封瓶内的长管末端与液面距离为4cm,长管中的水柱高于液面8cm。当病人咳嗽或深呼吸时,患侧肺扩张,胸腔内压力高于水柱深入液面下的深度$4cmH_2O$时,胸腔内的气体和液体就排出胸腔而产生负压;长管中水柱距水面的高度(cm)就是该装置对胸腔施加的负压数(cmH_2O),现水柱

为 8cm，说明对胸腔施加的压力为 −8cmH₂O。故选择 D。

达标检测

A1/A2 型题（以下每一道题下面有 A、B、C、D、E 五个备选答案，请从中选择一个最佳答案）

★1. 患者男，28 岁。突发胸痛 2 小时，以自发性气胸诊断入院。查体：T36.8℃，P90 次 / 分，呼吸 22 次 / 分；右侧胸部肋间隙增宽，语颤消失，叩诊鼓音。其肝浊音界的改变是

    A. 下移　　　　　　　　B. 上移　　　　　　　　C. 左移

    D. 右移　　　　　　　　E. 不变

2. 开放性气胸最严重的病理变化是

    A. 肺萎缩，丧失呼吸功能　　B. 纵隔向健侧移位　　　　C. 纵隔扑动

    D. 通气 / 血流比率下降　　　E. 胸内负压消失

3. 纵隔扑动是指

    A. 吸气时纵隔摆向患侧，呼气时移向健侧

    B. 吸气时纵隔摆向健侧，呼气时移向患侧

    C. 吸气时纵隔不动，呼气时移向健侧

    D. 吸气时纵隔不动，吸气时移向健侧

    E. 呼气时纵隔不动，吸气时移向患侧

★4. 患者男，35 岁。15 分钟前因汽车撞伤造成肋骨骨折入院，肋骨断端向内移位，该患者最**不可能**发生的是

    A. 气胸　　　　　　　　B. 咯血　　　　　　　　C. 皮下气肿

    D. 胸腔积液　　　　　　E. 血痰

5. 下列各项胸部疾病中，**除哪项外**气管均移向健侧

    A. 开放性气胸　　　　　B. 张力性气胸　　　　　C. 急性脓胸

    D. 慢性脓胸　　　　　　E. 血胸

6. 外伤性血气胸最简便可靠的诊断依据是

    A. 呼吸困难、发绀　　　　　　　B. 气管移位

    C. 胸部 X 线检查见有液平面　　　D. 胸穿抽出血液和气体

    E. 胸部超声探查见有液平面

7. 开放性气胸急救的首要措施是

    A. 立即清创　　　　　　B. 应用抗生素　　　　　C. 吸氧

    D. 封闭胸壁伤口　　　　E. 镇静止痛

★8. 患者男，23 岁。车祸 30 分钟后，因出现极度呼吸困难送来急诊。查体：右胸部饱满，呼吸音消失，叩诊呈鼓音；右侧胸部有骨擦音，皮下气肿。首选的急救措施是

    A. 输血、输液　　　　　B. 镇静、吸氧　　　　　C. 胸壁固定

    D. 剖胸探查　　　　　　E. 胸腔穿刺排气

★9. 下列哪项**不属于**胸腔闭式引流的目的

　　A. 排出胸腔内液体、气体　　　　　　B. 恢复和保持胸膜腔负压

　　C. 维持纵隔的正常位置　　　　　　　D. 促使患侧肺迅速膨胀

　　E. 减少呼吸道分泌物,防止感染

10. 关于胸腔闭式引流装置,以下哪项**不正确**

　　A. 水封瓶装置密封

　　B. 水封瓶应低于胸腔出口创面 30cm

　　C. 妥善固定引流管

　　D. 长玻璃管上端露出瓶塞以上 10cm

　　E. 长玻璃管下端浸入水平面以下 3~4cm

11. 某胸腔手术后患者,胸腔引流管不慎自胸壁伤口脱出,首要措施是

　　A. 急呼医生处理　　　　　　　　　　B. 将引流管重新插入胸腔

　　C. 手指捏紧引流口皮肤　　　　　　　D. 到换药室取凡士林纱布堵塞引流口

　　E. 急送手术室

12. 患者胸腔闭式引流期间,发现引流管内有血凝块堵塞,下列护理措施正确的是

　　A. 通过引流管注入少量生理盐水　　　B. 向引流管内注入少量肝素

　　C. 引流管接注射器回抽　　　　　　　D. 由内向外挤捏引流管

　　E. 更换胸腔引流管

★13. 患者男,30 岁。胸部外伤致右侧第 5 肋骨骨折并发气胸,呼吸极度困难,发绀,出冷汗。查体:血压 80/60mmHg,气管向左侧移位,右胸廓饱满,叩诊呈鼓音,呼吸音消失,颈胸部有广泛皮下气肿。造成该患者极度呼吸困难、发绀的最主要原因是

　　A. 广泛皮下气肿　　　　　　　　　　B. 静脉血液回流受阻

　　C. 伤侧胸腔压力不断升高　　　　　　D. 健侧肺扩张受限

　　E. 纵隔向健侧移位

14. 患者男,60 岁。开胸手术后行闭式胸膜腔引流已 48 小时。水封瓶长玻璃管内的水柱波动消失,嘱患者咳嗽时水柱有波动出现,提示

　　A. 肺膨胀良好　　　　　　B. 引流管有堵塞　　　　　　C. 患侧肺不张

　　D. 呼吸道不通畅　　　　　E. 并发支气管胸膜瘘

★15. 患者男,34 岁。因车祸致严重呼吸困难,发绀。查体:右侧胸部饱满,气管向左侧偏移,肋间隙增宽,胸壁有皮下气肿,右胸叩诊呈鼓音,呼吸音消失。急救措施首选

　　A. 吸氧　　　　　　　　　B. 快速输血补液　　　　　　C. 胸穿排气

　　D. 置胸膜腔闭式引流　　　E. 气管切开

16. 患者男,45 岁。车祸后 4 小时,出现烦躁不安,呼吸困难,口唇发绀。脉搏 120 次 / 分,血压 90/70mmHg,胸穿抽出不凝血,血红蛋白与红细胞数逐渐下降,此时应采取的措施是

　　A. 严密观察病情进展　　　B. 开放静脉,输血输液　　　C. 胸腔穿刺抽出积血

　　D. 胸腔闭式引流　　　　　E. 紧急开胸探查

★17. 拔除胸腔闭式引流管时,应嘱患者

　　A. 深吸气后屏气　　　　　B. 深呼气后屏气　　　　　　C. 正常呼吸

　　D. 浅呼气后屏气　　　　　E. 浅吸气后屏气

★18. 慢性阻塞性肺疾病合并自发性气胸患者,经过治疗准备出院。为减少气胸复发,护

士应告知患者需特别注意的是

　　A. 避免进食生冷食物　　B. 不能喝牛奶　　C. 不能快步行走

　　D. 保持大便通畅　　E. 坚持低蛋白饮食

答　案

1	2	3	4	5	6	7	8	9	10	11	12	13	14	15
A	C	B	C	D	D	D	E	E	B	C	D	C	A	C

16	17	18
E	A	D

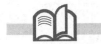

解题导引

1. A。自发性气胸体征:右侧胸部肋间隙增宽,语颤消失,叩诊鼓音,膈肌下降导致肝脏同时下移,从而使肝浊音界下移。

4. C。尖锐的肋骨断端向内移位,刺破壁层胸膜和肺组织。可产生气胸、血胸,引起血痰、咯血等表现,而皮下气肿多见于张力性气胸。

8. E。根据患者的临床表现特点,首先考虑为肋骨骨折并发气胸,当气胸患者出现<u>皮下气肿</u>时应判断为张力性气胸,对张力性气胸的急救原则是立即排气减压。

9. E。胸腔闭式引流的目的是排出胸腔内液体、气体,恢复和保持胸膜腔负压,维持纵隔的正常位置,促使患侧肺迅速膨胀,防止感染等,但没有直接减少呼吸道分泌物的作用。

13. C。根据患者的临床表现尤其是颈胸部有广泛皮下气肿,应考虑为张力性气胸,张力性气胸患者出现极度呼吸困难、发绀为患侧胸腔压力不断升高所致。

15. C。根据病史可以明确患者存在张力性气胸,因此迅速胸腔穿刺排气为首要的急救措施。

17. A。拔除胸腔闭式引流管应在胸膜腔内残留的气体最少时拔除,减少胸膜腔的残气量,在深吸气末时胸膜腔的容积最小。

18. D。自发性气胸患者防止复发的主要措施是避免胸腔内压力增高,在上述措施中,保持大便通畅可避免用力排便引起的胸腹压升高。

背景拓展

闭式胸腔引流术

闭式胸腔引流术适应证:①中、大量气胸,开放性气胸,张力性气胸;②胸腔穿刺术治疗下气胸增加者;③需使用机械通气或人工通气的气胸或血气胸者;④拔除胸腔引流管后气胸或血胸复发者。

第三节　食管癌病人的护理

考点聚焦

　　本节知识点较多，需考生及时复习识记，预计今后对这部分内容的考查稳中有变。近几年护考的知识点食管癌病人最典型的临床表现进行性吞咽困难，今后考查重点有食管癌的临床表现鉴别，主要检查方法和术后并发症的预防措施，难点主要是食管癌各期表现特点的鉴别。

课标精析

　　食管癌是常见的消化道肿瘤，发病年龄多在 40 岁以上，男性多于女性。**食管癌以中胸段多见**，其次为下胸段及上胸段。绝大多数为鳞状上皮癌，其次是腺癌。按病理形态分为髓质型、蕈伞型、溃疡型和缩窄型，其中以髓质型最多见，恶性程度高。**淋巴转移是食管癌的主要转移途径**，血行转移较晚。

【病因】

　　食管癌的病因至今尚不完全清楚，可能是多种致癌因素所致。

　　1. 亚硝胺类化合物有较强的致癌作用。有些真菌可促进亚硝胺及前体的形成而促进癌肿的发生。

　　2. 食管白斑、瘢痕狭窄、食管憩室、贲门失弛症等食管自身疾病可发生癌变。

　　3. **慢性刺激**　病人有长期饮烈性酒、吸烟、进食过快、吃过热及过硬食物的习惯。

　　4. 食物中缺少动物蛋白质、微量元素（钼、锰、铁、氟、溴、氯、锌、钠、硒、磷、碘）及维生素 A 或维生素 B 等与食管癌变有关。

　　5. 遗传因素。

　　6. 口腔卫生不良　口腔清洁不佳或存在慢性疾病，如龋齿等。

【病理生理】

　　临床上将食管分为颈、胸、腹三部。胸部食管又分为上、中、下三段，习惯上将腹部食管并入胸部下段（图 11-6）。**胸中段食管癌多见**，下段次之，上段较少。95%以上的食管癌属**鳞状上皮细胞癌**，其次是腺癌。食管癌按病理形态可分为髓质型、蕈伞型、溃疡型和缩窄型，其中以**髓质型最为多见**，恶性度高。癌肿逐渐增大侵及肌层，并沿食管向上下、全周及管腔内外方向发展，出现不同程度的食管阻塞。晚期癌肿穿透食管壁、侵入纵隔或

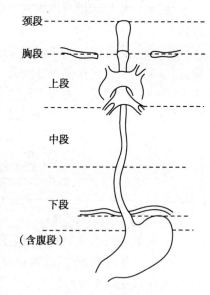

图 11-6　食管的分段

心包。**食管癌主要经淋巴转移**,血行转移较少见,主要向肺、肝、肾、肋骨、脊柱等转移。

【临床表现】

1. 早期　食管癌早期无明显临床症状。**进食时偶有哽噎感,胸骨后针刺样疼痛或烧灼感,食管内异物感**。随病情进展,症状逐渐加重。

2. 进展期　**进行性吞咽困难是食管癌的典型症状**。先是较硬的食物咽下缓慢,继而半流食,最后水和唾液也难以咽下。病人逐渐脱水、消瘦、乏力。

3. 晚期　病人体重减轻、贫血、营养不良,最后呈现恶病质状态。随着病情发展,肿瘤侵及邻近器官并出现相应症状,如声音嘶哑、持续性胸背部痛;如形成气管食管瘘时,可出现进食呛咳和肺部感染。肿瘤发生淋巴转移时,可出现锁骨上淋巴结肿大。晚期病人可有不同程度脱水、消瘦、贫血和低蛋白血症等恶病质,以及出现肝大触及肿块,胸腔积液、腹水等。

💡 联想记忆

> 许多疾病的临床表现多有进行性加重的特点,如食管癌为进行性吞咽困难;胰头癌为进行性黄疸;前列腺增生症为进行性排尿困难;ARDS 为进行性呼吸困难。

【辅助检查】

1. **食管拉网脱落细胞检查**　这是我国首创的一种用于**普查早期食管癌的检测方法**。

2. 食管吞钡 X 线检查　早期食管癌表现为局部黏膜破坏,小的龛影或溃疡;中、晚期可见充盈缺损、管腔狭窄和梗阻等。

3. 食管镜检查　**食管镜直视下更容易观察到早期食管黏膜病变,并可以钳取组织进行病理检查**。

4. 其他　CT、MRI 检查可判断病变有无扩展与转移。

【治疗原则】

根据病程长短、病变性质,可采用手术治疗、放射治疗、化学药物治疗或综合治疗。

1. **手术治疗**　是治疗食管癌的首选方法。手术原则是切除癌肿和上下 5cm 范围内的食管及所属区域的淋巴结,然后将**胃体**提升至胸腔或颈部与食管近端吻合,或用一段结肠或空肠与食管吻合。

💡 联想记忆

> 在临床常见的恶性肿瘤中,除白血病、浸润性葡萄胎、绒毛膜癌等首选化疗外,其他肿瘤均首选手术治疗。

2. 放射疗法和化学药物治疗　适用于术前、术后辅助治疗及晚期病人缓解症状或缓解病情进展。

3. 晚期肿瘤不能切除的病例,宜做姑息性减状通路手术,如食管腔内置管术或胃造瘘术等,以解决病人的进食困难。

【护理诊断／问题】

1. 营养失调:低于机体需要量　与吞咽困难、术后禁食有关。

2. 焦虑　与对癌症的恐惧及担心疾病预后有关。

3. 潜在并发症:吻合口瘘、乳糜胸、肺部感染等。

【护理措施】

1. 术前护理

(1) 营养支持:术前评估病人营养状况,指导病人进高热量、高蛋白和维生素丰富的流食或半流食,纠正低蛋白血症。对不能进流食而营养状况差的病人,采取静脉高营养疗法,或空肠造瘘进食,以改善全身状况。

(2) 口腔护理:①不能进食的病人每日用淡盐水等含漱口液漱口数次;②餐后或呕吐后,给予漱口或口腔清洁;③积极治疗口腔慢性病灶。

(3) 呼吸道准备:**术前严格戒烟2周**,对于患有慢性支气管炎、肺气肿的病人,应用抗生素、支气管扩张剂,改善肺功能;术前**学会有效咳痰**,并进行**腹式深呼吸训练**,以利于术后减轻伤口疼痛,主动排痰,达到增加肺通气量、改善缺氧、预防术后肺炎、肺不张的目的。

(4) 胃肠道准备:①口服抗生素溶液,达到局部消炎抗感染作用;②术前3日改流质饮食,术前禁食12小时,禁饮8小时;③**对梗阻明显者冲洗食管,用庆大霉素、甲硝唑加生理盐水100ml经鼻胃管冲洗,以减轻梗阻局部充血水肿,减少术中污染,防止吻合口瘘**;④**结肠代食管手术病人,术前3~5日口服新霉素、庆大霉素或甲硝唑,术前2日进无渣流食,术前晚清洁灌肠**;⑤**术前放置胃管,如果通过梗阻部位困难时,不能强行置入,以免戳穿食管,可将胃管留在梗阻上方食管内,待手术中再放入胃内**。

(5) 心理护理:对于早、中期的病人,解释手术治疗的意义、效果,使其接受手术治疗;晚期的病人在接受综合治疗的基础上,共同商讨解决进食的方法。

2. 术后护理

(1) 饮食护理:食管与胃或肠管的吻合,由于**食管缺乏浆膜,血供差**,以及受胸膜腔负压的影响,愈合迟于消化道其他部位的吻合,故术后进食时间晚于腹腔内的胃、肠吻合术。**一般要禁食禁饮3~4日。术后5~6日可进全清流质饮食**,进食量逐日增加。一般术后第8~10日起进半流食。2~3周后病人无不适可进普通饮食,但短期内仍要遵守少食多餐的原则,**防止进食过多、速度过快,避免坚硬、大块食物咽下**,以免导致晚期吻合口瘘。食管、胃吻合术后的病人,可能会出现进食后胸闷、气短,应告知病人与胸腔胃进食后扩张压迫肺有关,建议病人少食多餐,1~2个月后此症状多可减轻。食管癌术后出现胃液反流者较多,所以应避免餐后马上卧床睡眠。

(2) 病情观察:胸腔胃或肠管对心肺功能有一定影响,应观察血压、脉搏、心率、呼吸。

(3) 闭式胸腔引流的护理:术后监测引流量,有无活动性出血、乳糜胸和吻合口瘘的发生,并认真记录。**若引流液量多,由清亮逐渐浑浊,则提示有乳糜胸**。

(4) 维持水、电解质平衡:由于病人术前存在不同程度的进食障碍,术后5~7日内不能进食,所以术后应及时补充水、电解质。

(5) 胃肠减压护理:食管癌术后留置胃肠减压管,目的是减轻腹胀,减少残胃胀气对吻合口的影响。术后胃管应妥善固定,防止脱出,保证持续减压。经常挤压胃管,防止管腔堵塞。**胃管不通畅时,可用少量生理盐水冲洗,但不要强行加压。胃管脱出后不应再盲目插入,以免戳穿吻合部位,造成吻合口瘘**。术后胃管放置3~4日,待肛门排气后去除。

(6) 呼吸道护理:食管癌术后易发生呼吸困难、缺氧,并发肺不张、肺炎,甚至呼吸衰竭。应密切观察呼吸状态、频率和节律,听诊双肺呼吸音是否清晰,有无缺氧征兆。气管插管拔除前随时吸痰,保持气道通畅。术后第 1 日,每 1~2 小时鼓励病人深呼吸、吹气球、吸深呼吸训练器,促进肺膨胀。对于痰多、咳嗽无力的病人,出现呼吸浅快、发绀、呼吸音减弱等痰阻现象,应立即行鼻导管深部吸痰,必要时行纤维支气管镜吸痰或气管切开吸痰,气管切开后按气管切开常规护理。

(7) 并发症的预防与护理

1) 吻合口瘘:**吻合口瘘是食管癌术后最严重的并发症,多发生在术后 5~10 日**。吻合口瘘发生后病人**表现为呼吸困难、胸腔积气、积液、寒战、高热,严重时发生休克**。术后注意以下几方面的治疗与护理:①矫正低蛋白血症;②保证胃管通畅,避免胃排空不畅增加吻合口张力;③加强病人饮食的护理与监控。吻合口瘘发生后,应立即禁饮食,行闭式胸腔引流,抗感染治疗及营养支持疗法。

2) 乳糜胸:食管、贲门癌术后并发乳糜胸是比较严重的并发症,**多因伤及胸导管所致。乳糜胸多发生在术后 2~10 日。术后早期由于禁食,乳糜液含脂肪甚少,胸腔闭式引流可为淡血性或淡黄色液,但量较多。恢复进食后,乳糜液漏出增多,大量积聚在胸腔内,可压迫肺及纵隔并向健侧移位。病人表现为胸闷、气急、心悸,甚至血压下降**。如未及时治疗,可在短时期内造成全身消耗、衰竭死亡。因此应密切观察有无上述症状,若诊断成立,即置胸腔闭式引流,及时排出胸腔内乳糜液,促使肺膨胀,同时采用静脉营养支持,行胸导管结扎术。

3) 肺不张、肺内感染:由于胃上提胸腔,使肺受压。疼痛限制病人呼吸、咳嗽等因素,术后易发生肺不张、肺内感染。患有慢性肺部疾病者,术前戒烟、控制肺内感染;术后加强呼吸道管理、叩背、协助病人有效咳痰。

3. 放疗、化疗护理　向病人解释治疗目的。**放疗 2~3 周时易出现放射性食管炎,表现为进食烧灼痛**。此时病人应避免进干、硬食物,以免发生食管穿孔。放疗期间因病变部位水肿使进食困难加重,应预先向病人作好解释工作。化疗病人常出现恶心、呕吐、脱发、骨髓抑制等反应,要鼓励病人坚持完成化疗,并采取降低副作用的措施。

4. 胃造瘘病人的护理　对于食管癌后期出现食管完全阻塞,而又不能手术切除癌肿的病人,实施胃造瘘术是解决进食简单、有效的方法。**手术 72 小时后,胃与腹壁的腹膜开始粘连,即可由导管小心灌食**。灌食的方法和注意事项如下:

(1) 饮食准备:病人及家属学会选择合适的食物及配制方法。**通常一日需要 2000~2500ml 流质饮食,每 3~4 小时灌一次,每次 300~500ml**,可灌入牛奶、蛋花、果汁、米汤、肉末汤等。备用的饮食存放在冰箱内,灌食前取出,放在热水中加热到与体温相同的温度。

(2) 用物准备及灌食的环境:治疗盘上放置灌食物品,包括灌食器、温水、导管、纱布、橡皮筋。**病人取半卧位**。灌食前评估病人肠蠕动状况,以便决定灌入量。

(3) 灌食操作:将导管一端与造瘘口内的管连接,另一端连接灌食器;将食物放入灌食器,借重力作用使食物缓慢流入胃内,进食过程中需防止气体进入胃内;借助灌食器的高度或卡压管子来调节进食的流速,速度勿过快,每次勿灌食过多;**灌完后用 20~30ml 温水冲洗导管以免残留食物凝固阻塞**,并能保持管内清洁,减少细菌孳生;取下灌食器,将造瘘管折曲,纱布包裹,用橡皮筋绑紧,再适当固定在腹壁上。

(4) 胃造瘘管处理:**胃造瘘管每周更换一次**,1 个月后也可以拔去管子,在灌食前插入导管即可。

（5）胃造瘘口周围皮肤护理：每次灌食后用温水拭净皮肤，必要时在瘘口周围涂氧化锌软膏，以减少胃液对皮肤的刺激。

5. 健康教育

（1）术后病人注意饮食成分调配，每日摄取一些高营养饮食，保持身体处于良好的营养状态。

（2）告诉病人术后进干硬食物时可能会出现轻微哽噎症状，与吻合口扩张程度差有关。如进半流食仍有下咽困难，应及时复诊。若病人进食后出现胸闷和呼吸困难症状，多因胸腔内胃膨胀压迫心肺所引起，**预防方法是餐后2小时不能平卧**。

（3）告知病人加强口腔卫生护理。结肠代食管的病人可能嗅到粪便气味，与结肠逆蠕动有关，一般半年后可逐渐缓解。

（4）术后反流症状严重者，睡眠时最好取半卧位，并服用减少胃酸分泌的药物。

（5）定期复查，坚持后续治疗。

护考链接

经 典 例 题

例题1 食管癌手术患者的护理过程中**错误**的一项是

A. 注意口腔卫生　　　　　　　　B. 术前做胃肠道准备

C. 术后保持胃肠减压通畅　　　　D. 术后胃肠蠕动恢复后即可进食

E. 注意并发吻合口瘘

答案：D

解题导引：此题的考点是食管癌术后饮食管理及吻合口瘘的预防。由于食管缺乏浆膜层，愈合能力要低于其他消化道吻合口，故手术后要加强饮食护理，防止吻合口瘘等并发症的发生，一般需禁食、禁饮3~4日以上，逐步渐进，不可肠蠕动恢复即进食。

例题2 食管癌最主要的转移途径是

A. 直接扩散　　　　B. 淋巴转移　　　　C. 血行转移

D. 种植转移　　　　E. 消化道转移

答案：B

解题导引：恶性肿瘤的转移途径主要有直接蔓延、淋巴转移、血行转移和种植转移等。癌主要通过淋巴途径转移；肉瘤及晚期癌可通过血行转移，故选择B。

例题3 患者男，67岁。因食管癌入院准备手术。患者自述目前能进食米粥之类的食物，护士应指导患者的饮食为

A. 高热量、高蛋白、高脂肪半流食　　B. 高热量、高蛋白、高维生素半流食

C. 低热量、低蛋白、低脂肪流食　　　D. 高热量、低蛋白、高维生素半流食

E. 高热量、高蛋白、高维生素普食

答案：B

解题导引：目前患者能进食米粥，米粥为半流质饮食，食管癌患者的饮食宜高热量、高蛋白、高维生素，故选择B。

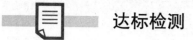

达标检测

一、A1/A2 型题（以下每一道题下面有 A、B、C、D、E 五个备选答案，请从中选择一个最佳答案）

1. 下列关于食管癌胃造瘘患者的护理，**不正确**的是
   A. 每 3~4 小时注一次
   B. 灌完后用 20~30ml 温水冲洗导管
   C. 每次灌注 500~800ml
   D. 灌注前将灌注液加热至与体温相同的温度
   E. 每次灌食后用温水拭净皮肤

★2. 食管癌好发于
   A. 颈段食管　　　　　　B. 胸上段食管　　　　　　C. 胸中段食管
   D. 胸下段食管　　　　　E. 腹段食管

3. 食管癌普查筛选常用的检查方法是
   A. 食管拉网脱落细胞学检查　　　　　B. 食管镜检查
   C. 钡餐 X 线检查　　　　　　　　　　D. B 超
   E. CT

★4. 食管癌的典型症状是
   A. 进食时哽噎感　　　　B. 胸骨后烧灼样痛　　　　C. 食管内异物感
   D. 胸骨后针刺样不适　　E. 进行性吞咽困难

5. 患者男，65 岁。因进行性吞咽困难 2 个月入院，诊断为食管癌。护士收集其健康史中，哪项可能与其患病有关
   A. 平时喜欢吃烫的食物　　B. 喜食蔬菜　　　　　　C. 偶尔饮酒
   D. 不吸烟　　　　　　　　E. 很少参加运动

★6. 患者男，50 岁。进行性吞咽困难半年，X 线钡餐透视诊断为食管癌。此患者最初期症状可能是
   A. 食管内异物感　　　　B. 吞咽困难　　　　　　　C. 持续性胸背疼痛
   D. 声音嘶哑　　　　　　E. 喝水时呛咳

★7. 患者男，47 岁。因近 2 个月来出现吞咽困难，为明确诊断，最有效的检查方法是
   A. 食管镜取活组织检查　　B. 定期食管钡餐　　　　C. 反复食管拉网
   D. 开腹检查　　　　　　　E. 纵隔镜检查

8. 患者男，52 岁。因进行性吞咽困难 2 个月，食管镜检查提示"食管癌"入院，首选的治疗方法是
   A. 放射治疗　　　　　　B. 免疫疗法　　　　　　　C. 中医治疗
   D. 手术治疗　　　　　　E. 化疗

9. 患者男，58 岁。因诊断为"食管癌"入院准备手术治疗，关于食管癌术前护理措施，下列哪项是**错误**的

　　A. 术前应纠正营养不良　　　　　　B. 因食管手术,无须戒烟

　　C. 每日刷牙、漱口,保持口腔清洁　　D. 嘱患者术前练习深呼吸

　　E. 教会患者有效咳痰方法

10. 患者男,48 岁。因进行性吞咽困难 3 个月诊断为"食管癌"入院准备手术治疗。术前采取下列哪项措施能明显减轻食管癌梗阻部位黏膜水肿

　　A. 生理盐水洗胃　　　B. 口服抗生素　　　　　　C. 营养支持

　　D. 术前禁食　　　　　E. 口腔护理

11. 患者女,46 岁。因诊断为"食管癌"入院准备手术治疗,关于食管癌术前胃肠道准备哪项是**错误**的

　　A. 有梗阻和炎症者,术前 1 周口服抗生素

　　B. 术前 3 日进流质饮食

　　C. 结肠代食管手术,患者术前 3~5 日口服肠道抗生素

　　D. 结肠代食管手术患者,术前日晚及术日晨清洁灌肠

　　E. 术日晨放置胃管,如遇梗阻可试强行插管

12. 患者男,47 岁。因诊断为"食管癌"入院,今日在全麻下行食管癌根治术,该患者手术后的进食原则为

　　A. 术后 3~4 日排气后,即可进全量流质饮食

　　B. 患者进食后就可停止补液

　　C. 贲门切除术后,进食后应平卧

　　D. 停止胃肠减压 24 小时后,如无吻合口瘘症状,可进清流质

　　E. 排气后可进普食

13. 患者男,56 岁,一个月以来持续感觉胸背部疼痛,入院后经胸部 CT,食管内镜等检查后,确诊为食管癌晚期,急性胸背痛的主要原因是

　　A. 癌肿部位有炎症　　　　　　　　B. 癌肿较大

　　C. 有食管气管瘘　　　　　　　　　D. 癌肿已侵犯食管外组织

　　E. 有远处血行转移

★14. 患者男,50 岁。食管癌。食管胃吻合术后第 5 日,突然出现高热、寒战,呼吸困难、胸痛,血白细胞计数 $20 \times 10^9/L$,该患者最可能发生了

　　A. 乳糜胸　　　　　B. 吻合口狭窄　　　　　　C. 吻合口瘘

　　D. 肺不张　　　　　E. 出血

15. 患者男,因食管癌入院手术治疗,关于术后吻合口瘘的叙述下列哪项是正确的

　　A. 发生吻合口瘘,应立即禁食禁饮

　　B. 胃管脱落后,护士应立即重插胃管

　　C. 口服亚甲蓝后如无蓝色液体流出就可以认为无吻合口瘘

　　D. 术后 7 日发生颈部吻合口瘘,应行手术治疗

　　E. 发生吻合口瘘后,允许进少量普食

16. 患者男,48 岁。于食管癌术后第 4 日上午拔出胃管后即进食流质,第 5 日上午测体温 39℃,并出现胸痛、呼吸困难及全身中毒症状。X 线检查提示:手术侧胸腔积液,应首先考虑的并发症是

A. 胸膜炎　　　　　　B. 肺部感染　　　　　C. 乳糜胸

D. 吻合口瘘　　　　　E. 脓胸

★17. 患者男,58 岁。食管癌拟行结肠代食管手术,术前口服甲硝唑的最佳时间为

A. 术前 3 日　　　　　B. 术前 1 日　　　　　C. 术前 2 日

D. 术前 14 日　　　　　E. 术前 7 日

二、A3/A4 型题(以下提供若干个案例,每个案例下设若干个考题,请根据各考题题干所提供的信息,在每题下面 A、B、C、D、E 五个备选答案中选择一个最佳答案)

(18~21 题共用题干)

患者男,52 岁。喜饮烈性酒 30 余年。近 3 个月来出现进食后梗阻感,1 个月前进食后出现胸骨后疼痛,现患者不能咽下米饭、馒头等干食,可咽下米汤、稀粥等。

18. 该患者应高度怀疑

A. 食管癌　　　　　　B. 贲门失弛缓症　　　C. 肠梗阻

D. 结肠癌　　　　　　E. 肺癌

19. 可确定诊断的检查方法是

A. CT　　　　　　　　B. B 超　　　　　　　C. 磁共振

D. 食管脱落细胞检查　E. 纤维食管镜

20. 如确定诊断后,该患者的首选治疗方法是

A. 根治性食管切除手术　B. 姑息性切除手术　　C. 食管腔内置管术

D. 胃造口术　　　　　E. 食管胃转流的吻合术

21. 如该患者进行了手术治疗,手术后护理措施**错误**的是

A. 术后 48 小时内吸氧　B. 适当止痛　　　　　C. 尽量避免咳嗽

D. 病情平稳后取半卧位　E. 拔除胸腔引流管后尽早下床

(22~23 题共用题干)

患者男,50 岁。进行性吞咽困难 5 个月,诊断为食管癌,实行食管癌切除胃代食管术。术后第 7 日,患者出现呼吸困难,T 38.8℃,血 WBC 计数为 15×10^9/L,左侧胸腔积液,考虑为吻合口瘘。

22. 吻合口瘘的发生与下列哪项因素**无关**

A. 食管无浆膜覆盖　　B. 吻合口张力过大　　C. 营养不良

D. 感染　　　　　　　E. 输入液量过多

23. 此时主要护理措施是

A. 静脉输入抗生素　　B. 胸腔闭式引流护理　　C. 保持胃肠减压通畅

D. 协助咳痰,必要时行纤维支气管镜吸痰　　E. 物理降温

答　案

1	2	3	4	5	6	7	8	9	10	11	12	13	14	15
C	C	A	E	A	A	A	D	B	A	E	D	D	C	A

16	17	18	19	20	21	22	23
C	A	A	E	A	C	E	B

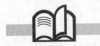

解题导引

2. C。**胸中段食管癌多见**,下段次之,上段较少。

4. E。**进行性吞咽困难是食管癌的典型症状**。先是较硬的食物咽下缓慢,继而半流食,最后水和唾液也难以咽下。病人逐渐脱水、消瘦、乏力。

6. A。食管癌早期无明显临床症状。**进食时偶有哽噎感,胸骨后针刺样疼痛或烧灼感,食管内异物感**。随病情进展,症状逐渐加重。

7. A。**食管镜直视下更容易观察到早期食管黏膜病变,并可以钳取组织进行病理检查**。

14. C。**吻合口瘘是食管癌术后最严重的并发症,多发生在术后5~10日**。吻合口瘘发生后病人**表现为呼吸困难、胸腔积气、积液、寒战、高热,严重时发生休克**。

17. A。行结肠代食管手术属于大肠手术,应按大肠手术前准备做好术前准备,包括饮食控制、肠道清洁及口服药物等,口服药物有肠道抗菌药物和维生素K等,一般在术前3~5日开始口服。

背景拓展

食管镜的检查

　　做这个检查,病人的咽喉部要喷一种局麻药来减轻不适和呕吐。医生然后将一细的、能变形的、带亮光的叫食管镜的器械从口经喉咙放进食管里,食管镜可以让医生看清楚食管内层的情况和食管与胃连接的部位。如果在这些部位发现异常,医生可以作个活检(通过内镜取少量组织),同时通过内镜也可以用刮擦和冲洗从食管壁取得细胞。病理学家将样本在显微镜下观察是否有癌存在。

第四节　原发性支气管肺癌病人的护理

考点聚焦

　　本节知识点较多,需考生及时复习识记,预计今后对这部分内容的考查稳中有变。近几年护考的知识点为肺癌的病因病理,肺癌的临床表现鉴别,主要检查方法和术后并发症的预防措施,难点主要是肺癌各种术式的术后护理措施,健康指导。这些考点仍是今后考查重点。

课标精析

原发性支气管肺癌(简称肺癌),起源于支气管黏膜或腺体,是肺部最常见的原发性恶性肿瘤。肺癌多发于 40 岁以上,男性多于女性,男女之比约 3∶1~5∶1。

【**病因病理**】

(一) 病因

尚不完全明确,认为与下列因素有关:

1. **长期大量吸烟**　资料表明,多年每日吸烟达 40 支以上者,肺鳞癌和小细胞癌的发病率比不吸烟者高 4~10 倍。

2. 化学和放射性物质的致癌作用　某些工业部门和矿区职工,肺癌的发病率较高,可能与长期接触石棉、铬、镍、铜、锡、砷、放射性物质等有关。

3. 体内因素如免疫状态、代谢活动、遗传因素、肺部慢性感染等,也对肺癌的发生产生影响。

4. 生物学方面近年来的研究表明,*p53* 基因、转化生长因子 β1 基因、*mm23-H1* 基因表达的变化及基因突变与肺癌的发病有密切的联系。

(二) 病理

按细胞类型分为下列四种类型:

1. **鳞状细胞癌(鳞癌)**　约占 50%。50 岁以上的男性占大多数。

2. 小细胞癌(未分化小细胞癌)　发病率比鳞癌低,发病年龄较轻,多见于男性,恶性程度高,生长快,较早出现淋巴和血行转移,对放射和化学药物治疗虽较敏感,但在各型肺癌中预后最差。

3. 腺癌　发病年龄较小,女性相对多见。

4. 大细胞癌　较少见,多为中心型。

(三) 转移途径

包括直接扩散,淋巴转移(常见的扩散途径)和血行转移。

【**临床表现**】

1. 早期　咳嗽是最早出现的症状,**常以阵发性刺激性呛咳为首发症状**,癌肿加大时咳嗽加重,**为持续性高音调金属音的特征性阻塞性咳嗽;咯血常表现为持续性血痰**,大量咯血则很少见;呼吸困难为癌肿阻塞或压迫气道引起,表现为气急、胸闷;有胸腔积液时则气急明显。

2. 晚期　**压迫或侵犯喉返神经可引起声带麻痹、声音嘶哑**;侵犯胸膜可致**胸膜腔积液,常为血性**;癌肿侵犯胸膜及胸壁有时可引起持续性剧烈胸痛;侵入纵隔,压迫食管,引起吞咽困难;压迫上腔静脉时,产生颈部、头面部和上肢水肿及前胸部淤血和静脉曲张,可有头痛、头昏或眩晕称**上腔静脉阻塞综合征**;肺尖部肿瘤压迫颈交感神经节,表现为同侧瞳孔缩小、眼球内陷、上眼睑下垂、额部少汗等称 Horner 综合征。

3. 肿瘤作用于其他系统引起是肺外表现　如骨关节综合征(杵状指、骨关节痛、骨膜增生等)、Cushing 综合征、重症肌无力、男性乳腺增大、多发性肌肉神经痛等。

【辅助检查】

1. 影像学检查　在肺部可见块状阴影，边缘不清或呈分叶状，周围有毛刺，<u>是发现肺癌</u><u>最主要的方法</u>。

2. 痰脱落细胞检查　<u>若痰中找到癌细胞即可明确诊断</u>，是简易有效的早期诊断方法。

3. 纤维支气管镜检查　可取或穿刺组织做病理学检查，亦可经支气管取肿瘤表面组织或支气管内分泌物进行细胞学检查，是诊断肺癌最可靠的方法。

【治疗原则】

综合治疗，以手术治疗为主，结合放射、化学药物、中医中药以及免疫治疗等。

1. 手术治疗的目的是彻底切除肺部原发癌肿病灶和局部及纵隔淋巴结。肺切除术的范围取决于病变的部位和大小。周围型肺癌，一般施行肺叶切除术；中心型肺癌，多施行肺叶或一侧全肺切除术。

2. 放射治疗是从局部消除肺癌病灶的一种手段。小细胞癌对放射疗法敏感性较高，鳞癌次之，腺癌和细支气管肺泡癌最低。

3. 化学治疗对有些分化程度低的肺癌，特别是小细胞癌，疗效较好。亦可单独用于晚期肺癌，以缓解症状，或与手术、放射疗法综合应用，以防止癌肿转移复发，提高治愈率。

4. 中医中药治疗按病人临床症状、脉象、舌苔等辨证论治，部分病人的症状可得到改善并延长生存期。

5. 免疫治疗　①特异性免疫疗法：用经过处理的自体肿瘤细胞或加用佐剂后，行皮下接种治疗；②非特异性免疫疗法：用卡介苗、短小棒状杆菌、转移因子、干扰素、胸腺素等生物制品，或左旋咪唑等药物激发和增强人体免疫功能。

【护理诊断／问题】

1. 气体交换受损　与肺组织病变有关。

2. 低效性呼吸形态　与肿瘤阻塞支气管、呼吸道分泌物潴留、肺换气功能降低等有关。

3. 疼痛　与肿瘤压迫或转移有关。

【护理措施】

(一) 术前护理

1. 减轻焦虑　认真耐心地回答病人所提出的任何问题，以减轻其焦虑不安或害怕的程度。向病人及家属详细说明手术方案及手术后可能出现的并发症，各种治疗护理的意义、方法、配合要点与注意事项，让病人有充分的心理准备。

2. 纠正营养和水分的不足，建立令人愉快的进食环境，提供色香味俱全的均衡饮食，注意口腔清洁，以促进食欲。伴营养不良者，经肠内或肠外途径补充营养。

3. 改善肺泡的通气与换气功能、预防手术后感染

(1) 戒烟：吸烟会刺激肺、气管及支气管，使气管、支气管分泌物增加，妨碍纤毛的运动和清洁功能，以致肺部感染。应指导并劝告病人停止吸烟。术前戒烟2周以上。

(2) 保持呼吸道通畅：若有大量支气管分泌物，应先行体位引流。若痰液黏稠不易咳出，可行超声雾化，必要时经支气管镜吸出分泌物。注意观察痰液的量、颜色、黏稠度及气味；遵医嘱给予支气管扩张剂、祛痰剂等药物，以改善呼吸状况。

(3) 口腔护理：注意口腔卫生，若有龋齿或上呼吸道感染应先治疗，以免手术后并发肺部感染等并发症。

（4）预防感染：遵医嘱给予抗生素。

4. 术前指导

（1）指导病人练习腹式深呼吸、有效咳嗽和翻身，可促进肺扩张。

（2）指导病人练习使用深呼吸训练器，以有效配合术后康复，预防肺部并发症的发生。

（3）指导病人在床上进行腿部运动，以避免腓肠肌血栓的形成。

（4）手术侧手臂及肩膀运动练习，可维持关节全范围活动及正常姿势。

（5）介绍胸腔引流的设备，并告诉病人在手术后安放引流管（或胸管）的目的及注意事项。

（二）术后护理

1. 维持呼吸道通畅

（1）鼓励病人深呼吸，有效咳嗽、咳痰，必要时进行吸痰。

（2）观察病人呼吸频率、幅度及节律，以及双肺呼吸音；病人有无气促、发绀等缺氧征象，若有异常及时报告医生予以处理。

（3）氧气吸入。

（4）稀释痰液：若病人呼吸道分泌物黏稠，可用糜蛋白酶、地塞米松、氨茶碱、抗生素等药物行超声雾化，以达到稀释痰液、消炎、解痉、抗感染的目的。

2. 维持生命体征平稳 手术后 2~3 小时内，每 15 分钟测生命体征一次；脉搏和血压稳定后改为 30 分钟至 1 小时测量一次；注意有无呼吸窘迫的现象。若有异常，立即报告医生。

3. 体位

（1）病人意识未恢复时取平卧位，头偏向一侧，以免呕吐物、分泌物吸入而窒息或并发吸入性肺炎。

（2）血压稳定后，采用半坐卧位。

（3）肺叶切除者，可采用平卧或左右侧卧位。

（4）肺段切除术或楔形切除者，应避免手术侧卧位，最好选择健侧卧位，以促进患侧组织扩张。

（5）**全肺切除术者，应避免过度侧卧，可采取 1/4 患侧卧位，以预防纵隔移位和压迫健侧肺而导致呼吸循环功能障碍。**

（6）若有血痰或支气管瘘管，应取患侧卧位并通知医生。

（7）避免采用垂头仰卧式，以防因横膈上升而妨碍通气。若有休克现象，可抬高下肢或穿弹性袜，以促进下肢静脉血液回流。

4. 减轻疼痛，增进舒适

（1）适当给予止痛药。同时观察病人呼吸频率，是否有呼吸受抑制的征象。

（2）安排舒适的体位，半卧位时可在病人的头、颈下置枕头，以促进舒适，勿将枕头置于肩下或背部。

（3）根据病人的需要及病情允许，协助并指导病人翻身，以增加病人的舒适度，并有助于预防并发症的发生。

5. 维持液体平衡和补充营养

（1）严格掌握输液的量和速度，防止前负荷过重而导致肺水肿。全肺切除术后病人应控制钠盐摄入量,一般而言,24 小时补液量宜控制在 2000ml 内,速度以 20~30 滴 / 分为宜。

(2) 记录出入水量,维持体液平衡。

(3) 当病人意识恢复且无恶心现象,拔除气管插管后即可开始饮水。

(4) 肠蠕动恢复后,即可开始进食清淡流质、半流质饮食;若病人进食后无任何不适可改为普食,饮食宜为高蛋白、高热量、丰富维生素、易消化,以保证营养,提高机体抵抗力,促进伤口愈合。

6. 活动与休息

(1) 鼓励病人早期下床活动:目的是预防肺不张,改善呼吸循环功能,增进食欲,振奋精神。术后第 1 日,生命体征平稳,应鼓励及协助病人下床或在床旁站立移步;带有引流管者要妥善保护;严密观察病人病情变化,出现头晕、气促、心动过速、心悸和出汗等症状时,应立即停止活动。术后第 2 日起,可扶持病人围绕病床在室内行走 3~5 分钟,以后根据病人情况逐渐增加活动量。

(2) 四肢活动:促进手臂和肩膀的运动,预防术侧肩关节强直及失用性萎缩。病人麻醉清醒后,护士可协助病人进行臂部、躯干和四肢的轻度活动,每 4 小时 1 次;术后第 1 日开始做肩臂的主动运动。全肺切除术后的病人,鼓励取直立的功能位,以恢复正常姿势。

7. 伤口护理   检查敷料是否干燥,有无渗血,发现异常及时报告医生。

8. 维持胸腔引流通畅

(1) 按胸腔闭式引流常规进行护理。

(2) 密切观察引流液量、色、性状,当引流出多量血液(每小时 100~200ml)时,应考虑有活动性出血,需立即通知医生。

(3) 对全肺切除术后所置的胸腔引流管一般呈钳闭状态,以保证术后患侧胸腔内有一定的渗液,减轻或纠正明显的纵隔移位。每次放液量不宜超过 100ml,速度宜慢,避免快速多量放液引起纵隔突然移位,导致心搏骤停。

(三) 健康教育

嘱病人手术后仍要应进行呼吸运动及有效的咳嗽。若有伤口疼痛、剧烈咳嗽及咯血等症状,应及时就诊。提倡不吸烟或者戒烟,避免被动吸烟。

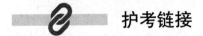

护考链接

经 典 例 题

例题   患者男,65 岁。支气管肺癌手术切除病灶后准备出院。在进行出院健康指导时,应该告诉患者出现哪种情况时必须尽快返院就诊

A. 痰中带血   B. 夜间咳嗽   C. 伤口瘙痒

D. 鼻塞流涕   E. 食欲下降

答案:A

解题导引:因肺癌的早期症状**常以阵发性刺激性呛咳为首发症状**,癌肿加大时咳嗽加重,咯血常表现为持续性血痰,所以痰中带血为肺癌复发的征象。故选择 A。

达标检测

一、A1/A2 型题(以下每一道题下面有 A、B、C、D、E 五个备选答案,请从中选择一个最佳答案)

★1. 与肺癌发生**无关**的因素是
　　A. 长期接触石棉　　　　B. 吸烟　　　　　　　C. 长期接触放射性物质
　　D. 黄曲霉菌　　　　　　E. 空气污染

2. 原发性支气管肺癌按组织学分类最常见的类型是
　　A. 未分化大细胞癌　　　B. 未分化小细胞肺癌　　C. 鳞癌
　　D. 腺癌　　　　　　　　E. 绒毛膜癌

3. 恶性程度最高的支气管肺癌是
　　A. 鳞癌　　　　　　　　B. 未分化小细胞癌　　　C. 未分化大细胞癌
　　D. 腺癌　　　　　　　　E. 类癌

4. 肺癌发病的重要危险因素是
　　A. 空气污染　　　　　　B. 长期吸烟　　　　　　C. 免疫缺陷
　　D. 慢性肺部疾病　　　　E. 遗传因素

5. 肺癌最常见的早期症状是
　　A. 呼吸困难　　　　　　B. 阵发性刺激性呛咳　　C. 乏力
　　D. 反复肺部感染　　　　E. 胸痛

6. 当肿瘤引起支气管狭窄时,肺癌患者的咳嗽呈
　　A. 犬吠样　　　　　　　B. 鸡鸣样　　　　　　　C. 持续性高调的金属音
　　D. 鼾音　　　　　　　　E. 哨笛音

7. 肺癌侵犯纵隔压迫上腔静脉引起的症状是
　　A. 咳嗽咳痰　　　　　　B. 头晕、头痛、眩晕　　　C. 胸壁无汗或少汗
　　D. 声音嘶哑　　　　　　E. 咽下困难

8. 声音嘶哑是由于肿瘤压迫
　　A. 迷走神经　　　　　　B. 喉返神经　　　　　　C. 副交感神经
　　D. 舌咽神经　　　　　　E. 舌下神经

★9. 原发性支气管肺癌的起源部位是
　　A. 毛细支气管　　　　　B. 支气管腺体或黏膜　　C. 主支气管
　　D. 纵隔黏膜　　　　　　E. 肺泡黏膜

★10. 表示肺癌已有全身转移的表现是
　　A. 痰中带血　　　　　　B. 持续性胸痛　　　　　C. 股骨局部破坏
　　D. 间歇性高热　　　　　E. 持续性胸腔积液

11. 诊断早期原发性支气管肺癌简单有效的方法是
　　A. 肺部 X 线检查　　　　B. 支气管镜检查　　　　C. 痰脱落细胞检查
　　D. 淋巴结活组织检查　　E. 放射性核素检查

12. 确诊支气管肺癌最可靠的方法是
    A. 胸部 MRI
    B. 胸部 CT 检查
    C. 痰脱落细胞检查
    D. 纤维支气管镜检查
    E. 病史体征

13. 疑为肺癌患者进行纤维支气管镜检查后,不宜立即饮水,是为了防止
    A. 呕吐
    B. 喷嚏
    C. 呃逆
    D. 误吸
    E. 咳嗽

14. 早期肺癌的治疗首选
    A. 手术治疗
    B. 放射治疗
    C. 化学治疗
    D. 免疫治疗
    E. 中医治疗

15. 放射治疗效果最好的肺癌类型是
    A. 鳞癌
    B. 腺癌
    C. 未分化小细胞癌
    D. 未分化大细胞癌
    E. 绒毛膜癌

★16. 患者男,70 岁。因患肺癌行多次放疗,护士进行皮肤护理正确的是
    A. 保持皮肤清洁干燥
    B. 肥皂水清洗
    C. 热敷理疗
    D. 外用药物
    E. 按摩

17. 小细胞肺癌的主要治疗方法是
    A. 手术治疗
    B. 化学药物治疗
    C. 放射治疗
    D. 生物反应调节剂
    E. 冷冻治疗

18. 恶性度最高,以化学药物治疗为主的肺癌是
    A. 鳞癌
    B. 未分化小细胞癌
    C. 未分化大细胞癌
    D. 腺癌
    E. 绒毛膜癌

19. 肺癌患者应用药物除痛时**错误**的是
    A. 能控制患者痛苦的最小剂量为宜
    B. 24 小时内按钟点给药
    C. 在患者疼痛加重或已发作时才给药
    D. 首选口服给药
    E. 尽量避免肌内注射

★20. 患者男,67 岁。肺癌,给予环磷酰胺化疗。护士需要密切观察该患者的不良反应是
    A. 心脏损害
    B. 脱发
    C. 胃肠道反应
    D. 出血性膀胱炎
    E. 口腔溃疡

21. 肺癌患者胸痛严重用宽胶布固定患侧胸壁以减少疼痛时固定的时机是
    A. 吸气初期
    B. 吸气末期
    C. 吸气末屏气后
    D. 呼气初期
    E. 呼气末期

22. 患者男,60 岁。近 3 个月来,无明显原因体重下降 5kg,出现刺激性咳嗽,痰中带血。怀疑支气管肺癌,诊断肺癌的最重要方法是
    A. 胸部普通 X 线检查
    B. 痰脱落细胞检查
    C. 肺部 CT
    D. 纤维支气管镜检查
    E. 胸壁穿刺活检

23. 患者男,55 岁。发热、胸闷、呼吸困难,既往吸烟史 30 年。胸透:左侧呈内低外高的弧形阴影。胸腔穿刺抽液为血性。为进一步确诊首先应做
    A. 超声检查
    B. 血沉检查
    C. 胸水脱落细胞检查
    D. 胸膜活检
    E. 胸部 CT

★24. 患者男,55 岁。吸烟史 30 余年,近几个月来出现刺激性呛咳、咳白色黏痰,偶有痰中带血丝,胸痛。胸部 X 线检查显示右上肺叶有球状阴影,怀疑肺癌,为进一步确诊估计要做的检查是

　　A. 血液白细胞计数　　　B. 肺功能检查　　　　C. 结核菌素试验
　　D. 胸部 CT 检查　　　　E. 痰细胞学检查

二、A3/A4 型题(以下提供若干个案例,每个案例下设若干个考题,请根据各考题题干所提供的信息,在每题下面 A、B、C、D、E 五个备选答案中选择一个最佳答案)

(25~26 题共用题干)

患者男,60 岁。刺激性咳嗽 20 日,痰中带血丝。X 线胸片示:左肺门可见类圆形致密阴影,周围纹理增粗、紊乱。抗炎治疗效果不佳。初步考虑为中心型肺癌。

★25. 为尽快明确诊断首选的检查是

　　A. 胸部 CT　　　　　　B. 胸部 MRI　　　　　C. 开胸肺活检
　　D. 肿瘤标志物检查　　　E. 纤维支气管镜检查

26. 如确诊为肺癌,治疗应以下列哪项措施为主

　　A. 手术切除　　　　　　B. 放射治疗　　　　　C. 化学药物治疗
　　D. 生物免疫治疗　　　　E. 中医中药治疗

答　案

1	2	3	4	5	6	7	8	9	10	11	12	13	14	15
D	C	B	B	B	C	B	B	B	C	C	D	D	A	C

16	17	18	19	20	21	22	23	24	25	26				
A	B	B	C	D	E	D	C	E	E	A				

 解题导引

1. D。黄曲霉素与原发性肝癌的发病关系密切。故选 D。

9. B。肺癌多起源于支气管黏膜上皮,好发于 40 岁以上男性患者。

10. C。肺癌的转移途径包括直接扩散,淋巴转移(常见的扩散途径)和血行转移,骨转移属于血行转移,见于晚期肺癌。

16. A。放疗可引起皮肤、黏膜损伤,因此需要保护好照射野皮肤。教育病人穿棉质、柔软、宽松内衣并勤更换,照射部位保持皮肤清洁干燥,尤其注意腋下、腹股沟、会阴部等皮肤皱褶部,清洗时应轻柔、勿用力搓擦和使用肥皂;除非有放疗科医生的处方,否则不得在照射部位涂擦任何油膏、水剂或乳剂。避免照射部位冷热刺激及使用粘贴胶布;外出时防止日光直射。

20. D。环磷酰胺的不良反应主要有骨髓抑制、泌尿道反应、胃肠道反应、脱发等,应特别注意观察患者的血象变化及排尿情况,有无骨髓抑制、血尿等异常情况发生。

24. E。若痰中找到癌细胞即可明确诊断,是简易有效的早期诊断方法。

25. E。支气管镜检查诊断中心型肺癌的阳性率较高,可在支气管腔内直接看到肿瘤大小、部位及范围,可取或穿刺组织做病理学检查,亦可经支气管取肿瘤表面组织或支气管内分泌物进行细胞学检查,是诊断肺癌最可靠的方法。故选 E。

 背景拓展

肺 癌 手 术

据统计,我国目前肺癌手术的切除率为 85%~97%,手术后 30 天死亡率在 2% 以下,总的 5 年生存率为 30%~40% 左右。

（奚　伟）

第十二章

乳房疾病病人的护理

第一节　急性乳腺炎病人的护理

 考点聚焦

　　本节知识点较多,需考生及时复习识记,预计今后对这部分内容的考查稳中有变。近几年护考知识点是急性乳房炎的预防,今后考查重点有急性乳房炎的病因、临床表现和护理措施,难点主要是急性乳房炎的对因预防。

 课标精析

　　急性乳腺炎是乳腺的急性化脓性感染,**好发于产后3~4周,病人多是产后哺乳期妇女,以初产妇多见**。
　　【病因】
　　1. **乳汁淤积是最常见的原因**。乳汁是理想的培养基,当乳头发育不良(过小或凹陷)妨碍正常哺乳,或乳汁过多、婴儿吸乳过少、乳管不通畅等导致不能完全排空乳汁时,出现的乳汁淤积将有利于入侵细菌的生长。
　　2. **细菌入侵感染主要途径是乳头破损或皲裂使细菌沿淋巴管入侵**。细菌也可直接入侵乳管,上行至腺小叶而致感染,如婴儿患口腔炎或口含乳头睡眠所致。多为金黄色葡萄球菌感染所致,少数为链球菌感染。

💡**联想记忆**

　　致病菌为金黄色葡萄球菌的疾病包括:疖、痈、手部感染、急性脓胸、急性乳腺炎、细菌性肝脓肿、化脓性关节炎和急性血源性骨髓炎。

【临床表现】

1. 局部表现 病人感觉乳房疼痛、局部红肿、发热,常有患侧淋巴结肿大和压痛。起初呈蜂窝织炎样表现,数日后可形成单房或多房性脓肿。脓肿可向外溃破,深部脓肿还可穿至乳房与胸肌间的疏松组织中,形成乳房后脓肿(图 12-1)。

2. 全身表现 随着炎症发展,病人可有寒战、高热、脉搏加快,常有患侧淋巴结肿大、压痛。感染严重者,可并发脓毒症。

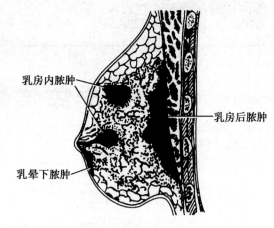

图 12-1 乳房脓肿的位置

【辅助检查】

1. 实验室检查 血白细胞计数及中性粒细胞比例均升高。

2. 诊断性穿刺 在乳房肿块波动最明显的部分或压痛最明显的区域进行穿刺,**抽到脓液表明脓肿已形成**,脓液应做细菌培养和药物敏感性试验。

【治疗原则】

急性乳腺炎的治疗原则是消除感染、排空乳汁。脓肿未形成前以抗生素药物治疗为主,脓肿形成后应及时切开引流。

1. 一般处理 患乳停止哺乳,并排空乳汁。局部热敷或理疗促进早期炎症消散;水肿明显者可用 25% 硫酸镁溶液湿热敷;**感染严重或并发乳瘘者需停止哺乳**,口服溴隐亭、己烯雌酚或肌内注射苯甲酸雌二醇,至乳汁停止分泌为止。

2. 抗生素的应用 急性乳腺炎呈蜂窝织炎表现而未形成脓肿之前,应用抗菌药可获得良好的结果。可选用青霉素治疗或用耐青霉素酶的苯唑西林钠(新青霉素Ⅱ)和头孢菌素等治疗。若病人对青霉素过敏,则应用红霉素,或根据培养结果调整抗生素。抗菌药物可被分泌至乳汁,因此四环素、氨基糖苷类、磺胺药和甲硝唑等药物应避免使用。

3. 中药治疗 服用蒲公英、野菊花等清热解毒类中药及用金黄散或鱼石脂软膏局部外敷。

4. 脓肿处理 **脓肿形成后,主要治疗措施是及时行脓肿切开引流。为避免损伤乳管而形成乳瘘,切口呈放射状至乳晕处;乳晕部脓肿可沿乳晕边缘做弧形切口;分离脓肿的多房间隔以利引流;深部脓肿波动不明显,可在超声波引导下定位穿刺,明确诊断后再在乳房下缘做弓形切口**(图 12-2)。为保证引流通畅,引流条应放在脓腔最低部位,必要时另加切口行对口引流。

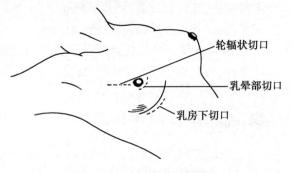

图 12-2 乳房脓肿切开方式

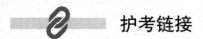联想记忆

> 3～4周初产妇,容易患上乳腺炎;乳汁淤积乳头破,葡萄球菌淋巴侵;红肿热痛成脓肿;脓肿切开避乳晕,放射切口要记牢。

【护理诊断 / 问题】

1. 焦虑　与担心乳腺炎症影响婴儿喂养有关。
2. 体温过高　与炎症有关。
3. 疼痛　与乳腺炎症引起胀痛有关。

【护理措施】

(一) 一般护理

1. 饮食　高蛋白、高热量、高维生素、低脂肪食物,保证足够液体入量。
2. 休息　保证充足的休息,并适当运动。
3. 个人卫生　养成良好的哺乳期卫生习惯,保持乳房清洁、勤更衣、定期沐浴。

(二) 疾病护理

1. 必要时做细菌培养及药物过敏试验。
2. 防止乳汁淤积　患乳暂停哺乳,定时用吸乳器吸空乳汁,或用手、梳子背沿乳管方向加压按摩。
3. 促进局部血液循环　局部热敷或用宽松的胸罩托起两侧乳房,以减轻疼痛,促进血液循环。
4. 对症处理　高热者,给予物理降温,必要时应用解热镇痛药物。
5. 引流护理　脓肿切开者,保持引流通畅,及时更换敷料。

(三) 健康教育

1. **避免乳汁淤积**　告知病人这是预防的关键,**每次哺乳之后应将剩余的乳汁吸空**。
2. 保持清洁　每次哺乳前、后均需清洁乳头,以保持局部干燥和洁净。
3. 纠正乳头内陷　**于妊娠后期每日挤捏、提拉乳头**。
4. 防止乳头、乳晕破损　**可用自身乳汁涂抹。一旦出现破损,应暂停哺乳,用吸乳器吸出乳汁哺育婴儿;局部用温水清洗乳晕后涂以抗生素软膏,待愈合后再行哺乳**。
5. 养成良好的哺乳习惯　每次哺乳时,让婴儿吸净乳汁,如有淤积及时用吸乳器或手法按摩排空乳汁;避免婴儿养成含乳头睡眠的不良习惯;注意婴儿口腔卫生,及时治疗婴儿口腔炎症。

护考链接

经 典 例 题

例题1　25岁初产妇,5日前经阴道分娩一男婴。今日查房发现其乳头皲裂,为防治乳头破损,正确的护理措施是

A. 先在损伤较重的一侧乳房哺乳　　　　B. 为减轻疼痛应减少喂哺的次数

C. 哺乳前用毛巾和肥皂水清洁乳头和乳晕　　　D. 哺乳时让婴儿含吮乳头即可

E. 喂哺后挤出少许乳汁涂在乳头和乳晕上

答案:E

解题导引:乳头皲裂的产妇可嘱其先在损伤较轻的一侧乳房哺乳,哺乳时让婴儿含吮整个乳头、乳晕部分,喂哺后挤出少许乳汁涂在乳头和乳晕上,不可因乳头皲裂而减少哺乳次数,影响新生儿生长发育,故选择 E。

例题 2　患者女,28 岁,怀孕第 24 周。孕期检查中发现其双侧乳头内陷。目前对她进行健康教育最重要的是

A. 告知乳汁淤积的危害　　　　　　　　　　B. 每日用清水清洗乳头

C. 教会她正确哺乳姿势　　　　　　　　　　D. 每日挤捏、提拉乳头

E. 每日按摩乳房、乳晕

答案:D

解题导引:对于乳头内陷的孕妇应纠正乳头内陷,于妊娠后期每日挤捏、提拉乳头。故选择 D。

达标检测

A1/A2 型题(以下每一道题下面有 A、B、C、D、E 五个备选答案,请从中选择一个最佳答案)

1. 关于急性乳腺炎,下列说法**错误**的是
   A. 属外科感染　　　　B. 好发于产后 3~4 周　　　C. 仅见于产后哺乳期
   D. 以初产妇多见　　　E. 最常见原因为乳汁淤积

2. 下列各项中,**不属于**乳腺炎发病原因的是
   A. 乳头发育不良　　　B. 婴儿吸乳过多　　　　　C. 乳汁分泌过多
   D. 乳管不通畅　　　　E. 乳头皲裂

★3. 产妇,足月顺产一男婴,产后 3 日出现发热,体温 39.2℃,检查发现双乳红肿热痛,有硬结,诊断为乳腺炎,目前最恰当的处理措施是
   A. 无需处理　　　　　B. 新生儿吸吮　　　　　　C. 局部湿敷
   D. 抗生素治疗　　　　E. 按摩乳房

4. 急性乳腺炎区别于炎性乳癌最重要表现是
   A. 患乳红肿、疼痛　　B. 患侧腋窝淋巴结肿大　　C. 有寒战、高热
   D. 局部有脓肿形成　　E. 常发病于哺乳期

5. 急性乳腺炎可以确诊的检查是
   A. 乳房穿刺抽到脓液　B. 乳房 B 超检查　　　　　C. 乳房 X 线摄片
   D. 乳房组织活检　　　E. 乳头溢液涂片

6. 哺乳期妇女预防急性乳腺炎的主要措施是
   A. 纠正乳头内陷　　　B. 养成定时哺乳习惯　　　C. 每次哺乳排空乳汁
   D. 及时治疗破损乳头　E. 婴儿睡觉时不含乳头

7. 患者女,24 岁。哺乳期,左乳红肿胀痛,伴发热,头痛,乏力,纳差。临床诊断为"急性乳腺炎"。决定应用抗生素治疗。下列药物中,**不可**使用的是

    A. 青霉素　　　　　　　　B. 四环素　　　　　　　　C. 头孢菌素

    D. 苯唑西林钠　　　　　　E. 红霉素

8. 患者女,27 岁。产后第 36 日。左乳剧烈胀痛 3 日。体检见左乳外下象限肿胀明显,触之疼痛,无明显波动感。血常规,WBC $12 \times 10^9/L$,N 0.8。乳腺 B 超示乳房后壁有一 3cm×4cm 暗区。经穿刺,可抽取少量黄白色脓性液体。下列治疗措施正确的是

    A. 穿刺抽出脓液后注入抗生素

    B. 沿乳晕边缘做一弧形切口进行引流

    C. 在外下限肿胀明显处做一放射状切口进行引流

    D. 在患乳下侧做对口引流

    E. 沿患乳下缘做弓形切口进行引流

★9. 患者女,25 岁。初产,产后第 52 日,母乳喂养。近 2 日来右乳胀痛,局部发红,边界不清,可触及硬结,有触痛。下列各项治疗护理措施**不恰当**的是

    A. 停止哺乳,改为人工喂养　　　　B. 胸罩托起乳房

    C. 吸乳器吸空乳汁　　　　　　　　D. 用手、梳子背沿乳管方向加压按摩

    E. 25% 硫酸镁溶液湿热敷

答　案

1	2	3	4	5	6	7	8	9			
C	B	E	D	A	C	B	E	A			

 解题导引

3. E。根据该患者的临床表现应考虑乳腺炎是由于乳汁排空障碍造成乳汁淤积所致,处理的关键是排空乳汁,保持乳汁排出通畅。

9. A。根据患者的表现,目前处于急性乳腺炎早期,以蜂窝织炎表现为主,尚不严重,不需要停止哺乳。另外,停止哺乳会增加乳汁淤积,可采用吸乳器将乳汁吸出来喂养婴儿。

 背景拓展

乳房脓肿

通常发生在乳晕下的乳腺组织中,它可以一再复发,很难治疗。虽然我们还不知道确切的原因,但乳晕下的乳腺管扩张及主要乳腺管阻塞可以促进细菌繁殖,然后形成脓肿。正常乳腺管的开口被破坏会导致乳瘘形成和慢性反复发作的脓肿。

第二节　乳腺癌病人的护理

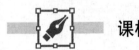

考点聚焦

　　本节知识点较多,需考生及时复习识记,预计今后对这部分内容的考查稳中有变。近几年护考的知识点是乳腺癌特征性的乳腺体征和乳腺癌手术后皮瓣护理,今后考查重点有乳腺癌的病因和病理、临床表现,主要检查方法和术后并发症的预防措施,难点主要是健康指导的乳房自查方法。

课标精析

　　乳腺癌是女性常见的恶性肿瘤之一,多见于 40~60 岁妇女,发病率仅次于宫颈癌,在部分城市居女性恶性肿瘤之首位。多数乳腺癌起源于乳管上皮,少数起源于腺泡。病理分型分为非浸润性癌、早期浸润性癌、浸润性特殊癌、浸润性非特殊癌和其他罕见癌,临床最常见的是浸润性非特殊癌。

　　【病因】

　　病因尚不清楚。**大多数发生在 40~60 岁绝经期前后的妇女,其发病原因多数认为与性激素紊乱有关**。乳腺是雌激素、孕激素及泌乳素等内分泌激素的靶器官,其中雌酮及雌二醇与乳癌的发病有直接的关系。

　　乳腺癌发生的易感因素:①**乳腺癌家族史:一级亲属中有乳腺癌病史者,发病危险性是普通人群的 2~3 倍**;②**内分泌因素:月经初潮早于 12 岁、绝经期迟于 50 岁、40 岁以上未孕或初次足月产迟于 35 岁与乳腺癌发病均有关**;③乳腺小叶有上皮高度增生或不典型增生者可能与乳腺癌发病有关;④营养过剩、肥胖、高脂饮食可加强或延长雌激素对乳腺上皮细胞的刺激,从而增加发病几率;⑤环境因素和生活方式。

　　【临床表现】

　　1. 乳房肿块　**无痛性小肿块是乳癌的早期表现**。肿块多为单发、质硬、表面不光滑,边缘不整齐,与周围组织分界不清,早期可被推动,晚期侵犯胸肌和胸壁,使肿块固定,**常发生在乳房外上象限**,其次在乳晕区和内上象限。常无自觉症状,多于洗澡、更衣或查体时发现。

　　2. 乳房外形改变　随着肿块增大,可出现:①乳房局部隆起。②**"酒窝征":肿瘤累及乳房 Cooper 韧带所致**(图 12-3)。③**乳头偏移、抬高或内陷:癌肿侵及乳管所致**。④**"橘皮样"改变:乳房皮下淋巴管被癌细胞堵塞引起淋巴回流障碍所致**(图 12-4)。⑤晚期:可出现肿块固定(癌肿侵入胸筋膜和胸肌所致),卫星结节(癌细胞侵犯乳房皮肤形成多个小结,呈卫星样围绕原发病灶),铠甲胸(结节融合成片致胸壁紧缩呈铠甲状),皮肤溃破成菜花样,易出血,有恶臭等。

　　3. 区域淋巴结肿大　**最常见为患侧腋窝淋巴结肿大**。先为少数、散在、质硬、无痛、可被推动,继之数目增多并融合成团,甚至与皮肤和深部组织粘连,不易推动。如堵塞腋窝淋

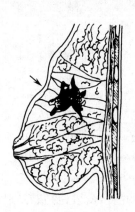

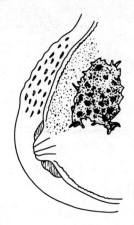

图 12-3 乳房"酒窝征"　　　　图 12-4 乳房"橘皮样"改变

巴管时则发生上肢淋巴水肿。

4. 转移症状　晚期乳癌可转移至肺、骨、肝时,可出现相应器官受累的症状。肺转移者可出现胸痛、气急;骨转移者可出现局部骨疼痛;肝转移者可出现肝大或黄疸。

💡 联想记忆

中老年妇女,乳房出现**质硬**、**表面高低不平**、**境界不清**、**活动度差**的**无痛性肿块**,或乳房出现"**酒窝征**"或"**橘皮样**"改变,均提示乳腺癌。

【辅助检查】

1. 影像学检查　X线钼靶摄片和干板照相检查,对区别乳房肿块性质有一定的价值,可用于乳癌的普查;超声显像可发现直径 1cm 以上的肿瘤,主要用于鉴别囊性肿块与实质性肿块。MRI 对软组织分辨率高,敏感性高于钼靶 X 线检查。

2. 病理学检查　可用细针穿刺肿块吸取组织做细胞学检查。**对疑为乳腺癌者,最好是做好乳腺癌根治术的准备,将肿块连同周围乳腺组织一并完整切除,术中作快速冷冻病理学检查,如确诊为乳腺癌,再根据切缘有无残留等情况选择合适手术方式。**

【治疗原则】

以手术治疗为主,辅以化学药物、内分泌、放射治疗和生物治疗等综合治疗。手术方式有乳腺癌根治术、扩大根治术、改良根治术、全乳切除术和保留乳房的乳腺癌切除术。手术方式的选择应根据病理分型、临床分期及辅助治疗的条件而定。

乳腺癌切除术的手术范围广,切口上端起自锁骨下端至腹直肌上段,切除肿瘤周围 3cm 宽的皮肤,细致剥离皮片内侧到胸骨旁,外侧到腋中线,将整个乳房、胸肌、腋下和锁骨下淋巴结及脂肪组织整块切除;如在上述手术中,保留胸肌,称作乳腺癌改良根治术,是目前常用的手术方式。如在乳腺癌根治术中同时切除胸廓内动、静脉及其周围的淋巴结称为扩大根治术。

【护理诊断 / 问题】

1. 焦虑或恐惧　与恐癌、担心预后及乳房缺失有关。

2. 躯体移动障碍　与切口瘢痕牵拉有关。

3. 潜在并发症:手术后伤口皮瓣坏死。

【护理措施】

(一) 手术治疗的护理

1. 手术前护理

(1) 心理护理:护士要关心和尊重病人,耐心倾听病人的诉说。介绍手术的必要性,请治疗成功的病例现身说教,以解除其顾虑。有要求修复胸壁外形的病人,可建议做隆胸手术或乳房再造手术,可以弥补乳房切除后体形外观的改变,以提高病人的生活质量。

(2) 妊娠期或哺乳期的乳腺癌病人,前者应立即终止妊娠,后者应断乳,以免因体内激素水平活跃而加快癌肿发展。

(3) 手术前常规准备:应按手术范围准备皮肤,如需植皮者,要做好供皮区的皮肤准备。对高龄病人应做心肺功能检查,如有异常应及时处理,以减少术中、术后心肺功能失代偿的并发症。

2. 手术后护理

(1) 卧位:待血压平稳后取半卧位,以利于引流和改善呼吸功能。

(2) 观察病情:按时测生命体征,若由于胸壁加压包扎导致呼吸有压迫感,应做好解释工作;如有胸闷、呼吸窘迫,应判断是否因术中损伤胸膜而发生了气胸。注意观察患侧肢体远端的血液供应情况、伤口敷料有无渗血,以及引流液量和性质。

(3) 预防患侧手臂水肿:因腋窝淋巴结切除后,上肢淋巴回流受阻,或因组织粘连压迫静脉等原因,可出现患侧上肢水肿。**术后患侧上肢用软枕垫高,并进行上肢远心端的按摩,以促进静脉和淋巴的回流。绝对禁止在术侧手臂测血压、注射或抽血,以免加重循环障碍。**

(4) 伤口护理:①**保持引流通畅。皮瓣下引流管做持续负压吸引,使皮瓣下的潜在间隙始终保持负压状态,有利于创面渗液的排出,也使皮瓣均匀地附着于胸壁,便于皮瓣建立新的血液循环。**负压维持在 3~6kPa 为宜,并保持引流通畅,负吸器充盈 1/2~1/3 时应及时清除。更换敷料时发现皮瓣下积液,应在无菌操作下穿刺抽吸,然后再加压包扎;若发现皮瓣边缘发黑坏死时,应及时报告医生并协助将其剪除,待创面自行愈合,或待肉芽生长良好后再植皮。②**防止皮瓣移动。术后伤口覆盖多层敷料并用胸带(或绷带)包扎,使胸壁与皮瓣紧密贴合。包扎松紧度要适当,包扎过紧会影响皮瓣血液循环,若患侧上肢脉搏摸不清、肢端发绀、皮温降低,提示腋部血管受压,应调整绷带松紧度。**

(二) 化疗或放疗的护理

见第八章 肿瘤病人的护理中化、放疗护理。

(三) 内分泌治疗的护理

绝经前妇女主要采用手术切除卵巢或用放射线照射卵巢的方法,以消除体内雌激素的来源,称为去势治疗,以达到抑制乳腺癌及其转移灶生长的目的。使用雄激素对绝经前病人也有同样作用,但用雄激素治疗会出现多毛症、嗓音变粗等男性化现象,应事先做好解释工作,取得病人的合作。

现在手术切除的乳腺癌标本除了病理检查外,还检测雌激素受体(ER),如 ER 阳性者对内分泌治疗有效。现多应用抗雌激素制剂他莫昔芬(tamoxifen),其结构与雌激素相似,在靶器官内与雌激素争夺 ER,他莫昔芬与 ER 复合物能影响 DNA 基因转录,从而抑制肿瘤细胞生长,达到降低乳腺癌复发和转移的目的,特别是对 ER 阳性的绝经后妇女疗效更为明显。他莫昔芬的用量为每日 20mg,至少服用 3 年,该药的副作用有潮热、恶心、呕吐、静脉血栓形成、阴道干燥或分泌物多;长期应用后个别病例可能发生子宫内膜癌,应注意观察。新近发展的芳香化酶抑制剂如来曲唑,有资料证明其效果优于他莫昔芬。

（四）健康教育

1. 患侧上肢功能锻炼　早期功能锻炼是减少瘢痕牵拉,恢复术侧上肢功能的重要环节。术后 24 小时内患侧肩部制动,以免腋窝皮瓣移动而影响愈合,病人可做伸指、握拳、屈腕活动。<u>术后 1~3 日,进行上肢肌肉等长收缩,开始肘关节伸屈活动;术后第 4~7 日病人应开始做肩关节小范围活动,开始病人练习患侧手扪对侧肩部及同侧耳朵的动作,伤口愈合拆线后,病人循序渐进地增加肩部功能锻炼,患侧手指能越过头顶摸到对侧耳廓。</u>

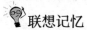 联想记忆

一(1 天内)**动手**、三(1~3 天)**动肘**,四天可以活动肩;功能锻炼朝上走,直到举手越头顶。

2. 出院病人的指导　指导病人自我心理调节,保持豁达开朗的心境和稳定的情绪。介绍出院后化疗、放疗的方案及复查日期。**手术后 5 年内应避免妊娠**,因为妊娠可促使乳癌复发。

3. 普及妇女自查乳房知识。

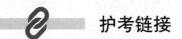 护考链接

经 典 例 题

例题 1　乳腺癌特征性的乳腺体征是

A. 肿块　　　　　　　　B. 乳头溢液　　　　　　　　C. 乳头内陷

D. 酒窝征　　　　　　　E. 红肿热痛

答案:D

解题导引:乳房肿块为乳房肿瘤最常见的体征,乳房良性或恶性肿瘤均可出现;当乳癌侵犯 Cooper 韧带后可出现"酒窝征";乳癌侵犯大乳管可引起乳头内陷或移位,但也有少数患者可为先天性或发育不良引起的乳头内陷;乳头溢液可见于乳癌、乳管内乳头状瘤、乳房囊性增生症等;乳房红肿热痛主要是乳腺炎的表现(也可是炎性乳癌的表现)。故选择 D。

例题 2　患者女,49 岁。行右侧乳腺癌根治术,术后生命体征平稳。家属探视时感觉伤口处包扎过紧,问护士"为什么包的这么紧啊?"护士的正确解释是

A. 防止感染　　　　　　B. 保护伤口　　　　　　　　C. 利于肢体功能恢复

D. 有利于引流　　　　　E. 防止皮瓣坏死

答案:E

解题导引:乳腺癌手术后包扎的主要目的是使皮瓣贴紧胸壁,防止皮瓣下积液,以利伤口修复,促进愈合,避免皮瓣坏死,故选择 E。

达标检测

一、**A1/A2 型题(以下每一道题下面有 A、B、C、D、E 五个备选答案,请从中选择一个最佳答案)**

1. 下列与乳腺癌发生关系最密切的因素是
   A. 遗传基因　　　　　　　　　　　　　B. 乳房良性肿瘤
   C. 机体免疫力低下　　　　　　　　　　D. 性激素紊乱,卵巢功能失调
   E. 未生育

2. 早期乳腺癌最常见的症状是
   A. 乳房周期性肿胀　　B. 乳房肿痛　　　　　　C. 乳房内多个肿块
   D. 乳头溢液　　　　　E. 乳房内无痛性单个肿块

3. 乳腺癌出现"酒窝征"改变是因为
   A. 癌肿与胸肌粘连　　B. 癌肿与皮肤粘连　　　C. 癌肿侵犯乳管
   D. 癌肿侵犯皮下淋巴管　E. 癌肿侵犯 Cooper 韧带

★4. 当乳腺癌细胞堵塞皮内淋巴管时,患者表现为
   A. "酒窝征"　　　　　B. 湿疹样变　　　　　　C. "橘皮样"改变
   D. 溃疡　　　　　　　E. 菜花样变

★5. 乳腺癌最常见的转移部位是
   A. 肺　　　　　　　　B. 肝　　　　　　　　　C. 腋窝淋巴结
   D. 锁骨下淋巴结　　　E. 胸骨旁淋巴结

6. 下列乳腺癌患者术后护理措施中**错误**的是
   A. 可在患侧上肢测血压　　　　　　　　B. 术后可将患侧上肢垫高
   C. 他人扶持患者行走时,只能扶持健侧　D. 肢体肿胀严重者,可戴弹力袖
   E. 可按摩患侧上肢,以促进淋巴回流

7. 乳腺癌患者行内分泌治疗时,最常用的药物是
   A. 他莫昔芬　　　　　B. 甲氨蝶呤　　　　　　C. 环磷酰胺
   D. 来曲唑　　　　　　E. 阿那曲唑

★8. 患者女,35 岁。右侧乳腺癌根治术后,患者出院时,提示患者掌握了正确的健康教育内容的描述是
   A. "我出院后要穿几周紧身衣保持体形"
   B. "在我化疗期间,我要坚持吃素"
   C. "我要注意避孕,2 年内我不能怀孕"
   D. "我要坚持右侧上肢的功能锻炼"
   E. "我下个月准备去做乳房再造术"

9. 乳房自我检查的最佳时间是
   A. 月经前 1 周　　　　B. 月经干净后 1 周　　　C. 月经前 1 日
   D. 绝经后　　　　　　E. 任意时间都可以

10. 患者女,45 岁。洗澡时无意中发现左乳房肿块,无痛。体格检查:左乳房外上象限可扪及直径为 2cm 大小肿块,质硬,表面不甚光滑,可活动,左腋下可触及 1cm×0.5cm 大小淋巴结,质中、活动。该患者最适合的治疗方法是

  A. 乳房肿块单纯切除术 B. 乳腺癌根治术   C. 放疗

  D. 肿块外敷药物   E. 单纯化疗

11. 患者女,40 岁。右乳内上象限可触及 2cm×1cm 肿块,质硬,活动度小,诊断为乳腺癌。行乳癌扩大根治术。术后第 2 日,患者出现胸闷、呼吸窘迫,该患者最可能的并发症是

  A. 出血   B. 感染   C. 皮瓣坏死

  D. 气胸   E. 休克

12. 患者女,45 岁。左侧乳癌入院,根治术后患者的手能达到的预期目标是

  A. 触及同侧耳廓   B. 触及对侧耳廓   C. 触及头顶

  D. 上举和下垂   E. 越过头顶触摸对侧耳廓

★13. 患者女,54 岁。行乳癌根治术后第 2 日,下列护理措施中,**不正确**的是

  A. 患侧垫枕,抬高患肢   B. 保持伤口引流管通畅

  C. 观察患侧肢端的血液循环   D. 指导肩关节的活动

  E. 禁止在患侧手臂测血压、输液

14. 患者女,诊断为乳癌,行乳癌根治术。现已清醒,血压平稳,该患者现可取何种卧位

  A. 平卧位   B. 半卧位   C. 俯卧位

  D. 患侧卧位   E. 头低脚高位

15. 患者女,45 岁。行乳癌根治术后,预防皮下积液的主要护理措施是

  A. 加压包扎伤口   B. 抬高右侧上肢   C. 引流管持续负压吸引

  D. 半卧位   E. 局部砂袋压迫

二、A3/A4 型题(以下提供若干个案例,每个案例下设若干个考题,请根据各考题题干所提供的信息,在每题下面 A、B、C、D、E 五个备选答案中选择一个最佳答案)

(16~18 题共用题干)

患者女,35 岁。体检发现右侧乳房外上象限有一直径 5cm 大小肿块,质硬、界限不清、不光滑,尚可推动;同侧腋窝有 2 个淋巴结肿大、质硬、能推动。细针穿刺细胞学检查发现有癌细胞,临床诊断为右乳癌。

16. 行乳癌根治术后,预防皮下积液的主要护理措施是

  A. 加压包扎伤口   B. 抬高右侧上肢   C. 引流管持续负压吸引

  D. 半卧位   E. 局部砂袋压迫

17. 若患者术后 3 日右侧手臂青紫,皮温下降,脉搏不能触及,应立即采取的护理措施为

  A. 立即静脉输入抗生素   B. 按摩患肢

  C. 及时调整绷带或胸带的松紧度   D. 拆除胸带

  E. 马上报告医生

18. 出院前进行健康教育,告知患者预防复发最重要的措施是

  A. 参加体育活动增强体质   B. 5 年内避免妊娠

　　　　C. 定期自我检查乳房　　　　　　　　D. 定期到医院复诊

　　　　E. 加强营养

（19~20 题共用题干）

　　患者女，46 岁。左侧乳头刺痒，伴乳头乳晕发红、糜烂 3 个月，查体双侧乳房未发现肿块，双侧腋窝无淋巴结肿大。

　★19. 该患者可能的诊断是

　　　　A. 乳头湿疹样癌　　　B. 乳房纤维腺瘤　　　　　C. 炎性乳癌

　　　　D. 乳管内乳头状瘤　　E. 乳房囊性增生病

　　20. 如需确诊应做的检查是

　　　　A. 细菌培养　　　　　　　　　　　　B. 穿刺细胞学检查

　　　　C. 乳房钼靶摄片　　　　　　　　　　D. 分泌物涂片细胞学检查

　　　　E. 皮肤组织活检

答　案

1	2	3	4	5	6	7	8	9	10	11	12	13	14	15
D	E	E	C	C	A	A	D	B	B	D	E	D	B	C

16	17	18	19	20										
C	C	B	A	D										

 解题导引

　　4. C。癌细胞堵塞皮下淋巴管，引起淋巴回流受阻，出现真皮水肿，皮肤呈"桔皮样"改变。

　　5. C。乳腺癌最常见的淋巴转移途径是经外侧淋巴管至患侧腋窝淋巴结 - 锁骨下淋巴结 - 锁骨上淋巴结，其次是经内侧淋巴管发生胸骨旁淋巴结转移。

　　8. D。肿瘤病人应穿棉质、柔软、宽松内衣并勤更换；均衡饮食，摄入高热量、高蛋白、富含膳食纤维的各类营养素，做到不偏食、不忌食、荤素搭配、粗精混食；术后 5 年内避免妊娠，以免乳癌复发；乳癌术后应鼓励并协助病人进行功能锻炼，以减少或避免术后残疾；乳癌根治术后 3 个月做乳房再造术较合适。

　　13. D。乳癌术后应应注意自我保护患侧上肢，下床活动时用吊带托扶，避免长时间下垂或用力，如需他人扶持时只能扶健侧，以防腋窝皮瓣滑动。术后康复训练应循序渐进，1~3日主要应锻炼手、腕部及肘关节的功能，可做伸指、握拳、屈腕和屈肘等锻炼，注意避免上臂外展；手术后 1 周开始肩关节锻炼，锻炼方法包括手指爬墙运动、转绳运动、举杆运动、拉绳运动等；手术后 10~12 日可鼓励病人用患侧手进行自理，如刷牙、梳头、洗脸，并行上臂的全范围关节活动。乳癌术后 4 日开始作肩关节小范围活动，过早活动容易使腋窝皮瓣滑动引起皮瓣下积液，影响愈合。

　　19. A。乳头湿疹样癌主要表现为乳头有瘙痒、烧灼感，乳头乳晕区发红、粗糙、糜烂、潮湿等湿疹样改变。根据该患者的临床表现，考虑为乳头湿疹样癌，故选择 A。

背景拓展

乳房的检查

①20~39 岁妇女,每月做乳房自查,每 1~3 年做乳房体检,35 岁以上妇女做一次基础乳房 X 片;②40~49 岁妇女,每月做乳房自查,每年做乳房体检,每 1~2 年做一次乳房 X 线检查;③50 岁以上妇女,每月做乳房自查,每年做乳房体检和乳房 X 线检查;④对于月经正常的妇女,乳房检查的最佳时间是月经来潮后 9~11 日,此时雌激素对乳腺的影响最小,乳腺处于相对静止状态,容易发现病变;在哺乳期出现的肿块,如临床怀疑肿瘤,应在断乳后再进一步检查。

(崔苍文)

第十三章

急性化脓性腹膜炎与腹部损伤病人的护理

第一节　急性化脓性腹膜炎病人的护理

考点聚焦

　　本节知识点较多,需考生及时复习识记,预计今后对这部分内容的考查稳中有变。近几年护考的知识点是急性腹膜炎后并发症盆腔脓肿。今后考查重点有急性化脓性腹膜炎的病因病理、临床表现、主要检查方法和术后并发症的预防措施,难点主要是急性化脓性腹膜炎的辅助检查方法。

课标精析

　　急性腹膜炎是由细菌感染、物理损伤和化学刺激等因素引起的腹膜急性渗出性炎症。

【分类】

　　1. 按病因　分为细菌性(化脓性)腹膜炎和非细菌性腹膜炎。

　　2. 按病变范围　分为局限性腹膜炎与弥漫性腹膜炎。

　　3. 按发病机制　分为原发性腹膜炎与继发性腹膜炎。原发性腹膜炎和继发性腹膜炎最主要的区别是腹腔当中是否有原发病灶。

　　临床所说**急性腹膜炎多是指继发性化脓性腹膜炎,病人起病急,病情变化快,是临床常见的外科急腹症之一**。

【病因】

　　1. 原发性腹膜炎　较少见,是指细菌经血液循环、淋巴循环、泌尿系统及女性生殖系统等途径侵入腹腔引起腹腔内感染。腹腔中无原发性病灶,致病菌多为溶血性链球菌、肺炎双球菌或大肠埃希菌,多见于儿童,尤其是女童多见。

　　2. 继发性腹膜炎　**是最常见的一种急性化脓性腹膜炎,占98%左右**。**致病菌多为大肠埃希菌,其次为链球菌和厌氧杆菌等,多为混合感染**(图 13-1)。

　　(1) 腹腔内脏器穿孔或破裂:胃、十二指肠溃疡急性穿孔、腹部损伤引起内脏破裂是继发

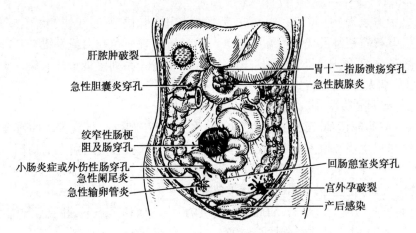

图 13-1 继发性腹膜炎常见原因

性腹膜炎最常见的病因,急性阑尾炎穿孔或急性坏疽性胆囊炎穿孔等也是其主要原因。

(2) 腹腔内脏器缺血、渗出、炎症扩散:见于绞窄性肠梗阻、绞窄性疝、急性胰腺炎、急性化脓性阑尾炎、女性生殖器官化脓性感染或产后感染等扩散而引起腹腔炎。

(3) 其他:如腹腔手术污染、胃肠吻合口瘘、腹壁严重感染等。

【病理生理】

腹膜受细菌、胃肠内容物、血液或尿液等物质刺激后,迅速产生炎症反应,表现为腹膜充血、水肿、失去原有光泽,随之产生大量浆液性渗出液。渗出液中逐渐出现大量的吞噬细胞,中性粒细胞以及坏死组织、细菌和凝固的纤维蛋白使渗出液逐渐变为混浊,成为脓液。

腹膜炎的转归取决于病人的全身情况、感染的严重程度以及治疗的效果。病变较轻者,局部病灶被大网膜包裹或填塞,炎症被局限,形成局限性腹膜炎,渗液被腹膜吸收,腹膜病变自行修复,炎症消散而痊愈。**如脓液在腹腔内积聚于膈下、盆腔、肠袢之间,可形成腹腔脓肿。病变较重者,腹膜严重充血、广泛水肿并出现大量炎性渗出液,引起血容量减少、缺水及电解质紊乱;腹腔内脏器浸泡在大量脓液中,形成麻痹性肠梗阻。同时,肠管因扩张使膈肌上移,影响心肺功能。细菌入侵、毒素吸收易引起感染性休克,严重者可导致死亡。**

【护理评估】

(一) 健康史

1. 了解既往有无胃、十二指肠溃疡病史,阑尾炎、胰腺炎、胆道感染等发作史;近期有无腹部外伤史和腹腔手术史。

2. 了解有无酗酒等不良生活习惯,发病前有无饱食、剧烈运动等诱因。

3. 女性病人应了解有无生殖器官感染史。

(二) 身体状况

1. 症状

(1) **腹痛:是最主要症状,多为持续性剧烈疼痛,通常难以忍受。**疼痛开始于原发病灶,随炎症扩散波及全腹,但原发病灶处疼痛最显著。病人深呼吸、咳嗽、转动体位时疼痛加剧。

(2) **恶心、呕吐:**最初为腹膜受刺激引起的反射性呕吐,呕吐物多为胃内容物;并发麻痹性肠梗阻时,呕吐物可呈粪样肠内容物。

(3) 感染中毒表现:随病情发展,可出现寒战、高热、脉快、呼吸浅快、大汗、口渴,常伴有等渗性缺水、电解质紊乱及代谢性酸中毒。严重者可出现面色苍白或发绀、四肢冰凉、呼吸急促、脉搏微弱、体温骤升或下降、血压下降,神志不清等一系列感染中毒征象。

2. 体征   病人常取仰卧位,下肢屈曲,腹部拒按。

(1) 视诊:有明显腹胀,腹式呼吸运动减弱或消失。

(2) 触诊:**有腹部压痛、反跳痛、腹肌紧张,称为腹膜刺激征,是腹膜炎的重要标志性体征;腹部压痛和反跳痛以原发病变部位最为明显。腹肌紧张程度与病人的病因、年龄、胖瘦等因素有关。如胃十二指肠或胆囊穿孔时,腹肌可呈"木板样"强直,称为"板状腹";而幼儿、年老体弱的病人则腹肌紧张多不明显,易被忽视。**

(3) 叩诊:胃肠胀气时呈鼓音;胃肠穿孔时,肠道内气体移至膈下,肝浊音界缩小或消失;腹腔内积液较多时,移动性浊音阳性。

(4) 听诊:肠鸣音减弱或消失。

(5) 直肠指检:直肠前窝饱满,有触痛,提示已有盆腔感染或盆腔脓肿已形成。

(三) 心理 - 社会状况

本病病情危重,病人常有焦虑、烦躁、恐惧等表现。当需手术时,更易产生无助、不安全感,甚至不配合治疗,拒绝手术。非手术治疗期间或未明确诊断前,因不允许用止痛药,腹痛病人及家属可能有不理解的情绪或言行。应全面了解病人患病后的心理反应、对本病的认知程度和心理承受能力、对医院的适应情况等相关问题。

(四) 辅助检查

1. 实验室检查   血白细胞计数及中性粒细胞比例升高;血液生化检查可有脱水、电解质紊乱、酸中毒等表现。

2. 影像学检查   腹部立位 X 线平片可见小肠胀气并伴有多个气液平面的肠麻痹征象,胃肠穿孔时可见膈下有游离气体;B 超可了解腹腔内积液积脓情况;CT 检查对腹腔内实质性脏器的损伤、炎症等病变有诊断价值。

3. 诊断性腹腔穿刺术   是准确率较高的辅助检查措施,诊断阳性率可达 90% 左右。其**操作方法是:病人向穿刺侧侧卧,选择脐与髂前上棘连线的中、外 1/3 交界处或经脐水平线与腋前线交界处穿刺,缓慢进针,穿破腹膜后有落空感,即可进行抽吸(图 13-2)。根据抽出液的气味、性状、混浊程度、细菌培养、涂片显微镜检查以及淀粉酶测定等来判断原发病变部位,明确病因。如抽出液呈黄色混浊状,无臭味,带食物残渣,可能是胃、十二指肠溃疡穿孔;腹穿液呈稀脓性,有臭味时,考虑为急性化脓性阑尾炎;抽出血性脓液,臭味重,绞窄性肠梗阻可能性较大;如是血性渗出液且淀粉酶含量高,提示可能为出血性坏死性胰腺炎;若抽出血液,抽出后迅速凝固,则可能是穿刺时误入血管;若抽出不凝固血液,提示有腹腔内实质性脏器破裂,系因腹膜的脱纤维作用使血液不凝固。**

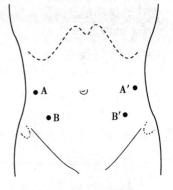

图 13-2   腹腔穿刺术进针点

4. 诊断性腹腔灌洗术   诊断性腹腔灌洗术(图 13-3)主要适用于难以明确诊断或病因不明的化脓性腹膜炎而腹腔穿刺无阳性发现者,取穿刺点的方法同诊断性腹腔穿刺。通过

穿刺针置入细塑料管一根,管的末端连接一瓶无菌生理
盐水液体,使生理盐水缓慢流入腹腔。当液体滴完后将
输液瓶置于地面,使腹腔内液体回流到输液瓶中,取出
瓶内液体,对灌洗液进行肉眼或镜下检查,必要时涂片、
培养或检测淀粉酶含量。符合以下任何一项者,为阳性检
查结果:①肉眼见灌洗液含有血液、胆汁、胃肠内容物或尿
液。②显微镜下,红细胞计数超过 $100 \times 10^9/L$;白细计数超
过 $0.5 \times 10^9/L$;淀粉酶超过 100Somogyi 单位。③涂片发现细
菌者。

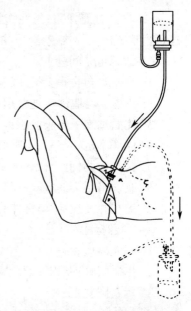

图 13-3 诊断性腹腔灌洗术

(五)治疗要点及反应

治疗原则为采取积极措施,消除病因,处理原发病灶,
彻底清洗或引流腹腔内的脓液和渗出液,使腹腔内炎症尽
快局限、吸收消散。治疗可分为非手术治疗和手术治疗两
种,多数病人需要手术治疗。

1. 非手术治疗 对原发性腹膜炎及病情较轻、全身情
况良好的继发性腹膜炎或炎症已有局限化趋势者,可在严
密观察及同时做好术前准备的情况下进行非手术治疗。**具体措施包括禁食、持续胃肠减压、**
补液、输血、合理应用有效抗生素、镇静、止痛、吸氧等。

2. 手术治疗 适用于:①经非手术治疗 6~8 小时后,腹膜炎症状不缓解或反而加重者。
②胃肠、胆囊穿孔、绞窄性肠梗阻等引起的严重腹膜炎。③出现严重的肠麻痹或中毒症状,
或合并休克者。④腹膜炎病因不明,且无局限趋势者。手术方式为剖腹探查术,手术治疗的
原则是以抢救生命为目的,处理原发病灶;彻底清理腹腔,充分引流。

3. 常见并发症

(1)腹腔脓肿(13-4):急性腹膜炎局限后,脓液
未被吸收,为腹壁、脏器、肠系膜或大网膜及其间
的粘连所包围,形成腹腔脓肿,以膈下和盆腔为多
见,有时也存在于肠祥间或腹腔其他部位。常见
脓肿有:

1)膈下脓肿:膈下脓肿是腹腔内脓肿最为重
要的一种。凡是脓液积聚在横膈下的任何一处均
称为膈下脓肿,膈下脓肿是腹膜炎的严重并发症,
感染常位于右膈下。

2)**盆腔脓肿:盆腔位于腹膜最低部位,腹腔**
内炎性渗出物易积聚于此处,为腹腔内感染最常
见的并发症。由于盆腔腹膜面积小,吸收的毒素
也较少,因此,盆腔脓肿的全身中毒症状较轻,而
局部症状相对显著。由于脓液刺激直肠和膀胱,病人常感觉有直肠刺激征和膀胱刺激征。

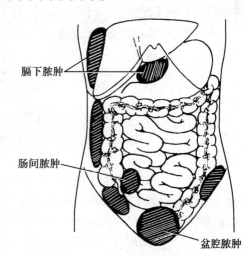

图 13-4 腹腔脓肿好发部位

3)肠间脓肿:脓液被包围在肠管、肠系膜与网膜之间,可形成单个或多个大小不等的脓
肿,由于脓肿周围有较广泛的粘连,常伴有不同程度的粘连性肠梗阻。

(2) 粘连性肠梗阻:急性腹膜炎治愈后,腹腔内多有不同程度的纤维性粘连,部分肠管粘连可出现扭曲或形成锐角,发生粘连性肠梗阻。

【护理诊断 / 问题】

1. 腹痛　与腹膜受炎症刺激或手术创伤有关。

2. 焦虑　与躯体不适及担心疾病预后等有关。

3. 体温过高　与腹腔感染,毒素吸收有关。

4. 体液不足　与禁食、呕吐、胃肠减压、发热、腹膜渗出有关。

5. 营养失调:低于机体需要量　与禁食、胃肠减压及机体能量消耗过多等有关。

6. 有切口感染的危险　与切口污染及病人抵抗力下降等因素有关。

7. 潜在并发症:感染性休克、腹腔脓肿、粘连性肠梗阻、切口感染等。

【护理目标】

1. 病人疼痛缓解。

2. 焦虑减轻,能积极配合医疗护理工作。

3. 体温恢复正常。

4. 液体得到充分补充,水、电解质及酸碱平衡得到维持。

5. 通过肠内、肠外途径补充营养物质,病人全身营养状况及时得到改善。

6. 及时清创、换药,避免切口感染。

7. 并发症得到及时发现与处理。

【护理措施】

(一) 非手术治疗的护理

1. 一般护理

(1) 体位:病人一般情况良好,无休克情况下取半卧位。半卧位有助于呼吸和循环功能的改善,有利于腹腔炎症局限于盆腔,有利于减轻中毒症状。有休克的病人可取平卧位。

(2) 禁食、胃肠减压:①诊断不明或病情严重者必须严格禁食、禁饮,一般病人入院后应暂禁饮食。②胃肠穿孔或破裂、肠梗阻的病人,应及时行胃肠减压,吸出胃肠道内容物和气体,改善胃肠道血供,减少消化道内容物自穿孔部位流入腹腔,以减少胃肠道内积气、积液,减轻腹胀和腹痛等不适。

(3) 输液或输血:迅速建立静脉通道,遵医嘱正确静脉输液,补充足够的水分、电解质和营养物质,必要时输全血或血浆,以维持有效循环血量,纠正水、电解质和酸碱失衡。安排好输液顺序,根据补液监测指标、病情,及时调整输液速度、输液量和种类。

2. 病情观察　加强巡视,定时监测体温、脉搏、呼吸、血压;严密观察有无水、电解质、酸碱平衡紊乱及休克的表现;详细记录 24 小时液体出入量,应监测每小时尿量;定时观察腹部症状和体征变化,特别是腹痛范围的变化;动态监测血常规及生化等相关检查结果,注意治疗前后的对比;同时注意观察有无腹腔脓肿形成。病情突然加重,或在非手术治疗期间出现手术指征时,应立即报告医生,及时处理。

3. 治疗配合

(1) 预防感染:遵医嘱应用有效抗生素,注意观察给药后病人的反应、给药途径、配伍禁忌以及用药的效果等。

(2) 疼痛护理:非手术治疗期间,对诊断未明确、仍需观察或治疗方案未确定的病人,禁

用吗啡、哌替啶等麻醉性镇痛药,以免掩盖病情。可采用暗示、松弛、转移注意力等方法缓解疼痛。

(3) 其他护理:做好饮食护理、口腔护理、生活护理、高热护理、胃肠减压管的护理等。

4. 心理护理 及时向家属或病人说明病情变化及相关治疗、护理措施的意义,有针对性地对病人及其家属做好解释工作,注意观察病人的心理及情绪变化,关心、体贴病人,减轻或消除病人焦虑情绪。帮助病人增强战胜疾病的信心和勇气,鼓励病人积极配合医疗和护理工作。

(二) 手术前护理

同非手术治疗的护理。同时做好急诊手术的准备工作,如:备皮、交叉配血试验、术前用药准备等。

(三) 手术后护理

1. 体位与活动 术后病人血压、脉搏平稳后取半卧位。病情允许,一般情况良好,鼓励病人及早翻身或离床活动,以促进肠蠕动恢复,防止发生肠粘连及下肢深静脉血栓。

2. 饮食 术后应禁饮食并行胃肠减压。2~3 日后,肠蠕动恢复,肛门排气,可拔除胃管,进流质饮食,少量多餐。如无腹痛、腹胀、呕吐等不适,逐渐改为半流质饮食或普食。行胃肠吻合术者,术后进食时间、进食性质应酌情处理,适当推迟。

3. 病情观察 ①密切观察生命体征变化。②监测尿量。③注意腹部症状和体征。④注意腹腔引流管引流液颜色、量和性状。⑤观察术后切口情况。根据病情观察,注意有无伤口感染、腹腔内活动性出血、腹腔残余脓肿和粘连性肠梗阻的可能。若发现异常,通知医生,配合处理。

4. 治疗配合

(1) 切口护理:观察切口敷料是否干燥,出现渗血、渗液应及时更换;观察切口愈合情况,及早发现切口感染征象。按时换药,预防切口污染或感染。对腹胀明显、感觉不舒适的病人可使用腹带,防止伤口裂开。

(2) 用药护理:术后遵医嘱合理应用止痛药以减轻疼痛,遵医嘱继续使用抗生素,进一步控制腹腔内感染。禁食期间遵医嘱合理补充水、电解质和各种营养物质,以补充机体代谢的需要。必要时输全血或血浆,维持有效循环血量。

(3) **腹腔引流护理:护理时应观察腹腔引流情况,掌握每条引流管的引流部位和作用,负压引流者应及时调整负压,妥善固定引流管,不受压、扭曲或折叠,保持通畅、有效引流。准确观察并记录引流液的颜色、量和性状。经常挤捏引流管,防止异物堵塞,预防腹腔内残余感染。当病人体温及血细胞计数恢复正常,引流量明显减少、色清,即可考虑拔管。**

5. 常见并发症的处理 膈下脓肿一经形成,必须通过外科引流才能治疗。**盆腔感染尚未形成脓肿时,可选用适当的抗生素治疗、热水坐浴、理疗,或用温水灌肠;一旦脓肿形成,直肠指检能触及柔软包块、有波动感时应切开引流。**当肠间脓肿伴有粘连性肠梗阻,确诊而又保守治疗无效时,应考虑剖腹探查引流术。

6. 健康教育

(1) 向病人提供疾病的治疗、护理知识,告知病人禁食、胃肠减压、半卧位在非手术治疗期间的重要性。

　　(2) 解释术后早期活动的重要意义,指导病人早期进行适当活动,防止术后发生肠粘连。
　　(3) 进食应循序渐进,少食多餐,避免过凉、过硬及辛辣食物,鼓励进食富含蛋白质、维生素、高热量食物。
　　(4) 有消化系统疾病者应及时到医院就诊。
　　(5) 如有恶心、呕吐、腹痛、腹胀、发热等不适情况,应及时去医院复诊。

【护理评价】

　1. 病人疼痛得到缓解。
　2. 焦虑恐惧感有所减轻,能积极配合医疗护理工作。
　3. 体温能够恢复正常。
　4. 液体得到充分补充,水、电解质及酸碱平衡得到维持。
　5. 病人全身营养状况及时得到改善。
　6. 切口未发生感染。
　7. 并发症得到及时发现与处理,避免了并发症的发生。

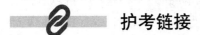

护考链接

经 典 例 题

　　例题　患者男,33 岁。阑尾穿孔合并腹膜炎手术后第 6 日。体温 39.2℃,伤口无红肿,大便次数增多,混有黏液,伴里急后重。该病人可能并发了

　　A. 肠炎　　　　　　　　　B. 肠粘连　　　　　　　　C. 膈下脓肿
　　D. 盆腔脓肿　　　　　　　E. 细菌性痢疾

　　答案:D

　　解题导引:肠炎主要表现为腹泻,可伴有发热;肠粘连主要表现有肠梗阻症状;腹腔脓肿有腹腔手术或感染史,盆腔脓肿主要表现为直肠刺激征,而膈下脓肿主要表现为全身中毒症状与右上腹疼痛;细菌性痢疾有不洁饮食史,出现脓血便及里急后重。根据该病人的临床表现特点,首先考虑该病人出现了盆腔脓肿,故选择 D。

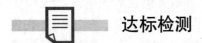

达标检测

A1/A2 型题(以下每一道题下面有 A、B、C、D、E 五个备选答案。请从中选择一个最佳答案)

　1. 长期胃肠减压的患者应加强的护理内容是
　　A. 预防压疮发生　　　　　B. 注意口腔护理　　　　　C. 及时倾倒引流液
　　D. 注意保持引流通畅　　　E. 记录引流液的量和性质
　2. 急性腹膜炎手术后血压平稳,最适宜的体位是
　　A. 平卧位　　　　　　　　B. 半卧位　　　　　　　　C. 侧卧位
　　D. 头高斜坡位　　　　　　E. 头低斜坡位

★3. 腹膜刺激征的临床表现是

    A. 压痛、反跳痛、肌紧张　　　　　　B. 压痛、反跳痛

    C. 反跳痛、肌紧张　　　　　　　　　D. 压痛、反跳痛、墨菲征

    E. 压痛、肌紧张、移动浊音阳性

4. 对于盆腔脓肿描述**错误**的是

    A. 最常见的腹腔脓肿　　　　　　　　B. 可出现尿急、尿频、尿痛症状

    C. 直肠指诊触及有波动感的肿块　　　D. 全身症状明显

    E. 里急后重

5. 原发性腹膜炎和继发性腹膜炎的主要区别在于

    A. 腹痛性质　　　　　B. 疾病严重程度　　　　　C. 腹肌紧张程度

    D. 病原菌的种类　　　E. 腹腔是否有原发病灶

6. 预防急性腹膜炎并发膈下脓肿最常用的有效措施是

    A. 早期下床活动　　　B. 大剂量抗生素　　　　　C. 半卧位

    D. 禁食　　　　　　　E. 胃肠减压

7. 疑有膈下脓肿者,为明确诊断并确定脓肿位置和大小,首选的辅助检查是

    A. X线　　　　　　　B. B超　　　　　　　　　C. CT

    D. MRI　　　　　　　E. 诊断性腹腔穿刺

8. 急性腹膜炎治疗后最常见的残余脓肿是

    A. 膈下脓肿　　　　　B. 盆腔脓肿　　　　　　　C. 肠间隙脓肿

    D. 肝脓肿　　　　　　E. 脾周围脓肿

9. 急性腹膜炎患者发生休克的主要原因是

    A. 发热　　　　　　　　　　　　　　B. 大量呕吐

    C. 剧烈疼痛　　　　　　　　　　　　D. 血容量减少及毒素吸收

    E. 细菌毒力强

★10. 引起继发性腹膜炎的细菌最多见的是

    A. 大肠埃希菌　　　　B. 铜绿假单胞菌　　　　　C. 金黄色葡萄球菌

    D. 产气杆菌　　　　　E. 变形杆菌

11. 患者男,40岁。急性阑尾炎穿孔,行阑尾切除术后第6日,体温38.6℃,大便次数增多,伴里急后重。直肠指检:直肠前壁有触痛,并有波动感。目前最主要的处理是

    A. 禁食,胃肠减压　　　B. 脓肿切开引流　　　　　C. 应用有效的抗菌药

    D. 物理降温　　　　　　E. 温盐水灌肠

★12. 患者女,57岁,已婚。急性腹膜炎后7日,体温升至38.9℃,自觉全身不适,食欲差,大便次数增多并有里急后重感,今日出现膀胱刺激征。最简便的检查手段是

    A. 腹部B超检查　　　　B. 肛门镜检查　　　　　　C. 腹腔穿刺

    D. 后穹隆穿刺　　　　　E. 直肠前壁穿刺

★13. 患者男,78岁。1日前因右腹股沟疝嵌顿手法回纳后,即感腹痛,现因腹痛加剧、腹胀、气促、呕吐而来就诊。体检:神志淡漠,四肢厥冷,脉细速140次/分,血压60/40mmHg,腹胀,全腹压痛,反跳痛和肌紧张,以脐右最为明显,诊断肠坏死穿孔、弥漫性腹膜炎、中毒性休克。应选择的处理方案是

A. 立即手术　　　　　　　　　　B. 非手术治疗

C. 先观察视发展再决定治疗方案　　D. 积极抗休克治疗,并进行手术治疗

E. 以上均不对

14. 患者男,24岁。胃穿孔并发弥漫性腹膜炎手术后6日,出现发热、寒战,右上腹疼痛,伴有呃逆。首先考虑

A. 膈下脓肿　　　　　B. 切口感染　　　　　C. 门静脉炎

D. 肝脓肿　　　　　　E. 肠粘连

15. 患者女,37岁。急性穿孔性阑尾炎术后4日出现下腹坠胀、便频、里急后重,体温复升。考虑可能是

A. 切口感染　　　　　B. 肠粘连　　　　　　C. 痢疾

D. 膈下脓肿　　　　　E. 盆腔脓肿

答　案

1	2	3	4	5	6	7	8	9	10	11	12	13	14	15
B	B	A	D	E	C	D	B	D	A	B	D	D	A	E

 解题导引

3. A。腹部压痛、反跳痛和腹肌紧张同时存在,称为腹膜刺激征,是急性腹膜炎的主要体征。压痛以原发病灶部最显著。腹肌紧张的程度与腹膜炎的严重程度相一致,与病因和机体状态也有关系。故选择A。

10. A。引起腹膜炎最主要是继发于腹部脏器的损伤或感染而所致肠道细菌的易位,所以以大肠埃希菌等革兰阴性菌常见。故选择A。

12. D。排空膀胱后经直肠或阴道后穹隆穿刺得脓液可确诊。B超有助诊断。其临床特点为局部表现显著而全身表现轻微,如患者有里急后重、大便次数增多、带黏液,或尿频、尿急、排尿困难等。直肠指检可发现直肠前壁饱满、有触痛或波动感。故选择D。

13. D。治疗原则是应尽快消除病因,促进腹膜炎局限和吸收。对感染性休克者,先抗休克,待病情稍稳定后尽早实行剖腹探查。故选择D。

 背景拓展

急性腹膜炎的护理

腹膜炎病人主要的护理措施包括:半卧位以减轻中毒症状,避免影响呼吸和循环;禁食、胃肠减压有利于控制感染的扩散和改善胃肠壁血液供给;遵医嘱补液,以纠正水、电解质和酸碱失衡;遵医嘱使用抗生素控制感染;观察腹部症状和体征,注意有无并发膈下脓肿、盆腔脓肿和肠间脓肿。

第二节　腹部损伤病人的护理

考点聚焦

　　本节知识点较多,需考生及时复习识记,预计今后对这部分内容的考查稳中有变。近几年护考的知识点是腹部损伤后的"四禁",今后考查重点有腹部损伤的临床表现鉴别、主要检查方法和术后并发症的预防措施,难点主要是闭合性腹部损伤的判断方法。

课标精析

　　腹部损伤无论在战时还是平时都较为常见,多数腹部损伤因伴有内脏损伤而危及生命。

【病因与分类】

　　腹部损伤根据腹壁有无伤口分为开放性和闭合性两大类。开放性损伤常由利器或火器所致,**腹壁伤口有腹膜破损者为穿透伤;无腹膜破损者为非穿透伤**。闭合性损伤多由挤压、冲击、碰撞和爆震等钝性暴力引起。无论是开放性还是闭合性腹部损伤,都可能仅有腹壁损伤或同时兼有腹腔内脏器损伤,单纯腹壁伤一般病情较轻,也无特殊处理。合并腹腔内脏器损伤时有腹腔内出血、休克和急性腹膜炎的表现,病情严重需紧急手术治疗。**常见受损内脏在闭合性腹部损伤中依次是脾、肾、小肠、肝、肠系膜等**。评估腹部损伤的关键是确定有无腹内脏器的损伤。

【临床表现】

(一)单纯腹壁损伤

　　暴力作用下的伤处疼痛、肿胀和压痛,皮下淤血,局部表现稳定,不随时间推移而发展。开放性损伤还可出现伤口流血。

(二)腹腔内脏损伤

　　1. **实质性脏器破裂和血管损伤**　肝、脾、肾等实质性脏器和大血管破裂时,主要表现为腹腔内出血,病人精神紧张、面色苍白、出冷汗、脉搏快而细弱、血压下降和尿少等失血性休克表现;腹痛呈持续性,多不严重;出血多者有腹胀和移动性浊音;腹部压痛、反跳痛和腹肌紧张不剧烈,但肝、肾、胰腺破裂时,因有胆汁、尿液或胰液进入腹腔,可出现明显的腹膜刺激征。肾损伤时可出现血尿。

　　2. **空腔脏器损伤(如肠、胃、胆囊、膀胱等损伤)**　胃肠道、胆囊、膀胱等空腔脏器破裂后,腹膜受化学性胃肠液、胆汁、尿液的强烈刺激发生化学性腹膜炎,随后发生细菌性腹膜炎,临床上以腹膜炎的表现为主。主要表现为持续性剧烈腹痛和全身中毒症状;重要的体征是明显的腹膜刺激征,腹腔内游离气体致肝浊音界缩小或消失,随之出现肠麻痹而有腹胀,严重者可发生感染性休克。

　　部分闭合性腹部损伤的病人早期症状不明显,如肝、脾包膜尚未破裂的病人,随着时间的推移,一旦包膜破裂即可出现低血容量性休克;又如肠道小穿孔病人,伤口可被外翻肠黏膜堵塞,因而腹膜炎表现并不突出,但随着消化液渗出量的聚增,可有明显症状。此类病人应加强观察,注意病情的进展情况。

💡 **联想记忆**

> 腹部发生闭合伤,鉴别有无内脏伤;实质破裂腹壁软,失血休克常发生;空腔破裂腹壁硬,腹膜刺激难忍受。边观察,边治疗,效果不好早手术。

【辅助检查】

1. 实验室检查　实质脏器破裂时,红细胞、血红蛋白、血细胞比容等数值明显下降;空腔脏器破裂时,白细胞计数和中性粒细胞比例明显上升;胰腺损伤时,血、尿淀粉酶多见升高。血尿是泌尿器官损伤的重要标志。

2. 影像学检查

(1) X 线检查:胃、小肠和结肠破裂时,可见膈下游离气体。

(2) B 超:B 超主要用于对肝、脾、胰、肾等实质性脏器损伤的诊断;CT 能清晰地显示实质性脏器的损伤情况及范围。

有条件的还可以进行 CT 检查、选择性动脉造影、腹腔镜检查等。

3. 诊断性腹腔穿刺和腹腔灌洗　是诊断准确率较高的一项检查,如抽出不凝固血液,提示腹内实质脏器破裂出血,由膈肌运动、肠蠕动去纤维蛋白的作用所致。若抽出的血液很快凝固,多系误穿血管所致。

【治疗原则】

腹壁损伤的治疗与一般软组织损伤相同。对疑有内脏损伤者,应严密观察病情变化,以免延误抢救时机。对确认肝脾破裂致腹腔内进行性大出血者,在抗休克的同时紧急剖腹止血。空腔脏器穿破者,休克发生较晚,一般应在纠正休克的前提下进行手术。高度怀疑有内脏损伤者,应做好紧急手术前准备,进行剖腹探查术,待查明损伤部位或器官后再作针对性处理。

【护理诊断 / 问题】

1. 有体液不足的危险　与腹腔内出血、渗出及呕吐有关。

2. 疼痛　与腹膜炎症刺激或手术创伤有关。

3. 焦虑 / 恐惧　与意外创伤所致的疼痛、出血及担心疾病的预后有关。

4. 潜在并发症:腹腔脓肿、失血性休克。

【护理措施】

(一) 现场急救

1. 应先抢救威胁生命的伤情,如呼吸、心搏骤停、窒息、开放性气胸、明显的外出血等应迅速予以处理。维持呼吸道通畅,应积极预防休克如保暖、保持病人安静、止痛(未明确诊断前,禁用吗啡等止痛药)和补充液体,以尽快恢复血容量。

2. 伤员应禁食、胃肠减压,及早应用抗生素、破伤风抗毒素。当发现腹部有伤口时,应立即予以包扎,对有内脏脱出者,一般不可回纳腹腔以免污染,可用消毒或清洁碗盖住脱出的内脏,防止受压,外面再加以包扎。如果脱出的肠管有绞窄的可能,则可将内脏送回腹腔。

经急救处理后,在严密的观察下,尽快护送到医院。

(二) 对疑有腹腔内脏损伤病人的护理

　　病人应绝对卧床,不随意搬动,尽量取半卧位,如需做离床检查,应有专人护送;做好常规腹部手术前准备,并做到"四禁",即禁食禁饮、禁忌灌肠、禁用泻药、禁用吗啡等止痛药物;尽早输液和使用抗生素。严密观察生命体征、腹痛范围、程度及腹膜刺激症状,动态观察红细胞计数、血细胞比容和血红蛋白值。

　　观察期间出现以下情况时,应及时进行手术探查:①腹痛和腹膜刺激征有进行性加重或范围扩大者;②肠鸣音逐渐减弱、消失或出现腹胀明显者;③全身情况有恶化趋势,出现口渴、烦躁、脉率增快或体温及白细胞计数上升者;④红细胞计数进行性下降者;⑤血压由稳定转为不稳定甚至下降者;⑥胃肠道出血者;⑦经积极抗休克治疗情况不见好转反而继续恶化者。

(三) 手术前后护理

　　1. 手术前护理　抢救病人生命为首要任务,严密观察病情发展,嘱病人**绝对卧床休息,不随意搬动病人,以免加重腹痛**;若病情稳定,可取半卧位,使腹肌松弛,减轻疼痛。遵医嘱应用抗菌药,若病人出现高热,应予以物理或药物降温。**疑有空腔脏器穿孔者,应禁食、胃肠减压,减少消化液和肠内容物的漏出,减轻腹痛。禁止灌肠、禁服泻药。诊断未明确前禁用吗啡类镇痛药**。关心病人,加强交流,减轻病人的焦虑和恐惧。一旦决定手术,应尽快完成手术前准备。

联想记忆

　　腹部损伤的护理:一不(不随便搬动病人)二测(测血压、测脉搏)三化验(各种化验检查),四个禁忌(禁食水、禁用止痛药物,禁止灌肠、禁用泻药)记心间。五项预防(防休克、防感染、防脱水、防电解质紊乱、防酸中毒)要做到,病情转危快开刀。

　　2. 手术后护理

　　(1) 体位:先按麻醉要求安置体位,待全麻清醒或硬膜外麻醉平卧 6 小时后,血压平稳者改为半卧位,以利于腹腔引流,减轻腹壁张力,改善呼吸循环功能。

　　(2) 禁食、胃肠减压:术后禁食 2~3 日,并做好胃肠减压的护理。待肠蠕动恢复、肛门排气后停胃肠减压,若无腹胀不适可拔除胃管,从进少量流质饮食开始,根据病情逐渐恢复半流质饮食。

　　(3) 静脉输液与用药:禁食期间静脉补液,维持水、电解质和酸碱平衡。必要时给予肠外营养支持,术后继续使用有效的抗生素,控制腹腔内感染。

　　(4) 观察病情变化:严密监测生命体征的变化,注意腹部体征的变化,及早发现腹腔脓肿等并发症。

　　(5) 手术切口护理:保持切口敷料清洁干燥,如有渗血、渗液时应及时更换。缝合伤口拆线时间:头面颈部手术后 4~5 日,**下腹部及会阴部 6~7 日**、**胸部**、**上腹部和背臀部 7~9 日**,四肢 10~12 日,**减张缝合伤口 14 日**。对于年老体弱、营养不良病人应适当延迟拆线时间。

　　(6) 鼓励早期活动:手术后病人多翻身,及早下床活动,促进肠蠕动恢复,预防肠粘连。

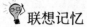 联想记忆

腹部手术早期下床活动的好处:促进血液循环,预防静脉血栓,增加气体交换,改善呼吸功能,促进肠管蠕动,防止腹腔粘连。

(7) 腹腔引流护理:腹腔引流是腹腔内放置乳胶引流管或烟卷引流条,将腹腔内的渗血、渗液或消化液引流到体外的一种外引流方法,达到排出腹腔内的渗血渗液、坏死组织和脓液、防止感染扩散、促进炎症早日消退的目的。术后应正确连接引流装置,如有多根引流管时应贴上标签,并妥善固定。保持引流通畅,每日更换引流袋,遵守严格的无菌操作,引流管不能高于腹腔引流出口,以免引起逆行感染。观察并记录引流液的性质和量,如发现引流液突然减少,病人有腹胀伴发热,应及时检查管腔有无堵塞或引流管滑脱。

(四) 健康教育

1. 宣传劳动保护、安全生产、遵守交通规则等知识,避免意外损伤。
2. 普及各种急救知识,在发生意外损伤时,能进行简单的自救或急救。
3. 无论腹部损伤的轻重,都应经专业医务人员检查,以免贻误诊治。
4. 出院后要适当休息,加强锻炼,增加营养,促进康复。若有腹痛、腹胀、肛门停止排气排便、伤口红肿热痛等症状,应及时就诊。

 护考链接

经 典 例 题

例题1 患者女,42 岁。被汽车撞伤,右上腹剧痛,脉搏 100 次/分,呼吸 36 次/分,血压 90/65mmHg,诊断尚未明确时应**禁用**

A. 异丙嗪(非那根)   B. 地西泮(安定)   C. 6- 氨基己酸

D. 吗啡   E. 苯巴比妥(鲁米那)

答案:D

解题导引:外科急腹症在诊断未明时,应实行四禁:即禁食水、禁用止痛药物,禁止灌肠、禁用泻药,故选择 D。

例题2 患者男,25 岁。因外伤被家人送至急诊。查体:面色苍白,意识模糊,腹部膨隆,右上腹有一刀刺伤口不断流血,如图所示。该患者最可能受伤的腹腔脏器是

A. 肝

B. 脾

C. 胃

D. 胰

E. 结肠

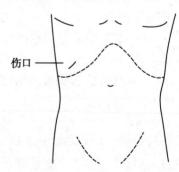

答案:A

解题导引:该患者腹部外伤后出现面色苍白、腹部膨隆、伤口不断流血提示开放性腹部

损伤伴腹腔内出血,腹部损伤＋腹腔内出血→实质脏器破裂。在开放性腹部损伤,受损脏器以肝脏最为常见,且本案例患者的伤口在右上腹,根据腹腔内脏器在体表投影位置,更应考虑肝脏损伤,故选择 A。

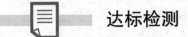 **达标检测**

一、A1/A2 型题(以下每一道题下面有 A、B、C、D、E 五个备选答案。请从中选择一个最佳答案)

1. 开放性腹部损伤中,贯通伤是指
　　A. 腹壁无破损者　　　　B. 腹膜无破损者　　　　C. 投射物有入口者
　　D. 投射物有出口者　　　E. 投射物有入、出口者

2. 开放性损伤中,最易受损伤的腹内脏器是
　　A. 肝　　　　　　　　　B. 脾　　　　　　　　　C. 胃
　　D. 肾　　　　　　　　　E. 小肠

★3. 患者男,20 岁。因车祸撞伤右上腹部,表现有明显的腹膜刺激征,应首先考虑的是
　　A. 肝破裂　　　　　　　B. 脾破裂　　　　　　　C. 胆囊破裂
　　D. 胃破裂　　　　　　　E. 肾破裂

4. 胃肠减压最可靠的拔管指征是
　　A. 体温正常　　　　　　B. 腹胀消失　　　　　　C. 肠鸣音恢复
　　D. 食欲增加　　　　　　E. 肛门排气

5. 下列哪项**不符合**小肠破裂的临床特点
　　A. 阵发性腹部胀痛　　　B. 恶心、呕吐　　　　　C. 明显的腹膜刺激征
　　D. 肝浊音界消失　　　　E. 肠鸣音消失

6. 下面哪一项是实质脏器破裂的特点
　　A. 血、尿淀粉酶升高
　　B. 白细胞计数升高
　　C. 中性粒细胞比例增加
　　D. 红细胞、血红蛋白量升高
　　E. 红细胞、血红蛋白、血细胞比容明显下降

7. 诊断腹腔内实质性脏器破裂的主要依据是
　　A. 腹肌紧张　　　　　　B. 膈下游离气体　　　　C. 腹式呼吸消失
　　D. 腹腔穿刺抽出混浊液体　E. 腹腔穿刺抽出不凝血

8. 疑有小肠破裂时,首选的影像学检查是
　　A. X 线　　　　　　　　B. B 超　　　　　　　　C. CT
　　D. MRI　　　　　　　　E. 选择性动脉造影

9. 胃破裂的主要表现是
　　A. 腹腔内出血表现
　　B. 急性腹膜炎表现,X 线检查可见膈下游离气体

C. 既有内出血表现,又有腹膜炎表现

D. 腹膜后积气

E. 呕血和黑便

10. 考虑为腹部实质脏器损伤伴内出血患者,下列检查哪项最重要

    A. 季肋部外伤史   B. 腹部压痛,反跳痛及肌紧张

    C. 血压低于 70/50mmHg   D. 血红蛋白值逐渐减少

    E. 腹腔穿刺抽出不凝固血液

11. 腹部损伤处理时,**不正确**的是

    A. 迅速判断患者伤情   B. 建立静脉通路,输血补液

    C. 遵医嘱使用有效抗生素   D. 合并开放性气胸的,优先处理

    E. 一旦肠管脱出,立即送回腹腔

★12. 患者女,36 岁。因车祸致腹部闭合性损伤入院,左中下腹持续性剧烈疼痛伴腰背部酸痛。患者出现烦躁不安,诉口渴,血压下降,具体诊断尚未确定,医嘱 X 线腹平片。适宜的护理措施是

    A. 布桂嗪止痛   B. 哌替啶止痛   C. 给水止渴

    D. 确诊前禁食   E. 搀扶患者去放射科做检查

13. 患者男,35 岁,左上腹外伤后出现面色苍白,四肢冰冷,血压下降,全腹轻度压痛,反跳痛,伴肌紧张,腹部叩诊有移动性浊音。该患者最可能发生了

    A. 脾破裂   B. 结肠破裂   C. 小肠破裂

    D. 肝破裂   E. 胃破裂

14. 患者男,42 岁。被车撞后感腹痛胸闷。查体:脉搏 120 次/分,血压 70/50mmHg(9.3/6.7kPa)。面色苍白、四肢出冷汗,全腹压痛、反跳痛及肌紧张,以左上腹为显著,移动性浊音(+),肠鸣音弱。请说出下列哪项**不妥**

    A. 可密切监测生命体征

    B. 可做腹腔穿刺

    C. 可送患者去放射科检查,进一步明确诊断

    D. 可立即输液配血,送患者去手术室

    E. 可让患者平卧位

★15. 患儿男,3 岁,上腹部汽车撞伤 2 小时入院,腹腔诊断性穿刺(−)。诊断为腹壁挫伤。8 小时后腹部逐渐饱胀。腹部触诊时哭闹,腹肌紧张,肠鸣音消失。在诊断尚未明确时,正确的措施是

    A. 不可使用哌替啶缓解疼痛   B. 输血

    C. 嘱回家卧床休息   D. 让患儿进食,保证营养

    E. 插导尿管,观察尿量

★16. 患者男,45 岁。腹部手术后 1 周,患者大便时突然腹疼,伤口敷料被红色渗液浸湿,此时应考虑

    A. 切口感染   B. 切口血肿   C. 切口裂开

    D. 肠破裂   E. 腹腔内出血

★17. 患者男,28 岁。在塌方事故中,上腹中部被重物挤压数小时,入院治疗。患者腹膜

刺激征阳性,且腹腔穿刺胰淀粉酶升高,损伤器官最可能是

    A. 胃　　　　　　　　　　B. 肝　　　　　　　　　　C. 脾

    D. 胰腺　　　　　　　　　E. 小肠

18. 患者男,43 岁。车祸后疑有外伤性肝破裂,行诊断性腹腔穿刺,抽到不凝固的积血,其主要原因是

    A. 凝血酶原减少　　　　　　　　　B. 出血被腹腔液稀释

    C. 膈肌运动、肠蠕动去纤维蛋白作用　D. 外伤后血小板减少

    E. 肝功能异常致凝血因子生成障碍

19. 患者男,42 岁。腹部遭到多人的踢打,现入院治疗。观察期间**除**哪一项情况**外**,患者需马上行剖腹探查术

    A. 口渴,脉快,烦躁不安　　　　　B. 血细胞计数明显下降

    C. 腹腔穿刺出的血液很快凝固　　　D. 扩容后血压为 90/60mmHg

    E. 肠鸣音消失

20. 患者男,30 岁。被车撞伤左上腹 2 小时,伤后腹痛、四肢湿冷。查体:BP 70/50mmHg (9.3/6.7kPa),脉搏 120 次 / 分,有轻度腹膜刺激征,行腹穿抽出 10ml 不凝固血液,经诊断为脾破裂。紧急处理合适的是

    A. 快速补液

    B. 给予镇静药物

    C. 输血以补足血容量为主

    D. 观察生命体征,评估出血量

    E. 急诊术前准备,抗休克的同时行急诊手术

二、A3/A4 型题(以下提供若干个案例,每个案例下设若干个考题,请根据各考题题干所提供的信息,在每题下面 A、B、C、D、E 五个备选答案中选择一个最佳答案)

(21~22 题共用题干)

患者男,46 岁。左上腹被自行车碰伤后 2 小时,伤后腹痛,呕吐 1 次,为胃内容物,自觉头晕、乏力、口渴、心慌。查:P 110 次 / 分,BP 85/60mmHg,面色苍白,四肢湿冷,左上腹见一 4cm × 4cm 皮下瘀血斑,全腹压痛,轻度肌紧张和反跳痛,以左上腹为著;叩诊有移动性浊音;听诊肠鸣音较弱。

★21. 根据患者症状和体征,最可能的诊断是

    A. 肝破裂　　　　　　　　B. 脾破裂　　　　　　　　C. 空回肠破裂

    D. 结肠破裂　　　　　　　E. 胰腺损伤

★22. 为明确诊断最简便而最重要的检查方法是

    A. 腹部 X 线透视　　　　B. 消化道钡剂造影　　　　C. 腹部 CT 检查

    D. 血常规、血细胞比容　E. 左下腹腔穿刺

(23~25 题共用题干)

患者女,45 岁。因车祸撞伤腹部,患者诉腹痛难忍,伴恶心、呕吐,X 线腹透见膈下游离气体,拟诊为胃肠道外伤性穿孔是

23. 有确定性诊断意义的表现是

A. 腹膜刺激征　　　　　　　　　　B. 肠鸣音消失

C. 腹腔穿刺抽出混浊液体　　　　　D. 白细胞计数增高

E. 感染中毒症状

24. 该患者的处理**不正确**的是

A. 禁食,输液　　　　B. 胃肠减压　　　　C. 应用大量抗生素

D. 给吗啡止痛　　　　E. 尽快术前准备

25. 可减少腹腔毒素吸收的体位是

A. 平卧位　　　　B. 侧卧位　　　　C. 俯卧位

D. 半卧位　　　　E. 头低足高位

<h1 style="text-align:center">答　案</h1>

1	2	3	4	5	6	7	8	9	10	11	12	13	14	15
E	A	A	E	A	E	E	A	B	E	E	D	A	C	A

16	17	18	19	20	21	22	23	24	25					
C	D	C	C	E	B	E	C	D	D					

 解题导引

3. A。根据右上腹损伤后有明显的腹膜炎病史,首先考虑右上腹的空腔脏器(胆囊、胃)破裂或伴有大肝管裂伤的肝损伤,由于该患者为右上腹严重创伤,肝破裂的可能性明显高于胃、胆囊。

12. D。腹部闭合性损伤患者在诊断未明确前,尽量取半卧位,禁随便搬动病人,患者如需做特殊检查,应使用平车并由专人护送,同时严格遵守"四禁",即**禁饮食,禁用麻醉性镇痛剂,禁灌肠,禁泻剂**。

15. A。对腹部损伤后出现了腹膜炎的患儿,如诊断尚未明确时,应严格遵守"四禁",减少不必要的刺激,密切观察病情变化,此时患儿尚无血容量不足的表现,暂不需要输血。

16. C。腹部手术后切口拆线时间为7日左右,如果愈合不良,在腹内压突然增高的情况下,就会裂开,应让患者平卧,送手术室消毒后缝合,再次缝合必须用减张缝合,要14日才能拆线。故选择C。

17. D。胰腺由于位置较深,损伤机会较小。损伤后临床表现无明显特异性,不易早期诊断。有下列情况时,应警惕有胰腺损伤的可能:①上腹部有严重挤压伤,特别是暴力直接作用于上腹中线,可使胰腺挤压于脊柱,造成胰头、胰体的断裂伤;②胰体断裂后胰液外渗可早期出现腹膜刺激征,部分伤员因膈肌受刺激出现有背部痛,部分伤员形成胰腺假性囊肿;③胰腺损伤出血量一般不大,但有时腹腔穿刺可抽出血液而误诊为肝脾破裂;④腹腔穿刺液胰淀粉酶含量升高。故选择D。

21. B。诊断要点:外伤史,左上腹痛,腹内出血征,腹部移动性浊音,腹穿抽出不凝固血液,红细胞数进行性下降等。故选择B。

22. E。实验室检查:血尿常规;红细胞计数明显下降,提示实质性器官出血。B超:对实质性脏器损伤的诊断率高,可做动态观察。X线检查。诊断性腹腔穿刺和腹腔灌洗术有利于早期诊断并提高确诊率。故选择 E。

 背景拓展

脾 破 裂

　　脾破裂(splenic rupture):占各种腹部损伤的 40%~50%,合并有血吸虫、淋巴瘤、疟疾等慢性病理改变的脾更易破裂,按脾破裂的部位和程度不同,其病理类型可分为:

(1) 中央型破裂:脾实质深部破裂。

(2) 被膜下破裂:脾被膜下实质部分破裂。

(3) 真性破裂:脾实质及被膜均破裂。前两种情况因被膜完整,出血量受到限制,形成的血肿可被吸收;但较大的,尤其是被膜下血肿,在某些微弱外力的作用下,可突然转为真性破裂,发生腹腔内大出血。临床所见脾破裂,约 85% 是真性破裂。脾破裂合并脾蒂撕裂时,出血量大,病人在短时间内即可发生失血性休克甚至危及生命。

(赵艳梅)

第十四章

胃肠疾病病人的护理

第一节 腹外疝病人的护理

考点聚焦

　　本节知识点较多,需考生及时复习识记,预计今后对这部分内容的考查稳中有变。近几年护考的知识点是腹外疝的临床表现、术后护理和健康指导,今后考查重点有腹外疝的临床表现鉴别、主要检查方法和术后并发症的预防措施,难点主要是腹股沟斜疝和直疝的鉴别。

课标精析

　　腹外疝是腹内脏器或组织连同壁腹膜经腹壁薄弱点或孔隙向体表突出所形成。腹外疝根据其发生部位可以分为腹股沟斜疝和腹股沟直疝。其中以腹股沟斜疝的发病率最高,约占全部腹外疝的75%~90%,是最常见的外科疾病之一。典型的**腹外疝由疝环、疝囊、疝内容物和疝外被盖组成**(图14-1)。**疝内容物是进入疝囊的腹内脏器或组织,以小肠最为多见,大网膜次之。**

【病因】

　　1. **腹壁强度降低**　发生腹外疝的局部腹壁均为强度减弱的区域,造成腹壁强度减弱的原因有先天性结构缺陷和发育异常及后天性腹壁肌功能丧失和缺损。前者如精索或子宫圆韧带穿过腹股沟管、股动静脉穿过股管、脐血管穿过脐环以及腹白线发育不全等;后者包括手术切口愈合不良、外伤、感染、腹壁神经损伤、年老、久病或肥胖所致肌萎缩等。

　　2. **腹内压增高**　腹内压力增高既可引起腹壁解剖结构的病理性变化,利于疝的形成,又可直接或促进腹腔内脏器官

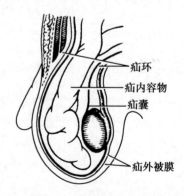

图 14-1　腹外疝的解剖结构

疝环
疝内容物
疝囊
疝外被膜

经腹壁薄弱区或缺损处突出形成疝。**慢性咳嗽、便秘、排尿困难(如前列腺增生症)、腹水、妊娠、举重、婴儿经常啼哭等是引起腹内压力增高的常见因素。**

【分类】

1. 易复性疝 凡疝内容物很容易还纳腹腔的称为易复性疝。

2. 难复性疝 疝内容物与疝囊壁发生粘连而不能完全回纳腹腔者称为难复性疝,其疝内容物多为大网膜。滑动性疝指疝内容物进入疝囊并成为疝囊壁的一部分者,属难复性疝。

3. 嵌顿性疝 疝环较小而腹内压骤增时,疝内容物可强行扩张疝环而进入疝囊,随后被弹性回缩的疝环卡住,使其不能回纳,称为嵌顿性疝。

4. 绞窄性疝 疝内容物不能回纳,合并有严重血运障碍,称为绞窄性疝。

【临床表现】

(一) 腹股沟斜疝

腹内脏器或组织自腹股沟管内环(深环),经腹股沟管,穿出腹股沟管外环(浅环),进入阴囊或大阴唇,称腹股沟斜疝。

1. 易复性疝 除腹股沟区肿块和偶有胀痛外,无其他症状。肿块在站立、行走、咳嗽或用力时出现,**可降至阴囊或大阴唇**;病人平卧休息或用手将肿块向腹腔推送,**肿块能完全回纳腹腔而消失。**

2. 难复性疝 疝块不能完全回纳,局部胀痛感加重。

3. 嵌顿性疝 多发生于斜疝,表现为疝块突然增大,伴明显疼痛;疝块紧张发硬、有明显触痛,不能回纳腹腔。如嵌顿的内容物为肠袢,可伴腹部绞痛、腹胀、恶心呕吐等急性肠梗阻表现。如嵌顿时间过久,可发展为绞窄性疝。

4. 绞窄性疝 临床症状多较严重,若疝内容物发生感染,**会引起周围组织的急性炎症和腹膜炎的表现**,严重者可发生脓毒症。

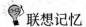 联想记忆

腹股沟疝多斜疝,先天多见青少儿。腹部肿块呈梨形,容易掉入阴囊里。按住内环疝不见,嵌顿疼痛易坏死。

(二) 腹股沟直疝

腹内脏器或组织经直疝三角突出而形成的疝称为腹股沟直疝。病人站立时,在腹股沟内侧端、耻骨结节外上方出现一**半球形肿块**,可自行回纳腹腔。由于疝囊颈宽大,故**直疝极少发生嵌顿。**

联想记忆

直疝发生在老年,半球性状易回复。头小底大按不住,绝不掉入阴囊里。

腹股沟疝斜疝与直疝的鉴别见表14-1。

表 14-1 腹股沟疝斜疝与直疝的鉴别

鉴别点	斜疝	直疝
好发年龄	多见于儿童及青壮年	多见于老年人
突出途径	经腹股沟管突出,可进阴囊	由直疝三角突出,不进阴囊
疝块外形	呈梨形,上部呈蒂柄状	呈半球形,基底较宽
回纳疝块后压住疝环	疝块不再突出	疝块仍可突出
疝囊颈与腹壁下动脉的关系	疝囊颈在腹壁下动脉外侧	疝囊颈在腹壁下动脉内侧
嵌顿机会	较多	极少

【辅助检查】

1. **透光试验** 腹股沟斜疝透光试验阴性,此检查方法可与鞘膜积液鉴别。

2. 实验室检查 疝内容物继发感染时,血常规检查示白细胞计数和中性粒细胞计数比例升高;粪便检查显示隐血试验阳性或见白细胞。

3. X 线检查 疝嵌顿或绞窄疝时 X 线检查可见肠梗阻征象。

【治疗原则】

(一)非手术治疗

1 岁以下婴幼儿可暂不手术,因婴幼儿腹壁肌可随生长发育而逐渐增强,疝有自行消失的可能,并给发育中的腹肌以加强腹壁的机会。**可采用棉线束带或绷带压迫深环,防止疝块突出**。年老体弱或伴有严重疾病而不能耐受手术者,可佩戴医用疝带。**长期使用疝带可使**疝囊颈受到反复摩擦而增厚,**易致疝囊与疝内容物粘连**,增加嵌顿的机会。

(二)手术治疗

腹股沟疝一般均应及早施行手术治疗,手术方法可归纳为单纯疝囊高位结扎术和疝修补术。

1. 单纯疝囊高位结扎术仅适用于婴幼儿及绞窄性斜疝因肠坏死而局部有严重感染、暂不宜行疝修补术者。

2. 疝修补术

(1)**无张力疝修补术**:系利用人工合成网片材料,在无张力的情况下进行疝修补术。该方法最大的优点是材料易于获得、创伤小、术后下床早、恢复快,但都有潜在的排异和感染的危险。

(2)**经腹腔镜疝修补术**:基本原理是从腹腔内部用合成纤维网片加强腹壁缺损处或用钉(缝线)使内环缩小,有创伤小、痛苦少、恢复快、美观等优点,并可同时发现和处理并发疝、双侧疝。

(3)嵌顿性和绞窄性疝的处理:嵌顿性疝具备下列情况者可先试行手法复位。

1)嵌顿时间在 3~4 小时内,局部压痛不明显,也无腹部压痛或腹肌紧张等腹膜刺激征者。

2)年老体弱或伴有其他较严重疾病而估计肠祥尚未绞窄坏死者。手法复位后,必须严密观察腹部体征,一旦出现腹膜炎或肠梗阻的表现,应尽早手术探查。除上述情况外,**嵌顿性疝原则上需要紧急手术治疗,以防疝内容物坏死,并解除伴发的肠梗阻。如绞窄性疝的内容物已坏死,更需手术治疗。**

【护理诊断 / 问题】

1. 知识缺乏　缺乏预防腹内压升高的相关知识。

2. 疼痛　与疝块突出、嵌顿或绞窄及术后切口张力大有关。

3. 体液不足　与嵌顿疝或绞窄性疝引起的机械性肠梗阻有关。

4. 潜在并发症：术后阴囊水肿、切口感染。

【护理措施】

(一) 术前护理

1. 消除致腹内压升高的因素　对有咳嗽、便秘、排尿困难者应给予对症处理,吸烟者术前 2 周戒烟；疝块较大者减少活动,多卧床休息。

2. 活动与休息　疝块较大者减少活动,多卧床休息；离床活动时使用疝带压住疝环口,避免腹腔内容物脱出而造成疝嵌顿。

3. 术前晚灌肠,清除肠内积粪,防止术后腹胀及排便困难。送病人进手术室前,嘱其排空尿液或留置尿管,以防术中误伤膀胱。

4. 观察腹部情况,病人若出现明显腹痛,伴疝块突然增大,紧张发硬且触痛明显,不能回纳腹腔,**应高度警惕嵌顿疝发生的可能**,需立即通知医生,及时处理。

5. **急诊手术应予禁食、静脉输液、胃肠减压、抗感染,纠正水、电解质及酸碱平衡失调,并备皮、配血**,做好手术前准备工作。

6. 其他护理

(1) 心理护理:稳定病人的情绪,向病人讲解手术目的、方法、注意事项,以减轻病人对手术的恐惧心理。

(2) 送病人进手术室前,嘱其排空小便,以防术中误伤膀胱。

(二) 术后护理

1. 病情观察　密切监测病人生命体征的变化,观察伤口渗血情况,及时更换浸湿的敷料,估计并记录出血量。

2. 饮食　一般术后 6~12 小时若无恶心、呕吐,**可进水及流食**,次日可进半流食、软食或普食；行肠切除吻合术者,术后应禁食,待肠道功能恢复后方可进食。禁食期间,应继续给予补液和支持治疗。

3. 活动　**无张力疝修补术后病人可早期离床活动,年老体弱、复发性疝、绞窄性疝、巨大疝病人术后可适当延迟下床活动时间**,防止腹内压升高。

4. 体位　**平卧 3 日,膝下垫枕,髋关节微屈,以松弛腹股沟切口的张力,利于切口愈合和减轻伤口疼痛**,必要时根据医嘱应用止痛药。

5. 防止腹内压升高　剧烈咳嗽和用力大小便等均可引起腹内压升高,不利于愈合。

6. 并发症的预防和护理

(1) **预防阴囊水肿**:由于阴囊比较松弛、位置较低,渗血、渗液易积聚于阴囊。为避免阴囊内积血、积液和促进淋巴回流,术后可用 0.5kg 沙袋压迫切口部位,用丁字带将阴囊托起,并密切观察阴囊肿胀情况。

(2) 预防切口感染:切口感染是疝复发的主要原因之一。

1) 术前皮肤准备:手术前应做好阴囊及会阴部的皮肤准备,避免损伤皮肤。

2) 应用抗菌药物:绞窄性疝行肠切除、肠吻合术后,易发生切口感染,术后须及时、合理应用抗菌药物。

3) 切口护理:术后须严格无菌操作,保持敷料清洁、干燥,避免大小便污染,若发现敷料污染或脱落,应及时更换。

4) 注意观察:体温和脉搏的变化及切口有无红、肿、疼痛,一旦发现切口感染,应尽早处理。

7. 健康教育　出院后逐渐增加活动量,**3个月内应避免重体力劳动或提举重物**;避免腹内压升高的因素需注意保暖,防止受凉而引起咳嗽,指导病人在咳嗽时用手掌按压切口部位,以免缝线撕脱;保持排便通畅,避免用力排便。复诊和随诊,定期门诊复查。若疝复发,应及早诊治。

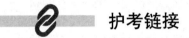　护考链接

经 典 例 题

例题1　腹股沟斜疝发生绞窄时,疝囊渗液的性质**不包括**

A. 棕褐色　　　　　　　　B. 淡红色　　　　　　　　C. 红褐色

D. 暗红色　　　　　　　　E. 淡黄色

答案:E

解题导引:绞窄性疝是疝内容物动脉血循环障碍致疝内容物发生坏死,疝囊内渗液为血性渗液,呈淡红色、暗红色、红褐色或棕褐色等,故选择E。

例题2　患者男,75岁。1日前因右腹股沟并发嵌顿实行手法回纳后,继发肠坏死穿孔,弥漫性腹膜炎,中毒性休克,护士迅速建立了静脉通道,并遵医嘱静滴头孢地尼,在用药前护士向患者说明此药物的作用是

A. 调整电解质紊乱　　　　B. 镇痛　　　　　　　　C. 增强机体免疫力

D. 抗感染　　　　　　　　E. 补充血容量

答案:D

解题导引:头孢地尼为抗生素类药物,具有抗感染的作用,故选择D。

(例题3~4共用题干)

患者男,52岁。5年来站立、咳嗽时反复出现左侧腹股沟肿块,呈梨形,平卧可消失。12小时前搬重物时肿块增大,有明显疼痛,平卧和手推均不能回纳,肛门停止排便排气。诊断为腹外疝入院治疗。

例题3　该患者最适合的治疗措施是

A. 手法复位　　　　　　　B. 立即手术　　　　　　　C. 药物止痛

D. 平卧观察　　　　　　　E. 抗生素治疗

答案:B

解题导引:患者若出现明显腹痛,伴疝块突然增大,紧张发硬且触痛明显,不能回纳腹腔,可能发生嵌顿疝,需立即通知医生,急诊手术处理。故选择B。

例题4　患者治疗后即将出院,护士给予指导,其中**不正确**的是

A. 出院后3个月内避免重体力劳动

B. 减少和消除引起腹外疝复发的因素

C. 调整饮食习惯,保持排便通常

D. 注意避免增加腹内压的动作,如剧烈咳嗽等

E. 定期随访,疝复发时可在家中观察

答案:E

解题导引:腹外疝患者出院后逐渐增加活动量,3个月内应避免重体力劳动或提举重物;避免腹内压升高的因素需注意保暖,防止受凉而引起咳嗽,指导患者在咳嗽时用手掌按压切口部位,以免缝线撕脱;保持排便通畅,避免用力排便。复诊和随诊,定期门诊复查。若疝复发,应及早诊治。故选择E。

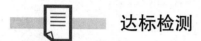 达标检测

A1/A2 型题(以下每一道题下面有 A、B、C、D、E 五个备选答案。请从中选择一个最佳答案)

1. 腹外疝的疝环是指

　　A. 疝内容物突出的部分　　　B. 疝外被盖组织　　　C. 腹膜缺损或薄弱处

　　D. 壁腹膜的一部分　　　E. 疝囊颈部

2. 最常见的腹外疝是

　　A. 腹股沟直疝　　　B. 腹股沟斜疝　　　C. 切口疝

　　D. 脐疝　　　E. 股疝

3. 引起腹外疝的两个主要原因是

　　A. 妊娠和重体力劳动　　　　　　B. 腹水和便秘

　　C. 腹壁强度低和腹内压高　　　　D. 外伤和感染造成的腹壁缺损

　　E. 腹股沟管和股管宽大

4. 腹外疝好发于腹股沟区的主要原因是

　　A. 腹内压高　　　　　　　　　　B. 腹股沟韧带松弛

　　C. 腹外斜肌腱膜发育不良　　　　D. 腹内斜肌和腹横肌发育不良

　　E. 精索或子宫圆韧带穿过腹股沟管

★5. 患者男,65 岁。发现右腹股沟内侧包块 3 年余。3 日前腹股沟包块增大变硬,不能还纳,伴剧烈疼痛,8 小时前疼痛有所缓解,但出现发热。患者最可能出现了

　　A. 易复性疝　　　B. 难复性疝　　　C. 嵌顿性疝

　　D. 绞窄性疝　　　E. 急性阑尾炎

6. 难复性疝的疝内容物多为

　　A. 小网膜　　　B. 大网膜　　　C. 小肠

　　D. 大肠　　　E. 肠系膜

★7. 最易发生嵌顿的腹外疝是

　　A. 腹股沟直疝　　　B. 腹股沟斜疝　　　C. 切口疝

　　D. 脐疝　　　E. 股疝

8. 疝内容物被嵌顿时间较久,发生血液循环障碍而坏死称为

   A. 易复性疝   B. 滑动性疝   C. 难复性疝

   D. 嵌顿性疝   E. 绞窄性疝

9. 下列哪项**不符合**易复性腹股沟斜疝的临床特点

   A. 主要表现为腹股沟区肿块   B. 肿块在腹内压增高时出现

   C. 肿块可完全回纳腹腔   D. 肿块可进入阴囊或大阴唇

   E. 可伴机械性肠梗阻症状

10. 下列哪项**不符合**腹股沟嵌顿性疝的临床特点

    A. 用力排便是诱因   B. 疝块突然增大伴明显疼痛

    C. 疝块紧张发硬、触痛明显   D. 可伴机械性肠梗阻症状

    E. 用手轻推时,疝块可部分回纳腹腔

11. 腹股沟直疝与斜疝最主要的鉴别是

    A. 疝块的形状

    B. 发病的年龄

    C. 嵌顿的机会

    D. 回纳疝块后压住内环,增加腹压时疝块是否出现

    E. 疝块是否进入阴囊或大阴唇

12. 关于腹股沟直疝的描述,下列**不正确**的是

    A. 多见于老年人   B. 疝块经直疝三角突出,不进入阴囊

    C. 压住疝环不能阻止疝块的突出   D. 疝囊颈在腹壁下动脉内侧

    E. 易发生嵌顿

13. 1 岁以内的患儿腹股沟斜疝,最适宜的治疗方法是

    A. 棉束带压迫法   B. 疝囊高位结扎术   C. 疝修补术

    D. 疝成形术   E. 药物治疗

★14. 患者男,33 岁。腹股沟斜疝术后取仰卧位,腘窝部垫枕,最主要的目的是

    A. 预防麻醉后头痛   B. 减少阴囊血肿发生机会

    C. 促进肠蠕动恢复,预防肠粘连   D. 减轻切口疼痛,利于切口愈合

    E. 防止疝复发

★15. 关于右侧腹股沟斜疝嵌顿病人的术后出院指导,正确的是

    A. 减少和消除引起腹外疝复发的原因

    B. 出院后 3 日内避免重体力劳动或提举重物

    C. 卧床休息,不可增加活动量

    D. 可进食刺激性食物

    E. 出院后不必定期随访

★16. 绞窄性疝患者的术前护理措施中,**不正确**的是

    A. 禁饮食   B. 备皮   C. 排空膀胱

    D. 灌肠   E. 静脉输液

17. 巨大疝修补术后的护理,下列**不正确**的是

    A. 取平卧位,膝下垫软枕   B. 术后 6~12 小时可饮水

C. 用丁字带托起阴囊　　　　　　　D. 鼓励患者早期离床活动

E. 及时处理尿潴留

★18. 腹外疝术后护理中**不正确**的是

A. 平卧 3 日,膝下垫一软枕　　　　　B. 术后当日可进流食

C. 预防感染　　　　　　　　　　　　D. 预防术后出血

E. 早期下床活动

19. 斜疝修补术后,预防阴囊血肿最主要的措施是

A. 平卧位,膝下垫软枕　　B. 切口砂袋压迫,托起阴囊　　C. 咳嗽时用手按压伤口

D. 不宜过早下床活动　　　E. 预防便秘,尿潴留

★20. 患者男,30 岁。行疝修补术后 2 日,体温 38℃。患者无其他主诉,应考虑

A. 切口感染　　　　　　B. 上呼吸道感染　　　　　　C. 并发腹腔感染

D. 基础代谢率高　　　　E. 外科手术热

★21. 患者男,55 岁。腹股沟斜疝发生嵌顿 4 小时来院诊治。诉腹部绞痛、腹胀、呕吐。体查:体温 38.5℃;疝块紧张发硬、压痛明显,不能回纳腹腔;腹痛、腹膜刺激征明显。目前最主要的处理是

A. 手法复位　　　　　　　　　　　B. 紧急手术

C. 解痉、镇痛　　　　　　　　　　D. 快速静脉输液、抗感染

E. 继续观察,暂不需处理

22. 患者男,25 岁。在硬膜外麻醉下行左腹股沟斜疝修补术。恰当的术后饮食护理是

A. 术后应禁食 48 小时　　　　　　B. 术后即进普通饮食

C. 术后应胃肠减压　　　　　　　　D. 术后应静脉供给营养 3 日

E. 若术后 6 小时无恶心即可进流质饮食

答　　案

1	2	3	4	5	6	7	8	9	10	11	12	13	14	15
C	B	C	E	D	B	E	E	E	E	D	E	A	D	A

16	17	18	19	20	21	22								
D	D	E	B	E	B	E								

 解题导引

5. D。患者 3 日前腹股沟包块增大变硬,不能还纳,伴剧烈疼痛应考虑为嵌顿疝,而 8 小时前疼痛虽然有所缓解,但出现体温升高,应考虑可能出现了绞窄,此时应密切注意患者局部有无炎症反应及腹膜刺激征等。

7. E。腹内脏器经股环、股管向股部卵圆窝突出的疝为股疝,极易发生嵌顿和绞窄,应及早手术治疗,故选择 E。

14. D。预防腰麻后头痛应采取去枕平卧位;减少阴囊血肿的发生主要采取局部用砂袋

压迫及阴囊抬高等措施;促进肠蠕动恢复的措施主要通过早期活动,但疝修补术后早期不宜进行;腹股沟斜疝术后取仰卧位,腘窝部垫枕,可减轻腹股沟局部张力,疼痛减轻,并有利于切口愈合;而预防疝复发主要是消除引起腹压升高的因素。

15. A。 腹外疝术后患者出院后应特别注意减少和消除引起腹外疝复发的原因,3个月内避免重体力劳动,但可从事日常活动,避免刺激性食物,定期随访。

16. D。 该病例发生了绞窄性疝,术前灌肠可加重炎症扩散,故选择D。

18. E。 腹外疝术后应避免增加腹内压,平卧3日,膝下垫枕,髋关节微屈,以松弛腹股沟切口的张力,利于切口愈合和减轻伤口疼痛,故选择E。

20. E。 术后3日内不超过38℃的发热应考虑外科手术热,若术后3~6日仍持续发热,则提示存在感染或其他不良反应,故选择E。

21. B。 该患者在嵌顿性疝的基础上出现发热(体温38.5℃)和急性腹膜炎征象(腹痛和明显的腹膜刺激征),提示可能已发生了绞窄性疝,故应马上手术处理,故选择B。

 背景拓展

疝修补术

1. 传统疝修补术　采用疝环邻近的组织修补腹壁薄弱或缺损处的手术方法。由于施行的修补方法是将有距离的、来源不同的坚韧组织强行缝合在一起,所以存在缝合张力大、组织愈合差,术后手术部位有牵扯感、疼痛等特点。

2. 无张力疝修补术　利用人工合成的纤维网片材料,在无张力的情况下对腹壁薄弱或缺损处进行的修补,克服了传统疝修补术的诸多弊端。这种人工合成的修补材料组织相容性好、无毒性、作用持久、强度高,术后病人下床早、恢复快。但是,人工材料毕竟是异物,都有潜在的排斥和感染的危险,要慎用;另外,合并糖尿病的病人也不宜使用。

3. 经腹腔镜疝修补术　具有创伤小、痛苦少、恢复快、美观等优点,并可以同时发现处理并发症、双侧疝。这种技术已日臻完善,但因对技术设备要求高,需全身麻醉、费用高等因素制约了它的开展。

第二节　胃、十二指肠溃疡病人的护理

 考点聚焦

本节知识点较多,需考生及时复习识记,预计今后对这部分内容的考查稳中有变。近几年护考的知识点涵盖了胃、十二指肠溃疡最典型的病因病理、临床表现、并发症、治疗原则和护理措施。今后考查重点有胃、十二指肠溃疡的临床表现鉴别、主要检查方法和术后并发症的预防措施,难点主要是胃、十二指肠溃疡表现特点的鉴别和术后并发症的防治。

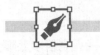 **课标精析**

胃和十二指肠的慢性溃疡的形成与胃酸和胃蛋白酶的消化作用有关,故也称为消化性溃疡。

【病因】

消化性溃疡发生是胃、十二指肠黏膜的损害侵袭因素和保护因素之间失去平衡的结果。

1. **损害因素**

(1) **幽门螺杆菌感染(Hp):现已公认 Hp 感染为消化性溃疡的主要病因**。幽门螺杆菌感染破坏了胃、十二指肠的黏膜屏障,幽门螺杆菌分泌的空泡病毒蛋白和细胞毒素相关基因蛋白可造成胃、十二指肠黏膜上皮细胞受损和炎症反应,损害了黏膜的防御修复机制。幽门螺杆菌感染还可引起高胃泌素血症、胃酸分泌增加,这两方面协同作用促使胃、十二指肠黏膜损害,形成溃疡。根除 Hp 可明显降低消化性溃疡的发病率。

(2) **胃酸和胃蛋白酶**:消化性溃疡的形成是由于胃酸和胃蛋白酶对黏膜自身消化所致。其中,**胃酸的作用占主导地位**。

(3) **药物因素**:非甾体类抗炎药如**阿司匹林**、**布洛芬**、吲哚美辛(消炎痛)等,除**直接损伤胃黏膜**外,还能**抑制前列腺素合成**,削弱黏膜的保护作用。此外,**肾上腺皮质激素**也与溃疡的形成和活动有关。

(4) 遗传因素:研究发现家族中患消化性溃疡倾向者,其家属患病机会比没有家族倾向者高 3 倍。O 型血型者比其他血型患十二指肠溃疡的发病率高达 1.4 倍。

(5) **其他因素**:粗糙或刺激性饮食、不规律的饮食习惯、烈酒、咖啡、吸烟以及精神紧张均与消化性溃疡的发生和复发密切相关。

2. **保护因素** 主要有**胃黏液 - 黏膜屏障**、**黏膜的血液循环**和**上皮细胞的更新**以及**前列腺素**。其中,前列腺素具有促进黏膜血液循环、促进胃黏膜细胞分泌黏液和 HCO_3^- 以及加快上皮细胞更新速度的作用。

【临床表现】

消化性溃疡在临床上以**慢性病程**、**周期性发作**、**节律性上腹痛**为特点,一般春秋季节易发病,精神紧张、过度疲劳、饮食不调和服用非甾体类抗炎药常可诱发。

1. 症状 **节律性上腹痛**是消化性溃疡**最具特征性的症状**,其疼痛特点因溃疡部位不同而有所不同(表 14-2)。

表 14-2 不同部位消化性溃疡的疼痛特点

	胃溃疡	十二指肠溃疡
疼痛部位	剑突下正中或偏左	上腹正中或偏右
疼痛性质	烧灼感或痉挛感	饥饿感或烧灼感
疼痛时间	进食后 0.5~1 小时出现,至下餐前消失	进食后 2~3 小时出现,下次进餐后缓解,可有夜间痛
疼痛节律	进食→疼痛→缓解	疼痛→进食→缓解

2. 体征 缓解期多无明显体征,活动期上腹部可有固定而局限的压痛点。

3. 并发症

(1) **急性穿孔**:多数病人既往有长期的胃、十二指肠溃疡病史,穿孔前数日症状加重,情绪波动、过度劳累、饮食不当或服用皮质类固醇类药物等常为诱因。主要表现为**突发性上腹部刀割样剧痛,并迅速波及全腹**;病人疼痛难忍,并有面色苍白、出冷汗、脉搏细速、血压下降、四肢厥冷等表现;常伴恶心、呕吐。腹部呈舟状;腹式呼吸减弱或消失;**全腹有明显的压痛和反跳痛,腹肌紧张呈"木板样"强直;肝浊音界缩小或消失,可有移动性浊音;肠鸣音减弱或消失**。X线立位平片可见膈下游离气体;腹腔穿刺抽出液可含胆汁或食物残渣。

(2) **胃、十二指肠溃疡大出血**:由溃疡侵蚀基底大血管所致,**主要表现为呕血和解柏油样黑便**。呕血前病人常有恶心,便血前多突然有便意。**失血量超过400ml时,病人可出现面色苍白、口渴、脉搏快速有力、血压正常或略偏高;当失血量超过800ml时,可出现烦躁不安、出冷汗、脉搏细速、呼吸急促、血压下降、四肢湿冷等休克征象**。血常规检查示红细胞计数、血红蛋白值、血细胞比容均呈进行性下降。

(3) **胃、十二指肠溃疡瘢痕性幽门梗阻**:溃疡引起幽门梗阻的机制有幽门痉挛、炎性水肿和瘢痕三种。**呕吐是最为突出的症状**,常发生在下午或晚间,其特点是呕吐量大,一次可达1000~2000ml,**呕吐物含大量宿食、带腐败酸臭味,不含胆汁**。**长期呕吐可引起脱水和电解质紊乱(低钾、低氯性碱中毒)**,严重者有营养不良性消瘦。腹部检查时,上腹部可见胃型和胃蠕动波,用手轻拍上腹部可闻及振水声。胃镜检查可见胃内大量潴留的胃液和食物残渣。X线钡餐检查可见胃高度扩张,24小时后仍有钡剂存留(正常4小时内排空)。

(4) **癌变:少数胃溃疡可发生癌变。对有长期胃溃疡病史,年龄在45岁以上,经严格内科治疗症状无好转,粪便隐血试验持续阳性者,应怀疑癌变,予以进一步检查和定期随访。**

💡**联想记忆**

胃溃疡,年龄大,内科治疗易复发。进食后,痛加重,抗酸制剂效果差。易穿孔,易恶变,及早手术保安全。

球部溃疡都年轻,吐酸出血与疼痛。空腹疼、进食缓,抗酸制剂效果好。

溃疡穿孔病情重,蜷曲体位不敢动。舟状腹、板样硬,立位拍片有气泡。

💡**联想记忆**

胃溃疡与十二指肠球部溃疡的相同点:二者都是胃酸作用的结果,都发生在幽门附近;都不易愈合且反复发作,都可有穿孔、梗阻和出血的并发症。

【辅助检查】

1. **胃镜检查**　胃镜检查是确诊胃、十二指肠溃疡的首选检查方法,可明确溃疡部位,并可在直视下取活组织做病理学检查及幽门螺杆菌检测。

2. **X线钡餐检查**　在胃、十二指肠溃疡部位显示一周围光滑、整齐的龛影或见十二指肠球部变形。

3. Hp检测可确诊是否为Hp相关性溃疡。

4. **胃酸测定**　十二指肠溃疡病人做迷走神经切断术前后测定胃酸,对评估迷走神经切断是否完整有帮助。胃酸测定前必须停服抗酸药物。

5. 粪便隐血试验 阳性则提示溃疡有活动。

【治疗原则】

治疗目的是消除病因、缓解症状、促进溃疡愈合、防止复发和防止并发症。

1. **根除幽门螺杆菌** 目前多采用一种质子泵抑制剂或胶体铋剂加上两种抗生素(如**克拉霉素、阿莫西林、甲硝唑**等药物中任选两种)组成三联疗法,其根除率可达 80% 以上。

2. **降低胃内酸度** ①**H_2 受体拮抗剂**:可阻止组胺与 H_2 受体结合,使壁细胞分泌胃酸减少。常用药物有西咪替丁、雷尼替丁和法莫替丁等。②**质子泵抑制剂**:可抑制 H^+-K^+-ATP 酶(质子泵),有效减少胃酸分泌。常用药物有奥美拉唑等,该类药物是目前**作用最强的胃酸分泌抑制剂**。③**制酸剂**:可中和胃酸,降低胃内酸度。常用药物有氢氧化铝、碳酸氢钠、镁乳等。

3. 保护胃黏膜 ①**枸橼酸铋钾**:在酸性环境中可与溃疡面渗出的蛋白质结合,形成防止胃酸和胃蛋白酶侵袭的**保护膜**;枸橼酸铋钾还具有**抗幽门螺杆菌**的作用。②**硫糖铝**:可与溃疡面渗出的蛋白质结合,形成覆盖于溃疡之上的保护膜;硫糖铝还可能刺激局部内源性前列腺素的合成,对黏膜起保护作用。

4. 手术治疗

(1) **适应证**:①并发急性穿孔、大出血、瘢痕狭窄性幽门梗阻;②胃十二指肠复合溃疡;③溃疡直径 >2.5cm 或高位溃疡;④胃溃疡恶变;⑤内科治疗无效的顽固性溃疡。

(2) **手术方式**:胃大部切除术是最常用的方法,切除范围:胃的远侧 2/3~3/4,包括胃体的大部、整个窦部、幽门和十二指肠球部的近侧(图 14-2)。

1) **毕I式**:胃大部分切除后,将残胃与十二指肠吻合。优点是重建后的胃肠道接近正常解剖生理状态,**适用于胃溃疡**(图 14-3)。

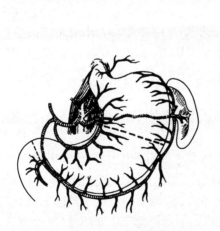
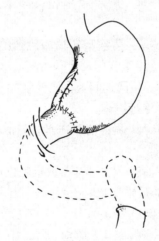

图 14-2 胃大部切除范围示意图   图 14-3 毕I式胃大部切除术

2) **毕II式**:胃大部分切除后,缝合十二指肠残端,残胃与上段空肠吻合,**适用于各种胃、十二指肠溃疡,特别是十二指肠溃疡**。优点是术后溃疡复发率低,缺点是胃空肠吻合改变了正常的解剖生理关系,术后胃肠功能紊乱的可能性较毕I式大(图 14-4)。

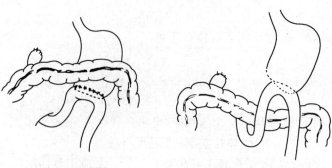

（1）胃空肠结肠的前吻合术　　　　（2）胃空肠结肠的后吻合术

图14-4　毕Ⅱ式胃大部切除术

【护理诊断/问题】

1. 疼痛：腹痛　与胃酸刺激溃疡黏膜有关。
2. 知识缺乏　缺乏消化性溃疡的病因和防治知识。
3. 潜在并发症：上消化道出血、穿孔、幽门梗阻和恶变。
4. 焦虑　与疾病反复发作病程迁延不愈有关。

【护理措施】

（一）非手术护理

1. 休息和活动　症状较重的活动性溃疡或粪便隐血试验阳性者应卧床休息1~2周。
2. 饮食护理　①定时进餐，少量多餐。②进餐时应细嚼慢咽，不宜过快过饱。③<u>避免粗糙、过冷、过热、刺激性食物或饮料如油煎食品、浓汤、浓茶、咖啡、辛辣调味品等</u>。
3. 病情观察　重点观察疼痛特点及其变化，及时识别出血、穿孔等征兆。
4. 心理护理　解释手术相关知识，消除紧张、焦虑情绪，增强病人对手术的了解和信心。
5. 用药护理　遵医嘱正确服用药物，如抗酸药应在餐后1小时及睡前服用，避免与牛奶同时服用；抗胆碱能药及胃动力药如多潘立酮片（吗丁啉）、西沙必利等应在餐前1小时及睡前小时服用。用药期间要注意药物的不良反应和药物的配伍禁忌。

（二）手术治疗护理

1. 术前护理　做好心理护理，增加病人的营养支持，除按手术前常规护理外，还要做好下述特殊护理。

（1）急性穿孔病人的护理：<u>取半卧位（有休克者取平卧位），禁食、胃肠减压</u>，输液，应用抗菌药，严密观察病情变化（生命体征、腹部情况）。做好急症手术前准备。

（2）合并出血病人的护理：平卧位，暂时禁食，情绪紧张者给予镇静剂，输液、输血，应用止血药物。严密观察血压、脉搏、尿量、中心静脉压、周围循环以及呕血、便血情况。若经输液、输血后出血仍继续，应做好急诊手术的准备。

（3）合并幽门梗阻病人的护理：静脉输液，纠正脱水和低钾、低氯性碱中毒。非完全性梗阻者可予无渣半流质饮食，完全梗阻者须禁食、持续胃肠减压，给予输注肠外营养液。<u>术前3日，每晚用300~500ml温生理盐水洗胃，以减轻胃壁水肿和炎症</u>，利于术后吻合口愈合。

2. 术后护理

（1）一般护理：严密观察生命体征以及胃肠引流液的量和性质；血压平稳后取半卧位，禁食、胃肠减压，应用抗菌药，输液，维持水电解质、酸碱平衡，给予营养支持。

（2）饮食护理：肠蠕动恢复后（即肛门排气后）可拔除胃管，拔胃管后当日可少量饮水或米汤；第 2 日进半量流质饮食；第 3 日进全量流质饮食，以蛋汤、菜汤、藕粉为宜；若进食后无腹痛、腹胀等不适，第 4 日可进半流质饮食，如稀饭等；第 10~14 日可进软食，少食产气食物，忌生、冷、硬和刺激性食物。

（3）**胃大部切除术后并发症的观察和护理。**

1）**术后胃出血**：胃手术后 24 小时内可有少量暗红色或咖啡色液体从胃管引出，一般不超过 300ml。若术后短期内从胃管引流出大量鲜红色血液，甚至有呕血和黑便，应警惕有**术后出血**。可采取禁食、用止血药物、输液、输新鲜血等措施，若无效或每小时出血量超过 500ml 时，应再次手术止血。

2）**十二指肠残端破裂**：**是毕Ⅱ式术后近期发生的严重并发症**，多发生在术后 24~48 小时，表现为**突发性上腹部剧痛、发热和腹膜刺激征、白细胞计数增加、腹腔穿刺可抽得胆汁样液体**，应立即手术处理。

3）**胃肠吻合口破裂或瘘**：常发生于术后一周内，多由于吻合口张力过大、低蛋白血症、组织水肿等致组织愈合不良。常引起急性腹膜炎，应立即手术修补或引流。

4）**术后梗阻**：根据梗阻部位可分为输入袢梗阻、输出袢梗阻和吻合口梗阻，前二者见于毕Ⅱ式胃大部切除术后。①**输入袢梗阻**：分为急、慢性两类。**急性完全性输入袢梗阻表现为上腹部剧烈疼痛、频繁呕吐、呕吐量少、多不含胆汁、呕吐后症状不缓解，且上腹有压痛性肿块**。属闭袢性肠梗阻，易发生肠绞窄，应紧急手术治疗。**慢性不完全性输入袢梗阻表现为进食后出现右上腹胀痛，呈喷射状大量呕吐，呕吐后症状缓解，呕吐物几乎不含食物，仅为胆汁，呕吐后症状消失**；若症状在数周或数月内不能缓解，则需手术治疗。②**输出袢梗阻**：多因粘连、大网膜水肿、炎性肿块压迫所致，**表现为上腹饱胀，呕吐食物和胆汁**。先行非手术疗法，若不缓解，应手术解除梗阻。③**吻合口梗阻**：系吻合口过小或吻合口水肿所致。病人**表现为进食后出现上腹饱胀和呕吐，呕吐物为食物且不含胆汁**。X 线钡餐检查可见造影剂完全停留在胃内。经非手术处理，梗阻症状仍不缓解，应做好手术处理的各项准备。

5）**倾倒综合征**：①**早期倾倒综合征**：多发生在进食后半小时内，主要由于胃大部切除术后丧失了幽门括约肌的控制，多量高渗食物快速进入空肠，将大量细胞外液吸入肠腔，使循环血量骤然减少；同时肠道受刺激后释放多种肠源性血管活性物质，引起一系列血管舒缩功能紊乱和胃肠道症状。**胃肠道症状包括腹部绞痛、恶心、呕吐和腹泻；循环系统症状包括心悸、心动过速、出汗、头晕、乏力、面色苍白等**。治疗**主要通过饮食调整，包括少食多餐，避免过甜、过咸、过浓的流质饮食，宜进低糖、高蛋白饮食，进餐时限制饮水，进餐后平卧 10~20 分钟**。多数病人经调整饮食后症状可减轻或消失，术后半年至一年内能逐渐自愈。②**晚期倾倒综合征**：主要因进食后，高渗食物迅速进入小肠而刺激胰岛素大量释放，继之发生反应性低血糖，故又被称为低血糖综合征。表现为餐后 2~4 小时，病人出现头昏、心慌、出冷汗、脉搏细弱甚至虚脱等。出现上述症状时稍进食，尤其是糖类即可缓解。饮食中减少碳水化合物含量、少量多餐可防止其发生。

3. 健康教育　①保持心情舒畅，注意劳逸结合，戒烟酒。②少量多餐，食物应易消化，避免酒、浓茶、咖啡、辣椒、油炸等刺激性食物,**餐后宜平卧片刻**。③定期门诊复查,如出现剑突下持续性疼痛、呕吐、腹泻、营养不良、贫血等,及时到医院诊治。

护考链接

经 典 例 题

例题 1　患者男,33 岁。胃溃疡 6 年,经内科系统治疗但依然反复发作。护士在收集资料时发现患者饮食极不节制,常暴饮暴食,每日饮酒量约 400ml。在进行健康指导时应着重给患者讲解的是

A. 药物的不良反应　　　　　B. 胃溃疡的并发症　　　　　C. 胃溃疡的发病机制

D. 合理饮食的重要性　　　　E. 保持情绪稳定的重要性

答案:D

解题导引:此题的考点是胃、十二指肠溃疡患者的饮食指导,该患者虽规律用药,但饮食极不规律,常暴饮暴食,这是造成溃疡反复发作的重要原因,所以在健康指导时应着重介绍合理饮食的重要性,故选择 D。

例题 2　胃溃疡患者腹痛的节律特点为

A. 空腹时腹痛明显　　　　　　　　　B. 餐后即刻腹痛明显

C. 餐后 0.5~1 小时腹痛明显　　　　　D. 进餐时腹痛明显

E. 餐后 1.5 小时腹痛明显

答案:C

解题导引:此题的考点是胃、十二指肠溃疡的疼痛规律。胃溃疡进食后 0.5~1 小时出现疼痛,至下餐前消失;十二指肠溃疡进食后 2~3 小时出现疼痛,下次进餐后缓解,可有夜间痛。故选择 C。

例题 3　在行对纤维胃镜消毒时,临床常用的化学消毒方法是

A. 75% 乙醇擦拭　　　　　B. 0.2% 过氧乙酸熏蒸　　　　　C. 3% 过氧化氢浸泡

D. 2% 的戊二醛浸泡　　　E. 含有效氯 0.2% 的消毒液浸泡

答案:D

解题导引:此题的考点是内镜消毒。2% 戊二醛对金属无腐蚀作用,故常用于精密仪器、胃镜等的浸泡消毒,故选择 D。

例题 4　胃、十二指肠溃疡患者服用铝碳酸镁片的正确方法是

A. 温水吞服　　　　　B. 咀嚼后服用　　　　　C. 餐前服用

D. 餐后 2 小时服用　　E. 餐中服用

答案:B

解题导引:此题的考点是胃、十二指肠溃疡患者的用药护理。铝碳酸镁片是抗酸剂,宜餐后 1~2 小时,睡前或胃部不适时嚼服 1~2 片,故选择 B。

例题 5　患者男,50 岁。十二指肠球部溃疡病史 6 年。近来原有疼痛节律消失,变为持续上腹痛,伴频繁呕吐隔宿发酵酸性食物。最可能的并发症是

A. 上消化道出血　　　　　B. 溃疡穿孔　　　　　C. 溃疡癌变

D. 幽门梗阻　　　　　　　　E. 复合型溃疡

答案:D

解题导引:此题的考点是胃、十二指肠溃疡并发症的鉴别。胃、十二指肠溃疡大出血主要表现呕血和解柏油样黑便。急性穿孔主要表现为突发性上腹部刀割样剧痛,并迅速波及全腹;患者疼痛难忍,并有面色苍白、出冷汗、脉搏细速、血压下降、四肢厥冷等表现;常伴恶心、呕吐。癌变见于长期胃溃疡患者,年龄在 45 岁以上,经严格内科治疗症状无好转,粪便隐血试验持续阳性者,少数胃溃疡可发生癌变,而本患者是十二指肠溃疡。胃、十二指肠溃疡瘢痕性幽门梗阻呕吐是最为突出的症状,呕吐物含大量宿食、带腐败酸臭味,不含胆汁。故选择 D。

例题6 引起消化性溃疡患者频繁呕吐的溃疡部位是图中的

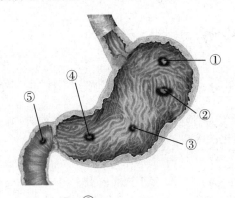

A. ①　　　　　　　　　B. ②　　　　　　　　　C. ③
D. ④　　　　　　　　　E. ⑤

答案:E

解题导引:发生在胃幽门部位的溃疡因幽门痉挛、炎性水肿和瘢痕而引起幽门梗阻。呕吐是最为突出的症状,常发生在下午或晚间,其特点是呕吐量大,一次达 1000~2000ml,呕吐物含大量宿食带腐败酸臭味,不含胆汁。故选择 E。

(例题7~9 共用题干)

患者男,46 岁。近日来上腹部疼痛,反复发作,昨晚参加聚会。2 小时前在睡眠中突感上腹刀割样剧痛,继之波及全腹。既往有胃溃疡病史。根据临床表现和辅助检查结果,拟诊为胃穿孔。

例题7 胃穿孔的重要诊断依据为

A. 既往病史　　　　　　B. 腹膜炎和腹腔积液体征　　　C. B 超示腹腔液性暗区
D. X 线示膈下游离气体　　E. 患者自觉症状

答案:D

解题导引:此题的考点是胃、十二指肠溃疡急性穿孔的诊断依据,急性穿孔患者主要表现为突发性上腹部刀割样剧痛,并迅速波及全腹;患者疼痛难忍,并有面色苍白、出冷汗、脉搏细速、血压下降、四肢厥冷等表现;同时又强烈的腹膜刺激征。但要确诊是胃肠道穿孔还要有 X 线立位平片出现膈下游离气体或腹腔穿刺抽出液可含胆汁或食物残渣。故选择 D。

例题8 该患者先试行非手术治疗,其措施**不包括**

A. 禁食　　　　　　　　B. 胃肠减压　　　　　　　C. 静脉补液
D. 应用抗生素　　　　　E. 腹腔引流

答案：E

例题9　该患者最恰当的体位是

A. 平卧位　　　　　　　　B. 半卧位　　　　　　　　C. 膝胸卧位

D. 侧卧位　　　　　　　　E. 头低足高位

答案：B

解题导引：例题8、9题的考点是胃、十二指肠溃疡急性穿孔的非手术护理措施：严密观察生命体征；血压平稳者取半卧位，禁食、胃肠减压，应用抗菌药，输液、维持水电解质、酸碱平衡，给予营养支持。

故选择 B。

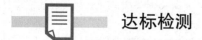 **达标检测**

一、**A1/A2 型题（以下每一道题下面有 A、B、C、D、E 五个备选答案。请从中选择一个最佳答案）。**

1. 目前公认的导致消化性溃疡的主要病因是

    A. 胃酸分泌增多　　　　B. 长期饮酒刺激　　　　C. 促胃液素分泌增多

    D. 服用非甾体类抗炎药　　E. 幽门螺杆菌感染

2. 在导致消化性溃疡发病的因素中属于保护因素的是

    A. 胃酸和胃蛋白酶　　　B. 咖啡烈酒　　　　　　C. 前列腺素

    D. 非甾体类抗炎药物　　E. 幽门螺杆菌感染

3. 胃溃疡疼痛规律的特点是

    A. 餐中或餐后即刻出现下餐前缓解　　　B. 餐后 1/2~1 小时出现，下餐前缓解

    C. 餐后 2~3 小时出现，下餐前缓解　　　D. 餐后 2~3 小时出现，进餐缓解

    E. 夜间痛、饥饿痛

4. 关于倾倒综合征患者的饮食指导，下列**不正确**的是

    A. 少食多餐　　　　　　B. 餐后散步　　　　　　C. 低糖、高蛋白饮食

    D. 餐时限制饮水　　　　E. 避免过咸食物

5. 胃肠道手术后留置胃管时，拔胃管的主要指征是

    A. 引流胃液量减少　　　B. 引流胃液转清　　　　C. 术后 48~72 小时

    D. 无腹胀、呕吐　　　　E. 肛门排气后

6. 胃穿孔患者非手术治疗时的护理，下列哪项最重要

    A. 取半卧位　　　　　　B. 准确记录出入液量　　C. 禁食、持续胃肠减压

    D. 静脉输液　　　　　　E. 按医嘱应用抗菌药

7. 胃大部切除术是指切除胃远侧的

    A. 1/4　　　　　　　　　B. 1/3　　　　　　　　　C. 1/2

    D. 2/3~3/4　　　　　　　E. 1/3~1/2

8. 提示消化性溃疡有活动性的辅助检查是

    A. 纤维胃镜检查　　　　　　　　　　　B. 胃黏膜活组织检查

    C. X 线钡餐检查可见龛影　　　　　　　D. 幽门螺杆菌阳性

    E. 粪便隐血试验阳性

9. 疑有吻合口梗阻时,首选的检查是

    A. X 线钡餐　　　　　　B. 粪便隐血试验　　　　　　C. 纤维胃镜

    D. 胃酸测定　　　　　　E. 血常规

10. 奥美拉唑治疗消化性溃疡的主要机制是

    A. 阻止组织胺与其受体结合　　　　　B. 抑制 H^+-K^+-ATP 酶

    C. 保护胃黏膜　　　　　　　　　　　D. 中和胃酸

    E. 杀灭幽门螺杆菌

★11. 患者男,45 岁。十二指肠球部溃疡并发幽门梗阻。医嘱中出现下列哪种药物时,护士应提出质疑

    A. 氢氧化铝凝胶　　　　B. 口服补液盐　　　　　　C. 奥美拉唑

    D. 枸橼酸铋钾　　　　　E. 克拉霉素

12. 患者男,45 岁。反复中上腹疼痛 3 年余,疼痛呈烧灼感,常有夜间痛,进食后疼痛能缓解。X 线钡餐检查示十二指肠球部有龛影并有激惹现象。可能的诊断是

    A. 胃食管反流症　　　　B. 胃溃疡　　　　　　　　C. 十二指肠球部溃疡

    D. 溃疡性结肠炎　　　　E. 胃癌

13. 患者男,40 岁,出租车司机。因饮食不规律,出现反酸、恶心呕吐,上腹部疼痛,可于进食后缓解,经诊断为十二指肠溃疡。在门诊咨询时,护士应告知患者本病最常见的并发症是

    A. 上消化道出血　　　　B. 穿孔　　　　　　　　　C. 幽门梗阻

    D. 癌变　　　　　　　　E. 出血合并穿孔

★14. 患者女,43 岁。十二指肠溃疡史 3 年余,近 3 日来腹痛加剧,伴反复大量呕吐,幽门梗阻。护士应重点收集的资料是

    A. 营养状况　　　　　　B. 疼痛的性质　　　　　　C. 睡眠情况

    D. 呕吐物的性状　　　　E. 用药情况

15. 患者男,46 岁。胃溃疡伴瘢痕性幽门梗阻,行毕Ⅱ式胃大部切除术后第 8 日,突发上腹部剧痛,呕吐频繁,每次量少,不含胆汁,呕吐后腹痛不缓解。体查:上腹部偏右有压痛。首先考虑并发了

    A. 吻合口梗阻　　　　　B. 倾倒综合征　　　　　　C. 十二指肠残端破裂

    D. 急性输入袢梗阻　　　E. 输出袢梗阻

16. 患者女,39 岁。行毕Ⅱ式胃大部切除术后第 1 日,护士查房时见胃管内吸出咖啡色胃液约 260ml。正确的处理是

    A. 继续观察,不需特殊处理　　　　　B. 加快输液速度

    C. 应用止血药　　　　　　　　　　　D. 胃管内灌注冰盐水

    E. 马上做好手术止血的准备

★17. 患者男,40 岁。因为溃疡穿孔"毕Ⅰ式胃大部切除术"。现术后 4 日,主诉腹部胀痛,恶心,停止排气排便。查体:全腹膨隆,未见肠型,中上腹轻度压痛及肌紧张,肠鸣音消失。最重要的处理措施是

A. 镇痛　　　　　　　　B. 胃肠减压　　　　　　C. 补液

D. 半卧位　　　　　　　E. 应用抗生素

★18. 患者女,40岁。近日来无规律性上腹隐痛,食欲减退,餐后饱胀、反酸等。为明确诊断进一步首选应做的检查是

A. 纤维胃镜检查　　　　　　　　B. 胃液分析

C. 血清抗体和内因子抗体测定　　D. 血清抗壁细胞抗体测定

E. 血清胃泌素测定

★19. 患者女,40岁。因消化性溃疡入院治疗,好转出院时向护士咨询有关饮食方面的注意事项。护士指出比较适宜其食用的汤类是

A. 咖喱牛肉汤　　　　　B. 菜末蛋花汤　　　　　C. 榨菜肉丝汤

D. 老母鸡汤　　　　　　E. 竹笋肉汤

二、A3/A4 型题(以下提供若干个案例,每个案例下设若干个考题,请根据各考题题干所提供的信息,在每题下面 A、B、C、D、E 五个备选答案中选择一个最佳答案)

(20~21 题共用题干)

患者男,28岁。1小时前突感上腹部刀割样疼痛,迅速蔓延至全腹,伴恶心呕吐,呕吐物为胃内容,以往有溃疡病史。体格检查:体温 37.5℃,脉搏 98 次/分,血压 100/80mmHg,急性痛苦病容,心肺正常。腹平坦,腹式呼吸消失,全腹有压痛、反跳痛、肌紧张,以上腹部为甚,肝浊音界缩小,肠鸣音消失。

20. 该患者最可能的诊断是

A. 急性阑尾炎　　　　　B. 急性肠梗阻　　　　　C. 溃疡急性穿孔

D. 急性胰腺炎　　　　　E. 急性梗阻性化脓性胆管炎

★21. 如该患者行非手术治疗,最重要的护理措施是

A. 取半卧位　　　　　　B. 禁饮食,胃肠减压　　C. 镇静止痛

D. 输液　　　　　　　　E. 遵医嘱使用抗生素

(22~24 题共用题干)

患者女,50岁。患十二指肠溃疡6年。今晨起突然排出大量柏油样黑便,并出现恶心、头晕、心悸、无力,由家人送至医院急诊。查体:体温 36.1℃,血压 85/50mmHg,脉搏 115 次/分;患者面色苍白、出冷汗、四肢湿冷等;腹部稍胀,上腹部有轻度压痛,肠鸣音亢进。初步考虑患者有十二溃疡大出血。

22. 考虑该患者有十二指肠溃疡大出血的主要依据是

A. 恶心　　　　　　　　B. 头晕、心悸、无力　　C. 血压下降、脉搏细速

D. 排大量柏油样便　　　E. 面色苍白、出冷汗、四肢湿冷

23. 初步估计该患者的失血量为

A. >400ml　　　　　　　B. >600ml　　　　　　　C. >800ml

D. >1000ml　　　　　　 E. >1200ml

24. 该患者应采取何种体位

A. 高坡半卧位　　　　　B. 低坡半卧位　　　　　C. 平卧位或仰卧中凹位

D. 头低脚高位　　　　　E. 头高脚低位

答　案

1	2	3	4	5	6	7	8	9	10	11	12	13	14	15
E	C	B	B	E	C	D	E	A	B	B	C	A	D	D

16	17	18	19	20	21	22	23	24
A	B	A	B	C	B	D	C	C

 解题导引

11. B。十二指肠溃疡并发幽门梗阻后,引起胃排空障碍,患者不宜摄入大量饮食,以免造成胃潴留产生不适。在上述医嘱中除口服补液盐外饮水量均不多。

14. D。消化性溃疡并发幽门梗阻的患者其最突出的症状就是大量呕吐"**宿食**",评估患者时应重点关注呕吐情况。

17. B。根据患者的临床表现,首先考虑并发"吻合口梗阻",应立即行胃肠减压。

18. A。目前纤维胃镜检查是确诊消化性溃疡的首选方法。

19. B。浓汤一方面可以刺激胃酸分泌,一方面可以直接刺激病变部位,因此为了避免或减少对病变部位的刺激,尽量选择清淡易消化的汤品饮用。

21. B。患者既往有消化性溃疡史,目前突发剧烈上腹部疼痛,面色苍白,护理体检腹肌紧张,全腹明显压痛及反跳痛,血压 100/80mmHg,提示患者可能出现溃疡合并急性穿孔,此时禁食和胃肠减压可以防止胃肠道内容物经穿孔继续漏入腹腔,引起急性腹膜炎,有利于穿孔的愈合。

 背景拓展

高选择性迷走神经切断术

切断胃近端支配胃体、胃底壁细胞的迷走神经,而保留胃窦部的迷走神经,因而也称为胃壁细胞迷走神经切断术或近端胃迷走神经切断术。手术在距幽门 5~7cm 的胃小弯处,可以看到沿胃小弯下行的胃迷走神经前支入胃窦部的扇形神经,扇状终末支(鸦爪)作为定位标志,从食管下端5~7cm范围起,将进入胃底、胃体的迷走神经一一切断,保留进入胃窦部的扇状终末支。

第三节　胃癌病人的护理

考点聚焦

　　本节知识点较少,需考生及时复习识记,预计今后对这部分内容的考查稳中有变。近几年护考的知识点胃癌病人的饮食护理和术后引流管的护理,今后考查重点有胃癌的病因病理、临床表现、主要检查方法和术后并发症的预防措施。

课标精析

　　胃癌是消化道常见的恶性肿瘤,胃癌多见于胃窦部,约占50%,高发年龄为50岁以上。

【病因病理】

1. 病因尚未完全清楚　目前认为与**胃溃疡、萎缩性胃炎、胃息肉恶变有关;胃幽门螺杆菌也是重要因素之一**;其他与环境、饮食及遗传因素有关。

2. 分类

(1) 胃癌大体类型分为:早期胃癌和进展期胃癌。早期胃癌:是指癌组织浸润仅限于黏膜或黏膜下层,不论其有无淋巴结转移。进展期胃癌:是癌组织已浸润肌层、浆膜层或浆膜层外组织。进展期胃癌按 Borrmann 分类分为4型:Ⅰ型即结节型;Ⅱ型指无浸润的溃疡型;Ⅲ型指有浸润的溃疡型;Ⅳ型即弥漫浸润型(图14-5)。

(2) 胃癌的组织类型:按世界卫生组织的分类法分为:①乳头状腺癌;②管状腺癌;③低分化腺癌;④黏液腺癌;⑤印戒细胞癌;⑥未分化癌;⑦特殊类型癌,包括类癌、腺鳞癌、鳞状细胞癌、小细胞癌。

3. 胃癌的转移途径有直接浸润、淋巴转移、血行转移及腹腔种植转移。淋巴转移是胃癌主要转移途径,晚期最常见是肝转移,其他如肺、脑、肾、骨等。

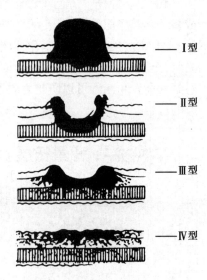

图 14-5　胃癌的 Borrmann 分型

【临床表现】

　　早期胃癌多无明显症状,部分病人可有上腹隐痛、嗳气、反酸、食欲减退等,无特异性,一般服药后可暂时缓解。病情进展时,常有上腹疼痛、食欲不振、呕吐、乏力、消瘦等症状。**贲门部癌可有胸骨后疼痛和进行性哽噎感**;幽门附近的胃癌可有呕吐宿食的表现;肿瘤溃破后可有呕血和黑便。晚期胃癌病人可出现消瘦、贫血、营养不良甚至恶病质等表现。

💡 联想记忆

长期胃病病人,疼痛节律紊乱、药物治疗无效,体重明显下降或上腹部触及质硬、表面高低不平、活动度差的肿块,提示胃癌。

【辅助检查】

1. **胃镜检查**　是诊断早期胃癌的有效方法。可直接观察病变的部位和范围,并可直接取病变组织做病理学检查。

2. X线气钡双重造影　可发现较小而表浅的病变。

3. 大便隐血试验　**胃癌病人常呈持续阳性**。

4. 胃液游离酸测定　胃癌病人多显示酸缺乏或减少。

【治疗原则】

早期发现、早期诊断和早期治疗是提高胃癌疗效的关键。手术是首选的方法,辅以化疗、放疗及免疫治疗等以提高疗效。

1. 手术治疗

(1) **根治性手术:是整块切除胃的全部或大部、大小网膜和区域淋巴结,并重建消化道。**

(2) 微创手术:包括胃镜下的胃黏膜病灶切除和腹腔镜下的胃楔形切除、胃部分切除,甚至是全胃切除。晚期癌肿浸润并广泛转移者,行姑息性切除术、胃空肠吻合术可以解除梗阻症状。

(3) 姑息性切除术。

(4) 短路手术。

2. 化疗是最主要的辅助治疗方法。

3. 其他治疗　包括放疗、热疗、免疫治疗、中医中药治疗等。

【护理诊断/问题】

1. 焦虑或恐惧　与恐癌、担心预后有关。

2. 营养失调:低于机体需要量　与摄入不足、肿瘤消耗性代谢、化疗反应等因素有关。

3. 潜在并发症:术前包括胃癌穿孔、出血、幽门梗阻等,术后包括术后出血、十二指肠残端破裂、手术后梗阻、倾倒综合征及胃肠吻合口破裂或瘘等。

【护理措施】

1. 术前护理

(1) 心理护理:消除病人顾虑,提高病人对治疗的信心,使之积极配合治疗和护理。

(2) 营养支持:给予高蛋白、高热量、高维生素、低脂肪、易消化和少渣的食物;对不能进食者,应遵医嘱给以静脉输液,补充足够的热量。

(3) 手术前其他常规护理可参照胃、十二指肠溃疡行胃大部切除术的术前护理。

2. 术后护理

(1) 胃癌术后原则上参照胃大部切除术后病人的护理。

(2) 加强营养支持。

1) 肠外营养支持:术后需及时补充病人所需要的水、电解质和营养素,必要时输血、清蛋白或全血,以改善病人的营养状况,促进切口的愈合。

2) 早期肠内营养支持:术后早期经喂养管实施肠内营养支持。护理时注意:①妥善固定喂养管,防止滑脱、移动、扭曲和受压;保持喂养管的通常,防止营养液沉积堵塞导管,**每次输注营养液前后用生理盐水或温开水 20~30ml 冲管**,持续输注过程中每 4 小时冲管 1 次。②控制输入营养液的温度、浓度和速度,温度以接近体温为宜,营养浓度过高易诱发倾倒综合征。③观察有无恶心、呕吐、腹痛和腹胀、腹泻和水电解质紊乱等并发症的发生。

3) 饮食护理:肠蠕动恢复后可拔除胃管,拔胃管后当日可少量饮水或米汤;**第 2 日半流质饮食**,每日 50~80ml;第 3 日进全量流质,每次 100~150ml,以蛋汤、菜汤、藕粉为宜;若进食后无腹痛、腹胀等不适,**第 4 日可进半流质饮食**,如稀饭;**第 10~14 日可进软食**。少食产气食物,忌生、冷、硬和刺激性食物。注意少量多次进餐,开始时每日 5~6 餐,以后逐渐减少进餐次数并增加每次进餐量,逐步恢复正常饮食。

(3) 手术后化疗病人,应注意观察化疗药的副作用,并及时处理。

3. 健康教育　向病人及家属讲解胃癌相关的防治知识,以增强病人和家属治疗疾病的信心。对手术治疗的病人,讲解合理的饮食调理计划及注意的事项,讲解手术后并发症的表现及预防。对化疗的病人,解释化疗的必要性、药物的副作用及预防,以及治疗期的注意事项。嘱病人出院后定期检查,并接受医护人员的康复指导,注意休息和进行适当的体育活动。

 **护考链接**

经 典 例 题

例题 1　患者男,56 岁。因胃癌行胃大部切除术。术后第 1 日病情观察除生命体征外,护士最应重点观察的是

A. 神志　　　　　　　B. 胃管引流液　　　　　　C. 肠鸣音

D. 腹胀　　　　　　　E. 尿量

答案:B

解题导引:此题的考点是术后胃出血的观察。胃癌手术后 24 小时内可有少量暗红色或咖啡色液体从胃管引出,一般不超过 300ml。若术后短期内从胃管引流出大量鲜红色血液,甚至有呕血和黑便,应警惕有术后出血。故选择 B。

例题 2　患者男,63 岁。因贲门癌入院治疗。患者近期进食后梗阻感加重,体重下降明显。护士对患者饮食的指导要点中,**错误**的是

A. 少食多餐　　　　　B. 半流质饮食　　　　　　C. 高热量饮食

D. 低蛋白饮食　　　　E. 高维生素饮食

答案:D

解题导引:此题的考点是贲门癌引起进食梗阻的饮食指导,对于非完全性梗阻的患者可少食多餐,给予无渣半流质的"三高"饮食。故选择 D。

例题 3　患者男,60 岁。胃癌根治术后 1 日,胃管流出 100ml 咖啡色液体,护士给予饮食指导正确的内容是

A. 禁食　　　　　　　B. 面条　　　　　　　　　C. 少量饮水或米汤

D. 忌生、冷、硬、刺激性食物　　E. 少量多餐

答案：A

解题导引：该患者为胃肠道手术后 1 日的患者，胃肠道功能尚未恢复，不管有无并发症，在肠功能未恢复前均应采取禁食，待患者肠功能恢复、肛门排气后逐步更改饮食，故选择 A。

例题 4　患者男，45 岁。因胃癌行胃大部切除术后 13 日，痊愈出院。正确的出院指导是

A. 进流质饮食　　　　　　B. 绝对卧床休息　　　　　　C. 经常消毒伤口

D. 定期回院复查　　　　　E. 定期针灸理疗

答案：D

解题导引：胃癌术后 13 日肠蠕动已恢复正常，可进食半流或软食，适当活动有利于康复，如有腹胀等异常可行针灸或理疗，此时伤口已愈合，如无异常不需处理，肿瘤患者应定期回医院进行复查，故选择 D。

 # 达标检测

一、A1/A2 型题（以下每一道题下面有 A、B、C、D、E 五个备选答案。请从中选择一个最佳答案）

★1. 关于原发性胃癌的叙述，**错误**的是

　　A. 手术是治疗胃癌的首选方法

　　B. 早期无明显症状及体征

　　C. 血液转移为晚期胃癌最主要的转移途径

　　D. 早期均出现恶心、呕吐宿食及进食梗阻感

　　E. 好发于胃窦部

2. 胃癌的主要转移途径是

　　A. 淋巴转移　　　　　　B. 血行转移　　　　　　C. 局部浸润

　　D. 直接蔓延　　　　　　E. 种植转移

3. 下列胃癌早期临床表现中**错误**的一项是

　　A. 上腹不适　　　　　　B. 嗳气、反酸　　　　　　C. 食欲减退

　　D. 恶病质　　　　　　　E. 上腹隐痛

★4. 患者男，56 岁。胃癌行胃大部分切除术后 1 日，突然发现从胃管内引流出鲜红色血性液体。此时应重点观察患者的

　　A. 意识　　　　　　　　B. 呼吸　　　　　　　　C. 体温

　　D. 脉搏　　　　　　　　E. 血压

5. 患者男，45 岁。一个月前觉上腹隐痛不适，食欲减退，并有反酸、嗳气，服用抗酸药物未见好转，3 日前出现黑便。近 1 个月来体重下降明显。胃镜检查提示胃癌。该患者首选的治疗方法是

　　A. 免疫治疗　　　　　　B. 内镜下治疗　　　　　　C. 放射治疗

　　D. 手术治疗　　　　　　E. 化学疗法

★6. 患者男，48 岁。胃癌根治术后 1 个月。近日复诊时主诉进食半小时内出现心悸，出汗，

面色苍白和头痛,上腹部饱胀不适等。护士对其进行健康教育,**不恰当**的是

    A. 饮食方面宜少量多餐　　　　　　　B. 用餐时限制饮水喝汤

    C. 进餐后宜活动 20 分钟后休息　　　　D. 宜进低碳水化合物,高蛋白饮食

    E. 避免过甜,过咸,过浓的流质饮食

二、A3/A4 型题(以下提供若干个案例,每个案例下设若干个考题,请根据各考题题干所提供的信息,在每题下面 A、B、C、D、E 五个备选答案中选择一个最佳答案)

(7~11 题共用题干)

患者男,45 岁。一个月前觉上腹不适,疼痛,食欲减退,并有反酸、嗳气,服抗酸药未见好转,3 日前出现黑便。近 1 个月来体重下降 4kg。

7. 初步考虑最可能的诊断是

    A. 胃溃疡　　　　　　　　B. 胃出血　　　　　　　　C. 胃癌

    D. 胃息肉　　　　　　　　E. 萎缩性胃炎

8. 为尽快明确诊断,首选下列哪项检查

    A. 胃酸测定　　　　　　　B. 胃镜检查　　　　　　　C. X 线钡餐

    D. B 型超声波　　　　　　E. 粪便隐血试验

9. 该病的发生与下列哪项因素**无关**

    A. 进食腌制食物　　　　　B. 胃溃疡　　　　　　　　C. 遗传

    D. 内分泌紊乱　　　　　　E. 幽门螺杆菌感染

10. 若发生血行转移,最常见的转移部位是

    A. 肝　　　　　　　　　　B. 肺　　　　　　　　　　C. 胰

    D. 肾　　　　　　　　　　E. 骨骼

11. 若行手术治疗,术前准备**不包括**

    A. 备皮　　　　　　　　　B. 配血　　　　　　　　　C. 洗胃

    D. 肠道清洁　　　　　　　E. 口服肠道不吸收的抗菌药

(12~14 题共用题干)

患者男,41 岁。因胃癌收入院。今晨在全麻下行胃大部切除术。手术过程顺利,患者安返病房。

★12. 交接时,责任护士应向手术室护士重点了解的内容是

    A. 术中病理结果　　　B. 术中出血量　　　　　　C. 麻醉用药

    D. 出入液量　　　　　E. 主刀医生

★13. 术后 3 日内最重要的护理措施是

    A. 麻醉清醒 6 小时后予半流质饮食　　　B. 加强口腔护理

    C. 鼓励患者尽早下床活动　　　　　　　D. 保持引流管通畅,观察引流量及性质

    E. 床上洗头,促进患者舒适

★14. 患者术后留置尿管 3 日,为防止发生尿路感染,最重要的护理措施是

    A. 严密观察尿量　　　B. 严格限制饮水量　　　　C. 每日尿道口护理 2 次

    D. 每日更换集尿袋 2 次　　E. 每日行膀胱冲洗 3 次

答案

1	2	3	4	5	6	7	8	9	10	11	12	13	14
D	A	D	E	D	C	C	B	D	A	C	B	D	C

 解题导引

1. D。胃癌好发于胃窦部,早期无明显症状和体征,淋巴转移是胃癌最主要的转移途径,晚期主要为血行转移,治疗方法以手术治疗为主,当胃癌患者出现呕吐宿食时应考虑该患者的胃癌已进入进展期而非早期。

4. E。胃大部切除术后从胃管内引流出鲜红色血性液体,提示有出血可能,术后出血可引起患者的有效循环血量不足,导致血压下降,此时应着重注意患者的血压。

6. C。胃癌根治术后 1 个月,进食半小时内出现心悸,出汗,面色苍白和头痛,上腹部饱胀不适等,考虑术后并发倾倒综合征,其预防措施包括少量多餐,进食低碳水化合物、高蛋白饮食,餐时限制饮水,餐后卧床休息 20~30 分钟。

12. B。手术患者返回病房后,责任护士首先应了解手术中的情况,因术中情况可直接影响患者的近期并发症。

13. D。在术后早期应特别注意防范术后并发症的发生如术后出血等,而引流管通畅时可直接反映有无并发症的发生。

14. C。对留置尿管时间较长的患者,重点在于防止发生尿路感染,尿道口每日消毒处理 1~2 次,导尿管每周更换 1 次,每日更换集尿袋 1 次,防止尿液逆流,病情允许应鼓励患者多饮水。

 背景拓展

进展期胃癌 Borrmann4 型

BorrmannⅠ(结节型):为突入胃腔的菜花状肿块,边界清楚。

BorrmannⅡ(无浸润的溃疡型):为边界清楚、略隆起而中央凹陷的溃疡。

BorrmannⅢ(有浸润的溃疡型):为边界不清楚的溃疡,癌组织向周围浸润。

Borrmann Ⅳ(弥漫型):癌组织沿胃壁各层向四周弥漫浸润生长,可累及胃的一部分或全部,使胃壁变厚、僵硬、胃腔缩小,呈革袋状。此型恶性程度最高,转移较早,预后最差。

第四节 急性阑尾炎病人的护理

考点聚焦

本节知识点较多，需考生及时复习识记，预计今后对这部分内容的考查稳中有变。近几年护考的知识点是阑尾炎病理分型和临床表现特点、术后护理要点，今后考查重点有阑尾炎的临床表现鉴别、主要检查方法和术后并发症的预防措施，难点主要是阑尾炎各型表现特点的鉴别。

课标精析

【病因】

阑尾管腔阻塞是急性阑尾炎最常见的原因，阑尾管腔阻塞主要是由于管壁内丰富淋巴滤泡的明显增生，其次是粪石阻塞、异物、寄生虫、肿瘤等引起。阑尾动脉为无侧支的终末动脉，当血运障碍时易致阑尾坏死、穿孔。根据急性阑尾炎时临床过程和病理解剖学变化，可分为四种类型：①急性单纯性阑尾炎；②急性化脓性阑尾炎；③坏疽性及穿孔性阑尾炎；④阑尾周围脓肿。

【临床表现】

（一）症状

1. 腹痛　典型的腹痛发作始于上腹，逐渐移向脐部，数小时（6~8 小时）后转移并局限在右下腹。

2. 胃肠道症状　发病早期可能有厌食、恶心，呕吐也可发生，但程度较轻。有的可能发生腹泻、里急后重等症状。伴随腹膜炎时可致麻痹性肠梗阻。

3. 全身症状　早期乏力，炎症重时出现中毒症状，发热可达 38℃左右。阑尾穿孔时体温会更高，达 39℃或 40℃。如发生门静脉炎时可出现寒战、高热和轻度黄疸。

（二）体征

1. 右下腹固定压痛是急性阑尾炎最常见的重要体征，压痛点常位于麦氏（McBurney）点，即右髂前上棘与脐连线的中外 1/3 交界处（图 14-6）。

2. 腹膜刺激征象　反跳痛（Blumberg 征）、腹肌紧张、肠鸣音减弱或消失等。这是壁腹膜受炎症刺激出现的防卫性反应，提示阑尾炎症加重，出现化脓、坏疽或穿孔等病理改变。

3. 右下腹包块多为阑尾周围脓肿的表现。

4. 辅助体征

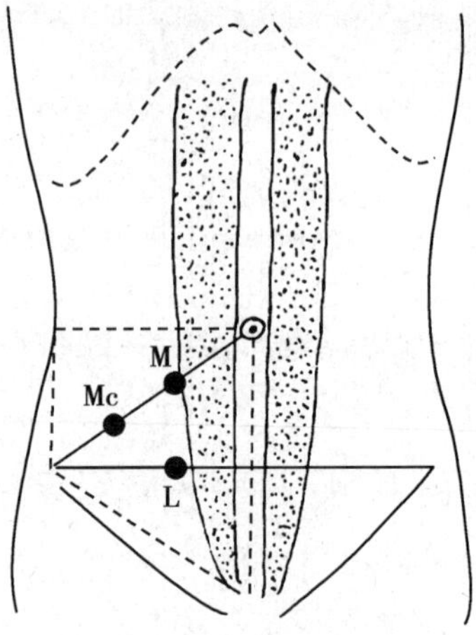

图 14-6　阑尾炎压痛点

（1）**结肠充气试验**（Rovsing 征）：病人仰卧位，用右手压迫左下腹，再用手挤压近侧结肠，结肠内气体可传至盲肠和阑尾，引起右下腹疼痛者为阳性。

（2）**腰大肌试验**（Psoas 征）：病人左侧卧，使大腿后伸，引起右下腹疼痛者为阳性，说明阑尾位于腰大肌前方、盲肠后位或腹膜后位。

（3）**闭孔内肌试验**（Obturator 征）：病人仰卧位，使右髋和右大腿屈曲，然后被动向内旋转，引起右下腹疼痛者为阳性，提示阑尾靠近闭孔内肌。

（4）**经肛门直肠指检**：引起炎症阑尾所在位置压痛。压痛常在直肠后前方，当阑尾穿孔时直肠前壁压痛广泛。当形成阑尾周围脓肿时，有时可触及痛性肿块。

💡**联想记忆**

　　阑尾炎，常见病，紧张天凉易发病。右下腹，转移痛，麦氏点周围有压痛。

　　血常规检查示白细胞计数、中性粒细胞比例增高；盲肠后位阑尾炎累及输尿管时，尿中可出现少量红细胞和白细胞。

【治疗原则】

绝大多数急性阑尾炎确诊后应及早施行阑尾切除术。非手术治疗仅适用于早期单纯性阑尾炎或有手术禁忌证者；**阑尾周围脓肿先使用抗生素控制症状，一般 3 个月后再进行手术切除阑尾**。

【护理诊断 / 问题】

1. 疼痛　与阑尾炎症刺激腹膜有关。

2. 潜在并发症：内出血、切口感染、腹腔脓肿、肠瘘等。

【护理措施】

（一）一般护理

　　协助病人采取半卧位或斜坡卧位，以减轻腹壁张力，有助于缓解疼痛。指导病人进行有节律的深呼吸，达到放松和减轻疼痛的作用。非手术治疗的病人，应在严密观察下，指导病人进食清淡饮食，防止腹胀而引起疼痛；禁灌肠或服用泻药；禁用吗啡或哌替啶；遵医嘱应用抗菌药物，控制感染，减轻疼痛。拟手术治疗的病人予以禁食，必要时遵医嘱给予胃肠减压，以减轻腹胀和腹痛，做好手术前的准备工作。

（二）并发症的预防和护理

1. **内出血**　多因阑尾系膜结扎线松脱所致，**常发生在术后 24 小时内，故手术后当日应严密观察脉搏、血压**。病人如有面色苍白、脉速、血压下降等内出血的表现，或是腹腔引流管有血液流出，应立即使病人平卧，静脉快速输液、输血，报告医生并做好手术止血的准备。

2. **切口感染**　是术后最常见的并发症。表现为术后 3 日左右体温升高，切口疼痛且局部有红肿、压痛或波动感。应给予抗生素、理疗等治疗，如已化脓应拆线引流。

3. **腹腔脓肿**　炎症渗液积聚于膈下、肠间、盆腔而形成。表现为术后 5~7 日体温升高，或下降后又上升，并有腹痛、腹胀、腹部包块或排便、排尿改变等，应及时和医生取得联系进行处理。

4. 肠瘘　多因阑尾残端结扎线松脱，或术中误伤盲肠所致。表现为发热、腹痛、少量粪性肠内容物从腹壁伤口流出。经全身支持疗法、有效抗生素应用、局部引流等处理,大多数病人可愈合。

(三)健康教育

1. 指导手术后病人摄入营养丰富易消化的食物,注意饮食卫生,避免腹部受凉,防止发生胃肠功能紊乱。

2. 鼓励病人早期床上或下床活动,促进肠蠕动恢复,防止发生肠粘连。

3. **阑尾周围脓肿病人出院后3个月,可行阑尾切除术。**

护考链接

经 典 例 题

例题1　患者男,26岁。1日前右下腹有转移性腹痛,麦氏点有固定的压痛。诊断为急性阑尾炎,病人不想手术,采取保守治疗。经治疗腹痛缓解后现突然加重,范围加大,应考虑是

　　A. 单纯性阑尾炎　　　　B. 化脓性阑尾炎　　　　C. 坏疽性阑尾炎

　　D. 阑尾穿孔　　　　　　E. 阑尾周围脓肿

答案:D

解题导引:此题的考点是急性阑尾炎的病理变化,一般单纯性急性阑尾炎可以保守治疗,但由于阑尾动脉为无侧支的终末动脉,当血运障碍时易致阑尾坏死、穿孔。现病人经治疗腹痛缓解后现突然加重,范围加大,应考虑是阑尾穿孔。故选择D。

例题2　患者男,43岁。因急性化脓性阑尾炎行阑尾切除术后1日。护士要求患者下床活动,其最主要的目的是

　　A. 有利于伤口愈合　　　B. 预防血栓性静脉炎　　　C. 防止肠粘连

　　D. 预防肺不张　　　　　E. 预防压疮

答案:C

解题导引:此题的考点是急性阑尾炎术后应鼓励患者早期床上或下床活动,促进肠蠕动恢复,防止发生肠粘连。故选择C。

例题3　患者男,70岁。2日前因急性阑尾炎行阑尾切除术,现诉腹胀,未排气、排便。下列护理措施**错误**的是

　　A. 评估患者腹胀情况　　B. 鼓励患者下地活动　　　C. 鼓励患者床上多翻身

　　D. 必要时给予肛管排气　E. 给予阿托品肌注

答案:E

解题导引:该阑尾切除术后患者为高龄患者,肠功能恢复慢,现出现腹胀,此时对该患者的护理首先应评估腹胀情况,鼓励患者多活动(翻身或下地活动)以促进肠功能的恢复,必要时给予肛管排气减轻腹胀。阿托品是平滑肌解痉药物,而肌内注射阿托品可抑制肠蠕动,对恢复肠功能不利,可加重腹胀。故选择E。

达标检测

A1/A2 型题（以下每一道题下面有 A、B、C、D、E 五个备选答案。请从中选择一个最佳答案）

1. 急性阑尾炎的主要发病原因是
   A. 胃肠功能紊乱　　　　　B. 阑尾管腔阻塞　　　　　C. 细菌侵入阑尾腔
   D. 阑尾蠕动减弱　　　　　E. 阑尾血液循环减少

2. 阑尾管腔阻塞最常见的原因是
   A. 淋巴滤泡明显增生　　　B. 粪石阻塞　　　　　　　C. 炎性狭窄
   D. 异物　　　　　　　　　E. 肿瘤

★3. 急性阑尾炎患者最典型的症状是
   A. 转移性脐周疼痛　　　　B. 转移性右下腹痛　　　　C. 固定的脐周疼痛
   D. 固定的右下腹痛　　　　E. 腹痛位置无规律

4. 大多数阑尾炎腹痛的最初部位是
   A. 右下腹　　　　　　　　B. 右上腹　　　　　　　　C. 右腰部
   D. 上腹或脐周　　　　　　E. 耻骨上部

5. 阑尾周围脓肿的患者做阑尾切除的最佳时间是
   A. 尽早手术切除　　　　　　　　　　B. 症状消退 1 周后手术切除
   C. 症状消退 3 周后手术切除　　　　　D. 症状消退 3 个月后手术切除
   E. 无须手术切除

6. 阑尾根部的体表投影一般在
   A. 左髂前上棘与脐连线的中外 1/3 交界处
   B. 右髂前上棘与脐连线的中外 1/3 交界处
   C. 右髂前上棘与脐连线的中外 2/3 交界处
   D. 右髂前上棘与脐连线的中外 1/4 交界处
   E. 左髂前上棘与脐连线的中外 2/3 交界处

7. 提示急性炎症的阑尾处于后位的特殊体征是
   A. 闭孔内肌试验阳性　　　B. 腰大肌试验阳性　　　　C. 结肠充气试验阳性
   D. 右下腹有触痛的包块　　E. 直肠指检右上方有触痛

★8. 患者男，53 岁。患急性化脓性阑尾炎行阑尾切除术后 1 日。护士要求患者下床活动，其最主要的目的是
   A. 有利于伤口愈合　　　　B. 预防血栓性静脉炎　　　C. 预防肺不张
   D. 防止肠粘连　　　　　　E. 预防压疮

9. 下列急性阑尾炎中，可行非手术治疗的是
   A. 早期急性单纯性阑尾炎　　　　　　B. 急性化脓性阑尾炎
   C. 穿孔性阑尾炎　　　　　　　　　　D. 坏疽性阑尾炎
   E. 老年急性阑尾炎

10. 患者男,25 岁。急性阑尾炎突然出现寒战、高热、黄疸。此时应警惕
　　A. 脓毒血症　　　　　　　B. 膈下脓肿　　　　　　　C. 盆腔脓肿
　　D. 门静脉炎　　　　　　　E. 急性化脓性胆管炎

11. 患者男,50 岁。坏疽性阑尾术后第 7 日,局部伤口红肿、触之有波动感,穿刺抽到脓液。其最佳处理是
　　A. 伤口用酒精纱布湿敷　　　　　　B. 局部理疗
　　C. 全身应用抗菌药　　　　　　　　D. 拆去缝线,伤口敞开引流
　　E. 外敷鱼石脂药膏

★12. 患者男,33 岁。1 日前右下腹转移性疼痛,麦氏点有固定压痛,诊断为阑尾炎,采取保守治疗,疼痛缓解后突然出现疼痛加重、范围扩大。应考虑
　　A. 阑尾化脓　　　　　　　B. 阑尾坏死　　　　　　　C. 阑尾穿孔
　　D. 阑尾周围脓肿　　　　　E. 坏疽性阑尾炎

★13. 患者男,38 岁,阑尾穿孔合并腹膜炎手术后第 7 日,体温 39℃,伤口无红肿,大便次数增多,混有黏液,伴里急后重。该患者可能并发了
　　A. 肠炎　　　　　　　　　B. 肠粘连　　　　　　　　C. 盆腔脓肿
　　D. 膈下脓肿　　　　　　　E. 细菌性痢疾

答　案

1	2	3	4	5	6	7	8	9	10	11	12	13		
B	A	B	D	D	B	B	D	A	D	D	C	C		

 解题导引

3. B。急性阑尾炎最典型的症状是转移性右下腹疼痛,最重要的体征是右下腹有固定压痛点。

8. D。阑尾炎手术后早期要求患者下床活动的目的主要是促进肠蠕动的恢复,防止肠粘连的发生。

12. C。阑尾炎病人腹痛突然完全缓解提示阑尾腔压力降低,形成这种现象可能有 2 种情况:①粪石、异物被排入盲肠,阑尾腔的梗阻突然解除,腔内压迅速减轻,疼痛随即缓解,表示病情好转;②阑尾壁坏死、穿孔后,腔内积脓排入腹腔,阑尾腔的压力也迅速减轻,腹痛也可随即减轻,但腹腔内的<u>炎症逐渐扩散</u>,在短暂的缓解后,右下<u>腹痛</u>又会<u>逐渐加重</u>,且<u>范围扩大</u>。

13. C。肠炎主要表现为腹泻,可伴有发热;肠粘连主要表现有肠梗阻症状;腹腔脓肿有腹腔手术或感染史,盆腔脓肿主要表现为直肠刺激征,而膈下脓肿主要表现为全身中毒症状与右上腹疼痛;细菌性痢疾有不洁饮食史,出现脓血便及里急后重。根据该患者的临床表现特点,首先考虑该患者出现了盆腔脓肿。

背景拓展

阑尾炎的严重后果

急性阑尾炎是外科中最常见的一种急腹症。接近7%的人在一生中会发生急性阑尾炎,发病的高峰通常在10~30岁。无论医疗技术多么先进,急性阑尾炎的诊断仍然依靠病人的基本病史和体格检查。及时的诊断和治疗可以降低穿孔的危险和预防并发症的发生。未穿孔病人的死亡率低于1%,但是在小孩和老年人由于诊断延迟,更容易发生穿孔,死亡率可高达5%甚至更高。

第五节　肠梗阻病人的护理

考点聚焦

本节知识点较多,需考生及时复习识记,预计今后对这部分内容的考查稳中有变。近几年护考的知识点是肠梗阻最典型的临床表现,今后考查重点有肠梗阻的临床表现鉴别、主要检查方法和术后并发症的预防措施,难点主要是肠套叠的表现特点及各种肠梗阻的X线影像鉴别。

课标精析

肠内容物不能正常运行、顺利通过肠道,称为肠梗阻,是外科常见的急腹症之一。

【病因及分类】

(一)按梗阻发生的基本病因可分为三类

1. **机械性肠梗阻**　最常见。由于肠腔堵塞(如蛔虫团、粪石堵塞)、肠管受压(图14-7)(如粘连、嵌顿疝)、肠壁病变(如肿瘤)等原因引起肠腔狭窄,使肠内容物通过发生障碍。

(1) 粘连性肠梗阻:常在腹腔内手术、炎症、创伤、出血、异物等引起肠粘连的基础上,由于肠功能紊乱、饮食不当、剧烈活动、体位突然改变等因素诱发肠梗阻的发生,临床上有典型的机械性肠梗阻表现。一般采用非手术治疗,非手术治疗期间需严密观察病情,若症状加重或有肠绞窄表现,应及时手术治疗。

(2) 蛔虫性肠堵塞:由于蛔虫聚集成团并刺激肠管痉挛致肠腔堵塞(图14-8),多见于2~10岁儿童,驱虫不当常为诱因,多为不全性肠梗阻。主要表现为阵发性脐周腹痛,伴呕吐,腹胀不明显。腹部可扪及变形、变位的条索状团块,肠鸣音亢进,腹部X线检查有时可见成团的虫体阴影。多采取非手术治疗,包括解痉止痛、禁食、酌情胃肠减压、输液、口服植物油驱虫等。若无效或并发肠扭转、腹膜炎时,应行手术取虫。

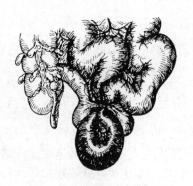

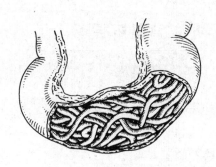

图 14-7　粘连带压迫肠管　　　　　　　　图 14-8　蛔虫团性肠梗阻

(3) 肠扭转:肠扭转是一段肠袢沿其系膜长轴旋转而致的**闭袢性肠梗阻,常发生于小肠**,其次是乙状结肠。**小肠扭转常在饱食后剧烈运动时发病,乙状结肠扭转**(图 14-9)**多见于习惯性便秘者**。小肠扭转常表现为突发脐周剧烈绞痛,常牵涉至腰背痛,频繁呕吐,**腹胀不对称**,病人早期即可发生休克,腹部检查有时可扪及压痛的扩张肠袢。腹部 X 线检查可见空肠和回肠换位或"假瘤征"等影像特点,乙状结肠扭转钡剂灌肠检查可见"鸟嘴"形阴影。肠扭转极易发生绞窄性肠梗阻,故应及时手术治疗。

(4) 肠套叠:一段肠管套入其相连的肠腔内称为肠套叠,多见于 2 岁以内的儿童,尤以 4~10 个月的婴儿发病率最高,以回肠结肠型最多见(图 14-10)。常为突然发作剧烈的阵发性腹痛,伴有呕吐和果酱样血便,腹部可扪及腊肠形肿块,并有压痛。X 线空气或钡剂灌肠检查,可见到空气或钡剂在套餐远端受阻呈"杯口状"阴影。急性肠套叠是危及生命的急症,复位是紧急的治疗措施,一旦确诊需立即进行。**病程在 48 小时以内、全身情况良好、无腹胀、无明显脱水及电解质紊乱者可用空气或用钡剂灌肠复位**。**肠套叠超过 48~72 小时、疑有肠坏死或穿孔以及小肠型套叠需手术治疗**。

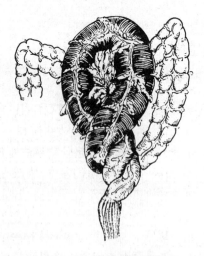

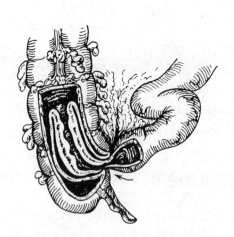

图 14-9　乙状结肠扭转　　　　　　　　图 14-10　回盲部肠套叠

2. **动力性肠梗阻**　分为麻痹性肠梗阻和痉挛性肠梗阻。肠管本身无器质性肠腔狭窄,梗阻原因是由于**神经反射**或毒素刺激引起肠壁功能紊乱,致肠内容物不能正常运行。

3. **血运性肠梗阻** 较少见。**由于肠系膜血管栓塞或血栓形成**,使肠管血运障碍,继而发生肠麻痹。

(二) 其他分类方法

按肠壁有无血运障碍分为单纯性肠梗阻(无血运障碍)和绞窄性肠梗阻(有血运障碍);按梗阻部位分为高位和低位肠梗阻;按梗阻程度分为完全性和不完全性肠梗阻;按病情缓急分为急性和慢性肠梗阻。

💡 **联想记忆**

肠梗阻的病因:粘连、套叠、嵌顿疝,扭转、肿瘤、蛔虫团。

【临床表现】

(一) 症状

1. **腹痛** 单纯性机械性肠梗阻的特点是阵发性剧烈腹痛;腹痛发作间隙时间缩短,呈持续性剧烈腹痛伴阵发性加重提示绞窄性肠梗阻;麻痹性肠梗阻呈持续性胀痛。

2. **呕吐** 高位肠梗阻呕吐出现早且频繁,呕吐物主要为胃及十二指肠内容物;低位肠梗阻呕吐出现晚,呕吐物常为粪样;麻痹性肠梗阻呕吐多为溢出性;若呕吐物为血性或棕褐色,常提示肠管有血运障碍。

3. **腹胀** 高位肠梗阻腹胀不明显;低位肠梗阻腹胀明显;麻痹性肠梗阻为均匀性全腹胀;腹胀不对称为绞窄性肠梗阻的特征。

4. **停止肛门排气排便** 见于急性完全性肠梗阻,但发病早期,尤其是高位肠梗阻,其梗阻以下的肠腔内残留的气体或粪便,可以自行或灌肠后排出;不完全性肠梗阻可有多次少量的排气、排便;绞窄性肠梗阻可排出血性黏液样粪便。

(二) 体征

单纯性肠梗阻可见肠型和蠕动波,麻痹性肠梗阻时全腹膨隆,肠扭转时腹胀不对称。单纯性肠梗阻腹部轻压痛,**绞窄性肠梗阻腹部有固定性压痛和腹膜刺激征**,有时可触及有压痛的肠袢包块。绞窄性肠梗阻时腹腔内有渗液,可有移动性浊音。**机械性肠梗阻时,可闻及肠鸣音亢进,有气过水声或金属音;麻痹性肠梗阻时则肠鸣音减弱或消失**。**单纯性肠梗阻早期多无全身症状**,晚期引起脱水和代谢性酸中毒症状。严重脱水和感染中毒则可引起严重休克和多器官功能障碍综合征(MODS)。

【辅助检查】

1. 实验室检查 肠梗阻病人因脱水、血液浓缩,血红蛋白和血细胞比容、尿比重升高。**绞窄性肠梗阻时,白细胞计数和中性粒细胞比例明显升高,呕吐物检查有大量红细胞,大便隐血试验阳性**。肠梗阻晚期可出现血气分析和血清电解质的变化。

2. X 线检查 **肠梗阻发生 4~6 小时后,立位或侧卧位 X 线平片可见胀气肠袢及多个气液平面**(图 14-11、图 14-12)。绞窄性肠梗阻可见孤立、突出胀大的肠袢,且不受体位、时间的影响或有假肿瘤阴影。

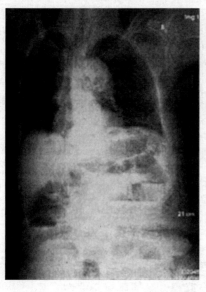

图 14-11　肠梗阻 X 线表现(气液平面)

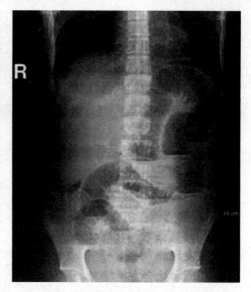

图 14-12　肠梗阻 X 线表现(胀气肠袢)

💡联想记忆

　　　　肠梗阻,起病急,痛吐胀闭难忍受。单纯绞痛呈阵发,绞窄持续渐加重。X 线透视有液平,胃肠
　　　　减压加手术。

【治疗原则】
　　治疗原则是解除肠道梗阻和矫正全身生理紊乱,根据梗阻情况可采取非手术治疗或手术治疗。**非手术治疗包括:禁饮食、胃肠减压、解痉止痛、矫正体液失调、防治感染和中毒。手术治疗包括:粘连松解术、肠切开取除异物、肠套叠或肠扭转复位术等。**

【护理诊断 / 问题】
1. 体液不足　与频繁呕吐、肠腔内大量积液与胃肠减压有关。
2. 疼痛　与肠蠕动增强肠壁缺血有关。
3. 体温过高　与肠腔内细菌繁殖有关。
4. 潜在并发症:吸入性肺炎、腹腔感染、肠瘘、肠粘连、MODS 等。

【护理措施】
(一) 维持体液平衡
　　合理输液并记录出入量;病人禁食,需给予胃肠外营养,若经治疗肠梗阻解除,肠蠕动恢复正常,可经口进流质饮食并逐渐过渡为半流质及普食。

(二) 有效缓解疼痛
　　1. 禁食、**胃肠减压**　是治疗肠梗阻的重要措施之一,清除肠腔内积气、积液,有效缓解腹胀、疼痛。胃肠减压期间应注意保持负压吸引通畅,密切观察并记录引流液的性状及量。
　　2. 腹部按摩　若病人为不全性、痉挛性或单纯蛔虫所致的肠梗阻,可适当顺时针轻柔按摩腹部,并遵医嘱配合应用针刺疗法,缓解疼痛。
　　3. 应用解痉剂　腹痛病人在明确诊断后可遵医嘱适当给予解痉剂治疗,如阿托品肌内注射,禁用吗啡类止痛药,以免掩盖病情。

（三）防治感染

遵医嘱正确、合理地应用抗菌药物控制感染并观察病人在用药过程中的反应。

（四）病情观察

若病人出现下列情况应考虑已发生绞窄性肠梗阻,需及时做好术前准备:**腹痛发作急骤,为持续性剧烈疼痛,肠鸣音可不亢进;呕吐早、剧烈而频繁;早期出现休克,抗休克治疗后症状改善不显著;腹胀不对称,腹部有局部隆起或触及有压痛的包块;明显的腹膜刺激征,体温升高、脉快、白细胞计数和中性粒细胞比例增高;呕吐物、胃肠减压抽出液、肛门排出物为血性,或腹腔穿刺抽出血性液;腹部 X 线检查可见孤立、固定的肠袢。**

（五）并发症的预防和护理

1. 吸入性肺炎　病人呕吐时,应协助其坐起或将头偏向一侧,呕吐后及时清洁口腔,并记录呕吐物的量、颜色及性状;观察病人是否发生呛咳,有无咳嗽、咳痰、胸痛及寒战、发热等全身感染症状;若发生吸入性肺炎,除遵医嘱及时予以抗菌药物外,还应协助病人翻身、叩背、予雾化吸入,指导病人有效呼吸、咳嗽咳痰等。

2. 腹腔感染及肠瘘　注意保持腹腔引流通畅,严格无菌操作,避免发生感染。根据病人情况恢复经口饮食后应循序渐进,以免影响吻合口愈合。观察病人术后腹痛腹胀症状是否改善、肛门恢复排气排便的时间等。若腹腔引流管周围流出液体带粪臭味,同时病人出现局部或弥漫性腹膜炎的表现,应警惕腹腔内感染及肠瘘的可能,应及时通知医生。

3. 肠粘连　术后早期协助病人翻身并活动肢体,**鼓励病人尽早下床活动,以促进肠蠕动恢复,预防粘连**。观察病人有否再次出现腹痛、腹胀、呕吐等肠梗阻症状,一旦出现,应及时报告医生,同时做好再次手术的准备。

附:肠套叠病人的护理

肠套叠系指部分肠管及其肠系膜套入邻近肠腔所致的一种绞窄性肠梗阻,是婴幼儿时期常见的急腹症之一,多发生在 2 岁以内,以春秋季多见。

【病因和发病机制】

分原发和继发两种。95% 为原发性,多见于婴幼儿,病因至今尚不清楚,可能与婴幼儿回盲部系膜尚未完全固定、活动度较大有关;5% 为继发性,多为年长儿,与肠息肉、肿瘤等牵拉有关。饮食改变、腹泻及病毒感染等导致肠蠕动紊乱,从而诱发肠套叠。

肠套叠多为近端肠管套入远端肠腔内,按套入部分的不同分为:回盲型(最常见)、回结型、回回结型、小肠型、结肠型和多发型。肠套叠多为顺行性套叠,与肠蠕动方向一致。套入部随肠蠕动逐渐向远端推进,套入肠管不断增长。肠套叠时,由于鞘层肠管持续痉挛,致使套入部肠管发生循环障碍;黏膜细胞分泌大量黏液,与血液及粪便混合成果酱样胶冻状排出;肠壁水肿、静脉回流障碍加重及动脉供血不足,导致肠壁坏死,出现全身中毒症状。

【临床表现】

多为平素健康的婴儿突然发病,2 岁以下婴幼儿多为急性发病。

1. 腹痛　患儿**突然发生剧烈的阵发性肠绞痛**。由于小儿不会述说腹痛,故表现为突然发作的阵发性哭闹、屈膝缩腹、面色苍白、拒食、出汗,持续数分钟或更长时间后腹痛缓解,安静或入睡,间歇 10~20 分钟又反复发作。

2. 呕吐　呕吐物为胃内容物,初为乳汁、乳块和食物残渣,后可含胆汁,晚期可吐粪便样液体。

3. 血便　为重要症状。**在发病后 6~12 小时排出果酱样黏液血便,或做直肠指检时发现血便。**

4. 腹部包块　多数患儿在**右上腹可触及腊肠样包块**,晚期发生肠坏死或腹膜炎时,可出现腹胀、腹肌紧张和压痛等,不易扪及包块。

5. 全身情况　早期一般情况尚好,随病程延长,病情加重,并发肠坏死或腹膜炎时,全身情况恶化,常有严重脱水、高热、昏迷及休克等中毒症状。

【辅助检查】

X 线透视下空气灌肠、钡剂灌肠,腹部 B 超监视下水压灌肠可明确诊断,并可同时进行复位治疗。

【治疗原则】

急性肠套叠是危及生命的急症,复位是紧急的治疗措施,一旦确诊需立即进行。

1. 非手术疗法　灌肠疗法适用于**病程在 48 小时以内、全身情况良好、无腹胀、无明显脱水及电解质紊乱者**,包括 B 超监视下水压灌肠、空气灌肠、钡剂灌肠复位三种方法,首选空气灌肠。

2. 手术治疗　**灌肠不能复位的病例、肠套叠超过 48~72 小时、疑有肠坏死或穿孔者以及小肠型套叠需手术治疗。**根据患儿全身情况及套叠肠管的病变程度选择进行单纯手法复位、肠切除吻合术或肠造瘘术等。

【护理诊断/问题】

1. 疼痛　与肠系膜受牵拉和肠管强烈收缩有关。

2. 潜在并发症:肠穿孔、腹膜炎、败血症、水、电解质紊乱。

3. 知识缺乏　患儿家长缺乏有关疾病治疗及护理知识。

【护理措施】

1. 密切观察病情　监测患儿生命体征、精神及意识状态,评估腹痛的部位、持续时间及伴随症状,观察记录呕吐的次数、量及性质。进行胃肠减压的患儿需记录胃液的量及性质,观察有无水、电解质紊乱的征象。

2. 减轻疼痛　患儿腹痛发作时,可让家长抱起患儿以减轻疼痛和恐惧,患儿可吸吮安抚奶嘴。多数患儿通过空气灌肠复位后症状缓解,常表现为:①患儿很快入睡,不再哭闹和呕吐;②腹部肿块消失;③肛门排气及排出黄色大便,或先有少许血便,继而变为黄色;④口服药用炭 0.15~1g,6~8 小时后大便内可见炭末排出。如患儿仍烦躁不安,阵发性哭闹,腹部包块仍存在,应怀疑是否套叠还未复位或又重新发生套叠,应立即通知医生做进一步处理。

3. 治疗配合　做好手术准备,手术前及需要灌肠复位的患儿均需禁食。开放静脉通路,遵医嘱给予正确的补液。对于手术后患儿,注意维持胃肠减压,保持胃管通畅。患儿排气、排便后可拔除胃肠引流管,逐渐恢复经口进食。

【健康教育】

1. 鼓励家长探视患儿,在复位后或手术后抱起患儿。

2. 因起病突然,应详细向家长解释各项操作的方法和目的,解除其心理负担,取得其对治疗和护理的支持与配合;鼓励家长参与护理,如配合为患儿禁食等。

🔗 护考链接

经典例题

例题1 肠梗阻患者的临床表现<u>不包括</u>

A. 腹痛　　　　　　　　B. 腹胀　　　　　　　　C. 呕吐

D. 腹泻　　　　　　　　E. 肛门停止排气排便

答案: D

解题导引: 此题的考点是肠梗阻患者的四大主症。由于肠内容物不能通过,引起主要临床表现有"痛(腹痛)、吐(呕吐)、胀(腹胀)、闭(肛门停止排气排便)",一般不出现腹泻,故选择D。

例题2 阿托品用于治疗不完全性肠梗阻患者,其主要作用是

A. 刺激迷走神经兴奋　　B. 解除平滑肌痉挛　　　C. 抑制交感神经兴奋

D. 抑制中枢神经系统　　E. 抑制腺体分泌

答案: B

解题导引: 阿托品属于抗胆碱能药,具有解除平滑肌痉挛、抑制腺体分泌、解除迷走神经对心脏的抑制、散大瞳孔及兴奋呼吸中枢的作用,肠梗阻患者的阵发性绞痛主要由肠管平滑肌痉挛所致,故选择B。

例题3 消化道手术后,提示患者肠蠕动恢复的有效指征是

A. 听诊有肠鸣音　　　　B. 患者有饥饿感　　　　C. 肛门排气

D. 患者有便意　　　　　E. 胃管的引流量较前减少

答案: C

解题导引: 消化道手术后,提示肠功能恢复的指征是肠蠕动恢复正常,但术后早期肠蠕动为不规则甚至是无效蠕动,不能将肠内容物排至远端,而肛门排气说明肠蠕动已恢复正常,能将肠内容物排至远端,故选择C。

例题4 患者女,63岁。胃穿孔修补术后,为预防发生粘连性肠梗阻,应指导患者

A. 早期取半卧位　　　　B. 早期离床活动　　　　C. 早期进食

D. 保持排便通畅　　　　E. 多饮水

答案: B

解题导引: 解析:空腔脏器手术后,为防止肠粘连应指导患者早期进行活动,促进肠蠕动恢复,但早期不能进食,以免引起不必要的并发症,故选择B。

📄 达标检测

一、A1/A2型题(以下每一道题下面有A、B、C、D、E五个备选答案。请从中选择一个最佳答案)。

1. 最常见的肠梗阻类型是

A. 机械性肠梗阻　　　　B. 麻痹性肠梗阻　　　　C. 痉挛性肠梗阻

    D. 血运性肠梗阻　　　　　　E. 动力性肠梗阻

2. 蛔虫性肠梗阻的诱因主要是
    A. 营养不良　　　　　　B. 习惯性便秘　　　　　C. 驱虫不当与发热
    D. 溃疡性结肠炎　　　　E. 先天性肠管畸形

3. 关于蛔虫性肠梗阻临床特点的描述,下列**不正确**的是
    A. 阵发性腹痛和呕吐　　B. 腹部可扪及变形的条索状团块　　C. 明显腹胀
    D. 可并发肠扭转　　　　E. 可并发穿孔性腹膜炎

4. 最易发生绞窄性肠梗阻的是
    A. 粘连性肠梗阻　　　　B. 蛔虫性肠梗阻　　　　C. 肠套叠
    D. 肠扭转　　　　　　　E. 麻痹性肠梗阻

5. 乙状结肠扭转多见于
    A. 长期负重者　　　　　B. 习惯性便秘者　　　　C. 排尿困难者
    D. 晚期妊娠者　　　　　E. 饱餐后剧烈运动者

★6. 预防肠扭转最重要的措施是避免
    A. 腹部受凉　　　　　　B. 进食高脂饮食　　　　C. 进食辛辣饮食
    D. 进食高蛋白饮食　　　E. 饱餐后剧烈运动

7. 预防术后肠粘连的有效措施是
    A. 术前作好肠道准备　　B. 术后早期拔胃管　　　C. 术后早期进食
    D. 术后早期应用抗菌药　E. 术后早期离床活动

★8. 机械性肠梗阻患者最早和最主要的病理生理改变是
    A. 感染　　　　　　　　B. 中毒　　　　　　　　C. 体液丧失
    D. 呼吸困难　　　　　　E. 心功能不全

★9. 慢性铅中毒引起的肠梗阻属于
    A. 血运性肠梗　　　　　B. 麻痹性肠梗阻　　　　C. 痉挛性肠梗
    D. 机械性绞窄性肠梗阻　E. 机械性单纯性肠梗阻

10. 腹部手术后早期的肠梗阻多属于
    A. 血运性肠梗　　　　　B. 麻痹性肠梗阻　　　　C. 痉挛性肠梗阻
    D. 机械性绞窄性肠梗阻　E. 机械性单纯性肠梗阻

11. 机械性肠梗阻腹痛的特点是
    A. 转移性右下腹痛　　　　　　B. 持续性腹部胀痛
    C. 阵发性腹部绞痛　　　　　　D. 持续腹部绞痛伴阵发性加重
    E. 突发上腹部刀割样剧痛

12. 麻痹性肠梗阻腹痛的特点
    A. 转移性右下腹痛　　　　　　B. 持续性腹部胀痛
    C. 阵发性腹部绞痛　　　　　　D. 持续腹部绞痛伴阵发性加重
    E. 突发上腹部刀割样剧痛

13. 绞窄性肠梗阻腹痛的特点
    A. 转移性右下腹痛　　　　　　B. 持续性腹部胀痛
    C. 阵发性腹部绞痛　　　　　　D. 持续腹部绞痛伴阵发性加重

E. 突发上腹部刀割样剧痛

★14. 高位小肠梗阻除腹痛外最主要的症状是

A. 呕吐频繁　　　　　B. 腹胀明显　　　　　C. 腹部包块

D. 叩诊呈鼓音　　　　E. 停止排便、排气

15. 麻痹性肠梗阻呕吐的特点

A. 呕吐早、频繁　　　　　　　B. 呕吐物带血性

C. 呕吐呈溢出性　　　　　　　D. 呕吐晚、呕吐物为粪样物

E. 呕吐物为带酸臭味的宿食

16. 肠梗阻共有的临床特点是

A. 腹痛、呕吐、腹胀、停止排气排便

B. 腹痛、呕吐、腹胀、肠鸣音消失

C. 腹胀、呕吐、排黏液血便、肠鸣音消失

D. 腹部压痛、反跳痛、腹肌紧张、腹胀

E. 腹胀、溢出性呕吐、肠鸣音消失、排黏液血便

17. 下列肠梗阻中,查体时**触不到**肿块的是

A. 肠扭转　　　　　　B. 肠套叠　　　　　　C. 蛔虫性肠梗阻

D. 麻痹性肠梗阻　　　E. 绞窄性肠梗阻

18. 下列**不符合**单纯性机械性肠梗阻临床特征的是

A. 肠型、肠蠕动波　　B. 腹胀　　　　　　　C. 明显的腹膜刺激征

D. 移动性浊音阴性　　E. 肠鸣音亢进

19. 肠梗阻最简单、有效的检查方法是

A. 实验室检查　　　　B. 腹部 B 超　　　　　C. 腹部 X 线平片

D. CT 检查　　　　　E. 磁共振检查

20. 下列**不符合**绞窄性肠梗阻临床特点的是

A. 持续性剧烈腹痛　　B. 早期出现休克　　　C. 腹膜刺激征

D. 肠鸣音活跃　　　　E. 腹腔穿刺抽出血性液

21. 肠梗阻患者非手术治疗时最重要的措施是

A. 禁食　　　　　　　B. 胃肠减压　　　　　C. 补液

D. 半卧位　　　　　　E. 应用抗生素

★22. 下列肠梗阻中,需及时手术治疗的是

A. 肠套叠　　　　　　B. 肠扭转　　　　　　C. 蛔虫性肠梗阻

D. 粘连性肠梗阻　　　E. 异物所致肠梗阻

★23. 患者女,23 岁。突发上腹部阵发性绞痛伴恶心呕吐 5 小时来院急诊。体检:腹稍胀,未见肠型及蠕动波,腹式呼吸减弱,下腹部轻度压痛,叩诊鼓音,移动性浊音阴性,听诊肠鸣音亢进。血白细胞计数轻度升高,X 线检查示肠胀气及多个气液平面。首先考虑的疾病是

A. 急性胃穿孔　　　　B. 急性胆囊炎　　　　C. 急性肠梗阻

D. 急性胰腺炎　　　　E. 急性阑尾炎

24. 患儿,2 岁。肠套叠 20 小时。目前最主要的处理措施是

A. 禁食　　　　　　　B. 胃肠减压　　　　　C. 空气灌肠复位

D. 手法复位　　　　　　E. 手术复位

二、A3/A4 型题(以下提供若干个案例,每个案例下设若干个考题,请根据各考题题干所提供的信息,在每题下面 A、B、C、D、E 五个备选答案中选择一个最佳答案)

(25~27 题共用题干)

患者男,55 岁。昨晚暴饮暴食后出现脐周阵发性腹部绞痛伴呕吐,有轻度腹胀,肛门停止排气、排便。体查:腹部可见肠型和肠蠕动波,脐周有压痛,肠鸣音亢进。患者去年曾做阑尾切除术。初步诊断为粘连性肠梗阻,暂采取非手术治疗。

25. 该患者的护理评估,最重要的是
    A. 既往病史　　　　　B. 梗阻的部位　　　　　C. 梗阻的时间
    D. 梗阻的程度　　　　E. 肠管壁有无血运障碍

26. 非手术治疗时的护理,最重要的措施是
    A. 缓解腹痛　　　　　　　　　　B. 防治感染
    C. 纠正水电解质、酸碱失衡　　　D. 禁食、胃肠减压
    E. 休息、取半卧位

★27. 肠梗阻解除的标志是
    A. 腹痛减轻　　　　　B. 呕吐停止　　　　　C. 腹胀消失
    D. 肛门有排气排便　　E. 肠鸣音正常

答　案

1	2	3	4	5	6	7	8	9	10	11	12	13	14	15
A	C	C	D	B	E	E	C	C	B	C	B	D	A	C

16	17	18	19	20	21	22	23	24	25	26	27			
A	D	C	C	D	B	B	C	C	E	D	D			

解题导引

6. E。引起肠扭转的最主要因素为饱餐后剧烈运动,应注意避免。

8. C。肠梗阻时,由于患者不能进食及频繁呕吐,使水分和电解质大量丢失;低位肠梗阻时,由于肠管吸收功能障碍,使大量液体潴留于肠腔等于丢失于体外,因体液大量丧失,可引起严重脱水,故选择 C。

9. C。铅中毒会导致肠壁肌内注射痉挛性收缩,从而引起肠内容物不能顺利通过肠管,出现痉挛性肠梗阻,故选择 C。

14. A。各种类型肠梗阻的共有临床表现主要有"痛"、"吐"、"胀"、"闭",高位小肠梗阻主要表现有<u>腹痛</u>,频繁呕吐,呕吐物为胃内容物,<u>腹胀不明显</u>;低位小肠梗阻主要表现有<u>腹痛,脐周高度腹胀、早期呕吐不明显</u>,后期可出现溢出性呕吐,为肠内容物;结肠梗阻除腹痛外主要表现为<u>腹周边性腹胀</u>,回盲瓣功能正常者不出现呕吐。

22. B。肠扭转极易发生绞窄性肠梗阻,故应及时手术治疗,故选择 B。

23. C。该病例有腹痛、呕吐、腹胀表现,X 线检查时,肠袢胀气和液气平面是肠梗阻的特殊表现,可排除其他疾病,故选择 C。

27. D。肠梗阻解除的标志是肛门排便排气,提示肠管恢复通畅,肠内容物可通过肠管排出,故选择 D。

背景拓展

肠梗阻的病因分析

机械性肠梗阻可由肠腔堵塞引起,占所有肠梗阻原因的 90%。引起小肠堵塞的常见原因包括肠粘连、疝气、肿瘤等,分别占 50%、15%、15%。嵌顿疝常导致闭袢性肠梗阻,即梗阻的管腔两端都堵塞。肿瘤是大肠发生梗阻最常见的原因。其他导致肠腔堵塞的原因包括肠套叠(成人少见)、肠扭转、肠道内异物、肠腔狭窄和炎性肠疾病。肠扭转和嵌顿疝均可导致绞窄性肠梗阻。

第六节 大肠癌病人的护理

考点聚焦

本节知识点较多,需考生及时复习识记,预计今后对这部分内容的考查稳中有变。近几年护考的知识点有直肠癌病人的辅助检查、造口护理、饮食指导,今后考查重点有大肠癌的临床表现鉴别、主要检查方法和术后并发症的预防措施,难点主要是大肠癌术前准备和造口护理。

课标精析

大肠癌是胃肠道常见的恶性肿瘤,分结肠癌和直肠癌,发病率仅次于胃癌。好发于 40~60 岁,在**我国以直肠癌最为多见**,乙状结肠癌次之。大肠癌转移途径:①直接浸润;②**淋巴转移:是大肠癌主要的转移途径**;③血行转移;④种植转移。

【病因】

病因尚不清楚,可能与以下因素有关。

1. 个人饮食及生活习惯 **长期高脂、高动物蛋白食物能使粪便中的甲基胆蒽物质增多,甲基胆蒽可诱发大肠癌。少纤维食品使粪便通过肠道速度减慢,使致癌物质与肠黏膜接触时间延长,增加致癌作用。** 缺少适度体力活动者也易患大肠癌。

2. 遗传因素 部分大肠癌病人存在家族史,常见的有家族性多发性息肉病和家族性无息肉结直肠癌综合征。

3. 癌前病变　**大肠腺瘤、溃疡性结肠炎、血吸虫病已被列为癌前病变**。慢性炎症使肠黏膜处于反复破坏和修复状态而癌变。结肠血吸虫病肉芽肿亦使肠黏膜反复破坏与修复。

【临床表现】

大肠癌病人早期多无症状或症状轻微，易被忽视。随着病程的发展与病灶的增大，可产生一系列症状。

1. 结肠癌

(1) **排便习惯和粪便性状的改变是最早出现的症状**，多表现为排便次数增多、腹泻、便秘，粪便带血、脓或黏液。

(2) 腹痛：常为持续性隐痛，发生肠梗阻时，腹痛加剧或为阵发性腹痛。

(3) 肠梗阻症状：属晚期症状，多呈现慢性低位性不完全性肠梗阻表现，如腹胀和便秘、腹部胀痛或阵发性绞痛。

(4) 腹部肿块：晚期癌肿较大时可在腹部触及肿块，质硬。乙状结肠癌或横结肠癌肿块可有一定活动度。

(5) 全身症状：贫血、消瘦、乏力、发热等。晚期可出现肝大、黄疸、水肿、腹水及恶病质等。

左半结肠癌和右半结肠癌的临床表现各异：①**左半结肠癌：肠腔较小，肿瘤多为浸润型，故以肠梗阻、便血等症状为主**；②**右半结肠癌：肠腔较大，肿瘤多为肿块型或溃疡型，常以贫血、消瘦、腹部肿块为主要表现**。

💡 联想记忆

　　结肠癌变经常见，分为左半和右半，左半结肠管腔细，产生梗阻更容易。右半结肠管腔粗，血液丰富吸收强，贫血消瘦常出现，感染中毒症状重。病人排便习惯变，便秘、腹泻常交替，大便检查见隐血，焦虑不安来求医。

---

2. 直肠癌

(1) **直肠刺激症状**：癌肿溃烂或感染时，病人可出现直肠刺激症状等表现，如便意频繁及排便习惯改变、肛门坠胀、里急后重、排便不尽感、粪便表面带血及黏液，甚至脓血便等。晚期有下腹痛。

(2) **排便性状改变**：大便表面带血及黏液，甚至脓血便。**血便是直肠癌病人最常见的早期症状**。

(3) 肠腔狭窄症状：**肿瘤增大致肠腔变窄**时，粪便变形、变细。癌肿造成肠管部分梗阻时，可表现为腹胀、阵发性腹部绞痛、肠鸣音亢进、排便困难等。

(4) 晚期症状：癌肿侵犯膀胱，可发生尿频、尿痛；侵犯骶前神经则发生骶尾部持续性剧痛；发生肝转移时有腹水、肝大、黄疸、贫血、水肿等恶病质表现。

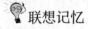 联想记忆

　　中老年人出现**排便习惯改变**及**黏液血便**，**直肠指检触及**高低不平、质硬的**肿块**，提示直肠癌。

【辅助检查】

1. **直肠指诊**　是诊断直肠癌最简便有效的方法。

2. 内镜检查　可通过直肠镜、乙状结肠镜或纤维结肠镜检查,观察病灶的部位、大小、形态、肠腔狭窄的程度等,并可取活组织做病理检查,是**诊断大肠癌最有效、可靠的方法**。

3. 影像学检查

(1) X 线钡剂灌肠或气钡双重对比造影:可观察结肠活动和结肠内的异常形态,常用以排除结、直肠多发癌和息肉病。

(2) B 超和 CT:有助于了解直肠癌的浸润深度及淋巴转移情况,还可提示有无腹腔内种植和肝、肺转移灶等。

4. 大便潜血试验　可作为高危人群的初筛方法及普查手段。

5. **血清癌胚抗原(CEA)测定**　对评估病人预后和复发有一定的帮助。

【治疗原则】

以手术治疗为主,同时辅以化疗和放疗等综合治疗。

1. 手术治疗

(1) 结肠癌根治性手术:切除范围包括癌肿所在的肠袢及其系膜和区域淋巴结。

1) 右半结肠切除术:适用于盲肠、升结肠、结肠肝曲的癌肿。

2) 横结肠切除术:适用于横结肠癌。

3) 左半结肠切除术:适用于横结肠脾曲、降结肠癌。

4) 乙状结肠癌的根治切除术:适用于乙状结肠癌。

(2) 直肠癌根治术:切除的范围应包括癌肿、足够的两端肠段、已侵犯的邻近器官的部分或全部、四周可能被浸润的组织及全直肠系膜和淋巴结。

1) 局部切除:适用于早期瘤体小、局限于黏膜或黏膜下层、分化程度高的直肠癌。

2) **腹会阴部联合直肠癌根治术(Miles 手术):主要适用于腹膜返折以下的直肠癌,不保留肛门**(图 14-13)。

3) 经腹直肠癌切除术(直肠前切除术,Dixon 手术):是目前应用最多的直肠癌根治术,适用于腹膜返折线以上的直肠癌,保留正常肛门(图 14-14)。

4) 经腹直肠癌切除、近端造口、远端封闭手术(Hartmann 手术):适用于全身一般情况很差,不能耐受 Miles 手术,或急性梗阻不宜行 Dixon 手术的直肠癌病人。

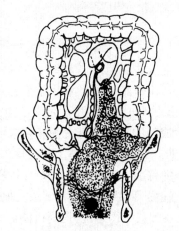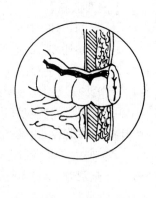

图 14-13　Miles 手术切除范围

5) 姑息性手术:晚期直肠癌病人发生排便困难或肠梗阻时,可行乙状结肠双腔造口。

6) 其他手术:直肠癌侵犯子宫时,可一并切除子宫,称为后盆腔脏器清扫;直肠癌侵犯膀胱,行直肠和膀胱(男性)或直肠、子宫和膀胱切除时称全盆腔清扫。

2. 化学治疗   可作为大肠癌根治性手术的辅助治疗,提高5年生存率。

3. 放射治疗   可作为直肠癌手术切除的辅助疗法,有提高疗效的作用。手术前放疗可以提高手术切除率、降低病人的手术后复发率;手术后放疗仅适用于直肠癌晚期病人、手术未达到根治或手术后局部复发的病人。

4. 其他治疗   可用电灼、液氮冷冻和激光凝固、烧灼等局部治疗或放置金属支架,以改善症

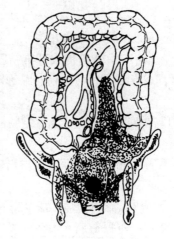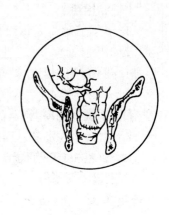

图 14-14   Dixon 手术切除范围

状;中医药治疗可配合化疗、放疗或手术后治疗,以减轻毒副作用;基因治疗、靶向治疗、免疫治疗等,其疗效尚待评价。

【护理诊断 / 问题】

1. 焦虑或恐惧   与恐癌、对手术及预后的担忧等因素有关。

2. 营养失调:低于机体需要量,与肿瘤消耗、控制饮食等因素有关。

3. 有皮肤完整性受损的危险   与粪便刺激造口周围皮肤有关。

4. 自我形象紊乱   与结肠造口、排便方式改变有关。

5. 知识缺乏   缺乏有关术前肠道准备及造口护理知识。

6. 手术后潜在并发症:腹腔、盆腔或切口感染,尿潴留及泌尿系统感染,吻合口瘘,造瘘口出血、坏死、狭窄、脱出或回缩,排便失禁等。

【护理措施】

1. 术前护理

(1) 心理护理:耐心倾听病人主诉,详细解释手术的必要性,消除顾虑,使之接受手术治疗。对需做结肠造口的病人,要让病人了解手术后对消化功能并无影响,并解释造口的部位,以及有关护理知识。说明结肠造口虽然会给生活带来不便,但自我处理得当,仍能正常生活,必要时可安排同类疾病手术成功的病人与其交谈。寻求可能的社会支持,以帮助病人增强治疗疾病的信心。争取在短期内使病人从身体上和心理上做好适应社会交往的准备。

(2) 加强营养:给病人提供高蛋白、高热量、丰富维生素、易于消化的饮食,必要时静脉输液以补充营养。可少量多次输血,以纠正贫血和低蛋白血症。出现肠梗阻的病人有明显脱水时,应及时纠正水、电解质及酸碱平衡紊乱,提高机体对手术的耐受力。

(3) 肠道准备

1)饮食准备:传统的饮食准备是<u>术前 3 天进少渣半流质饮食,如稀饭、蒸蛋</u>;<u>术前 1~2 日进无渣流质饮食,并给予蓖麻油 30ml</u> 每日上午一次,以减少、软化粪便。视病情适当调整。<u>新兴饮食准备是术前 3 日起口服全营养制剂,每日 4~6 次,至术前 12 小时</u>。此法在保证营养和减少粪便的同时保护肠黏膜屏障而避免术后肠源性感染。

2)<u>肠道清洁:一般于术前 1 日进行肠道清洁</u>。

导泻法:①高渗性导泻:是传统的导泻法,常用制剂为甘露醇、硫酸镁等。吸收肠壁水分,导致腹泻。②**等渗性导泻:目前临床上应用较广,常用制剂为复方聚乙二醇电解质散溶液。**其通过分子中的氢键与肠腔内水分子结合,增加粪便含水量及灌洗液的渗透浓度,刺激小肠蠕动增加,以达到清洁肠道的作用。开始口服的速度宜快,有排便后可适当减慢速度,多饮水,总量达 2000ml 以上直至排出的粪便呈无渣、清水样为止,全过程约需 3~4 小时;年老体弱、心肾等重要器官功能障碍和肠梗阻的病人不宜选用。

灌肠法:目前临床多主张采用全肠道灌洗法,若病人年老体弱无法耐受或存在心、肾功能障碍或灌洗不充分时,可考虑配合灌肠法,应洗至粪便清水样,肉眼无粪渣为止。可用 0.1%~0.2% 的**肥皂水、甘油灌肠剂及磷酸钠灌肠剂等。直肠癌肠腔狭窄者,灌肠时应在直肠指诊引导下(或直肠镜直视下),选用适宜管径的肛管,轻柔通过肠腔狭窄部位,切忌动作粗暴。高位直肠癌避免采用高压灌肠,以防癌细胞扩散。**

3)口服肠道抗生素:多采用**新霉素、甲硝唑、庆大霉素等;因肠道细菌被抑制使维生素 K 的吸收受到影响,需适当补充维生素 K。**

(4)术晨准备:手术日晨放置胃管和留置导尿管。手术前常规放置胃管,有肠梗阻症状的病人应及早放置胃管,减轻腹胀;留置导尿管可排空膀胱,预防手术时损伤膀胱,并可预防手术后尿潴留。**直肠癌根治术后导尿管留置时间较长,应放置气囊(Foley)导尿管以防滑出。**

(5)其他:协助医师做好手术前各项检查;常规准备手术中使用的抗肿瘤药物。

2. 术后护理

(1)体位:病情稳定者取半卧位,以利于呼吸和腹腔引流。

(2)病情观察:密切观察生命体征、腹部症状和体征、切口渗血、渗液情况;观察造口血运情况。

(3)进食:禁饮食,持续胃肠减压,通过静脉补充水、电解质及营养。准确记录 24 小时出入水量,防止体液失衡。**术后 2~3 日胃肠蠕动恢复**、肛门排气或结肠造口开放后可拔除胃管,**先进少量流质饮食**,如无不适,改半流质饮食。术后 1 周进少渣饮食,**2 周进**高蛋白、高热量、富含维生素及易消化的**少渣普食**。

(4)引流管的护理:大肠癌根治术后常放置腹腔引流管,直肠癌根治术后常规放置骶前引流管,并予负压吸引。保持腹腔和骶前引流管通畅,**妥善固定,观察记录引流液的颜色、性质和量。骶前引流管一般留置** 5~7 日,引流液量少、色清方可拔管,拔管后要填塞纱条,防止伤口封闭形成无效腔。

(5)留置导尿管的护理:**尿管留置约 2 周**。置管期间保持尿管通畅,防止扭曲、受压,观察尿液情况并详细记录;做好导尿管护理,每日冲洗膀胱 1 次,尿道口护理 2 次,防止泌尿系感染。拔管前先试行夹管,每 4~6 小时开放 1 次,以训练膀胱的舒缩功能。

(6)排便护理:**大肠癌手术后尤其是 Dixon 手术后病人,可出现排便次数增多或排便失禁,应指导病人调整饮食;进行肛门括约肌舒缩练习;便后清洁肛门,并在肛周皮肤涂抹氧化锌软膏以保护肛周皮肤。**

(7)术后并发症的观察与预防

1)切口感染及裂开:观察病人体温变化及局部切口情况,保持切口清洁、干燥,及时更换敷料。加强支持,促进伤口愈合。**Miles 手术后病人,下肢外展适当限制,以免造成会阴部切口裂开;会阴部伤口可于骶前引流管拔除后,开始用温热的 1∶5000 高锰酸钾溶液坐浴,**

每日2次；手术后常规使用抗生素预防感染。

2) 吻合口瘘：结肠癌切除术后或直肠癌 Dixon 手术后可能发生吻合口瘘，多因手术前肠道准备不充分、低蛋白血症及手术造成局部血供差等所致，常发生于手术后1周左右。应注意观察病人有无腹膜炎的表现，有无腹腔内或盆腔内脓肿的表现，有无从切口渗出或引流管引流出稀粪样肠内容物等。对有大肠吻合口的手术后病人，手术后7~10日内严禁灌肠，以免影响吻合口的愈合。若发生瘘，应保持充分、有效的引流，若引流不畅，必要时可手术重新安置引流管；使用有效抗生素控制感染；给予 TPN 以加强营养支持。若瘘口大、渗漏粪液较多，伴有腹膜炎或盆腔脓肿者，则必须再次手术，做瘘口近侧结肠造口或将瘘口肠段外置，以转流粪便。同时手术中做腹腔清理，清除残留粪便以加速愈合。

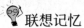
联想记忆

阑尾、大肠、直肠肛管疾病手术后及前列腺摘除术后严禁灌肠。

(8) 人工肛门(结肠造口)的护理

1) 保护腹部切口：一期开放的肠造口已于术中粘贴造口袋，二期开放的肠造口一般于术后2~3日肠蠕动恢复后开放。造口开放前用凡士林或生理盐水纱布外敷结肠造口，及时更换外层渗湿敷料，防止污染；**造口开放后取左侧卧位**，粘贴造口袋，并**用塑料薄膜将腹部切口与造口隔开**，以防流出的粪液污染腹部切口而引起感染。

联想记忆

Miles 手术后采取左侧卧位是根据重力原理，水往低处流，从而避免粪水污染腹部伤口，故腹部各类造口病人的体位选择应遵循造口低于切口的原则。

2) 造口局部护理：**用凡士林或 0.9% 氯化钠溶液纱布外敷结肠造口，外层敷料渗湿后应及时更换，防止感染。**注意造口肠管有无因张力过大、缝合不严、血运障碍等因素造成回缩、出血、坏死。手术后1周或造口处伤口愈合后，**每日扩张造瘘口1次，防止造口狭窄。**注意病人有无恶心、呕吐、腹痛、腹胀、停止排气排便等肠梗阻症状。**若病人进食后3~4日未排便，可用液状石蜡或肥皂水经结肠造口做低压灌肠，注意橡胶肛管插入造口不超过10cm，压力不能过大，以防肠道穿孔。**

3) 指导病人正确使用人工肛袋：病人起床活动时，协助病人佩戴造口袋。应选择袋口合适的造口袋，袋口对准造口并与皮肤贴紧，袋囊朝下，用有弹性的腰带固定造口袋。当**造口袋的三分之一容量被排泄物充满时，须及时更换，**每次更换新袋前先用中性皂液或 0.5% 氯己定(洗必泰)溶液清洁造口周围皮肤，再涂上氧化锌软膏，同时注意造口周围皮肤有无红、肿、破溃等现象。病人可备3~4个造口袋用于更换，使用过的造口袋可用中性洗涤剂和清水洗净，用 0.1% 氯己定溶液浸泡30分钟，擦干、晾干备用，也可使用一次性造口袋。

4) 饮食指导：注意饮食卫生，避免食物中毒等原因引起腹泻；**避免食用产气性、有刺激性或易引起便秘的食物，鼓励病人多吃新鲜蔬菜、水果。**

5) 结肠造口术后的心理护理：首先应注意病人是否出现否认、抑郁或愤怒的情绪反应，鼓励病人及亲属说出对造口的感觉和接受程度，针对不同原因采取相应的教育措施，使病人能正视并接受造口的存在;鼓励亲属参与病人对造口的护理,与病人及亲属共同讨论有关造口自我护理的注意事项,指导处理步骤,协助病人逐步获得独立护理造口的能力;当病人达到预定目标时,应给予适当的鼓励;鼓励病人逐渐适应造口并恢复正常生活,参加适量的运动和社交活动,如造口联谊会等。

【健康教育】

(一)防癌教育

告知病人合理搭配膳食营养,避免高脂肪、高动物蛋白饮食,多食新鲜蔬菜与水果;积极预防和治疗血吸虫病及大肠癌的癌前期疾病,如大肠息肉、腺瘤、溃疡性结肠炎、结肠克罗恩病等;积极参加防癌普查工作,40 岁以上成人每年应做一次直肠指检;对近期内出现腹泻、便秘或腹泻与便秘交替、粪便带脓血或黏液,持续性腹部隐痛或腹胀不适,原因不明的贫血、乏力或体重减轻以及腹部扪及肿块等,应及时到医院进行有关检查;对有家族史及癌前期疾病者,应进行筛选性及诊断性检查,如粪便隐血检查、钡剂灌肠 X 线检查、CEA 或内镜检查等;由于大肠癌常被误诊为慢性痢疾、痔、慢性结肠炎等,故对这些疾病应保持高度的警惕性。

(二)手术前教育

手术前应向病人说明肠道准备的目的,解释肠道准备的方法,以取得病人的配合;对手术前留置导尿管、胃管及其他诊疗和护理措施的重要性亦应向病人及亲属解释清楚,以取得合作。

(三)手术后教育

1. 教会病人人工肛门的护理　介绍结肠造口的护理方法和护理用品,目前自然排便法采用的造口袋可分为一件式和两件式。指导病人用适量温水(约 500~1000ml)经导管灌入造口内,定时结肠造口灌洗以训练有规律的肠道蠕动,从而养成类似于正常人的排便习惯。当病人的粪便成形或养成排便规律后,可不戴造口袋,用清洁敷料覆盖结肠造口即可。

2. **出院后造口护理**　每 1~2 周扩张造口 1 次,持续 2~3 个月。**若发现造口狭窄,排便困难时,应及时到医院检查处理。**

3. 饮食护理　合理安排饮食,应摄入产气少、易消化的少渣食物,忌生冷、辛辣等刺激性食物,避免饮用碳酸饮料;饮食必须清洁卫生,积极预防腹泻或便秘。腹泻时可用收敛性药物,便秘时可自行扩肛或灌肠。

4. 社交护理　参加适量活动,保持心情舒畅。平时可融入正常人的生活和社交。可建议造口病人出院后组织或参与造口病人协会,相互学习、交流彼此的经验和体会,学习新的控制排便方式,获得自信。

5. 出院随访　定期随访,一般在手术后每 3~6 个月复查 1 次。继续化疗的病人要定期检查血常规,尤其是白细胞和血小板计数。

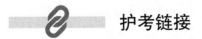 护考链接

经 典 例 题

例题 1　患者男,55 岁。直肠癌根治术(Miles 术)后,护士对该患者造口周围皮肤保护的健康指导**不包括**

A. 擦干后涂上锌氧油　　　B. 常规使用乙醇清洁　　　C. 及时清洁皮肤

D. 注意有无红、肿、破溃　　　E. 防止粪水浸渍

答案:B

解题导引:此题的考点是造口周围皮肤保护的健康指导,包括注意观察造口周围情况,每次便后及时用中性温和的清洗剂清洗造口周围皮肤(避免使用有刺激性药液),清洗擦干后涂锌氧油保护造口周围皮肤,防止粪水浸渍引起皮炎。故选择 B。

例题 2　患者女,69 岁。近 1 个月来多次排黏液血便,伴有里急后重,怀疑为直肠癌。最简单有效的检查方法是

A. 血清癌胚抗原测定　　　B. 大便隐血试验　　　C. 纤维直肠镜

D. 直肠指检　　　E. X 线钡剂灌肠

答案:D

解题导引:此题的考点是直肠癌的辅助检查方法的区别:血清癌胚抗原(CEA)测定,对评估大肠癌预后和复发有一定的帮助;大便潜血试验可作为高危人群的初筛方法及普查手段;纤维直肠镜检查,观察病灶的部位、大小、形态、肠腔狭窄的程度等,并可取活组织做病理检查,是诊断大肠癌最有效、可靠的方法;X 线钡剂灌肠或气钡双重对比造影,可观察结肠活动和结肠内的异常形态,常用以排除结、直肠多发癌和息肉病。在直肠癌中,低位**直肠癌多见**,约占直肠癌的 3/4,绝大多数癌肿可在直肠指检时触及,通过直肠指检可了解癌肿的部位、大小、范围、距肛缘的距离、固定程度以及与周围组织的关系等,只有直肠指诊才是诊断直肠癌最简便有效的方法。故选择 D。

例题 3　直肠癌根治术(Miles 术)后,护士告诉结肠造口患者出院后可以进食的蔬菜是

A. 芹菜　　　B. 韭菜　　　C. 菜花

D. 辣椒　　　E. 洋葱

答案:C

解题导引:此题的考点是直肠癌根治术(Miles 术)后的饮食护理。应摄入产气少、易消化的少渣食物,忌生冷、辛辣等刺激性食物,避免饮用碳酸饮料;饮食必须清洁卫生,积极预防腹泻或便秘。芹菜和韭菜属于粗纤维多渣食物,辣椒和洋葱属辛辣刺激性食物,菜花符合进食要求。故选择 C。

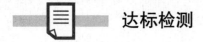 **达标检测**

一、A1/A2 型题(以下每一道题下面有 A、B、C、D、E 五个备选答案。请从中选择一个最佳答案)

★1. 结肠癌中最多见的为

A. 腺癌　　　B. 未分化癌　　　C. 鳞癌

D. 类癌　　　E. 印戒细胞癌

★2. 大肠癌常见于

A. 横结肠　　　B. 盲肠　　　C. 直肠

D. 升结肠　　　E. 降结肠

3. 结肠癌最早出现的症状是

    A. 腹痛

    C. 腹部包块

    E. 全身中毒症状

    B. 肠梗阻

    D. 排便习惯和粪便性状的改变

4. 左半结肠癌主要的临床特点**不包括**下列哪一项

    A. 贫血

    B. 肠梗阻

    C. 便秘

    D. 腹泻

    E. 便血

5. 直肠癌患者最常见的早期症状是

    A. 便秘

    C. 便血

    E. 贫血

    B. 大便性质和排便习惯改变

    D. 粪便变细

6. 下列哪项检查常用于预测直肠癌预后和监测其复发

    A. 内镜检查

    B. X 线钡剂灌肠

    C. 直肠指检

    D. 血 CEA 测定

    E. 粪便隐血试验

7. 直肠癌根治术前的特殊护理是

    A. 心理护理

    B. 肠道准备

    C. 清洁皮肤

    D. 补充营养

    E. 留置尿管

8. 大肠癌术后下列**错误**的护理是

    A. 术后密切观察病情

    B. 行胃肠减压的患者,术后第 3 日如无腹胀,胃肠蠕动恢复、肛门排气后可拔除胃管

    C. 胃管拔除后,患者即可进少渣饮食

    D. 直肠癌根治术后骶前引流管一般放置 5~7 日

    E. 留置导尿管的患者需防止逆行感染

9. 直肠癌根治术后,人工肛门开放初期,患者宜采取的体位是

    A. 左侧卧位

    B. 右侧卧位

    C. 平卧位

    D. 俯卧位

    E. 仰卧中凹位

10. 对人工肛门患者护理,下列哪一项是**错误**的

    A. 左侧卧位

    C. 保护腹部切口不被污染

    E. 肛袋用后洗净、消毒

    B. 术后一日开放造瘘口

    D. 用氧化锌软膏保护瘘口周围皮肤

★11. 患者男,65 岁。因直肠癌入院治疗,择期行结肠造口,**错误**的宣教内容是

    A. 术后 5 日开放造口

    C. 造口周围涂氧化锌软膏

    E. 避免食用产气性、刺激性食物

    B. 避免粪便污染切口

    D. 取左侧卧位

★12. 患者男,57 岁。直肠癌,拟行 Dixon 术,术前 3 日护士遵医嘱给予患者口服甲硝唑,口服此药的目的是

    A. 清洁肠道

    B. 防止术后便秘

    C. 预防手术癌肿复发

    D. 防止术中出血

    E. 杀灭肠道内细菌

13. 患者男,50 岁。因血便来院就诊,下列哪一项检查能够帮助疾病诊断

A. CEA 检查　　　　　B. 内镜检查　　　　　C. B 超
D. 化验检查　　　　　E. X 线钡剂灌肠检查

14. 患者男,60 岁。脓血便 3 个月来院就诊,直肠指检发现距肛门 6cm 处可触及一菜花样肿块,已形成一圈,触痛(+),指套上带血。初步诊断为直肠癌。该患者首选的治疗方法是
A. 化疗　　　　　B. 梗阻近端造口术　　　　　C. Dixon 手术
D. 放疗　　　　　E. Miles 手术

15. 患者男,65 岁。直肠癌诊断明确并准备行 Miles 手术。**错误**的术前准备是
A. 术前 1~2 日进流质　　　　　B. 术前 1~2 日服缓泻剂
C. 术前 3 日口服肠道吸收的抗生素　　　D. 术日晨留置导尿管
E. 术前 3 日应用维生素 K

16. 患者男,40 岁。因便血 2 周就诊,诊断为直肠癌。术前全肠道灌洗时应用何种灌洗液
A. 生理盐水　　　　　B. 5% 葡萄糖溶液　　　　　C. 等渗平衡电解质溶液
D. 10% 葡萄糖溶液　　　E. 1∶5000 呋喃西林

二、A3/A4 型题(以下提供若干个案例,每个案例下设若干个考题,请根据各考题题干所提供的信息,在每题下面 A、B、C、D、E 五个备选答案中选择一个最佳答案)

(17~19 题共用题干)

患者男,58 岁。进行性贫血、消瘦、乏力半年,有时右腹有隐痛,无腹泻。查体:贫血貌,右中腹可触及肿块,肠鸣音亢进。

17. 采集病史时,要重点询问
A. 有无恶心、呕吐　　　B. 排便情况　　　　　C. 有无胆囊炎病史
D. 有无家族史　　　　　E. 有无转移性右下腹痛

18. 考虑该患者的诊断可能为
A. 胆囊肿瘤　　　　　B. 结肠癌　　　　　C. 阑尾周围脓肿
D. 克罗恩病　　　　　E. 溃疡性结核肠炎

19. 为明确诊断,应进行的检查是
A. 纤维结肠镜检查　　　B. 乙状结肠镜检查　　　C. CT 检查
D. B 超检查　　　　　E. X 线钡剂灌肠检查

(20~24 题共用题干)

患者女,40 岁。6 个月前无明显诱因出现粪便表面有时带血及黏液,伴大便次数增多,每日 3~4 次,时有排便不尽感,但无腹痛。曾于当地医院按"慢性细菌性痢疾"治疗无效。发病以来体重下降 3kg。

20. 该患者应疑为
A. 左半结肠癌　　　　B. 直肠癌　　　　　C. 结肠炎
D. 慢性痢疾　　　　　E. 直肠息肉

21. 经直肠镜检查发现距肛缘约 10cm 有一菜花样肿块,病理报告为腺癌。应考虑采取何种术式
A. Miles 手术　　　　　B. 直肠息肉摘除术　　　　　C. Dixon 手术

D. 乙状结肠造口术　　　　　　　　E. 左半结肠切除术

22. 如术后 6 日,患者仍无排便,以下措施**错误**的是

A. 口服缓泻剂　　　　　　　　　　B. 鼓励患者多饮水

C. 轻轻顺时针按摩腹部　　　　　　D. 低压灌肠

E. 增加饮食中的膳食纤维含量

23. 若患者术后 7 日出现下腹痛,体温升高达 38.9℃,下腹部有中度压痛、反跳痛,应高度怀疑术后出现了哪种并发症

A. 切口感染　　　　　　　　　　　B. 吻合口瘘

C. 吻合口狭窄　　　　　　　　　　D. 尿潴留

E. 肠粘连

24. 患者出院后,进行术后监测的检查方法是

A. 粪便隐血检查　　　　　　　　　B. 癌胚抗原检查

C. 直肠指检　　　　　　　　　　　D. 内镜检查

E. X 线钡剂灌肠检查

答　案

1	2	3	4	5	6	7	8	9	10	11	12	13	14	15
A	C	D	A	C	D	B	C	A	B	A	E	B	C	C

16	17	18	19	20	21	22	23	24						
D	B	B	A	B	C	D	B	B						

 解题导引

1. A。大肠癌组织学可分为腺癌、黏液腺癌、未分化癌等,其中最常见的是腺癌,未分化癌恶性度最高,预后最差,故选择 A。

2. C。大肠癌包括结肠癌和直肠癌,直肠癌最常见,乙状结肠癌次之。淋巴转移是大肠癌主要转移途径,血行转移最常见的脏器是肝,故选择 C。

11. A。直肠癌行 Miles 手术后护理的重点是造口护理。造口一般不需封闭,其周围可用凡士林或生理盐水外敷,注意观察造口情况,防止造口回缩、出血、坏死或狭窄;术后 2~3 日肠功能恢复后应避免粪便污染切口,防止感染,可取<u>左侧卧位</u>,并用塑料薄膜将造口与切口隔开,及时清理流出的粪便,造口周围涂氧化锌软膏予以保护;正确使用人工肛门袋;注意饮食卫生,避免食用产气性、刺激性食物;加强心理护理。

12. E。大肠癌术前肠道准备包括饮食控制、清洁肠道及药物应用等,药物主要有肠道抗菌药物及维生素 K 等,抗菌药物的主要作用为杀灭肠道细菌,维生素 K 主要目的是防止术中、术后出血。

背景拓展

大肠癌的饮食指导

应告诉病人哪些食物会导致肠道产生臭味和产气,哪些食物会导致便秘和腹泻。食物对造口排泄物的影响亦因人而异。导致粪便臭味的食物包括:饮酒、豆类、卷心菜、蛋、鱼、大蒜、洋葱和一些香料。增加肠道产气的食物包括:啤酒、卷心菜、碳酸饮料、玉米、黄瓜、乳制品、干豆、洋葱、萝卜、菠菜等。导致便秘的食物包括:苹果酱、奶酪等。导致腹泻的食物包括:干豆类、油炸食物、高脂食品、香料食物、绿叶蔬菜、未加工过的水果、果汁及蔬菜等。

第七节　直肠肛管疾病病人的护理

考点聚焦

本节知识点较多,需考生及时复习识记,预计今后对这部分内容的考查稳中有变。近几年护考的知识点有直肠肛管疾病的病因、肛门坐浴护理和术后体位护理,今后考查重点有直肠肛管疾病的临床表现鉴别、主要检查方法和术后并发症的预防措施,难点主要是直肠肛管疾病内痔各期表现特点的鉴别。

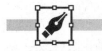

课标精析

一、痔病人的护理

痔是直肠下段黏膜下和肛管皮肤下的静脉丛淤血、扩张和迂曲所形成的静脉团。

【病因】

1. 肛垫下移学说　肛垫位于肛管的粘膜下,由静脉、平滑肌、弹性组织和结缔组织组成,起着肛门垫圈的作用,协作括约肌完全封闭肛门。正常情况下,肛垫在排便时被推挤下移,排便后可自行回缩至原位;若反复便秘、妊娠等引起腹内压增高,肛垫内正常纤维弹力结构破坏伴有肛垫内静脉的曲张和慢性炎症纤维化,肛垫出现病理性肥大并向远侧移位后形成痔。

2. 静脉曲张学说　门静脉系统直肠上、下静脉丛无静脉瓣膜,壁薄、位置低而表浅,易于形成静脉淤血扩张。如长期的坐与立或便秘、前列腺增生、腹水和妊娠、盆腔肿瘤等,导致直肠静脉丛扩张充血而导致痔的发生。此外,长期饮酒、好食辛辣等刺激性食物、肛窦、肛腺慢性感染、营养不良等也是诱发因素。

【临床表现】

痔可按其发生的部位,分为内痔、外痔和混合痔三类(图 14-15)。

1. 内痔　位于齿状线以上,由直肠上静脉丛形成,表面覆盖直肠黏膜。**好发于直肠下端的左侧、右前或右后方(截石位 3、7、11 点)**,主要表现为无痛性便血和痔块脱出,分为 4 期:

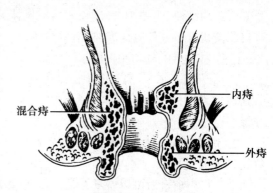

图 14-15　痔的分类

Ⅰ期:以排便时无痛性出血,痔块不脱出肛门外。

Ⅱ期:便血加重,严重时呈喷射状,排便时痔块脱出,但便后能自行回纳。

Ⅲ期:便血量常减少,痔块脱出不能自行回纳,需用手托回。

Ⅳ期:痔块长期脱出于肛门外或回纳后又即脱出。当脱出的痔块被痉挛的括约肌嵌顿时,疼痛明显。直肠指检常不能触及,肛门镜检查可见暗红色、质软的半球形肿物。

2. 外痔　位于齿状线下方,表面覆盖肛管皮肤,**主要表现为肛门不适、潮湿、有时伴局部瘙痒。若形成血栓性外痔,则有肛门剧痛,排便、咳嗽时加剧**,数日后可减轻;肛门表面可见红色或暗红色硬结。

3. 混合痔　直肠上、下静脉丛互相吻合并扩张而成,兼有内、外痔的特点,严重时可呈环状脱出肛门,呈梅花状,又称环状痔;若发生嵌顿,可引起充血、水肿甚至坏死。

【辅助检查】

肛门镜检查可见肛管齿状线附近突出的痔。

【治疗原则】

一般治疗适用于痔初期,只需调节饮食,保持大便通畅,便后热水坐浴,加强体育锻炼,不需特殊治疗。**血栓性外痔经局部热敷、外敷消炎止痛药物后,若疼痛缓解则不需手术。嵌顿性痔初期,应尽早手法还纳痔核。**Ⅰ~Ⅱ期内痔可选用注射疗法、胶圈套扎法。Ⅱ、Ⅲ期内痔及混合痔,行痔核切除术。对疼痛剧烈的血栓性外痔,可行血栓剥离术。

【护理诊断 / 问题】

1. 疼痛　与血栓形成、痔块嵌顿等有关。

2. 便秘　与不良饮食、排便习惯等有关。

3. 潜在并发症:尿潴留、贫血、肛门狭窄等。

【护理措施】

(一) 有效缓解疼痛

局部热敷或温水坐浴,可有效改善局部微循环,减轻疼痛症状。便后及时清洗,保持局部清洁舒适,必要时用 1:5000 高锰酸钾溶液温水坐浴。血栓性外痔者局部应用抗菌药物软膏。嵌顿性痔应尽早行手法复位,注意动作轻柔,避免损伤。

(二) 保持大便通畅

术前调节饮食结构,嘱病人多饮水,多吃新鲜水果蔬菜和粗粮,少饮酒,少吃辛辣刺激食物,少吃高热量零食。定时排便,适当增加运动量,以促进肠蠕动;避免久站、久坐、久蹲。术后 1~2 日应以无渣或少渣流食、半流食为主,如藕粉、莲子羹、稀粥、面条等,以减少肠蠕动、粪便形成和排便,促进切口愈合。术后应保持大便通畅,防止用力排便,崩裂伤口。**若有便秘,可口服液状石蜡或其他缓泻剂,但忌灌肠。**

（三）并发症的预防和护理

1. 尿潴留　术后 24 小时内,每 4~6 小时嘱病人排尿一次,避免因手术、麻醉、疼痛等因素造成术后尿潴留。若术后 8 小时仍未排尿且感下腹胀满、隆起时,可行诱导排尿或导尿等。

2. **切口出血　术后 24 小时内,病人在床上适当活动四肢、翻身等,但不宜过早下床,以免伤口疼痛及出血。**24 小时后可适当下床活动,逐渐延长活动时间,并指导病人进行轻体力活动。伤口愈合后可以恢复正常工作、学习和劳动,但要避免久站或久坐。

3. 术后切口感染　完善术前肠道准备,避免清洁灌肠,防止反复插肛管造成肛门皮肤黏膜的破裂,可于术前一日口服 20% 甘露醇 250ml,饮水 1500ml 清洁肠道。术前及时纠正贫血,提高机体抵抗力。加强术后会阴部护理,保持肛门周围皮肤清洁,每次大便后用 1：5000 高锰酸钾温水溶液坐浴。

4. 肛门狭窄　多为术后瘢痕挛缩所致。术后应观察病人有无排便困难及大便变细,以排除肛门狭窄。**若发生狭窄,应及早进行扩肛治疗。**

（四）健康教育

1. 直肠肛管疾病常与排便不畅有关,应保持粪便通畅。养成每日定时排便的习惯;在排便时避免读书看报,避免延长蹲坐的时间,否则易造成肛管持续下坠,加剧局部静脉的扩张淤血;鼓励病人多饮水,多吃蔬菜、水果等含粗纤维食物,避免辛辣、刺激性食物;不宜饮烈性酒;粪便干结时宜口服缓泻剂。

2. 鼓励年老体弱的病人进行适当的活动,长久站立或坐位工作的人要坚持做保健体操,做肛门括约肌锻炼活动。

3. 局部清洁　常做肛门坐浴。

4. 直肠肛管疾病应及时治疗,并耐心坚持治疗至治愈为止。

二、直肠肛管周围脓肿病人的护理

直肠肛管周围脓肿是直肠下段或肛管周围软组织内或其周围间隙发生的急性化脓性感染及脓肿形成。

【病因】

绝大部分直肠肛管周围脓肿**由肛窦炎、肛腺感染引起**,也可继发于肛周的软组织感染、损伤、内痔、肛裂、药物注射等。

【临床表现】

1. 肛门周围脓肿　**最常见。主要表现持续性跳痛**,局部红肿、触痛,脓肿形成后可有波动感,全身感染症状不明显。

2. 坐骨肛管间隙脓肿　较常见。病人在**发病初期就出现为寒战、高热、乏力、食欲减退等全身症状。**肛门局部从持续性胀痛逐渐加重为显著性跳痛,部分病人可出现直肠刺激症状和膀胱刺激症状。**直肠指诊:患侧有触痛性肿块**,甚至有波动感。如不及时切开,脓肿破溃可形成高位肛瘘。

3. **骨盆直肠间隙脓肿　全身症状较重而局部体征不明显。**常表现有直肠刺激症状和膀胱刺激症状,有明显排便痛和排尿困难。直肠指检扪及局限性隆起和触痛,或有波动感。**诊断主要靠穿刺抽出脓液(图14-16)。**

【辅助检查】

1. 直肠指检 对直肠肛管周围脓肿有重要意义。病变位置表浅时可触及压痛性肿块,甚至波动感;深部脓肿则可有患侧深压痛,有时可扪及局部隆起。

2. 实验室检查 有全身感染症状的病人血常规可见白细胞计数和中性粒细胞比例增高,严重者可出现核左移及中毒颗粒。

3. B超有助于深部脓肿的判断。

4. **诊断性穿刺** 局部穿刺抽到脓液则可确诊。

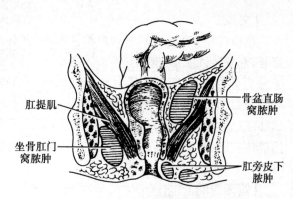

图 14-16 直肠肛管周围脓肿

【治疗原则】

早期使用**抗菌药物、局部理疗或热水坐浴,促使炎症消退**。为缓解病人排便时疼痛,可口服缓泻剂或液状石蜡以促进排便。**如已形成脓肿,应及时切开排脓。**

【护理诊断/问题】

1. 疼痛 与肛周脓肿及手术有关。

2. 便秘 与疼痛惧怕排便有关。

3. 体温升高 与全身感染有关。

【护理措施】

1. 有效缓解疼痛 指导病人采取舒适体位,避免局部受压加重疼痛。指导病人用 1:5000 高锰酸钾溶液 3000ml 坐浴,温度为 43~46℃,每日 2~3 次,每次 20~30 分钟。

2. 保持大便通畅 嘱病人多饮水,摄入有促进排便作用的食物,如香蕉、新鲜蔬菜等,鼓励病人排便。对于惧怕疼痛者,应提供相关知识。根据医嘱,予以缓泻剂如麻仁丸或液状石蜡等口服。

3. 控制感染 遵医嘱全身应用革兰阳性菌敏感的抗菌药物;条件成熟时应穿刺抽取脓液,并根据药敏试验结果调整敏感抗菌药物。对脓肿切开引流者,应密切观察引流液的颜色、量、性状并记录;定时冲洗脓腔,保持引流通畅;当脓液变稀、引流量小于 50ml/d 时,可考虑拔管。高热病人给予物理降温。

4. 健康教育 局部清洁,常做肛门坐浴。直肠肛管疾病应及时治疗,并耐心坚持治疗至治愈为止。嘱病人养成良好的饮食习惯。

三、肛瘘病人的护理

肛瘘是肛管或直肠远端与肛周皮肤间形成的慢性感染性瘘管。

【病因】

多因直肠肛管周围脓肿切开排脓后或自行破溃后处理不当而形成。肛瘘由内口、外口及其间的瘘管所组成。

【分类】

按瘘口和瘘管的数目分为**单纯性肛瘘(只有一个瘘管)**和**复杂性肛瘘(有多个瘘口和瘘管)**。按瘘的部位分为**低位肛瘘(瘘管位于肛门外括约肌深部以下)**和**高位肛瘘(瘘管位于肛门外括约肌深部以上)**(图14-17)。按瘘管外口位置分为外瘘(肛瘘外口在肛门周围皮肤上)和内瘘(肛瘘的两个开口均在直肠肛管内)。

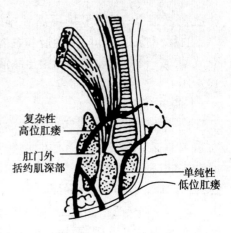

图 14-17　肛瘘示意图

【临床表现】

1. **疼痛**　多为隐痛不适,急性感染时,有较剧烈的疼痛。

2. 瘘口经常有脓液排出,在脓液排出后,外口可以暂时闭合,当脓液积聚到一定量时,再次冲破外口排脓,如此反复发作。

3. 肛瘘引流不畅时,脓液积聚,毒素吸收可引起发热、头痛、乏力等表现。

4. **肛周瘙痒**　瘘口排出的脓液刺激肛周皮肤,使肛门部潮湿、瘙痒,久之可形成湿疹。

【辅助检查】

1. **直肠指检**　瘘管位置表浅时可触及硬结样内口及条索状瘘管,在内口处有轻压痛。

2. **内镜检查**　肛门检查时可发现内口。

3. **特殊检查**　若无法判断内口位置,可将白色纱布条填入肛管及直肠下端,并从外口注入亚甲蓝溶液,根据染色部位确定内口。

4. **实验室检查**　当发生直肠肛管周围脓肿时,病人血常规检查可出现白细胞计数及中性粒细胞比例的增高。

5. **影像学检查**　做碘油瘘管造影检查可明确瘘管分布。

【治疗原则】

肛瘘不能自愈,必须采用手术治疗。低位单纯性肛瘘行瘘管切开术或肛瘘切除术;**高位单纯性肛瘘行挂线疗法,可有效避免术后肛门失禁。**

【护理诊断/问题】

1. **便秘**　与疼痛惧怕排便有关。

2. **皮肤完整性受损**　与肛周皮肤瘙痒有关。

3. **潜在并发症**:伤口感染、肛门狭窄、肛门失禁等。

【护理措施】

1. **保持大便通畅**　术后3日内给予流食,清淡忌辛辣,多饮水。养成良好排便习惯,术后病人因惧怕疼痛,常拒绝排便,应向其解释术后排便的意义,在有意排便时应及时排便;**若术后3日未排便,可口服缓泻剂,但禁忌灌肠。**必要时应用止痛药以缓解疼痛。

2. **加强肛周皮肤护理**　保持肛周皮肤清洁、干燥;术后第二日开始**温水坐浴**,每日早晚及便后用1:5000高锰酸钾溶液坐浴,浴后擦干局部,涂以抗生素软膏。挂线后嘱病人每5~7日至门诊收紧药线,直到药线脱落;脱线后局部可涂生肌散或抗生素软膏,以促进伤口愈合。

3. **术后并发症的预防和护理**　定期行直肠指诊,以及时观察伤口愈合情况。**预防肛门**

狭窄:术后5~10日用示指扩肛,每日1次。肛门括约肌松弛者,术后3日开始做肛门缩舒运动。

4. 健康教育　局部清洁,常做肛门坐浴。直肠肛管疾病应及时治疗,并耐心坚持治疗至治愈为止。嘱病人养成良好的饮食习惯。

附:直肠肛管检查配合与护理

常用的直肠肛管检查方法有直肠指检和各种内镜检查,应在专门的检查室中进行或用屏风围起。检查前先向病人说明检查的目的和方法;根据病人的年龄、体质和检查要求,选择恰当体位;准备好检查用品,包括指检手套、肛门镜、直肠镜、液体石蜡、照明光源及手纸等;协助病人摆好体位,检查时嘱病人放松肌肉,慢慢深呼吸;协助医生传递物品,对好光源;检查后将各种用品整理归原位。

直肠肛管检查的体位有4种:

(1) 侧卧位:向左侧卧,左下肢髋、膝微屈,右下肢髋、膝屈曲各约90°,此体位适用于年老体弱的病人。

(2) 膝胸位:病人屈膝伏卧跪于检查床,两肘屈曲着床,头部伏于枕头,适用于较短时间的检查。

(3) 截石位:常用于手术治疗。

(4) 蹲位:病人下蹲,用力增强腹压,适用于检查内痔脱出或直肠脱垂(图14-18)。

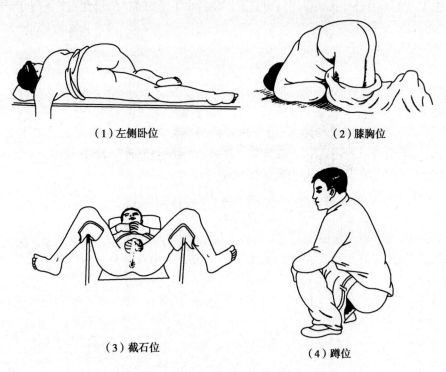

(1)左侧卧位　　　　　　　　　(2)膝胸位

(3)截石位　　　　　　　　　(4)蹲位

图14-18　直肠肛管检查体位

　　直肠肛管检查的记录:在发现直肠肛管内的病变时,先写明何种体位,再用时钟定位法记录病变的部位。如检查时取膝胸位,则以肛门后正中点处为 12 点,前方为 6 点;截石位时定位点与此相反(图 14-19)。

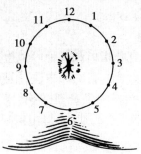

图 14-19　肛门检查的时钟定位法(截石位)

护考链接

经典例题

　　例题 1　患者男,55 岁。患内痔,肛门常有瘙痒不适,偶有少量便血。护士指导其温水坐浴的水温是

A. 32~35℃　　　　　　　　B. 37~39℃　　　　　　　　C. 40~45℃

D. 45~49℃　　　　　　　　E. 50~56℃

答案:C

解题导引:此题的考点是肛门坐浴。肛门温水坐浴具有增进局部血液循环以促进炎症吸收,缓解括约肌痉挛以减轻疼痛,清除分泌物而起到良好的清洁作用。坐浴水温应合适,不可过低(起不到作用)或过高,一般略高于体温,以 43~46℃为佳,故选择 C。

　　例题 2　直肠肛管周围脓肿引起的疾病是

A. 痔疮　　　　　　　　　　B. 直肠息肉　　　　　　　　C. 肛裂

D. 肛瘘　　　　　　　　　　E. 直肠癌

答案:D

解题导引:此题的考点是肛瘘的病因。肛瘘大多数由直肠肛管周围脓肿反复破溃后引起,故选择 D。

　　例题 3　患者女,39 岁。因血栓性外痔行血栓剥离术,护士指导患者最合适的术后卧位是

A. 平卧位　　　　　　　　　B. 侧卧位　　　　　　　　　C. 半坐位

D. 头低足高　　　　　　　　E. 中凹位

答案:B

解题导引:此题的考点是肛管术后的体位指导。肛管手术后应避免局部受压而引起疼痛,应取侧卧位,并经常翻身。故选择 B。

　　例题 4　患者男,40 岁。肛瘘 5 个月余,行手术治疗,术后 3 日出现肛门轻度失禁,少量

粪便自行外溢。护士给予其的健康指导中,**不正确**的是

A. 出院后发现异常应及时就诊
B. 建议患者择期行肛门成形术
C. 解释肛门失禁原因
D. 保持肛周皮肤干燥,可局部涂抹氧化锌
E. 保持肛门周围皮肤清洁,勤换内裤

答案:B

解题导引:对轻度肛门失禁患者的健康教育包括解释造成肛门失禁的原因,保持肛门周围皮肤清洁、干燥,勤换内裤,必要时可局部使用氧化锌软膏给予保护,出院后如出现异常时应及时就诊,以免延误诊断和处理,如肛门失禁严重,粪便持续外溢,可择期行肛门成形术,故选择 B。

例题 5　患者男,45 岁。直肠肛管检查时取膝胸位,病变部位在 11 点,若患者改为截石位时,其病变部位是

A. 5 点
B. 11 点
C. 9 点
D. 7 点
E. 3 点

答案:A

解题导引:直肠肛管检查时膝胸位与截石位正好相反,相互处于对角位置。如膝胸位病变部位为 11 点,其截石位病变部位就是 5 点,故选择 A。

例题 6　患者男,25 岁。一周前肛门周围持续性跳痛,皮肤红肿,并有局部压痛及波动感,诊断为肛门周围脓肿。行手术治疗,并应用抗生素,选择抗生素的方法,正确的是

A. 对革兰阳性菌有效的抗生素
B. 对厌氧菌有效的抗生素
C. 对金黄色葡萄球菌有效的抗生素
D. 对革兰阴性杆菌和厌氧菌有效的抗生素,宜联合用药
E. 对铜绿假单胞菌有效的抗生素

答案:D

解题导引:肛门周围脓肿多由革兰阴性杆菌与厌氧菌等引起的混合感染,一般先选用对革兰阴性杆菌和厌氧菌有效的抗生素,以后可根据药敏试验调整敏感抗菌药物,故选择 D。

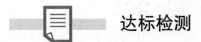

达标检测

一、A1/A2 型题(以下每一道题下面有 A、B、C、D、E 五个备选答案。**请从中选择一个最佳答案**)

1. 与痔的形成关系**不大**的是
   A. 长期便秘
   B. 久站、久坐
   C. 腹内压增高
   D. 妊娠
   E. 剧烈运动

2. 内痔的好发部位位于截石位
   A. 2 点、7 点、11 点
   B. 2 点、6 点、10 点
   C. 3 点、9 点、12 点
   D. 3 点、7 点、11 点
   E. 4 点、8 点、12 点

3. 内痔的主要临床特点是

    A. 里急后重　　　　　　　　　　　B. 肛周持续性跳痛

    C. 排便时、排便后肛门剧痛　　　　D. 排便时无痛性出血

    E. 排便困难

4. 混合痔是指

    A. 环行内痔　　　　　　　　　　　B. 痔和肛瘘同时存在

    C. 痔和肛门周围脓肿同时存在　　　D. 内痔、外痔在不同位置同时存在

    E. 直肠上、下静脉丛互相吻合并扩张而成

5. 血栓性外痔初期的主要治疗方法是

    A. 热敷、外涂消炎止痛膏　　B. 痔核基底封闭注射　　　C. 痔单纯切除

    D. 外痔剥离术　　　　　　　E. 冷冻疗法

6. 内痔非手术治疗时的护理,下列**不正确**的是

    A. 多饮水、多食富含纤维素的食物　　B. 禁酒、少食辛辣食物

    C. 肛门坐浴,每日 2~3 次　　　　　　D. 便秘者定期灌肠

    E. 每日做适量的体育活动

★7. 患者女,56 岁。痔疮术后第 3 日,患者出现心慌、出冷汗、面色苍白并伴有肛门坠胀感,敷料渗血较多,考虑患者最可能出现了

    A. 创面出血　　　　　　B. 切口感染　　　　　　C. 尿潴留

    D. 便秘　　　　　　　　E. 肛门狭窄

★8. 有关直肠肛管周围脓肿的叙述,**错误**的是

    A. 多由肛腺或肛窦感染引起　　　　B. 肛门周围脓肿最多见

    C. 坐骨直肠窝脓肿很少见　　　　　D. 骨盆直肠窝脓肿全身中毒症状明显

    E. 一旦脓肿形成应及时切开引流

9. 肛门周围脓肿的主要症状是

    A. 腹泻　　　　　　　　B. 排便困难　　　　　　C. 里急后重

    D. 肛周持续性跳痛　　　E. 肛门口有较多脓性分泌物

10. 骨盆直肠间隙脓肿的诊断主要依赖于以下哪项检查

    A. 直肠指检　　　　　　B. 穿刺抽脓　　　　　　C. B 超

    D. 内镜检查　　　　　　E. 碘油造影

11. 直肠肛管脓肿形成后,最主要的处理是

    A. 应用抗菌药　　　　　B. 局部理疗　　　　　　C. 温水坐浴

    D. 切开排脓　　　　　　E. 应用缓泻剂

12. 肛瘘形成的主要原因是

    A. 肛裂　　　　　　　　B. 内痔　　　　　　　　C. 外痔

    D. 直肠肛管周围脓肿　　E. 血栓性外痔破裂

13. 高位肛瘘是指

    A. 瘘管位于肛门内括约肌以上者　　B. 瘘管位于肛门外括约肌以上者

    C. 瘘管位于齿状线以上者　　　　　D. 瘘管位于肛管下 1/3 段者

    E. 瘘管位于肛管上 1/3 段者

★14. 一般患者短时间直肠肛管检查最常用的体位是

　　A. 左侧卧位　　　　　　　　B. 膝胸卧位　　　　　　　　C. 蹲位

　　D. 截石位　　　　　　　　　E. 俯卧位

★15. 治疗单纯高位肛瘘,能有效避免肛门失禁的方法是

　　A. 1∶5000 高锰酸钾溶液坐浴　　　　　B. 挂线疗法

　　C. 局部换药治疗　　　　　　　　　　　D. 瘘管搔刮

　　E. 使用抗菌药物

★16. 患者男,27 岁。肛瘘切除术后。护士的健康教育**不正确**的是

　　A. 多饮水　　　　　　　　　　　　　B. 保持大便通畅

　　C. 可以适当进食辛辣饮食　　　　　　D. 保持肛门清洁

　　E. 适当加强体育锻炼

17. 肛管手术后,能促进炎症吸收、缓解肛门括约肌痉挛的护理措施是

　　A. 保持大便通畅　　　　B. 保持局部清洁　　　　C. 早期适当活动

　　D. 温水肛门坐浴　　　　E. 避免仰卧位

18. 肛管疾病手术后,预防肛门狭窄的主要措施是

　　A. 肛管内填塞敷料　　　B. 保持排便通畅　　　　C. 定期扩肛

　　D. 延迟进食时间　　　　E. 早期离床活动

★19. 患者男,60 岁。近 3 个月经常排大便后滴少量鲜血,用力排便后有肿块从肛门脱出,不能自行回纳,需用手托回。此时应考虑为

　　A. Ⅰ期内痔　　　　　　　B. Ⅱ期内痔　　　　　　　C. Ⅲ期内痔

　　D. Ⅳ其他的内痔　　　　　E. 混合痔

★20. 患者男,35 岁。肛门疼痛 3 日,无便血。局部检查:肛门外可见 0.7cm 大小的暗紫色圆形肿物,表面光滑,触痛明显。首先考虑的疾病是

　　A. 血栓性外痔　　　　　　B. 肛裂　　　　　　　　　C. 肛瘘

　　D. 内痔脱出　　　　　　　E. 肛门周围脓肿

21. 患者女,28 岁。3 日前出现肛门持续性胀痛,随之出现寒战、高热、全身乏力,并有排尿困难。直肠指检:直肠右侧壁可触及压痛性肿块。最可能是

　　A. 肛门周围脓肿　　　　　B. 坐骨肛管间隙脓肿　　　C. 肛裂

　　D. 肛瘘　　　　　　　　　E. 血栓性外痔

★22. 患者女,19 岁。肛管直肠手术后医嘱高锰酸钾坐浴。**不正确**的坐浴方法是

　　A. 坐浴盆用前应消毒　　　　　　　　B. 高锰酸钾溶液浓度为 1∶5000

　　C. 坐浴时间 20 分钟　　　　　　　　D. 水温 30~32℃

　　E. 感觉头晕不适立即停止坐浴

★23. 患者男,27 岁。半年前因肛周皮下脓肿行切开引流术,之后局部皮肤反复破溃、溢脓 2 年余。局部检查:肛周右侧距肛门约 4cm 处有一乳头状隆起,挤压后有少许脓液排出。首先考虑的疾病是

　　A. 血栓性外痔　　　　　　B. 肛裂　　　　　　　　　C. 肛瘘

　　D. 内痔脱出　　　　　　　E. 肛门周围脓肿

★24. 注射硬化剂治疗Ⅰ、Ⅱ度内痔的药理作用,**错误**的是

　　A. 痔块萎缩　　　　　　　B. 小血管闭塞　　　　　　C. 痔块硬化

　　　　D. 蛋白凝固　　　　　　　E. 组织纤维增生

★25. 患者男,42岁。排便时有一组织团块脱出肛门,便后可自行回纳,伴无痛性出血。对脱出肛门的组织团块进行视诊时,患者应采取的体位是

　　　　A. 右侧卧位　　　　　　　B. 左侧卧位　　　　　　　C. 蹲位
　　　　D. 截石位　　　　　　　　E. 膝胸位

二、A3/A4 型题(以下提供若干个案例,每个案例下设若干个考题,请根据各考题题干所提供的信息,在每题下面 A、B、C、D、E 五个备选答案中选择一个最佳答案)

　　(26~27 题共用题干)

　　患者男,41岁。肛周肿痛 3 日,肛门左侧皮肤发红伴疼痛,以坐时及排便时明显。2 日前加剧并局部肿胀,无畏寒,发热。查体:膝胸位肛门 11 点处局部肿胀约 2cm×2cm,有脓头,周围皮肤发红,波动感(+)。

★26. 引起该病最常见的原因是
　　　　A. 外伤　　　　　　　　　B. 肛周皮肤感染　　　　　C. 肛腺感染
　　　　D. 痔行药物注射治疗后　　E. 血栓性外痔剥离术后
★27. 目前对该患者生活影响最大的护理问题是
　　　　A. 体位过高　　　　　　　B. 疼痛　　　　　　　　　C. 皮肤完整性受损
　　　　D. 便秘　　　　　　　　　E. 个人应对无效

答　　案

1	2	3	4	5	6	7	8	9	10	11	12	13	14	15
E	D	D	E	A	D	A	C	D	B	D	D	B	B	B

16	17	18	19	20	21	22	23	24	25	26	27
C	D	C	C	A	B	D	C	D	C	C	B

 解题导引

　　7. A。术后患者出现失血征兆(心慌、出冷汗、面色苍白等)时首先考虑术后出血,检查患者局部情况,该患者有肛门坠胀感,敷料渗血较多,证实术后出血。

　　8. C。直肠肛管周围脓肿多由肛腺或肛窦感染引起,可分为肛门周围脓肿、坐骨肛管窝脓肿及骨盆直肠窝脓肿,其中以肛门周围脓肿最为多见,骨盆直肠窝相对少见;临床表现肛门周围脓肿以局部症状为主,部位越深,全身中毒症状越明显;当脓肿形成后应及时切开引流,避免自行反复破溃形成肛瘘。

　　14. B。直肠肛管检查时,膝胸位最常用,适于一般患者的短时间检查;左侧卧位适用于年老体弱或重病患者;截石位适用于肛门手术;蹲位适用于检查内痔、直肠息肉、直肠脱垂等;俯卧位一般不用于直肠肛管疾病的检查,故选择 B。

　　15. B。挂线疗法适用于高位单纯肛瘘的治疗或高位复杂肛瘘的辅助治疗,利用橡皮筋

的机械压迫作用,缓慢切开瘘管,瘘管在慢性切开的过程中,底部肉芽组织逐渐生长修复而愈合,可有效防止肛门失禁。

16. C。肛瘘切除术后饮食应清淡,多进新鲜果蔬、多饮水,忌辛辣饮食;养成良好排便习惯;保持肛周皮肤清洁;术后 3 日起指导行提肛运动。

19. C。内痔的主要临床表现为排便时无痛性间歇性出血和痔块脱出,可分为 4 期,各期的特点概括为"一出血、二脱出、三手托、四不回"。Ⅲ期内痔的特点是偶有便血,痔块在腹内压增高时脱出,不能自行回纳,需用手托回。

20. A。肛裂、肛瘘和肛门周围脓肿均没有肿物突出于肛门外,而内痔一般无明显的肛门疼痛,故此病例应为血栓性外痔。

22. D。肛管直肠手术后高锰酸钾坐浴前,其坐浴盆应清洁消毒,**高锰酸钾的浓度**为1：5000,**坐浴时间**一般为每次 20~30 分钟,**水温**一般为 43~46℃,坐浴期间出现头晕等不适应立即停止坐浴。

23. C。该患者曾因肛周皮下脓肿行切开引流术,局部皮肤反复红肿、破溃,局部有瘙痒,符合肛瘘的临床特点。

24. D。内痔采用硬化剂注射引起痔周围组织产生无菌性炎症、纤维组织增生,使痔核小血管闭塞,痔块硬化、萎缩,达到治疗内痔的目的。

25. C。欲了解直肠内肿物脱出情况及直肠脱垂等主要通过蹲位,同时嘱患者增加腹压。

26. C。根据患者的临床特点诊断为肛周脓肿,造成肛周脓肿的常见原因有肛窦、肛腺感染,肛周软组织感染、损伤、肛裂、药物注射等,其中最常见的是肛窦炎或肛腺感染。

27. B。目前该患者主要存在体温过高、疼痛、皮肤完整性受损的危险、便秘等护理问题,而对患者生活影响最大的是疼痛。

 背景拓展

肛门坐浴的护理

肛门坐浴时病人的臀部应完全浸入药液中,若病人刚开始不能适应水温,则护士可用纱布帮病人清洗会阴,适应后协助其坐到浴盆上。由于受热的皮肤面积较大可引起血管扩张,影响了重要器官的血液供应,病人会有头晕、乏力、心跳加快、面色苍白等感觉。病人一旦有上述主诉,需立即停止坐浴,协助上床休息。

（毕永新）

第十五章

肝胆胰疾病病人的护理

第一节 门静脉高压症外科治疗病人的护理

考点聚焦

　　本节知识点较多,需考生及时复习识记,预计今后对这部分内容的考查稳中有变。近几年护考的知识点是门静脉高压症的病因病理、并发症、主要表现和术前术后的护理。今后考查重点有门静脉高压症的病因、临床表现、主要检查方法和术后并发症的预防措施。

课标精析

　　门静脉高压症(portal hypertension)是门静脉系统血流受阻、发生淤滞引起门静脉系统压力增高,继而出现脾大或伴有脾功能亢进、食管胃底静脉曲张破裂大出血、腹水等表现的临床综合征。正常门静脉压力为 13~24cmH₂O(1.27~2.35kPa)。

　　当门静脉高压症时,压力可升高至 25~50cmH₂O(2.45~4.90kPa),并引起下列病理变化:

　　1. 脾大、脾功能亢进　由于脾脏淤血,可出现充血性脾大。长期充血引起脾内纤维组织增生、脾再生,继而发生脾功能亢进。

　　2. 交通支扩张　当压力增至 200cmH₂O 以上时,导致侧支循环的建立。为了疏通淤滞的门静脉血到体循环,门静脉与腔静脉之间的交通支逐渐扩张形成曲张的静脉。临床上主要包括:

　　(1) 食管下段、胃底静脉是最重要的交通支,发生静脉曲张最早、最显著。曲张静脉的表面黏膜变薄,粗糙食物易损伤;发生恶心、呕吐、咳嗽等腹内压突然增高时,致使门静脉压力突然增高引起曲张静脉破裂,发生急性大出血。

　　(2) 直肠上、下静脉丛曲张引起继发性痔。

　　(3) 脐旁静脉和腹壁静脉曲张引起海蛇头征,腹膜后静脉曲张充血(图 15-1)。

3. 腹水　形成腹水的机制：

（1）肝功能损害发生低蛋白血症，使血浆胶体渗透压降低促使血浆外渗是主要原因。

（2）毛细血管滤过压增高后，组织液回收减少并漏入腹腔。

（3）肝内淋巴回流受阻，促使大量淋巴液自肝包膜表面漏入腹腔。

（4）醛固酮和抗利尿激素水平升高，引起水钠潴留。

【护理评估】

（一）健康史

1. 肝脏疾病　**肝硬化门静脉高压症在我国最多见，占95%以上。在我国常为肝炎（主要为乙肝）后肝硬化**；长江中下游地区多见的是血吸虫性肝硬化；**西方国家多为乙醇性肝硬化**。某些非肝硬化性肝病，如儿童先天性肝纤维化、脂肪肝、重症肝炎等。

2. 腹腔内感染、肿瘤或创伤　如阑尾炎、胆囊炎、胰腺炎等腹腔内感染，或门静脉、脾静脉附近的创伤，引起门静脉血栓形成；上腹部肿瘤浸润、压迫门静脉或脾静脉；新生儿脐静脉炎。

3. 先天性畸形　门静脉主干先天性闭锁、狭窄或门静脉血管瘤样变。

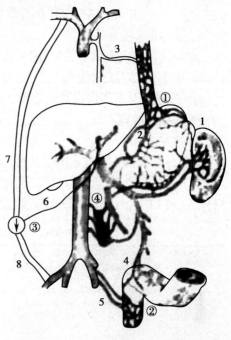

图 15-1　门静脉与腔静脉之间的交通支

1. 胃短静脉；2. 胃冠状静脉；3. 奇静脉；4. 直肠上静脉；5. 直肠下静脉、肛管静脉；6. 脐旁静脉；7. 腹上深静脉；8. 腹下深静脉；①胃底、食管下段交通支；②直肠下端、肛管交通支；③前腹壁交通支；④腹膜后交通支

4. 下腔静脉发育异常导致肝静脉流出道受阻；另外真性红细胞增多症、腔外肿瘤、缩窄性心包炎等也可引起。

5. 发病诱因　进食粗糙、刺激性食物；剧烈咳嗽、恶心呕吐、用力排便等腹内压突然增高因素。

（二）身体状况

1. **脾大、脾功能亢进**　多为轻、中度肿大，血吸虫肝硬化病人有严重的脾大可达盆腔。早期脾大且质软，可活动；晚期重度肿大，质地中等硬度，脾周围粘连而活动度下降。脾大常伴有不同程度的脾功能亢进，外周血白细胞及血小板减少，渐出现贫血。表现为黏膜及皮下出血，少数病人易发生感染且难以控制。

2. **呕血和（或）黑便**　是食管胃底曲张静脉破裂出血所致，是常见的危及生命的并发症。急性出血时病人有呕血和黑便，出血急、量大且不易自止。大量失血引起严重休克，肝组织缺氧及肝功能衰竭而死亡。部分病人出血自止易复发，首次出血后1~2年内，约半数病人可发生再次大出血。

3. **腹水**　约75%的病人出现腹水，有腹胀、气急和呼吸困难等表现。大量呕血后引起或加剧腹水形成，有些顽固性腹水极难消退。

4. 其他　常有疲乏无力、恶心呕吐等症状，部分病人有腹泻、营养不良、嗜睡等肝性脑病症状及黄疸、肝大、下肢水肿、**胸腹壁静脉曲张**、**蜘蛛痣**、**肝掌**等体征。

（三）心理 - 社会状况

对上消化道大出血等并发症，病人是否感到紧张、恐惧；因长期反复发病，对工作、生活造成影响而焦虑不安和悲观失望；评估家属对门静脉高压症诊疗，预防大出血知识了解程度；病人及家属是否提供足够的心理和经济支持。

（四）辅助检查

1. 实验室检查

（1）血常规：**脾功能亢进时白细胞、血小板计数减少最明显。红细胞计数和血红蛋白值下降。**

（2）肝功能检查：低蛋白血症，**凝血酶原时间延长**，血清胆红素升高等。肝功能检查并进行分级（表 15-1），可评估肝硬化程度和肝储备功能。

表 15-1　肝脏储备功能 Child-Pugh 评判标准

检测项目	肝功能评分		
	1	2	3
肝性脑病（分级）	无	1 或 2	3 或 4
腹水	无	轻度	中度
胆红素（mg/dl）	1~2	2.1~3	≥3.1
白蛋白（g/dl）	≥3.5	2.8~3.4	≤2.7
凝血酶原延长时间（s）	1~4	4.1~6	≥6.1

A 级（肝功能良好），5~6 分；B 级（肝功能中等），7~9 分；C 级（肝功能差），10~15 分

2. 影像学检查

（1）B 超和多普勒超声：B 超可了解肝硬化程度、脾大情况、有无腹水等情况。多普勒超声测定门静脉血流量，为确定手术方案提供重要参考依据。

（2）食管 X 线吞钡检查：食管充盈时，曲张静脉呈虫蚀状改变；食管排空时，呈蚯蚓样或串珠状负影。

（3）胃镜检查：可确定静脉曲张的程度，胃黏膜病变情况，并可在内镜下迅速止血。

（五）治疗要点

外科治疗主要包括预防和控制食管、胃底曲张静脉破裂出血；解除或改善严重的脾大伴脾功能亢进和肝硬化并发顽固性腹水的治疗。

1. 食管胃底曲张静脉破裂出血的治疗　适应证：对于无黄疸和明显腹水（肝功能 A、B级）发生大出血的病人，应即时手术；经非手术治疗 24~48 小时无效者即行手术。食管胃底曲张静脉一旦破裂出血，多会反复出血进而损害肝脏。积极采取手术治疗防止再出血，是预防肝性脑病的有效措施。

（1）分流手术：现在常用的手术方式有脾肾静脉分流术；"限制性"侧侧门腔静脉分流术；肠系膜上、下腔静脉间桥式"H"形分流术；远端脾肾静脉分流术（Warren 手术）（图 15-2）。分流术在降低门静脉压力的同时也影响门静脉血向肝的灌注，部分门静脉血未经肝脏而直接入体循环，易致肝性脑病，且死亡率很高。

（2）断流手术：手术阻断门奇静脉间的反常血流，同时切除脾，达到即刻而确切的止血作用。手术方式目前最有效的是脾切除加贲门周围血管离断术，急诊手术常采用该术式（图 15-3）。

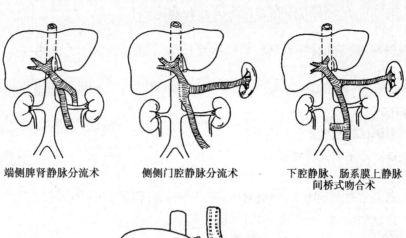

端侧脾肾静脉分流术　　　　侧侧门腔静脉分流术　　　　下腔静脉、肠系膜上静脉
　　　　　　　　　　　　　　　　　　　　　　　　　　　　　间桥式吻合术

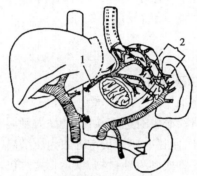

远端脾肾静脉分流术
1.胃冠状静脉；2.胃短静脉

图 15-2　分流手术

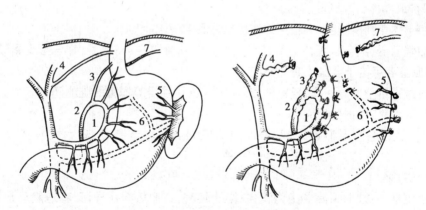

图 15-3　贲门周围血管离断术示意图

2. 脾大合并脾功能亢进的治疗　最多见于晚期血吸虫病,行单纯脾切除术效果良好。

3. 肝硬化并发顽固性腹水的治疗　对于中、晚期肝硬化最有效的根治性方法是肝移植。对顽固性腹水可采取经颈静脉肝内门体分流术(TIPS)、腹腔 - 颈内静脉转流术。

【护理诊断 / 问题】

1. 恐惧　与突然大量呕血、肝性脑病及病情危重,对手术的担忧等有关。

2. 体液不足　与大量呕血、便血,呕吐、腹泻等有关。

3. 体液过多　腹水与肝功能损害致低蛋白血症、血浆胶体渗透压降低、醛固酮分泌增加等有关。

4. 营养失调:低于机体需要量　与肝功能衰竭、消化吸收功能不良和营养摄入不足等有关。

5. 潜在并发症:腹腔内出血、休克、肝性脑病、肝肾综合征、感染、门静脉血栓形成等。

【护理目标】

1. 病人恐惧减轻或缓解,情绪稳定。

2. 病人体液不足情况得到改善。

3. 病人腹水减少,维持良好的体液平衡。

4. 病人营养失调得到纠正,体重增加。

5. 病人并发症得到积极预防,及时发现并处理。

【护理措施】

(一) 术前护理

1. **预防食管胃底曲张静脉破裂出血**

(1) 手术前可输全血,补充维生素 C、K 及凝血因子,以防术中或术后出血。

(2) 手术前一般不放置胃管,必要时选细软胃管,涂大量润滑油以轻巧手法谨慎插入。

(3) 避免劳累及恶心、呕吐、便秘、咳嗽、负重等腹内压增高的因素。

(4) 注意饮食,避免干硬食物或刺激性食物,饮食不宜过热。

(5) 口服药片应研成粉末冲服。

2. 病情观察　定时测量呼吸、脉搏、血压,监测中心静脉压及尿量。注意呕血和黑便的情况,准确观察记录出血的特点。

3. 保护肝功能,预防肝性脑病

(1) 注意休息:肝功能损害较严重者应卧床休息,少量活动。

(2) 加强营养,纠正低蛋白血症:**宜进食低脂、适量蛋白、高热量、富含维生素饮食;贫血和低蛋白血症者可给予全血及清蛋白纠正。**

(3) 遵医嘱给予保肝药物,避免使用红霉素、巴比妥类等损害肝脏的药物。

(4) 常规给氧,保护肝功能。

(5) 纠正水、电解质酸碱失衡,积极预防控制上消化道出血;避免快速利尿和大量放腹水。

(6) 预防感染。

(7) 肠道准备:及时清除肠道内积血;**防止便秘,口服硫酸镁导泻,禁忌肥皂水等碱性液体灌肠;分流术前 2 日口服肠道不吸收抗生素,术前 1 日晚清洁灌肠。**

4. 腹水护理

(1) 体位:**大量腹水者应给予半卧位**,使膈肌下降,缓解呼吸困难。

(2) 饮食护理:将摄水量限制在 1000ml/d 左右,钠盐限制在 1~2g/d,部分病人可出现自发性利尿,使腹水消退。

(3) 病情观察:观察腹水消长情况,准确记录出入液量,定期测量腹围、体重。

(4) 皮肤护理:保持皮肤清洁、完整,预防发生褥疮。

(5) 腹腔穿刺放腹水的护理:大量腹水导致呼吸困难时,可考虑行穿刺放液缓解症状。

(6) 用药护理:利尿剂可用**保钾类利尿剂(如:螺内酯、氨苯蝶啶),无效时加用排钾类利**

尿剂(如:氢氯噻嗪、呋塞米),且注意补钾。利尿剂使用不宜过猛,以每周体重减轻不超过 **2kg** 为宜,以免诱发肝性脑病和肝肾综合征。利尿剂治疗无效可应用导泻药如甘露醇,通过肠道排出水分。每周定期给予新鲜血、白蛋白或血浆,有助于恢复肝功能和消退腹水。

5. 食管、胃底静脉曲张破裂出血的抢救配合

(1) 立即准备抢救用物和药品。

(2) 取平卧位,头转向一侧,保持呼吸道通畅,防止窒息。若发生休克,取休克体位。

(3) 立即建立静脉通路,配备**新鲜血**,补充血容量。

(4) 遵医嘱采取止血措施:①实施双气囊三腔管压迫止血者,作好相应插管配合与双气囊三腔管护理;②使用垂体后叶素止血者,应注意缓慢滴注,并密切观察药物的不良反应;③抽去胃内积血后,可用冰生理盐水洗胃或灌注,也可在上腹部置冰袋,使血管收缩,血流减少。

6. 积极做好急症手术前各项常规准备。

(二) 手术后护理

1. 休息与活动

(1) 断流术和脾切除术后,生命体征平稳可取半卧位;

(2) 分流术后防止血管吻合口破裂出血,48 小时内取平卧位或 15° 低半卧位;

(3) 翻身时动作宜轻柔;保持大、小便通畅,鼓励早期下床活动。

2. 饮食护理　术后早期禁食,禁食期间给予肠外营养支持。术后 24~48 小时肠蠕动恢复后,可给予流质饮食,以后逐渐过渡到半流质及软食。分流术后易诱发肝性脑病,应限制蛋白质摄入,减少血氨的产生。忌粗糙、过热的食物,禁烟酒。

3. 严密观察和预防并发症

(1) 出血:观察呼吸、血压、脉搏变化,注意有无伤口和消化道出血,置膈下引流管者,注意引流液量和性状,若 1~2 小时吸出 200ml 以上血性液体应及时报告医生并妥善处理。

(2) 感染:加强术后观察及护理:①遵医嘱应用有效抗生素;②膈下引流管应保持负压吸引,注意观察和记录引流液情况;引流液量逐渐减少、色清淡,每日少于 10ml 时即可拔管;③加强基础护理。

(3) 静脉血栓:脾切除术后发生率高,定时行 B 超检查明确血栓情况。术后注意监测血常规和抗凝功能,如血小板计数超过 600×10^9/L 时,遵医嘱给予抗凝治疗。**脾切除术后不用维生素 K 及其他止血药物**。

(4) 肝性脑病:分流术后须定时测定肝功能、监测血氨浓度。若病人出现神志淡漠、嗜睡、谵妄、黄疸加深等肝功能衰竭表现,及时通知医生。

(三) 心理护理

针对情况护士应沉着冷静、动作娴熟地进行抢救;同时要保持安静,避免床边讨论病情,以稳定病人的情绪,树立其战胜疾病的信心。针对病人及家属的紧张和担忧,做好解释工作以消除病人家属的紧张和顾虑;讲解手术目的、方法、注意事项使其能积极配合治疗。

(四) 健康教育

1. 饮食指导　养成规律进食习惯,少食多餐;以高热量、高维生素饮食,保证足够的能量摄入。进食无渣软食,避免食过热、粗糙、干硬刺激性强的食物,以防止食管胃底曲张静脉再次破裂出血。

2. 生活指导　避免劳累和较重体力劳动,保证充分休息;**避免引起腹内压增高的因素,**

如打喷嚏、咳嗽、用力排便等,以免诱发出血;保持心情舒畅,避免精神紧张、抑郁等不良情绪;避免牙龈出血,防止外伤;戒烟、酒。

3. 定期复查　按医嘱使用保肝药物,指导病人及家属掌握出血先兆、急救措施,熟悉紧急就诊途径和方法。

【护理评价】

1. 病人恐惧是否减轻,情绪是否稳定。
2. 病人体液不足情况是否改善。
3. 病人是否腹水减少,是否能维持良好的体液平衡。
4. 病人营养失调是否得到纠正,体重增加。
5. 病人有无发生并发症或并发症是否能得到及时发现和正确处理。

护考链接

经典例题

例题1　肝硬化伴门静脉高压症的特征性临床表现是

A. 腹水、脾大、颈静脉怒张　　　　　　B. 腹水、脾大、门静脉癌栓形成

C. 腹水、脾大、肝静脉阻塞　　　　　　D. 腹水、脾大、下肢静脉血栓形成

E. 腹水、脾大、食管胃底静脉曲张

答案:E

解题导引:门静脉高压症的病理改变主要有脾淤血导致脾大、脾功能亢进,通过4支主要侧支循环的开放来降低门静脉压力,门静脉毛细血管静水压升高、低蛋白血症、淋巴回流障碍及 ADH 和 ADS 灭活减少引起的水钠潴留等导致的腹水,故选择 E。

例题2　患者男,50岁,因严重肝硬化伴门静脉高压症进行脾肾分流术。出院时进行预防上消化道出血的健康指导,最重要的是

A. 继续卧床休息　　　B. 低蛋白低脂饮食　　　C. 选择细软不烫食物

D. 服用护肝药物　　　E. 应用维生素 K

答案:C

解题导引:门脉高压患者行分流手术后出院时的健康指导主要目的是保护肝功能,防止食管胃底曲张静脉再次破裂出血。应避免劳累,卧床休息;低脂低蛋白饮食;忌粗糙、过硬和过热的食物,防止引起食管、胃底血管破裂出血;预防感染;继续护肝治疗;脾切除后不再使用维生素 K 和其他止血药物。故选择 C。

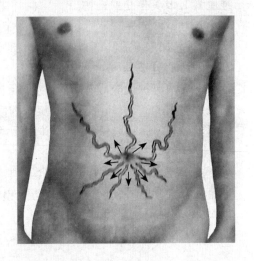

例题3　腹壁静脉血流方向如图所示,最可能的疾病是

A. 下腔静脉阻塞

B. 上下腔静脉均阻塞

C. 门静脉高压   D. 正常人腹壁静脉   E. 上腔静脉阻塞

答案:C

解题导引:正常情况下脐水平线以上的腹壁静脉自下向上经胸壁静脉和腋静脉而进入上腔静脉回流入心脏;脐水平线以下的腹壁静脉自上向下经大隐静脉流入下腔静脉回流入心脏。判断血流方向:用食指和中指并拢,压迫一段不分叉的曲张静脉,向两端推挤血液使血管空虚,然后交替抬起一指,观察血液从何端流入而使血管充盈,即可判断血流方向。门静脉阻塞引起门脉高压而形成侧枝循环时,曲张的静脉以脐为中心向四周伸展,称海蛇头,又名水母头。血流方向:脐水平以上的向上、脐水平以下的向下,与正常的血流方向相同。下腔静脉阻塞时,曲张的静脉大部分布在腹壁两侧及背后,脐部上、下的腹壁静脉血流方向均为自下而上;上腔静脉阻塞时,脐部上、下腹壁静脉血流方向均为由上而下。故选择 C。

 **达标检测**

一、A1/A2 型题(以下每一道题下面有 A、B、C、D、E 五个备选答案。请从中选择一个最佳答案)

1. 关于肝硬化门脉高压患者的临床表现,**错误**的叙述是
   A. 早期可出现脾大,脾功能亢进
   B. 全身无出血倾向
   C. 可出现黄疸,蜘蛛痣,腹壁静脉曲张等
   D. 腹部膨隆,可叩出腹部移动性浊音
   E. 门静脉血流阻力增加,是门脉高压的始动因素

2. 门脉高压患者出血的特点是
   A. 以呕血为主,可自行停止   B. 以便血为主,可自行停止
   C. 有呕血、便血、可自行停止   D. 有呕血、便血、不能自行停止
   E. 出血量小,可自行停止

★3. 患者女,42 岁。肝硬化伴门静脉高压症腹水、重度高血压,但水肿较轻,因此给予低盐饮食,每日食盐量**不超过**
   A. 3g   B. 0.5g   C. 1g
   D. 2g   E. 5g

★4. 肝硬化伴门静脉高压症患者出现性欲减退,睾丸萎缩、乳房发育及蜘蛛痣是由于
   A. 雄激素过多   B. 垂体功能减退
   C. 雌激素过多   D. 肾上腺皮质激素过多
   E. 继发性醛固酮增多

★5. 患者男性,55 岁,肝硬化病史 5 年,今日饮酒后突然大量呕血,伴神志恍惚,四肢湿冷,血压下降,医嘱予以输血,补液。该患者发生大量呕血最可能的原因是
   A. 胃溃疡累及血管   B. 肝淤血所致
   C. 门脉高压导致胃淤血   D. 食管 - 胃底静脉曲张

    E. 胃穿孔所致

★6. 患者男,48 岁。肝硬化伴门静脉高压症病史 5 年。查体:腹部膨隆,腹壁皮肤紧张发亮,脐周可见静脉迂曲。患者腹壁膨隆的最可能原因是

    A. 肝大   B. 脾大   C. 大量腹水
    D. 腹腔积气   E. 腹腔肿瘤

★7. 门静脉高压症病人手术前,最需要补充的维生素是

    A. 维生素 A   B. 维生素 B   C. 维生素 C
    D. 维生素 K   E. 维生素 E

★8. 评估肝硬化伴门静脉高压症患者有无腹水的最佳方法

    A. 问诊   B. 叩诊   C. 听诊
    D. 触诊   E. 视诊

9. 患者男,56 岁,肝硬化伴门静脉高压症腹水,在放腹水的过程中突然出现昏迷,首先采取的措施是

    A. 吸氧   B. 头部降温   C. 停止放腹水
    D. 补充血容量   E. 保持呼吸道通畅

★10. 患者男,58 岁。酒精性肝硬化。B 超显示门脉增宽,有少量腹水。该患者口服螺内酯及呋塞米,即将出院。责任护士对该患者进行出院用药指导,**错误**的是

    A. 呋塞米适宜睡前口服

    B. 定期检测血钾浓度

    C. 单独口服螺内酯时不需补钾

    D. 定期检测体重

    E. 定期监测腹围

★11. 患者男,56 岁。肝硬化伴门静脉高压症多年,行脾切除术后 10 日,目前血氨增高,无临床表现。处于亚临床肝性脑病阶段。饮食原则重点是

    A. 提供优质蛋白质   B. 避免动物性食物   C. 无渣饮食
    D. 胃肠外营养   E. 流食

二、A3/A4 型题(以下提供若干个案例,每个案例下设若干个考题,请根据各考题题干所提供的信息,在每题下面 A、B、C、D、E 五个备选答案中选择一个最佳答案)

(12~14 题共用题干)

患者男,50 岁。肝硬化 5 年。中午进食后突然呕血,色暗红、量约 350ml,急诊入院。查体:神志清。T 37.5℃,P 120 次 / 分,BP 90/60mmHg。患者情绪高度紧张,诉说有濒死的感觉。经抢救,患者病情平稳后行门体分流术。

12. 入院时,患者主要的心理问题是

    A. 抑郁   B. 恐惧   C. 焦虑
    D. 淡漠   E. 悲哀

13. 患者入院后采取的处理措施中**不正确**的是

    A. 输液、输血   B. 应用保肝药物
    C. 静脉止血药物的应用   D. 三腔二囊管压迫止血

　　E. 应用肥皂水灌肠

★14. 分流术后 24 小时内应指导患者采取的卧位是

　　A. 半坐卧位　　　　　　B. 俯卧位　　　　　　C. 平卧位
　　D. 中凹位　　　　　　　E. 头低足高位

答　案

1	2	3	4	5	6	7	8	9	10	11	12	13	14
B	C	D	C	D	C	D	B	C	A	B	B	E	C

 解题导引

　　3. D。肝硬化伴门静脉高压症腹水病人限盐在 1~2g/d，高血压患者每日不超过 6g。

　　4. C。肝硬化患者由于肝功能受损，肝细胞对雌激素灭活减少，引起体内雌激素增多，出现睾丸萎缩、性欲减退、男性乳房发育及蜘蛛痣等症状。

　　6. C。肝硬化引起腹部膨隆的原因有肝脾大（局限性）、大量腹水（弥漫性）等，根据该患者的临床表现特点（非局限性），应考虑腹水引起弥漫性腹部膨隆。

　　7. D。严重肝脏疾病患者其肝细胞合成凝血因子减少，易引起术后出血，维生素 K 能促进凝血因子合成。

　　8. B。评估患者有无腹水的最佳方法是叩诊，了解有无移动性浊音。

　　10. A。呋塞米是利尿剂，睡前服使夜间尿量增多，排尿次数多，影响睡眠。

　　11. B。动物蛋白产氨量高，且容易形成假神经递质，诱发肝性脑病。

　　14. C。门 - 腔静脉分流术后为预防血管吻合口破裂出血，在 48 小时内应取平卧位或 15° 低坡卧位，2~3 日后改为半坐卧位，避免过早活动。

 背景拓展

门静脉与腔静脉四个交通支

　　1. 胃底、食管静脉下端交通支　门静脉→经胃冠状静脉，胃短静脉→通过食管胃底静脉→与奇静脉，半奇静脉吻合→上腔静脉吻合。2. 直肠下端肛管交通支　门静脉→经肠系膜下静脉，直肠上静脉→与直肠下静脉，肛管静脉吻合→下腔静脉。3. 前腹壁交通支　门静脉→经脐旁静脉→与腹上，下深静脉吻合→分别流入上，下腔静脉。4. 腹膜后交通支　肠系膜上，下静脉→与下腔静脉吻合。

第二节　细菌性肝脓肿病人的护理

 考点聚焦

　　本节知识点较少,需考生及时复习识记,预计今后对这部分内容的考查稳中有变。近几年护考的知识点是细菌性肝脓肿的感染途径和主要表现,今后考查重点有细菌性肝脓肿的病因、临床表现、主要检查方法和术后并发症的预防措施。

 课标精析

　　细菌性肝脓肿是化脓性细菌引起的肝内化脓性感染,**最常见致病菌为大肠埃希菌和金黄色葡萄球菌**,其次为链球菌、类杆菌属等。

【病因】

　　由于肝有双重血液供应,通过胆道与肠道相通,因而受细菌感染的机会多。病原菌入侵肝的常见途径有:

　　1. **胆道系统　最常见**,以左外叶最多见。

　　2. 肝动脉　体内任何部位的化脓性病变。

　　3. 门静脉系统　化脓性疾病。

　　4. 淋巴系统　肝毗邻部位的感染。

　　5. 肝开放性损伤　细菌直接从伤口入侵。

【临床表现】

　　1. 症状　**寒战和高热是最常见的早期症状**,体温可高达 39~40℃,一般为稽留热或弛张热,伴多汗,脉率增快。多数出现**肝区持续性胀痛或钝痛**,有时可伴有右肩牵涉痛或胸痛。由于细菌毒素吸收及全身消耗,病人有乏力、食欲减退、恶心呕吐等**消化道及全身症状**;少数病人可有腹泻、腹胀及顽固性呃逆。

　　2. 体征　**最常见为肝区压痛和肝大**,右下胸部和肝区有叩击痛,严重者可出现黄疸,病程较长者,常有贫血。

【辅助检查】

　　1. 实验室检查　血白细胞计数增高,中性粒细胞可高达 90% 以上,有核左移现象和中毒颗粒;肝功能检查可见轻度异常。

　　2. 影像学检查　X 线检查示肝阴影增大,右膈肌抬高和活动受限。B 超能分辨肝内直径 2cm 的液性病灶,并明确其部位和大小。放射性核素扫描、CT、MRI 和肝动脉造影对诊断肝脓肿有帮助。

　　3. 诊断性肝穿刺。

【治疗原则】

　　早诊断,早治疗,包括处理原发病、避免并发症。

1. 非手术治疗　适用于急性期尚未局限的肝脓肿和多发性小脓肿。大剂量、联合应用抗菌药;经皮肝穿刺脓肿置管引流;中医中药治疗以清热解毒为主。

2. 手术治疗　脓肿切开引流术适用于较大的脓肿;肝叶切除术。

【护理措施】

(一) 有效控制感染,注意高热护理

1. 引流管护理　妥善固定引流管,病人半卧位,以利引流和呼吸。严格遵守无菌原则,每日用生理盐水多次或持续冲洗脓腔,观察和记录脓腔引流液的色、质和量,每日更换引流瓶。**脓腔引流液少于10ml时,可拔除引流管**,改为凡士林纱条引流,适时换药,直至脓腔闭合。

2. 高热护理　保持病室空气新鲜,定时通风,维持室温于18~22℃,湿度为50%~70%。密切观察体温。除需控制入水量者,嘱病人**每日至少摄入2000ml液体**,以防缺水。物理降温:头枕冰袋、乙醇擦浴、4℃生理盐水灌肠等。必要时用解热镇痛药,如安乃近、柴胡等,用药后注意观察不良反应。

(二) 病情观察

加强对生命体征、腹部体征和相应并发症的观察。

(三) 营养支持

高蛋白、高热量、富含维生素和膳食纤维的食物保证足够的液体摄入量,必要时经静脉输注血制品或提供肠内、外营养支持。

护考链接

经 典 例 题

例题　患者男,33岁。右上腹痛伴高热7日。B超和CT检查提示肝脓肿,曾有胆道感染史。引起该疾病最可能的原因是

A. 开放性肝损伤　　　　B. 胆道化脓性感染　　　　C. 坏疽性阑尾炎

D. 右侧膈下脓肿　　　　E. 肝棘球蚴病

答案:B

解题导引:此题的考点是病人有胆道感染史,胆道化脓性感染细菌可逆性进入肝血窦而引起肝脓肿。故选择B。

达标检测

一、**A1/A2 型题**(以下每一道题下面有 **A、B、C、D、E 五个备选答案。请从中选择一个最佳答案**)

★1. 患者女,48岁,细菌性肝脓肿,护士在收集患者既往健康状况时,应重点询问的内容是

　　A. 有无胆石症病史　　　　B. 饮食习惯　　　　C. 是否合并冠心病

　　D. 日常活动　　　　　　　　E. 是否合并糖尿病

2. 细菌性肝脓肿的主要临床症状为

　　A. 恶心,呕吐　　　　　　　　B. 寒战,高热,肝大伴疼痛

　　C. 局部皮肤凹陷性水肿　　　　D. 黄疸

　　E. 可见右膈升高、运动受限

3. 细菌性肝脓肿病人高热时,为预防脱水,一般应保证每日至少摄入的液体量是

　　A. 500ml　　　　　　　B. 1000ml　　　　　　　C. 2000ml

　　D. 3000ml　　　　　　　E. 4000ml

4. 细菌性肝脓肿患者若突然出现剧烈胸痛,寒战、高热,气管向健侧移位,患侧胸壁凹陷性水肿,胸闷、气急伴呼吸音减低,应考虑发生了

　　A. 急性肝炎　　　　　　B. 急性胆囊炎　　　　　　C. 急性胆管炎

　　D. 膈下脓肿　　　　　　E. 急性脓胸

答　案

1	2	3	4										
A	B	C	E										

 背景拓展

肝脏穿刺术前和术后的注意事项

（一）术前准备

1. 术前应检查出凝血时间、血小板计数、凝血酶原时间。如有异常需暂缓执行,待纠正后再行穿刺,必要时测血型并备血待用。

2. 术前3日肌内注射维生素K 3~4mg,每日1次,并口服钙剂及维生素C。

3. 向病人解释穿刺目的,练习屏气方法(在深吸气后呼气末屏气片刻)。有咳嗽者,术前1小时给服可待因0.03mg,情绪紧张者于术前半小时给小量镇静剂。

4. 用品准备　无菌肝穿刺包、多头腹带、小沙袋、消毒手套、1%~2%普鲁卡因溶液、0.9%氯化钠溶液、标本固定液等。

（二）术后护理

1. 穿刺后绝对卧床休息24小时,术后2小时内,每15~30分钟测血压、脉搏一次,如无变化,改为每小时一次,共6次。若发现血压下降,出冷汗,右胸痛,呼吸困难等出血或气胸征象,应给输血、止血、抽气等处理。

2. 酌情继续用维生素K 3日。

第三节　原发性肝癌病人的护理

考点聚焦

　　本节知识点较少,需考生及时复习识记,预计今后对这部分内容的考查稳中有变。近几年护考的知识点是肝癌病人肝区疼痛特点,今后考查重点有肝癌的临床表现鉴别、主要检查方法和术后并发症的预防措施。

课标精析

　　原发性肝癌是指发生于肝细胞和肝内胆管上皮细胞的癌,是我国常见的恶性肿瘤之一。肝癌流行于我国东南沿海地区,好发于 40~50 岁年龄段,男性比女性多见。近年来发病率有增高趋势,年死亡率位居我国恶性肿瘤的第二位。

【病因病理】

　　1. 病因　原发性肝癌的病因和发病机制迄今尚未确定,可能与**病毒性肝炎**、肝硬化、黄曲霉菌、亚硝酸类致癌物、水土污染等因素有密切关系。**肝癌病人常有急性病毒性肝炎→慢性肝炎→肝硬化→肝癌的病史**,而病毒性肝炎病毒与肝癌关系密切的有乙型、丙型和丁型三种。

　　2. 病理　原发性肝癌可分为结节型、巨块型和弥漫型等 3 型。**结节型最为常见**,且多伴有肝硬化。按组织学类型,原发性肝癌可分为**肝细胞型**、**胆管细胞型**和二者同时出现的混合型三类。**我国绝大多数是肝细胞型**。原发性肝癌的转移途径有:①血行转移,**以肝内门静脉血行转移最为常见**;**肝外血行转移最多见于肺**,其次为骨、脑等;②淋巴转移;③直接蔓延;④腹腔种植性转移。

【临床表现】

　　原发性肝癌早期缺乏典型症状。随着病情的发展,肝癌常见的临床表现有:

　　1. **肝区疼痛**　半数以上病人以此为首发症状,**多为持续性钝痛**、刺痛或胀痛,以夜间或劳累后加重。疼痛主要是由于肿瘤生长致肝包膜张力增加所致。当癌肿位于肝右叶顶部累及横膈,则疼痛可牵涉至右肩背部;**当肝癌结节发生坏死、破裂引起腹腔内出血时,可突然出现右上腹剧痛,并有腹膜刺激征表现**。

　　2. **肝大**　为中、晚期肝癌最常见的主要体征。肝大呈进行性,质地坚硬,边缘不规则,表面凹凸不平呈大小结节或巨块。肝大显著者可充满整个右上腹或上腹,右季肋部明显隆起。

　　3. 全身和消化道症状　症状不典型,早期常不易引起重视,主要表现为乏力、消瘦、食欲减退、腹胀、恶心、呕吐、发热、腹泻等症状。晚期则出现体重进行性下降、贫血、黄疸、腹水、下肢水肿、皮下出血及恶病质等。肝癌破裂出血时,突然发生急性腹膜炎及内出血表现,部分病人可发生上消化道大出血、肝性脑病等。此外,如发生肺、骨、脑等处转移,可产生相应症状。

　　原发性肝癌的并发症主要有肝性脑病、上消化道出血、癌肿破裂出血及继发感染等。

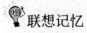 联想记忆

　　慢性肝病病人，出现肝区疼痛，肝脏进行性肿大、触及表面高低不平质硬的肿块，AFP 升高，B 超等影像学检查示肝脏有占位性病变，提示肝癌。

【辅助检查】

　　肝癌早期一般无任何症状，一旦出现上述临床表现，病情大多已进入中、晚期。要做到早期发现、早期治疗，必须借助以下辅助检查。

　　1. 实验室检查　血清甲胎蛋白（AFP）测定：**AFP 是原发性肝癌普查、诊断及治疗后随诊的最常用、最重要方法。诊断阳性率约为 70%，**诊断标准为 $AFP \geq 400ng/ml$。但应排除慢性肝炎、肝硬化、睾丸或卵巢胚胎性肿瘤以及怀孕等。其他检查由于缺乏特异性，多作为辅助诊断。

　　2. 影像学检查　**B 型超声检查**能发现直径 2cm 或更小的病变，其诊断正确率可达 90%，并可用于高发人群中的普查工具。它具有操作简便、无痛苦和在短期内可以重复检查等优点，**是目前肝癌定位检查中首选的一种方法**。CT 和 MRI 检查可检出微小肝癌，诊断符合率达 90% 以上。

　　3. 肝穿刺针吸细胞学检查　**有确定诊断意义**。目前多采用在 B 超导引下行细针穿刺，**有助于提高阳性率**，但可导致出血、肿瘤破裂和针道转移等。

【治疗原则】

　　原发性肝癌从症状出现到获得诊断，如不治疗，常于半年内死亡。早期诊断、早期治疗，并根据不同病情进行综合治疗，是提高疗效的关键。

　　1. 手术治疗　**手术治疗仍是目前肝癌首选和最有效的方法**。若有明显黄疸、腹水、下肢水肿、远处转移、全身衰竭等则属手术切除的禁忌证。肝脏移植作为一种有效的治疗手段，在肝癌治疗中也得到了一定应用。但远期效果不理想，主要问题是肝癌复发。

　　2. B 超引导下经皮穿刺肿瘤行射频、微波或无水乙醇注射等治疗，这些方法适用于瘤体较小而又不能或不宜手术切除者，特别是肝切除术后早期肿瘤复发者。它们的优点是：安全、简便、创伤小，有些病人可获得较好的治疗效果。

　　3. 化学药物治疗　适用于经手术探查，发现已不能切除者；或作为肿瘤姑息切除的后续治疗。全身化疗毒性大、副作用多，目前多采用局部化疗，常用方法有：肝动脉插管化疗、门静脉插管化疗或肝动脉、门静脉双重插管化疗等。

　　4. 放射介入治疗　经皮穿刺股动脉插管到肝固有动脉，或超选择插管至患侧肝动脉进行栓塞。常用栓塞剂是碘化油和剪成小片的吸收性明胶海绵。现常联合应用抗癌药物，即化疗栓塞。

　　5. 其他治疗　包括免疫治疗、中医中药治疗及放射治疗等。

【护理诊断 / 问题】

　　1. 恐惧或悲哀　与恐癌或担心疾病预后和生存期限有关。

　　2. 疼痛　与肿瘤生长过速导致肺包膜张力增加或手术、放疗、化疗后不适应有关。

3. 营养失调：低于机体需要量　与厌食、化疗的胃肠道反应和肿瘤消耗有关。

4. 潜在并发症：出血、肺性脑病、膈下收缩或脓肿等。

【护理措施】

1. 术前护理

(1) 心理护理：为病人创造一个安静的环境，教会一些消除焦虑的方法，消除紧张心理，帮助病人树立战胜疾病的信心，使其接受和配合治疗。

(2) 病情观察：在术前护理过程中，有可能发生多种并发症，如**肝癌破裂出血，是原发性肝癌常见的并发症**。应告诫病人尽量避免致癌肿破裂的诱因，如用力排便、剧烈咳嗽等致腹内压骤然增高的动作。加强腹部情况的观察，**如病人突然出现腹痛，伴腹膜刺激征，应高度怀疑肝癌破裂出血**，及时通知医生，积极配合抢救。如上消化道出血按门静脉高压症护理。注意检查肝功能和凝血功能。

(3) 改善营养及保肝疗法：高蛋白、高热量，高纤维素饮食；按医嘱给予清蛋白、血浆及全血，提高胶体渗透压，减少腹水，纠正营养不良、贫血、低蛋白血症；维持体液平衡。

(4) 疼痛护理：协助病人转移注意力，必要时药物止痛。

(5) **术前3日给予维生素K肌内注射**，改善凝血功能。

(6) **肠道准备：术前3日口服肠道不吸收抗生素。术前1日清洁洗肠**，减少血氨来源，用**酸性溶液灌肠，禁用肥皂水灌肠**。

(7) 教会病人做深呼吸，有效咳嗽及翻身，在床上练习卧位排尿排便。

(8) 其他：手术前一般放置胃管，备足血液。凝血功能差者，尚需准备纤维蛋白原、冷沉淀及新鲜冷冻血浆。

2. 手术后护理

(1) 一般护理：监测生命体征至平稳，常规吸氧3~4日，术后禁食、胃肠减压、输液，肠蠕动恢复，肛门排气可逐步给予流质、半流质，直至正常饮食。**病情平稳后给予半卧位，鼓励咳嗽，协助翻身；要避免过早起床活动，尤其是肝叶切除术，以防止术后肝断面出血**。

(2) 严密观察病情变化：随时监测生命体征、神志状况，严密观察各引流管的量和性质，保持腹腔引流通畅，如出现腹腔引流血性液体过多、脉搏明显加快、血压不稳等表现，应立即通知医师及时处理。注意血电解质和酸碱平衡各项生化指标的测定，定期复查肝功能。

(3) 疼痛的护理：采用镇痛泵镇痛，遵医嘱给予止痛药。

(4) 加强营养：手术后继续加强支持、保肝治疗，给予静脉营养支持，保证热量供给，**氨基酸以支链氨基酸为主**，维持水、电解质和酸碱平衡。

(5) 预防感染：手术后常规给予有效抗生素至体温、血象正常。保持腹腔引流通畅是预防腹腔感染的重要措施，应加强对腹腔引流管的护理(见引流管护理)。膈下积液及积脓**多发生在术后1周，若病人术后体温正常后再度升高，或术后体温持续不降，应疑有膈下积液或膈下脓肿**。

(6) 防治肝性脑病。

(7) 肝动脉插管护理。

1) 介入治疗前准备：向病人解释肝动脉插管化疗的目的、方法及注意事项，注意出凝血时间、血常规、肝肾功能、心电图等检查结果，判断有无禁忌证。做好穿刺处皮肤准备，术前1日给予易消化饮食，术前6小时禁食禁饮。

2) 治疗后护理:①**拔管后局部加压 15 分钟再加压包扎,穿刺处沙袋压迫** 6~8 **小时**,术后嘱**病人平卧位**,保持**穿刺侧肢体伸直** 24 **小时**,**防止局部出血**。并注意观察穿刺侧肢体皮肤的颜色、温度及足背动脉搏动。②妥善固定和维护导管;严格遵守无菌原则,每次注药前消毒导管,注药后用无菌纱布包扎,防止发生逆行性感染;为防止导管堵塞,注药后用肝素稀释液 2~3ml(25U/ml)冲洗导管。③肝动脉栓塞化疗后多数病人可出现发热、肝区疼痛、恶心、呕吐、心悸、白细胞下降等,称为栓塞后综合征。发热、肝区疼痛、恶心、呕吐等可对症处理;当白细胞计数低于 $4 \times 10^9/L$ 时,应暂停化疗,并应用升白细胞药物。④术后禁食 2~3 日,进食初期摄入流质并少量多餐,以减轻恶心、呕吐。

(8) 化疗、放疗护理:注意药物的毒性反应,包括皮肤、胃肠道、**骨髓抑制**等反应。定期检查血象。

3. 健康教育

(1) 注意防治肝炎,不吃霉变食物。有肝炎、肝硬化病史者和肝癌高发区人群应定期体格检查,做 AFP 测定、B 超检查,以期早期发现,及时诊断。

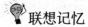联想记忆

> **AFP+B 超检查**是肝癌高发人群**普查常用的首选方法**。

(2) 坚持后续治疗,应树立战胜疾病的信心,根据医嘱坚持化疗或其他治疗。

(3) 注意营养,多吃含能量、蛋白质和维生素丰富的食物和新鲜蔬菜、水果。食物以清淡、易消化为宜。

(4) 保持大便通畅,防止便秘,可适当应用乳果糖,预防血氨升高。

(5) 病人应注意休息,如体力许可,可做适当活动或参加部分工作。

(6) 自我观察和定期复查。嘱病人及家属注意有无水肿、体重减轻、出血倾向、黄疸和疲倦等症状,必要时及时就诊,定期随访。

(7) 给予晚期病人精神上的支持,鼓励病人和家属共同面对疾病。

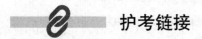护考链接

经典例题

例题 1 原发性肝癌肝区疼痛的特点是

A. 间歇性隐痛　　　　B. 刀割样疼痛　　　　C. 阵发性绞痛

D. 持续性胀痛　　　　E. 烧灼样疼痛

答案:D

解题导引:半数以上肝癌患者首发症状为持续性钝痛、刺痛或胀痛,以夜间或劳累后加重。疼痛主要是由于肿瘤生长致肝包膜张力增加所致。故选择 D。

例题 2 小肝癌的直径范围是

A. ≤1cm　　　　B. 1.1~2cm　　　　C. 2.1~5cm

D. 5.1~10cm　　　　E. ≥10cm

答案:C

解题导引:肝癌可分为微小肝癌、小肝癌、大肝癌和巨大肝癌,微小肝癌的直径为≤2cm,小肝癌的直径范围为2.1~5cm,大肝癌的直径范围为5.1~10cm,巨大肝癌的直径为>10cm,故选择C。

达标检测

一、A1/A2型题(以下每一道题下面有A、B、C、D、E五个备选答案。请从中选择一个最佳答案)

★1. 与原发性肝癌发病的关系最密切的是
   A. 胆道感染　　　　　　　B. 血吸虫性肝硬化　　　　C. 乙型肝炎后肝硬化
   D. 酒精中毒性肝硬化　　　E. 肝脏良性肿瘤

★2. 肝癌按组织细胞分型,最常见的类型是
   A. 混合型　　　　　　　　B. 胆管细胞型　　　　　　C. 肝细胞型
   D. 结节型　　　　　　　　E. 弥漫型

★3. 原发性肝癌患者最常见和最主要的症状是
   A. 肝区疼痛　　　　　　　B. 低热　　　　　　　　　C. 腹胀、乏力
   D. 食欲不振　　　　　　　E. 消瘦

4. 原发性肝癌患者最常见的体征是
   A. 腹痛　　　　　　　　　B. 腹水　　　　　　　　　C. 发热
   D. 黄疸　　　　　　　　　E. 肝大

5. 肝癌晚期患者最常见的并发症及最主要的死亡原因是
   A. 上消化道出血　　　　　B. 肝性脑病　　　　　　　C. 肿瘤结节破裂
   D. 继发感染　　　　　　　E. 发热

6. 普查原发性肝癌首选的检查是
   A. 超声检查　　　　　　　B. 甲胎蛋白(AFP)测定　　C. 碱性磷酸酶测定
   D. γ-谷胺酰转肽酶测定　　E. 腹腔镜检查

7. 肝癌定位检查中首选的方法是
   A. B超　　　　　　　　　B. CT　　　　　　　　　　C. AFP测定
   D. 选择性腹腔动脉造影　　E. 肝穿刺针吸细胞检查

8. 对确诊肝癌最有价值的检查是
   A. B超检查　　　　　　　B. 放射性核素扫描　　　　C. 肝血管造影
   D. CT检查　　　　　　　E. 肝穿刺活检

9. 下列肝癌术前护理中**错误**的是
   A. 高蛋白、高脂肪、高维生素饮食　　　B. 遵医嘱适量输血、血浆
   C. 术前3日口服肠道不易吸收的抗生素　D. 术前晚清洁灌肠
   E. 肝癌患者禁用肥皂水灌肠

10. 原发性肝癌患者主诉腹痛并伴有腹膜刺激征,最有可能出现的并发症是

　　A. 癌肿破裂出血　　　　B. 上消化道出血　　　　C. 急性腹膜炎

　　D. 肝性脑病　　　　　　E. 急性胃穿孔

11. 肝癌术后护理,下列哪一项是**错误**的

　　A. 专人护理　　　　　　　　　　　B. 常规吸氧

　　C. 给予静脉营养　　　　　　　　　D. 密切观察并发症的发生

　　E. 早期下床活动

★12. 肝动脉栓塞化疗前禁食时间为

　　A. 禁食 8 小时,禁饮 8 小时　　　　B. 禁食 6 小时,禁饮 6 小时

　　C. 禁食 4 小时,禁饮 4 小时　　　　D. 禁食 4 小时,不禁饮

　　E. 禁食 6 小时,禁饮 4 小时

★13. 患者男,45 岁。有乙肝病史 20 年。近 3 周来,食欲减退,右上腹持续性胀痛,巩膜黄染,未予重视。今日突发腹部剧烈疼痛急诊入院。应重点观察患者

　　A. 疼痛性质的变化　　B. 有无上消化道出血　　C. 肝功能变化

　　D. 有无休克征象　　　E. 心理状况

二、A3/A4 型题(以下提供若干个案例,每个案例下设若干个考题,请根据各考题题干所提供的信息,在每题下面 A、B、C、D、E 五个备选答案中选择一个最佳答案)。

(14~17 题共用题干)

患者男,46 岁。慢性肝病 11 年,普查发现 AFP>400μg/L,肝肾功能正常,诊断为早期肝癌。

14. 下列哪项检查对定位最有帮助

　　A. 肝动脉造影　　　　　B. 肝核素扫描　　　　　C. 腹部平片

　　D. B 超或 CT　　　　　E. 腹腔镜

15. 如果发现肝右叶 6cm 占位性病变,最理想的治疗措施是

　　A. 力争手术切除　　　　B. 局部外放射治疗　　　　C. 联合化学治疗

　　D. 免疫治疗　　　　　　E. 中医治疗

★16. 患者术前肠道准备中,口服新霉素的主要目的是

　　A. 减轻腹压　　　　　　B. 增加肠蠕动　　　　　C. 减少氨的产生

　　D. 减少胃肠道出血　　　E. 防止便秘

17. 如患者行肝叶切除术后第 1 日,现感腹痛、心慌、气促、出冷汗,血压 12/8kPa,首先应考虑为

　　A. 胆汁性腹膜炎　　　　B. 肠梗阻　　　　　　　C. 肝断面出血

　　D. 膈下脓肿　　　　　　E. 阑尾炎

答　案

1	2	3	4	5	6	7	8	9	10	11	12	13	14	15
C	C	A	E	B	B	A	E	A	A	E	B	D	D	A

16	17
C	C

解题导引

1. C。肝癌患者常有"**乙型病毒性肝炎 - 肝硬化 - 肝癌**"的"三部曲"病程。

2. C。原发性肝癌的组织学类型有肝细胞型、胆管细胞型和混合型,在我国以肝细胞型肝癌最为常见。

3. A。肝癌**最常见**和**最主要的症状**是**肝区疼痛**,为大多数肝癌患者的首发症状,而最常见的**体征是肝大**(慢性肝病 + 持续肝区胀痛 + 肝大 +AFP ↑→肝癌)。

12. B。经皮穿刺股动脉插管到肝固有动脉,或插管至患侧肝动脉进行栓塞。常用栓塞剂是碘化油和剪成小片的明胶海绵。现常联合应用抗癌药物,即化疗栓塞。介入治疗前准备:向病人解释肝动脉插管化疗的目的、方法及注意事项。注意出凝血时间、血常规、肝肾功能、心电图等检查结果,判断有无禁忌证。做好穿刺处皮肤准备,术前 6 小时禁食禁饮。

13. D。该患者患有慢性肝病(乙肝)20 年,今突发腹部剧烈疼痛,应考虑并发肝癌破裂,对怀疑肝癌破裂的患者应重点观察生命体征。故选择 D。

16. C。肝癌患者术前准备时服用新霉素主要通过抑制肠道微生物,减少氨的生成,防止肝性脑病的发生。

 背景拓展

肝癌的防治

全世界大多数的肝癌病人与慢性乙肝病毒感染有关。现在,中国和其他的亚洲国家的新生儿出生后都要接受乙肝疫苗。因此下一代乙肝的发病率会降低,最终将在以后的 3、4 代人后彻底消失,这样引起肝癌的最主要的危险因素也就不复存在了。

不幸的是,目前肝癌的治疗还没有新的重大的发展。药物治疗依然令人失望,科学家们正致力于解决这个问题。比如,抗血管生成物、抑制血管的生成,在肝癌治疗也许会成为现实,因为肝癌必须有丰富的血供。肝癌的不同的治疗方法在继续研究中,这包括使用放射性物质直接作用于肝癌细胞的抗体疗法(免疫疗法)。

第四节　胆石症病人的护理

 考点聚焦

本节知识点较多,需考生及时复习识记,预计今后对这部分内容的考查稳中有变。近几年护考的知识点是胆总管结石最典型的临床表现和 T 型管引流的护理,今后考查重点有胆石症的临床表现鉴别、主要检查方法和术后并发症的预防措施,难点主要是 T 型管引流的护理。

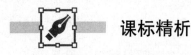

课标精析

胆石症是常见病,随年龄增长发病率增高,女性比男性高 1 倍左右。胆囊结石发病率较胆管结石高。胆石按所含的化学成分可分为三类:胆固醇结石(X 线检查多不显影)、胆色素结石(X 线检查不显影)和混合性结石(X 线检查可显影)。胆固醇结石主要发生于胆囊内,胆色素结石主要发生在胆管内,且常与胆道感染有关(图 15-4)。

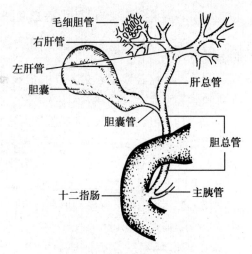

图 15-4　肝内、外胆道系统

一、胆囊结石

【病因】

胆囊结石是综合性因素作用的结果,主要与脂类代谢异常、胆囊的细菌感染和收缩排空功能减退有关。这些因素引起胆汁的成分和理化性质发生变化,使胆汁中的**胆固醇呈过饱和状态、沉淀析出、结晶而形成结石**。

【临床表现】

约 30% 的胆囊结石病人可终身无临床症状,仅于体检或手术时发现结石称为**静止性结石**。

1. 症状　腹痛是主要的临床表现,起病常在饱餐、进油腻食物后,或在夜间发作。主要表现为**右上腹阵发性绞痛,疼痛常放射至右肩或右背部,伴恶心呕吐、厌食等**,病情重的还会有畏寒和发热,部分病人可有轻度黄疸。

2. 体征　右上腹有压痛、反跳痛和肌紧张,**Murphy 征阳性**,可在右上腹触及肿大而有触痛的胆囊;如大网膜粘连包裹形成胆囊周围炎性团块时,则右上腹肿块界限不清,活动度受限;如胆囊壁发生坏死、穿孔,则出现弥漫性腹膜炎的体征。

【辅助检查】

1. 实验室检查　合并胆囊炎时可有血白细胞计数及中性粒细胞比例增高。

2. B 超检查　合并胆囊炎时可有提示胆囊增大、囊壁增厚,大部分病人可见到胆囊结石影像。

【治疗原则】

1. 手术治疗　手术切除病变胆囊的时机最好在缓解期。传统治疗方法为开放胆囊切除术,随着微创手术的开展,腹腔镜胆囊切除术目前已作为胆囊切除的首选手术方式。

2. 非手术治疗　适于合并严重心血管疾病不能耐受手术的老年病人,可采取溶石或排石疗法。

二、胆管结石

【病因】

胆管结石根据病因不同,分为原发性和继发性胆管结石。在胆管内形成的结石,称为**原**

发性胆管结石,其形成与肝内感染、胆汁淤积、胆道蛔虫有密切关系,以胆色素结石或混合性结石为主。胆管内结石来自于胆囊者,称为继发性胆管结石,以胆固醇结石多见。

【临床表现】

病人常伴非特异性消化道症状,如上腹部不适、呃逆、嗳气等。当结石阻塞胆管并继发感染时可致典型的胆管炎症状:急性腹痛、寒战高热和黄疸,称为 Charcot 三联征。

1. 腹痛　位于剑突下或右上腹部,呈阵发性、刀割样绞痛,或持续性疼痛伴阵发性加剧。疼痛向右后肩背部放射,伴有恶心、呕吐。主要系结石嵌顿于胆总管下端或壶腹部,刺激胆管平滑肌,引起 Oddi 括约肌痉挛所致。

2. 寒战、高热　于剧烈腹痛后,出现寒战、高热,体温可高达 39~40℃,呈弛张热。系梗阻胆管继发感染后,脓性胆汁和细菌逆流,并随肝静脉扩散所致。

3. 黄疸　结石堵塞胆管后,胆红素逆流入血,病人出现黄疸。临床上,黄疸多呈间歇性和波动性变化。

4. 单纯性肝内胆管结石　可无症状或有肝区和患侧胸背部持续性胀痛,合并感染时除有 Charcot 三联征外,还易并发胆源性肝脓肿;感染反复发作可导致胆汁性肝硬化、门静脉高压症等,甚至并发肝胆管癌。

【辅助检查】

1. 实验室检查　合并感染时,白细胞计数及中性粒细胞比例明显升高;肝细胞损害时,血清转氨酶和碱性磷酸酶增高。血清胆红素、尿胆红素升高,尿胆原降低或消失,粪中尿胆原减少。

2. 影像学检查　B 超检查可显示胆管内有结石影,近段扩张。

3. 其他检查　必要时可行 PTC、ERCP 检查,了解结石的部位、数量、大小和胆管梗阻的部位等。

【治疗原则】

1. 急诊手术　适用于积极消炎利胆治疗 1~2 日后病情仍恶化,黄疸加深,胆囊肿大,明显压痛,出现腹膜刺激征或出现 Reynolds 五联征者应立即行胆总管切开取石及引流术。

2. 择期手术　适用于慢性病人。胆管结石的治疗原则是清除结石及解决因反复胆道感染以及因此引起的胆道狭窄及肝脏病变。

【护理诊断 / 问题】

1. 焦虑或恐惧　与下列因素有关:病情的反复或加重;担忧手术效果及预后;生活方式和环境的改变。

2. 不舒适:腹痛、瘙痒等　与胆道结石、蛔虫、感染等有关。

3. 体温过高　与胆道感染、手术后合并感染有关。

4. 营养失调:低于机体需要量　与食欲减退、高热呕吐、感染有关。

5. 有 T 型管引流异常的危险　与 T 型管的脱出、扭曲、阻塞、逆行感染等因素有关。

6. 潜在并发症:肝功能障碍、体液平衡紊乱、肝脓肿、急性胰腺炎、胆管狭窄、残留结石、休克、出血、胆漏等。

7. 知识缺乏　缺乏保健及康复知识。

【护理措施】

(一) 术前护理

1. 心理护理　胆道疾病的检查方法复杂,治疗后也易复发,要鼓励病人说出自己的想法,消除焦虑、恐惧及紧张心理,树立恢复健康的信心;向病人讲解医院的环境和病房的管理,及时与家属沟通,使病人能愉快地接受治疗;对危重病人及不合作者,要专人护理,关心体贴。

2. 病情观察　密切观察病人病情变化,**若出现寒战、高热、腹痛加重、腹痛范围扩大等应考虑病情加重,要及时报告医师,积极进行处理**。胆道感染时,体温升高,呼吸、脉搏增快,应每4小时测量并记录生命体征。**若血压下降、神志改变,说明病情危重,可能有急性梗阻性化脓性胆管炎(AOSC)发生**。观察腹痛的部位、性质、有无诱因及持续的时间,注意黄疸及腹膜刺激征的变化,观察有无胰腺炎、腹膜炎、急性重症胆管炎等的发生。及时了解实验室检查结果,准确记录24小时出入液量。

3. 缓解疼痛　针对病人疼痛的部位、性质、程度、诱因、缓解和加重的因素,针对性地采取措施以缓解疼痛。先用非药物缓解疼痛的方法止痛,必要时遵医嘱应用解痉、镇痛药物,并评估其效果。指导病人卧床休息,采取舒适卧位。

4. 改善和维持营养状态　AOSC病人入院后即准备手术者,禁食、休息,并积极补充液体和电解质。营养不良会影响术后伤口愈合,应给予高蛋白、高糖、高维生素、低脂的普通饮食或半流质饮食。其他胆石症病人不能经口饮食或进食不足者,可经胃肠外途径补充足够的热量、氨基酸、维生素、电解质,以维持病人良好的营养状态。

5. 对症护理　黄疸病人皮肤瘙痒时可外用炉甘石洗剂止痒,温水擦浴。高热时物理降温。**胆绞痛发作时,按医嘱给予解痉、镇静和止痛药物,常用哌替啶50mg、阿托品0.5mg肌内注射,但勿使用吗啡,以免胆道下端括约肌痉挛,使胆道梗阻加重**。有腹膜炎者,执行腹膜炎有关非手术疗法护理。重症胆管炎者应加强休克的护理。

6. 并发症的预防　拟行胆肠吻合术者,术前3日口服卡那霉素、甲硝唑等,术前1日晚行清洁灌肠。纠正凝血功能障碍,肌注维生素K 110mg,每日2次,观察其疗效及有无不良反应。

(二) 术后护理

1. 病情观察　观察心率和心律的变化,术后病人意识恢复慢时,注意有无因肝功损害、低血糖、脑缺氧、休克等所致的意识障碍。观察、记录有无出血和胆汁渗出,包括量、速度、有无休克征象。胆道手术后易发生出血,出血量小时,表现为大便隐血或柏油样便;量大时,可导致出血性休克。若有发热和严重腹痛,可能为胆汁渗漏引起的胆汁性腹膜炎,需立即报告医师处理。观察和记录大便的颜色,检测胆红素的含量,了解黄疸程度及消退情况。

2. T形引流管的护理　胆总管探查或切开取石术后,在胆总管切开处放置T形引流管的主要**目的是引流胆汁、引流残余结石、支撑胆道、诊断治疗**。应保持引流通畅、妥善固定,**在改变体位或活动时注意引流管的水平高度不要超过腹部切口高度,以免胆汁反流**。如胆汁引流量突然减少,应注意是否有胆红素沉淀阻塞或蛔虫堵塞,管道是否有扭曲、压迫;**如有阻塞,可用手由近向远挤压引流管或用少量无菌生理盐水缓慢冲洗,切勿用力推注**。胆汁引流一般每日约300~700ml,量过少可能因T型管阻塞或肝功能衰竭所致;量多可能是肝总管下端不够通畅。正常胆汁呈深绿色或棕黄色,较清晰无沉淀物,颜色过淡、过于稀薄(肝功能不佳)、混浊(感染)或有泥沙样沉淀(结石)等均不正常。**每日更换一次外接的连接管和引流瓶**。

3. 拔管　一般术后 10~14 日,无特殊情况,可以拔除 T 型管。拔管指征为黄疸消退,无腹痛、发热,大便颜色正常;胆汁引流量逐渐减少,颜色呈透明金黄色,无脓液、结石沉渣及絮状物,就可以考虑拔管。拔管前 1~2 日全日夹管,如无腹胀、腹痛、发热及黄疸等症状,说明胆总管通畅,可予拔管。拔管前还要在 X 线下经 T 型管行胆道造影,造影后必须立即接好引流管,继续引流 24 小时,以引流造影剂,减少造影后反应和继发感染。如情况正常,再次夹闭 T 管 24~48 小时,病人无不适 2~3 日即可拔管。拔管后,局部伤口用凡士林纱布堵塞,1~2 日会自行封闭。拔管后一周内警惕有无胆汁外漏甚至发生腹膜炎等情况,观察病人体温、有无黄疸和腹痛再发作,以便及时处理。

(三) 健康教育

1. 胆道手术后病人应注意养成正确的饮食习惯,进低脂易消化食物,宜少量多餐、多饮水。平时宜低脂肪饮食。向病人及家属介绍有关胆道疾病的书籍,并能初步掌握基本的卫生科普知识,对健康有正确的认识。

2. 告诫病人结石复发率高,出现腹痛、发热、黄疸时应及早来院治疗。

3. 进行 T 型管留置者的家庭护理指导　应避免举重物或过度活动,防止 T 型管脱出;尽量穿宽松柔软的衣服,避免盆浴;淋浴时可用塑料薄膜覆盖置管处;敷料一旦湿透应更换;保持置管皮肤及伤口清洁干燥。指导病人及家属每日同一时间倾倒引流液,观察记录引流液的量及性状。若有异常或 T 型管脱出或突然无液体流出时,应及时就医。

4. 对于肝内胆管结石、手术后残留结石或反复手术治疗的病人,教育家属配合治疗护理工作,给病人最好的心理支持,鼓励病人树立信心,只要注意饮食、劳逸结合、情绪稳定,是可以恢复正常生活和工作的。

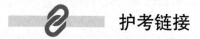 护考链接

经 典 例 题

例题 1　Charcot 三联征是指
A. 腹痛、恶心、高热　　　　　B. 恶心、腹胀、寒战　　　　　C. 腹痛、腹胀、寒战高热
D. 腹痛、寒战高热、黄疸　　　E. 腹痛、黄疸、恶心
答案:D

解题导引:此题的考点是胆总管结石的典型表现。当结石阻塞胆管并继发感染时可致典型的胆管炎症状:急性腹痛、寒战高热和黄疸,称为 Charcot 三联征。故选择 D。

例题 2　患者男,40 岁,因胆总管结石合并胆管炎收住入院行胆总管切开取石术,术后需放置
A. 胆囊造瘘管　　　　　　　B. T 形引流管　　　　　　　C. 胸腔引流管
D. 空肠造瘘管　　　　　　　E. 腹腔双套管
答案:B

例题 3　患者男,47 岁。因胆石症入院行胆囊切除术、胆总管切开术,术中放置 T 型管,护士向患者家属解释时,应说明使用 T 型管的首要目的是
A. 将胆汁进入十二指肠的量减至最少　　　　B. 促进伤口引流

C. 提供冲洗胆道的途径 D. 阻止胆汁进入腹膜腔

E. 引流胆汁和减压

答案:E

解题导引:此2题的考点是胆总管探查或切开取石术后,在胆总管切开处放置T形引流管的主要目的是引流胆汁、引流残余结石、支撑胆道、诊断治疗。

 **达标检测**

一、A1/A2 型题(以下每一道题下面有 A、B、C、D、E 五个备选答案。请从中选择一个最佳答案)

1. 胆囊结石的腹痛特点是

    A. 上腹部刀割样剧痛   B. 剑突下阵发性"钻顶样"绞痛

    C. 右下腹持续性胀痛   D. 右上腹持续性疼痛

    E. 右上腹阵发性绞痛

2. 继发性胆管结石的结石成分主要是

    A. 胆色素   B. 胆汁酸   C. 胆固醇

    D. 胆盐   E. 混合性

3. 胆道 T 型管引流和腹腔引流管的护理措施,二者**不同**的是

    A. 保持引流管通畅   B. 每日更换引流瓶

    C. 观察引流量和性状   D. 拔管前夹管观察 1~2 日

    E. 引流瓶不得高于引流出口

4. 下列胆石症患者急诊手术的适应证**不包括**

    A. 出现 Reynolds 五联征   B. 出现腹膜刺激征   C. 黄疸加深

    D. 慢性胆结石   E. 非手术治疗无效

5. 胆石症患者,非手术治疗期间,应重点观察

    A. 黄疸、腹痛   B. 呼吸、体温   C. 面色、肢温

    D. 血压、意识   E. 腹膜刺激征

★6. 患者女,48 岁。因胆石症出现右上腹阵发性绞痛、寒战、高热,医嘱:哌替啶 50mg,肌内注射;阿托品 0.5mg,肌内注射。该患者使用阿托品的主要作用是

    A. 扩散瞳孔   B. 兴奋呼吸中枢   C. 解除迷走神经的抑制

    D. 解除平滑肌痉挛   E. 抑制腺体分泌

7. T 型管引流的作用**不包括**

    A. 防止胆汁性腹膜炎   B. 减轻胆总管缝合处张力   C. 促进炎症消退

    D. 防止胆管狭窄或梗阻   E. 促进胆汁分泌

8. 胆道 T 型管的护理,下列**不妥**的是

    A. 妥善固定   B. 保持通畅   C. 每日按时冲洗

    D. 每日更换引流瓶(袋)   E. 记录引流量和性质

9. 护士查房时发现 T 型管无胆汁引出,首先应

A. 用无菌盐水冲洗　　　B. 检查 T 型管是否受压　　　C. 用注射器抽吸
D. 继续观察,暂不处理　　E. T 型管造影

★10. 患者女,40 岁,行胆总管切开取石 T 型管引流术后 5 日,T 型管引流液每日 1200ml,提示

A. 胆总管下段梗阻　　　B. 胆汁量正常　　　C. 胆汁量偏少
D. 肠液反流　　　　　　E. 肝总管梗阻

11. 胆道手术后,T 型管一般留置的时间是

A. 3 日　　　　　　　B. 7 日　　　　　　　C. 14 日
D. 20 日　　　　　　E. 30 日

★12. 患者女,37 岁。行胆总管切开取石,T 型管引流术,术后 15 日,T 型管引流液清亮,约 200ml/d,无腹痛腹胀,试夹管 24~36 小时未出现不适,皮肤及巩膜黄疸减退,T 型管造影示胆道通畅,针对患者目前状况可考虑的是

A. 带 T 型管出院　　　B. 拔出 T 型管　　　C. 继续更换 T 型管
D. 继续保留 T 管 2 周　E. 继续保留 T 管 1 周

13. 患者女,50 岁。右上腹部剧烈疼痛 1 日。寒战,体温 39℃,巩膜黄染。可能的诊断是

A. 急性胆囊炎　　　　　　　B. 胆囊结石
C. 胆总管结石合并胆管炎　　D. 肝内胆管结石
E. 萎缩性胆囊炎

二、A3/A4 型题(以下提供若干个案例,每个案例下设若干个考题,请根据各考题题干所提供的信息,在每题下面 A、B、C、D、E 五个备选答案中选择一个最佳答案)

(14~15 题共用题干)

患者男,75 岁。平时喜欢饮浓茶,今晨进食 2 个油煎荷包蛋后突发右上腹阵发性绞痛,向右肩部放射,伴全身冷汗,送至急诊。

★14. 为判断患者病情,最有价值的辅助检查是

A. B 超　　　　　　　　　B. X 线
C. 经内镜逆行胰胆管造影　D. CT
E. 经皮肝穿刺胆管造影

15. 经过检查,确诊为胆囊结石,入院在腹腔镜下行胆囊摘除术,患者术后恢复良好,出院前护士给患者进行健康宣教,建议患者的饮食应该

A. 低蛋白、低脂饮食、高维生素饮食　B. 低糖、低盐、低脂饮食
C. 低盐、低蛋白、低脂饮食　　　　　D. 高蛋白、低脂、高维生素饮食
E. 高蛋白、低盐、低脂饮食

(16~17 题共用题干)

患者女,57 岁。胆总管结石。入院行胆总管切开探查,T 型管引流术。

★16. 术后针对 T 型管引流的护理措施,**不妥**的是

A. 记录引流胆汁的量、色及性状　B. 每日用生理盐水冲洗 T 型管
C. 一般留至 2 周　　　　　　　　D. 拔管前经 T 型管胆道造影

E. 拔管前夹管观察 1~2 日

★17. 若患者出院时仍然不能将 T 型管拔除,**不妥**的出院指导是

A. 穿柔软宽松衣物,以防止引流管受压

B. 避免过度活动,以防牵拉 T 型管致其脱出

C. 避免淋浴,以防感染发生

D. 更换引流袋注意消毒引流口

E. 出现引流异常或管道脱出应及时就诊

答　案

1	2	3	4	5	6	7	8	9	10	11	12	13	14	15
E	C	D	D	D	D	E	C	B	A	C	B	C	A	D

16	17													
B	C													

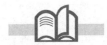 解题导引

6. D。阿托品为阻断 M 胆碱受体的抗胆碱药,具有解除平滑肌的痉挛、抑制腺体分泌、解除迷走神经对心脏的抑制、散大瞳孔、兴奋呼吸中枢等作用,哌替啶有较强的镇痛作用,但对胆道 Oddi 括约肌有兴奋作用而使胆道压力升高(不如吗啡强烈),所以利用阿托品解除平滑肌的痉挛的作用来对抗哌替啶兴奋 Oddi 括约肌的副作用。

10. A。胆汁引流量一般每日 300~700ml,量少可能因 T 型管堵塞或肝功能衰竭所致,量多可能是胆总管下端不够通畅。

12. B。T 型管一般放置 2 周左右,当患者黄疸消退、无腹痛、无发热、大便颜色正常;引流量逐渐减少,颜色透明时可考虑拔除 T 型管,拔管前先试行夹管 1~2 日,观察患者有无腹痛、发热、黄疸等,如无不适,行 T 型管胆道造影证实胆总管通畅,无残留结石,可拔除 T 型管。

14. A。根据患者的典型临床表现应考虑为胆囊结石,肝、胆胰、脾疾病的辅助检查首选 B 超。

16. B。胆总管切开探查后放置 T 型管引流的患者,其护理措施主要有妥善固定,保持引流通畅,密切观察记录 T 型管引流情况,注意无菌操作,引流袋和外接管每日更换,但不必每日定时冲洗,T 型管一般放置至少 2 周,拔管前需夹管观察 1~2 日,并做 T 型管造影,了解有无胆道狭窄及残留结石 。

17. C。患者出院时如不能将 T 型管拔除,可带管出院,出院时应指导患者穿柔软宽松衣物,避免过度活动,防止 T 型管脱出;更换引流袋时注意消毒引流口,避免盆浴,防止感染;淋浴时可用薄膜覆盖伤口,若浸湿应及时更换敷料;出现异常情况应及时就诊 。

背景拓展

胆 石 症

胆石症是指在胆道里存在一个或多个结石(胆石),在美国 65 岁以上的人中 20% 都有胆石,并且大多数是发生在肝外胆道的胆石。胆石可以是无症状的,也可以导致胆绞痛,但不会引起消化不良。胆石其他常见的结果有胆囊炎、胆道梗阻(通常是胆管结石的结果),有时会出现感染(胆管炎)和胆石性胰腺炎。诊断常常选择超声检查。如果胆石症引起症状或并发症,胆囊切除就成为必要。

第五节　胆道感染病人的护理

考点聚焦

本节知识点较多,需考生及时复习识记,预计今后对这部分内容的考查稳中有变。近几年护考的知识点是急性重症胆管炎最典型的临床表现 Reynolds 五联征,今后考查重点有急性胆囊炎、急性胆管炎和急性重症胆管炎的临床表现鉴别、主要检查方法和术后并发症的预防措施,难点主要是 Murphy 征**阳性**、Charcot 三联征和 Reynolds 五联征表现特点的鉴别。

课标精析

胆道感染是指胆囊壁和(或)胆管壁受到细菌的侵袭而发生炎症反应,胆汁中有细菌生长。**胆道感染与胆石症常互为因果关系**,胆石症可引起胆道梗阻,梗阻可造成胆汁淤滞、细菌繁殖而致胆道感染;胆道反复感染又是胆石形成的致病因素和促发因素。

一、胆囊炎病人的护理

胆囊炎是指发生在胆囊的细菌性和(或)化学性炎症,多见于肥胖、中年女性。根据发病的缓急和病程的长短分为急性胆囊炎和慢性胆囊炎。

【病因】

1. 急性胆囊炎　**胆囊管梗阻,80% 由胆囊结石引起,其他如蛔虫或胆囊管扭曲等;细菌感染多来源于胃肠道细菌。**

2. 慢性胆囊炎　大多数继发于急性胆囊炎,是急性胆囊炎反复发作的结果。

【临床表现】

(一) 急性胆囊炎

1. 症状　急性胆囊炎的发作,有较典型的过程。**起病常在饱餐、进油腻食物后,或在夜**

间发作,主要表现为**右上腹阵发性绞痛,疼痛常放射至右肩或右背部**,病人腹痛发作时常伴有恶心、呕吐、厌食等消化道症状。病情重的还会有畏寒和发热。

2. **体征**　**右上腹有压痛、反跳痛和肌紧张,Murphy 征阳性(检查者将左手平放于病人右肋部,拇指置于右腹直肌外缘与肋弓交界处,嘱病人缓慢深吸气,使肝脏下移,若病人因拇指触及肿大的胆囊引起疼痛而突然屏气,称为 Murphy 征阳性)。**可在右上腹触及肿大而有触痛的胆囊;如大网膜粘连包裹形成胆囊周围炎性团块时,则右上腹肿块界限不清,活动度受限;如胆囊壁发生坏死、穿孔,则出现弥漫性腹膜炎的体征。10%~25% 的病人可出现轻度黄疸,多见于胆囊炎症反复发作合并 Mirizzi 综合征的病人。

(二) 慢性胆囊炎

症状常不典型,主要表现为上腹部饱胀不适、厌食油腻和嗳气等消化不良的症状以及右上腹和肩背部隐痛。多数病人曾有典型的胆绞痛病史。

【辅助检查】

1. **急性胆囊炎**　血白细胞计数及中性粒细胞比例增高。B 超检查示胆囊增大,囊壁增厚,大部分病人可见到胆囊结石影像。

2. **慢性胆囊炎**　B 超检查显示胆囊壁增厚,胆囊腔缩小或萎缩,排空功能减退或消失,常伴胆囊结石。

【治疗原则】

主要为手术治疗,手术时机和手术方式取决于病人的病情。

1. **非手术治疗**　包括禁食和(或)肠减压、纠正水、电解质和酸碱平衡紊乱、解痉止痛、控制感染及全身支持,服用消炎利胆及解痉药物。在非手术治疗期间若病情加重或出现胆囊坏疽、穿孔等并发症时应及时手术治疗。

2. **手术治疗**　胆囊切除术。

【护理诊断 / 问题】

1. **疼痛**　与结石突然嵌顿、胆汁排空受阻致胆囊强烈收缩或继发胆囊感染有关。

2. **有体液不足的危险**　与不能进食和手术前后需要禁食有关。

3. **潜在并发症**:胆囊穿孔。

【护理措施】

1. **减轻或控制疼痛**　根据疼痛的程度和性质,采取非药物或药物的方法处理。卧床休息,合理饮食,药物止痛,控制感染。

2. **维持体液平衡。**

3. **并发症的预防及护理**　严密监测病人生命体征及腹痛程度、性质和腹部体征变化。若腹痛进行性加重,且范围扩大,出现压痛、反跳痛、肌紧张等,同时伴有寒战、高热的症状,提示胆囊穿孔或病情加重,应及时报告医师并配合做好紧急手术的准备。

4. **健康教育**　合理作息,避免劳累;低脂饮食,少量多餐;遵医嘱服药,定期检查。年老体弱不能耐受手术的慢性胆囊炎病人,应严格限制油腻饮食,遵医嘱服用消炎利胆及解痉药物。若出现腹痛、发热和黄疸等症状时,应及时就诊。

二、急性梗阻性化脓性胆管炎

急性梗阻性化脓性胆管炎(AOSC)又称急性重症胆管炎(ACST),是在胆道梗阻基础上并发的急性化脓性细菌感染,急性胆管炎和急性梗阻性化脓性胆管炎是同一疾病的不同发展阶段。

【病因】

急性梗阻性化脓性胆管炎是急性胆管完全梗阻和化脓性感染所致,是胆道感染疾病中最严重的类型,此病在我国较多见。**胆管结石是最常见的梗阻因素**,造成化脓性感染的细菌有**大肠埃希菌**、变形杆菌、产气杆菌、铜绿假单胞菌等革兰阴性杆菌,厌氧菌亦多见。

【临床表现】

大多数病人有胆道疾病史。一般起病急骤,突发剑突下或上腹部顶胀痛或绞痛,继而出现寒战、高热、恶心、呕吐。病情常发展迅猛,有时在尚未出现黄疸前已发生神志淡漠、嗜睡、昏迷等症状。如未予以有效治疗,继续发展可出现全身发绀、低血压休克,并发急性呼吸衰竭和急性肾衰竭,严重者可在短期内死亡。对本病的诊断,**主要是在 Charcot 三联征(腹痛、寒战高热、黄疸)的基础上,又出现休克和神经精神症状,具备这五联征(Reynolds 五联征)即可诊断。**

1. 症状

(1) 腹痛:病人常表现为突发的剑突下或右上腹持续性疼痛,可阵发性加重,并向右肩胛下及腰背部放射。

(2) 寒战、高热:体温持续升高。

(3) 胃肠道症状:多数病人伴恶心、呕吐。

2. 体征

(1) 腹部压痛或腹膜刺激征:疼痛依梗阻部位而异,肝外梗阻者明显,肝内梗阻者较轻。剑突下及右上腹有不同程度和不同范围的压痛和腹膜刺激症状,可有肝大和肝区叩痛,有时可扪及肿大的胆囊。

(2) 黄疸:胆管梗阻后即可出现黄疸,其轻重程度、发生和持续时间取决于胆管梗阻的程度和是否并发感染等因素。

(3) 神志改变:主要表现为神情淡漠、嗜睡、神志不清甚至昏迷。

(4) 休克表现:体温可高达 39~40℃或者更高;脉搏快而弱,达 120 次 / 分以上;血压降低;呈急性重病容;可出现皮下淤血或全身发绀;可出现躁动、谵妄等表现。

【辅助检查】

血常规示白细胞计数升高,可超过 20×10^9/L;中性粒细胞比例明显升高,可出现中毒颗粒;血小板计数降低;凝血酶原时间延长。**B 超检查可示胆管内有结石影,近段扩张**。PTC 和 ERCP 检查有助于明确梗阻部位、原因和程度。

【治疗原则】

紧急手术解除胆道梗阻并减压。手术是以切开减压并引流胆管、挽救生命为主要目的,故手术应力求简单有效,但也要尽可能地仔细探查胆管,力争解除梗阻因素。

1. 非手术治疗 既是治疗手段,又是手术前准备,应在严密观察下进行,主要措施包括:

(1) 禁食、持续胃肠减压及解痉止痛。

(2) 抗休克治疗:补液、扩容,恢复有效循环血量。

(3) 抗感染治疗:联合应用足量、有效、广谱,并对肝、肾毒性小的抗菌药物。

(4) 其他:吸氧、降温、支持治疗等。

2. 手术治疗 主要目的是解除梗阻、胆道减压、挽救病人生命。

【护理诊断／问题】

1. 体液不足　与呕吐、禁食、胃肠减压和感染性休克等有关。

2. 体温过高　与胆管梗阻并继发感染有关。

3. 低效性呼吸型态　与感染中毒有关。

4. 营养失调：低于机体需要量　与胆道疾病致长时间发热、肝功能损害及禁食有关。

5. 潜在并发症：胆道出血、胆瘘、多器官功能障碍或衰竭等。

【护理措施】

1. 维持血容量　严密监测病人的生命体征和循环功能，如脉搏、血压、CVP 及每小时尿量等，及时准确记录出入量，为补液提供可靠依据。建立静脉通路，补液扩容，纠正水、电解质及酸碱平衡紊乱。

2. 降低体温　可采用物理降温、药物降温和控制感染等方法。

3. 维持有效呼吸　加强病情观察、采取合适体位、禁食和胃肠减压、解痉镇痛、氧气吸入、营养支持等。

4. 营养支持　营养不良会影响术后伤口愈合，应给予高蛋白、高碳水化合物、高维生素、低脂的普通饮食或半流质饮食。不能经口饮食或进食不足者，可经胃肠外途径补充足够的热量、氨基酸、维生素、电解质，以维持病人良好的营养状态。

5. 并发症的预防和护理　密切观察意识、生命体征、每小时尿量、腹部体征及引流液的量、颜色和性质，同时应注意血常规、电解质、血气分析和心电图等检测结果的变化。加强 T 型管护理，妥善固定引流管和放置引流袋，防止扭曲或受压；避免举重物或过度活动，以防管道脱出或胆汁逆流；沐浴时应采取淋浴的方式，并用塑料薄膜覆盖引流伤口处；引流管伤口每日换药一次，敷料被渗湿时应及时更换，以防感染，伤口周围皮肤涂氧化锌软膏保护；每日更换引流袋，并记录引流液的量、颜色及形状；若引流管脱出、引流液异常或身体不适应及时处理。加强支持治疗、维护器官功能。

6. 心理护理　观察、了解病人及家属对手术的心理反应，有无烦躁不安、焦虑、恐惧的心理。耐心倾听病人及家属的诉说，根据具体情况给予详细解释，说明手术的重要性、疾病的转归，以消除其顾虑，积极配合手术。

7. 健康教育　指导病人摄入低脂肪、高蛋白、高维生素、易消化的食物；告知病人定时进餐可减少胆汁在胆囊中贮存的时间并促进胆汁酸循环，预防结石的形成。自我监测，出现腹痛、发热、黄疸时及时到医院诊治。病人带 T 型管出院时，应告知病人留置 T 型管引流的目的，指导其进行自我护理。

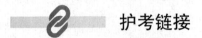 护考链接

经 典 例 题

例题　患者女，48 岁。因胆总管结石合并胆管炎入院，在非手术治疗期间提示需立即做好急诊手术前准备的指征是

A. 黄疸进行性加重　　　　B. 低血压、意识不清　　　　C. 胆囊肿大、有压痛

D. 体温升高、脉速　　　　E. 白细胞计数增高

答案:B

解题导引:胆管炎患者非手术治疗期间应密切观察病情变化,若出现血压下降,神志改变,说明病情危重,即在 Charcot 三联征(腹痛、寒战高热、黄疸)的基础上,又出现休克和神经精神症状,具备这五联征(Reynolds 五联征)可能发生了急性梗阻性化脓性胆管炎,需立即手术。故选择 B。

达标检测

一、A1/A2 型题(以下每一道题下面有 A、B、C、D、E 五个备选答案。请从中选择一个最佳答案)。

1. 急性胆囊炎最主要的病因是
   A. 胆囊结石　　　　　B. 胆道蛔虫　　　　　C. 胆囊管扭曲
   D. 细菌感染　　　　　E. 慢性胆囊炎急性期

★2. 以下哪项**不是**急性胆囊炎的特征
   A. 右上腹痛　　　　　B. 疼痛向右肩部放射　　　　　C. 墨菲征阳性
   D. 可触及肿大胆囊
   E. 黄疸明显

3. 急性胆囊炎患者的右肩背部疼痛属于
   A. 内脏性疼痛　　　　　B. 躯体性疼痛　　　　　C. 牵涉性疼痛
   D. 转移性疼痛　　　　　E. 胆绞痛

4. 下列**不符合**急性胆囊炎特点的是
   A. 右上腹痛　　　　　　　　　B. 疼痛向右肩部放射
   C. 墨菲征阳性　　　　　　　　D. B 超检查示胆囊增大,囊壁增厚
   E. B 超检查示胆囊缩小,囊壁增厚

5. 急性梗阻性化脓性胆管炎最常见的梗阻因素是
   A. 胆道肿瘤　　　　　B. 胆管结石　　　　　C. 胆道蛔虫
   D. 胆管扭转　　　　　E. 胆管狭窄

6. 急性梗阻性化脓性胆管炎的治疗原则是
   A. 紧急手术　　　　　B. 扩充血容量　　　　　C. 应用抗生素
   D. 应用糖皮质激素　　E. 纠正水、电解质平衡紊乱

★7. 对急性胆囊炎患者进行腹部触诊,最常见的压痛点在

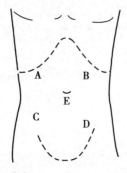

A. A   B. B   C. C

D. D   E. E

8. T 型管引流患者护理哪项**不妥**

  A. 妥善固定   B. 保持引流通畅

  C. 每周更换引流袋一次   D. 记录胆汁量及性质

  E. 观察全身情况

★9. 患者男,56 岁。因"急性梗阻性化脓性胆管炎"收入院治疗。其休克类型为

  A. 感染性休克   B. 低血容量性休克   C. 心源性休克

  D. 神经源性休克   E. 过敏性休克

10. 患者男,60 岁。患胆石症多年,2 日前因腹痛、寒战、高热和黄疸发作,经门诊抗生素输液治疗无效,今日住院护理中发现患者意识不清,血压 10.5/8kPa(80/60mmHg)。应考虑

  A. 急性坏疽性胆囊炎   B. 急性梗阻性化脓性胆管炎

  C. 胆总管结石症   D. 胆道蛔虫伴感染

  E. 胆囊穿孔腹膜炎

二、A3/A4 型题(以下提供若干个案例,每个案例下设若干个考题,请根据各考题题干所提供的信息,在每题下面 A、B、C、D、E 五个备选答案中选择一个最佳答案)

(11~14 题共用题干)

患者女,53 岁。阵发性腹部绞痛两日入院。查体:T 39.2℃,P 116 次 / 分,BP 80/60mmHg (10.6/8kPa),表情淡漠,意识恍惚,全身皮肤轻度黄染,右上腹部肌紧张、深压痛。血白细胞计数 22×10^9/L。

11. 估计该患者可能的诊断是

  A. 急性重症胆管炎   B. 急性胆囊炎   C. 胆道蛔虫病

  D. 胆管癌   E. 胆总管结石伴胆管炎

12. 入院后特别重要的护理是

  A. 静脉输液   B. 及时使用抗生素   C. 心理护理

  D. 低半卧位   E. 做好术前准备

13. 患者入院后紧急行胆管切开引流术,并做 T 型管引流,T 型管引流护理正确的是

  A. 鼓励患者术后当日早期下床活动

  B. T 型管留置一周即可拔管

  C. 下床活动时引流袋应高于腹部切口

  D. T 型管造影显示通畅后可考虑拔管

  E. T 型管阻塞后不可加压冲洗

14. T 型管拔除前,应先试行夹管 1~2 日并注意观察

  A. 腹痛、血压、意识   B. 血压、意识、体温   C. 腹痛、体温、黄疸

  D. 体温、血压、黄疸   E. 腹痛、血压、体温

答　案

1	2	3	4	5	6	7	8	9	10	11	12	13	14
A	E	C	E	B	A	A	C	A	B	A	E	E	C

 解题导引

2. E。因急性胆囊炎多不发生胆总管的堵塞,所以黄疸不明显,这是与胆总管疾病的主要区别,故选择 E。

7. A。胆囊的体表投影位于右上腹肋弓与腹直肌外侧缘交界处,当胆囊发生急性炎症时可在右上腹部(即图中的 A 点)有压痛。

9. A。急性梗阻性化脓性胆管炎患者因感染导致休克,属于感染性休克,故选择 A。

 背景拓展

胆囊切除术

剖腹胆囊切除术是安全和有效的。如果没有并发症的情况下选择这种手术其总的死亡率为 0.1%~0.5%。然而,腹腔镜胆囊切除术应成为首选,这种手术缩短了康复的时间,减少了术后的不舒适,提高了腹部外观效果,并且不会增加死亡率。腹腔镜胆囊切除术有 5% 的病例被剖腹胆囊切除所替代,是由于胆囊的解剖关系不清楚或存在并发症。无论哪种手术对老年人都会增加危险性。

第六节　胆道蛔虫病病人的护理

 考点聚焦

本节知识点较多,需考生及时复习识记,预计今后对这部分内容的考查稳中有变。近几年护考的知识点是胆道蛔虫病最典型的临床表现阵发性钻顶样剧烈绞痛,今后考查重点有胆道蛔虫病的临床表现鉴别、主要检查方法和术后并发症的预防措施。

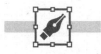 **课标精析**

胆道蛔虫病指肠道蛔虫上行钻入胆道所引起的一系列临床症状,是常见的外科急腹症之一,多见于青少年和儿童。

【病因】

蛔虫是肠道内寄生虫,寄生在人体小肠中下段内的碱性环境中,当寄生环境发生变化时,如肠道功能紊乱、饥饿、高热、胃酸降低和驱虫不当时,具有钻孔习性的蛔虫可上窜至胃、十二指肠内,再加上 Oddi 括约肌功能失调,蛔虫即可钻入胆道引起症状。

【临床表现】

本病的特点是**剧烈的腹部绞痛和不相称的轻微腹部体征,症状和体征不符**。

1. 症状　**突发性剑突右下方阵发性"钻顶样"绞痛,可向右肩背部放射,伴呕吐,有时呕吐出蛔虫**。发作时辗转不安,呻吟不止,大汗淋漓。疼痛可突然缓解,间歇期可平息如常。合并胆道感染时,出现胆管炎症状,严重者表现为重症型胆管炎。

2. 体征　剑突下或偏右有轻度深压痛。

【辅助检查】

B 超检查是本病的首选检查方法。实验室检查白细胞计数轻度增高,**嗜酸性粒细胞计数增加**,胃十二指肠液和粪便中可查到蛔虫卵。

【治疗原则】

解痉、镇痛、利胆、驱虫、控制感染、纠正水电解质失调。绝大多数病人可用非手术疗法治愈,仅在出现严重并发症时才考虑手术治疗。

1. 非手术治疗

(1) 解痉镇痛:**疼痛发作时,可遵医嘱注射阿托品、山莨菪碱(654-2)等胆碱能阻断药,必要时可注射哌替啶**。

(2) 利胆驱虫:发作时可服用利胆排蛔虫的中药(如乌梅汤)和 33% 硫酸镁。氧气驱虫对镇痛和驱虫均有效。驱虫最好在症状缓解期进行,选用左旋咪唑等药物。

(3) 控制感染:采用氨基糖苷类和甲硝唑等抗菌药物。

(4) ERCP:通过 ERCP 观察,如蛔虫有部分留在胆道外,可用取石钳将虫体取出。

2. 手术治疗　手术切开胆总管探查、取虫和引流。胆囊炎多为继发,一般无须手术切除。应注意手术中和手术后驱虫治疗,防止胆道蛔虫病复发。

【护理诊断 / 问题】

1. 疼痛　与蛔虫刺激导致 Oddi 括约肌痉挛有关。

2. 知识缺乏　缺乏饮食卫生保健知识。

【护理措施】

1. 减轻或控制疼痛　采取非药物或药物的方法止痛。协助病人卧床休息和采取舒适体位,指导病人进行有节律的深呼吸,达到放松和减轻疼痛的目的。**疼痛发作时,可遵医嘱注射阿托品、山莨菪碱(654-2)等胆碱能阻断药,必要时可合用哌替啶**。

2. 对症处理　如病人有呕吐,应做好呕吐护理,大量出汗时应及时协助病人更衣。手术者按胆总管探查及 T 型管引流术后的护理措施进行护理。

3. 健康教育

(1) 养成良好的饮食及卫生习惯:不喝生水,蔬菜要洗净煮熟,水果应洗净或削皮后吃,饭前便后要洗手。

(2) 正确服用驱虫药:应于清晨空腹或晚上睡前服用,服药后注意观察大便中是否有蛔虫卵排出。

护考链接

经典例题

例题 1　胆道蛔虫病的临床特点是

A. 畏寒高热　　　　　　　B. 剑突下左侧深压痛　　　　C. 剧烈呕吐蛔虫

D. 阵发性钻顶样剧烈绞痛　E. 肝大并具有压痛

答案:D

解题导引:此题的考点是胆道蛔虫病的典型临床表现。胆道蛔虫病病儿会突发性剑突右下方阵发性"钻顶样"绞痛,可向右肩背部放射,伴呕吐,有时呕吐出蛔虫。发作时辗转不安,呻吟不止,大汗淋漓。疼痛可突然缓解,间歇期可平息如常。故选择 D。

例题 2　患者男,22 岁。因胆道蛔虫采用纤维十二指肠镜取虫术,除术前需禁食 12 小时外,检查前 3 日应选择的饮食是

A. 低脂饮食　　　　　　　B. 禁食　　　　　　　　　　C. 高脂饮食

D. 半流质饮食　　　　　　E. 流质饮食

答案:C

解题导引:高脂肪的食物能引起胆囊收缩,排出胆汁,同时使 Oddi 括约肌松弛,有利于蛔虫的排出,故选 C。

达标检测

A1/A2 型题(以下每一道题下面有 A、B、C、D、E 五个备选答案。请从中选择一个最佳答案)

1. 引起胆道蛔虫病出现明显临床症状的原因**不包括**

    A. 肠功能紊乱　　　　　B. 胃酸分泌增加　　　　C. 饥饿

    D. 高热　　　　　　　　E. 驱虫不当

★2. 关于胆道蛔虫病患者的症状和体征叙述正确的是

    A. 症状重而体征较轻　　B. 有体征无症状　　　　C. 症状和体征均较重

    D. 症状轻而体征较重　　E. 症状和体征均较轻

3. 胆绞痛发作时,最有效的止痛法是肌内注射

    A. 阿尼利定(安痛定)　　B. 苯巴比妥钠　　　　　C. 吗啡 + 阿托品

    D. 阿托品 + 哌替啶　　　E. 地西泮

★4. 患儿女,10 岁。突发腹部钻顶样疼痛 2 小时来院。大汗淋漓,辗转不安;疼痛停止时又平息如常。查体:剑突偏右方有压痛;无腹肌紧张及反跳痛。为明确诊断,应采取的检查是

    A. 腹部 B 超　　　　　　B. ERCP　　　　　　　　C. 右上腹 X 线平片

    D. 测血清淀粉酶　　　　E. 十二指肠引流液检查

5. 患儿女,8 岁。阵发性剑突下钻顶样疼痛半日,伴有恶心呕吐,既往有类似的发病史。查体:体温 37.5℃,剑突下深压痛,无腹肌紧张。拟诊为

　　A. 肝内胆管结石　　　　B. 胆道蛔虫病　　　　C. 胆总管结石
　　D. 急性胆管炎　　　　　E. 胆囊结石

★6. 患儿男,13 岁。以"胆道蛔虫病"入院治疗,经解痉止痛后病情缓解,给予驱虫药哌嗪治疗,指导患儿正确服用驱虫药的时间为

　　A. 清晨空腹或晚上临睡前　B. 进餐时服用　　　　C. 餐前半小时
　　D. 餐后 1 小时　　　　　　E. 腹痛时

答　案

1	2	3	4	5	6						
B	A	D	A	B	A						

 解题导引

2. A。胆道蛔虫的临床特点就是**症状与体征不符**,即表现有右上腹"**钻顶样**"剧烈绞痛,而体检时腹部平软,无明显压痛或仅有轻度压痛。

4. A。B 超目前已作为常规检查,该方法安全、简便、经济,在胆道结石、肿瘤、胆道蛔虫、囊性病变的诊断以及阻塞性黄疸的鉴别诊断方面,被认为是首选诊断方法。根据该患儿的临床表现特点,尤其是"**钻顶**"样疼痛,首先考虑为胆道蛔虫症,为明确诊断,应选腹部 B 超检查,检查前 12 小时禁食。

6. A。驱虫药宜早晨空腹时或者晚上临睡前服用,使其较快地通过胃进入肠道,不被食物所阻,药物在肠道内的浓度高,提高杀虫效果。

第七节　胰腺癌病人的护理

 考点聚焦

　　本节知识点较多,需考生及时复习识记,预计今后对这部分内容的考查稳中有变。近几年护考的知识点是胰腺癌的病理、临床表现和术后护理,今后考查重点有胰腺癌的临床表现鉴别、主要检查方法和术后并发症的预防措施。

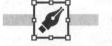 课标精析

　　胰腺癌是恶性度很高的消化系统肿瘤,在我国发病率有上升的趋势,40 岁以上好发,男性多于女性。90% 的病人在诊断后 1 年内死亡。**胰腺癌好发于胰头部,常浸润累及胰周围**

器官或组织,早期即可发生淋巴转移。壶腹部周围癌包括胆总管末端、壶腹部和十二指肠乳头附近的肿瘤,胰头癌与壶腹部周围癌临床表现相似,治疗和护理也相同。

【病因病理】

1. 病因　病因尚不清楚,**吸烟被认为是胰腺癌的主要危险因素**,香烟烟雾中的亚硝胺有致癌作用。高蛋白和高脂肪饮食可增加胰腺对致癌物质的敏感性。此外,糖尿病、慢性胰腺炎病人发生胰腺癌的危险性高于一般人群。

2. 病理　**癌肿发生在胰头部位占 70%~80%**,体尾部癌约占 12%。本病 90% 来源于胰管上皮细胞。其转移途径有血行、淋巴途径转移和直接浸润,癌细胞还可沿胰周神经由内向外扩散。**壶腹部癌是指胆总管末段壶腹部和十二指肠乳头的恶性肿瘤,在临床上与胰腺癌有不少共同点,统称为壶腹周围癌**。

【临床表现】

临床上因其部位深在,早期不易发现。

1. **腹痛和上腹饱胀不适**　初期仅表现为上腹部胀闷感及隐痛,随病情加重,疼痛逐渐剧烈,并可牵涉到背部。胰头部癌疼痛多位于上腹居中或右上腹部疼痛,胰体尾部癌疼痛多在左上腹或左季肋部疼痛。晚期可向背部放射,少数病人以此为首发症状。当癌肿侵及腹膜后神经丛时,疼痛常剧烈难受,尤以夜间为甚,以致于病人常取端坐位。

2. 消化道症状　常有食欲不振、恶心、呕吐、厌食油腻和动物蛋白饮食、消化不良、腹泻或便秘、呕血和黑便等。

3. **黄疸**　胰腺癌侵及胆管时可出现黄疸,其特征是进行性加深并伴尿黄,大便呈陶土色及皮肤瘙痒。胰头癌因其靠近胆管,故黄疸发生较早,胰体尾部癌距胆管较远,通常到晚期才发生黄疸。

4. 乏力和消瘦　是胰腺癌较早出现的表现,常于短期内出现明显消瘦。

5. 发热　少数病人可出现持续性或间歇性低热。

6. 腹部肿块　主要表现为肝大、胆囊肿大,晚期病人可扪及胰腺肿大。

7. 腹水　多见于晚期病人。

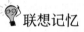

联想记忆

> **胰腺癌最早出现**的临床表现是**上腹部不适**(或**疼痛**),**胰头癌最典型**的表现是**进行性黄疸**。

【治疗原则】

早期发现、早期诊断和早期手术治疗。**手术切除是胰腺癌的有效治疗方法**。

1. 手术治疗　胰腺癌未有远处转移者,应争取手术切除。手术术式是胰头十二指肠切除术(Whipple 术),即切除远端胃、胆囊、胆总管、十二指肠、胰头和空肠上段,切除后再将胆、胰、胃与空肠重建(图 15-5)。重建有不同方式,对肿瘤侵及门静脉、肠系膜上静脉者,可将其一段血管连同肿瘤切除,再行血管移植吻合,此种手术称扩大切除术。

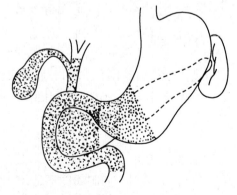

图 15-5　Whipple 手术切除范围

为防止术后残胰复发癌,可行全胰切除术。为达到根治目的,手术同时要将所属淋巴结清除。

2. 辅助治疗　化学治疗、免疫疗法、放疗、中药等。

【护理诊断/问题】

1. 焦虑或恐惧　与担心预后及恐癌心理有关。

2. 疼痛　与癌肿浸润、扩散有关。

3. 营养失调:低于机体需要量　与食欲下降、肿瘤消耗有关。

4. 术后潜在并发症:出血、胰瘘、胆瘘、继发性糖尿病、切口或肠腔感染等。

【护理措施】

1. 手术前护理

(1) 加强心理支持,每次检查及护理操作前给予解释,尊重病人心理调适的过程。

(2) 检查病人血糖、尿糖,如有高血糖,应在严密监测血糖、尿糖的基础上调整胰岛素用量,将血糖控制在稳定水平。

(3) 遵医嘱给予维生素 K_1,改善凝血功能。

(4) 术前应鼓励病人进富有营养饮食,必要时给予胃肠外营养。

(5) 术前日常规皮肤准备,术前晚灌肠。

2. 手术后护理

(1) 观察生命体征:由于胰头癌切除涉及的器官多、创伤重,术后要严密观察生命体征。

(2) 防治感染:胰头十二指肠切除术手术大、范围广,消化道吻合多,感染机会多,故术后应遵医嘱静脉加用广谱抗生素。术后更换敷料应严格遵循无菌操作规程。

(3) 准确记录出入量,按医嘱及时补充水和电解质,维持水、电解质和酸碱平衡。

(4) 加强营养:术后给予静脉高营养,静脉输血、血浆、白蛋白及脂肪乳、氨基酸等。限制脂肪饮食,少量多餐。

(5) 引流管护理:**应妥善固定引流管,保持引流通畅,并观察记录引流液的颜色、性质和量**。病人无腹胀、无腹腔感染、无引流液时可去除引流管。腹腔引流一般需放置 5~7 日,胃肠减压一般留置至胃肠蠕动恢复,**胆管引流约需 2 周左右,胰管引流在 2~3 周后可拔除**。

(6) 术后出血的防治与护理:观察病人有无切口出血、胆道出血及应激性溃疡出血,出现异常应及时向医师报告。

(7) **低血糖监测:胰头十二指肠切除病人术后易发生低血糖,注意每日监测血糖、尿糖变化**。

(8) 胰瘘的预防与护理:胰瘘多发生在术后 5~7 日,预防的方法同急性胰腺炎。

(9) 胆瘘的预防与护理:多发生于术后 2~9 日,表现为右上腹痛、发热、腹腔引流液呈黄绿色,T 型管引流量突然减少,有局限性或弥漫性腹膜炎表现,严重者出现休克症状。术后应保持 T 型管引流畅通,将每日胆汁引流量做好记录,发现问题时及时与医师联系。

(10) 化疗护理:不能行根治性切除的胰腺癌、术后复发性胰腺癌和合并肝转移癌,均可采用开腹手术或经皮穿刺埋入式导管泵化疗。

(11) 心理护理:给予心理支持,促进早日痊愈。

3. 健康教育

(1) 出院后对于胰腺功能不足、消化功能差的病人,除应用胰酶替代剂外,同时采用高蛋白、高糖、低脂肪饮食,给予脂溶性维生素。

(2) 定期检测血糖、尿糖,发生糖尿病时给予药物治疗。

(3) 3~6 个月复查一次,如出现进行性消瘦、乏力、贫血、发热等症状,应回医院诊治。

护考链接

经 典 例 题

例题 1　胰腺癌的好发部位是

A. 胰体　　　　　　　　B. 胰头　　　　　　　　C. 胰尾

D. 全胰腺　　　　　　　E. 胰体尾部

答案:B

解题导引:胰腺癌好发于胰头部,占 70%~80%,体尾部癌约占 12%。由于胆总管穿过胰头通过十二指肠乳头连接十二指肠,当胰头部位出现肿瘤时,癌肿压迫胆总管下端及十二指肠乳头,导致胆汁排出受阻,患者出现进行性黄疸。故选择 B。

例题 2　患者男,55 岁。以胰腺癌收入院。查体:皮肤巩膜黄染。患者自感全身瘙痒,给予的护理措施**不包括**

A. 注意观察患者皮肤情况　　B. 涂抹止痒药物　　　　C. 用温水毛巾擦拭

D. 剪除患者指甲　　　　　　E. 协助患者抓挠减轻瘙痒

答案:E

解题导引:针对黄疸患者的护理原则包括注意观察患者皮肤情况,止痒,修剪指甲、避免外伤(抓伤)等,故选择 E。

例题 3　患者男,58 岁。行胰头十二指肠切除(Whipple 术)后 5 小时,患者变换卧位后 30 分钟内,腹腔引流管突然引流出 100ml 鲜红色血性液体。正确的护理措施是

A. 严密观察生命体征,报告医生　　　　B. 加大吸引负压,促进引流

C. 恢复原卧位　　　　　　　　　　　　D. 加快输液输血速度

E. 夹闭引流管,暂停引流

答案:A

解题导引:根据该患者的临床表现首先考虑可能有腹腔内出血,此时应严密观察患者的生命体征情况,并报告医生进行积极、有针对性的有效处理,故选择 A。

达标检测

一、A1/A2 型题(以下每一道题下面有 A、B、C、D、E 五个备选答案。请从中选择一个最佳答案)

★1. 胰腺癌最常见的组织类型是

A. 实性癌　　　　　　　B. 黏液癌　　　　　　　C. 未分化癌

D. 黏液性囊腺癌　　　　E. 导管细胞癌

2. 下列关于胰腺癌术后引流管的护理,**错误**的一项是

    A. 引流管应妥善固定　　　　　　　B. 引流管要保持通畅

    C. 胰管引流一般 2~3 周可拔除　　　D. 胆管引流一般留置 1 周

    E. 胃肠蠕动恢复后可拔除胃肠减压

3. 胰腺癌最常见的首发症状是

    A. 上腹部痛和上腹部饱胀不适　　　B. 黄疸

    C. 消化道症状　　　　　　　　　　D. 消瘦和乏力

    E. 发热

4. 胰头癌的典型表现是

    A. 腹部绞痛　　　　　B. 腹部胀痛　　　　　C. 呕血

    D. 进行性黄疸　　　　E. 便血

5. 患者男,46 岁。因上腹部隐痛不适、黄疸 2 个月余入院。查体:肝脏肿大,可触及肿大的胆囊。B 超检查提示胆总管增粗,胰头部有一 2cm×2.5cm 的肿块,拟诊为胰头癌,准备手术治疗。该病人最好采用

    A. 胰头切除术　　　　　B. 全胰腺切除术　　　　　C. 胆总管空肠吻合术

    D. 胰肿瘤局部切除术　　E. 胰十二指肠切除术

6. 患者女,56 岁。上腹部痛和饱胀不适 2 个月,伴消瘦。近 5 日出现全身皮肤发黄,皮肤瘙痒。病后自觉食欲不振、恶心、食后消化不良。考虑最可能是

    A. 胆总管结石　　　　　B. 胰头癌　　　　　　　　C. 急性肝炎

    D. 胆道蛔虫　　　　　　E. 肝癌

★7. 患者女,40 岁。上腹部胀痛 1 个月余,持续并进行性加重,可放射至腰背部,同时伴有食欲不振,明显消瘦,今日因疼痛剧烈来医院就诊,诊断为"胰腺癌"。入院后患者提出需要服用止痛药,护士正确的做法是

    A. 报告医生,及时给予有效的镇痛　　B. 说明镇痛会掩盖病情,劝患者忍耐

    C. 待其他处置结束后报告医生　　　　D. 告知是疾病的症状,无需处理

    E. 观察疼痛的进展情况

★8. 患者男,45 岁,以胰腺癌收入院。查体:皮肤巩膜黄染。患者诉全身瘙痒,给予的护理措施**不包括**

    A. 协助患者抓挠减轻瘙痒　　　　　B. 涂抹止痒药物

    C. 用温水毛巾擦拭　　　　　　　　D. 剪除患者指甲

    E. 注意观察患者皮肤情况

★9. 患者女,40 岁。胰腺癌术后第 4 日,患者出现心慌、出冷汗,测血糖为 3.2mmol/L,护士正确的护理是

    A. 加快输液　　　　　B. 输注血浆　　　　　C. 补充葡萄糖

    D. 减慢输液　　　　　E. 增加胰岛素用量

★10. 患者女,56 岁,诊断胰头癌入院。住院行胰头十二指肠切除术,术后出现高血糖。出院饮食指导原则正确的是

    A. 低脂、低糖、低蛋白　　B. 高脂、低糖、高蛋白　　C. 高脂、低糖、低蛋白

    D. 低脂、低糖、高维生素　　E. 低脂、高糖、高维生素

★11. 患者男,48 岁。以"全身皮肤黄染 20 日伴消瘦纳差"入院,诊断胰头癌。患者入院

后情绪低落,思想负担较重。责任护士对其采取较为适宜的护理措施是

  A. 对患者隐瞒病情以取得配合

  B. 注意强调手术治疗的效果

  C. 尽量避免谈及患者的病情

  D. 介绍同病种术后康复期病友与其交流

  E. 为了避免患者术前情绪波动,尽量减少探视

二、A3/A4 型题(以下提供若干个案例,每个案例下设若干个考题,请根据各考题题干所提供的信息,在每题下面 A、B、C、D、E 五个备选答案中选择一个最佳答案)

(12~13 题共用题干)

患者男,60 岁。进行性黄疸 2 个月。诊断为胰头癌,行胰、十二指肠切除术,术后第 5 日突然出现发热,全腹剧烈疼痛、腹胀、腹肌紧张,腹腔引流液淀粉酶升高,伤口局部流出清亮液体。

12. 此患者最可能出现

  A. 胆瘘   B. 胰瘘   C. 胆囊穿孔

  D. 膈下 - 脓肿   E. 术后急性胆管炎

13. 目前最合适的处理方法是

  A. 立即手术修补瘘口   B. 保持胃肠减压通畅

  C. 补液、抗生素治疗   D. 在瘘口周围置管吸引及腹腔引流术

  E. 中心静脉置管,TPN

答　案

1	2	3	4	5	6	7	8	9	10	11	12	13
E	D	A	D	E	B	A	A	C	D	D	B	D

 解题导引

1. E。本病 90% 来源于胰管上皮细胞,常浸润累及胰周围器官或组织,早期即可发生淋巴转移。

7. A。目前该患者的诊断已明确,存在的护理问题主要为疼痛,应及时处理,不可无故拖延。

8. A。针对黄疸患者的护理原则包括注意观察患者皮肤情况,止痒,修剪指甲、避免外伤(抓伤)等。

9. C。空腹血糖正常值为 3.9~6.2mmoL/L,根据患者的表现首先考虑出现了低血糖反应,应及时补充葡萄糖。

10. D。该患者为胰十二指肠切除术后患者,目前存在高血糖,应给予低糖饮食,且术后消化酶分泌减少,食物消化能力下降,宜低脂饮食,但需补充维生素。

11. D。目前该胰头癌患者情绪低落,思想负担较重,此时应增强其战胜疾病的信心,可介绍同病种术后康复期病友与其交流,有利于患者正视自身疾病,增强战胜疾病的信心。

 背景拓展

胰　腺　癌

　　胰腺癌是一种严重的恶性肿瘤。胰腺位于下腹部后面水平位置,当癌细胞出现在这个巨大的器官时,就发展为胰腺癌。胰腺组织分泌的酶能帮助消化食物,分泌的激素则协助碳水化合物的代谢。胰腺癌扩散迅速早期很难被发现,这也是胰腺癌导致死亡的主要原因。早期症状和体征不明显,等到出现症状和体征时,癌肿常发展到一定的时期,并向身体其他部位转移,不再可能实施手术切除。

(刘晓燕)

第十六章

急腹症病人的护理

考点聚焦

　　本章知识点较多,融会了腹部外科的各个疾病的鉴别要点,需考生及时复习识记,预计今后对这部分内容的考查稳中有变。近几年护考的知识点是急腹症病人的临床表现特点和急腹症病人的"五禁",今后考查重点有急腹症的临床表现鉴别、主要检查方法和术后并发症的预防措施,难点主要是外科急腹症表现特点的鉴别。

课标精析

　　外科急腹症是指以急性腹痛为主要表现,需要早期诊断和紧急处理的腹部外科疾病,其临床特点是起病急、病情重、发展迅速、病情多变,因诊断、治疗困难而给病人带来严重危害甚至死亡。而且,在治疗护理过程中,也易出现诸多并发症。因此,进行及时的病情观察并采取正确的护理措施是十分重要的。

　　【病因】

　　部分外科和妇产科疾病常成为急腹症的病因,如腹部损伤、腹腔内急性感染、腹腔内脏破裂、穿孔、梗阻、扭转、缺血和出血等。但亦有少部分急腹症可由内科疾病导致,如误服腐蚀性的物品或异物等。

　　1. 感染性疾病引起急腹症的常见感染性疾病包括:

　　(1) 外科疾病:如急性胆囊炎、胆管炎、胰腺炎、阑尾炎、消化道或胆囊穿孔、肝或腹腔脓肿破溃等。

　　(2) 妇产科疾病:如急性盆腔炎等。

　　(3) 内科疾病:如急性胃肠炎、大叶性肺炎等。

　　2. 出血性疾病常见于:

　　(1) 外科疾病:如腹部外伤导致的肝脾破裂、腹腔内动脉瘤破裂、肝癌破裂等。

　　(2) 妇产科疾病:如异位妊娠或巧克力囊肿破裂出血等。

　　3. 空腔脏器梗阻　常见于外科疾病,如肠梗阻、肠套叠、结石或蛔虫症引起的胆道梗阻、泌尿系结石等。

4. 缺血性疾病常见于：

(1) 外科疾病：如肠扭转、肠系膜动脉栓塞、肠系膜静脉血栓形成等。

(2) 妇产科疾病：如卵巢或卵巢囊肿扭转等。

【分类】

1. **内脏痛**　由内脏神经感觉纤维传入中枢神经系统引起的内脏疼痛，特点：①痛觉弥散，定位不精确；②疼痛感觉特殊：对刺、割、灼等刺激不敏感，但对张力和压力刺激（如牵拉、膨胀、痉挛）、内脏缺血则极为敏感；③疼痛过程缓慢、持续，常伴有焦虑不安等情绪反应；④伴恶心、呕吐等消化道症状。

2. **躯体痛**　即腹壁痛，是壁腹膜受腹腔内炎性物（血液、尿液、消化液、感染等）刺激所产生的持续性锐痛。由躯体神经痛觉纤维传入，其特点是感觉敏锐、定位准确。

3. **牵涉痛**　又称放射痛，指在急腹症发生内脏痛的同时，体表的某一部位也出现疼痛。如急性胆囊炎出现右上腹或剑突下疼痛的同时伴右肩部疼痛；急性胰腺炎上腹痛的同时伴左肩或腰背部束带状疼痛。

【不同病理类型外科急腹症的特点】

1. **炎症性病变**　根据腹痛部位和性质，并结合病史和其他表现及辅助检查等可明确诊断。

(1) 一般起病缓慢，腹痛由轻至重，呈持续性。

(2) 体温升高、血白细胞及中性粒细胞增高。

(3) 有固定的压痛点，可伴有反跳痛和肌紧张。

2. **穿孔性病变**　依据病史，选择腹腔穿刺等有助于诊断。

(1) 腹痛突然，呈刀割样持续性剧痛。

(2) 迅速出现腹膜刺激征，容易波及全腹，但病变处最为显著。

(3) 有气腹表现：如肝浊音界缩小或消失，X线见膈下游离气体；有移动性浊音，肠鸣音消失。

3. **出血性病变**

(1) 多在外伤后迅速发生，也见于肝癌破裂出血。

(2) 以失血表现为主，常导致失血性休克，可有不同程度的腹膜刺激征。

(3) 腹腔积血在500ml以上时可叩出移动性浊音。

(4) 腹腔穿刺可抽出不凝固性血液，必要时给予腹腔灌洗（用于外伤出血）等检查将有助于诊断。

4. **梗阻性病变**

(1) 起病较急，以阵发性绞痛为主。

(2) 发病初期多无腹膜刺激征。

(3) 结合其他伴随症状（如呕吐、大便改变、黄疸、血尿等）和体征，以及有关辅助检查，将有助于对肠绞痛、胆绞痛、肾绞痛的病情诊断和估计。

5. **绞窄性病变**

(1) 病情发展迅速，常呈持续性腹痛阵发性加重或持续性剧痛。

(2) 容易出现腹膜刺激征或休克。

（3）可有黏液血便或腹部局限性固定性浊音等特征性表现。

（4）根据病史、腹痛部位、实验室检查及其他辅助检查可明确诊断。

【临床表现】

（一）症状

1. 腹痛

腹痛的性质：**阵发性绞痛多由于空腔脏器发生痉挛或梗阻所致**，如机械性肠梗阻、胆石症、急性胃肠炎、输尿管结石等；**持续性钝痛或胀痛多见于腹腔内脏缺血或炎性病变**，如腹膜炎、麻痹性肠梗阻、急性胰腺炎等。

腹痛的程度：**炎性病变引起的腹痛程度较轻，空腔脏器痉挛或梗阻、脏器嵌顿、扭转、绞窄缺血等引起的腹痛则较重；消化道穿孔时，腹痛剧烈，呈刀割样**；胆道疾病所致的胆绞痛及肾、输尿管结石所致的肾绞痛常使病人辗转不安。

腹痛的部位及范围：**腹痛部位一般是病变器官的部位**，且范围越大提示病情越严重。但某些炎症性、梗阻性疾病的早期，腹痛定位不明确；胆道疾病、膈下感染、急性胰腺炎等可引起牵涉痛。

2. 其他伴随症状 腹痛初期常因内脏神经末梢受刺激而出现反射性呕吐；**机械性肠梗阻呕吐可频繁而剧烈，肠麻痹呕吐呈溢出性；幽门梗阻时呕吐大量宿食且不含胆汁；小肠梗阻呕吐较结肠梗阻出现早且频繁；呕吐物为粪汁样提示为低位肠梗阻；血性或咖啡色呕吐物常提示发生了肠绞窄**。腹胀逐渐加重，应考虑低位肠梗阻或腹膜炎病情恶化而发生了麻痹性肠梗阻。肛门停止排便排气是肠梗阻典型症状之一；**果酱样血便是小儿肠套叠的特征；如排柏油样黑便，则为上消化道出血的典型表现**。腹痛后发热，提示有继发感染。黄疸提示可能系肝、胆、胰疾病。血尿或尿频、尿急、尿痛，应考虑为泌尿系结石、感染等疾病。

（二）体征

观察腹部形态及腹式呼吸运动，有无肠型、胃肠蠕动波，有无局限性隆起等。**腹部压痛最明显的部位常是病变器官所在处，弥漫性腹膜炎的压痛和腹肌紧张的显著处常为原发病灶处。肝浊音界缩小或消失常提示消化道穿孔；移动性浊音阳性提示腹腔内有大量渗液或积血。肠鸣音减弱或消失多提示为腹膜炎、肠麻痹或绞窄性肠梗阻晚期；肠鸣音亢进、音调高亢伴气过水声、金属音是机械性肠梗阻的特征**。直肠指诊，盲肠后位阑尾炎时，直肠右侧壁有触痛；盆腔积液或积血时膀胱或子宫直肠陷凹饱满或有波动感；**指套染有血性黏液时应考虑肠绞窄或肠套叠**。

【辅助检查】

1. 实验室检查 包括三大常规、生化和血黏度检查。

（1）血常规：腹腔内出血常表现为血红蛋白和血细胞比容降低；腹腔内感染病人的白细胞及中性粒细胞计数多升高，但老年及危重病人可因应激反应差而无相应变化。

（2）尿常规：泌尿系结石病人的尿液中有红细胞；梗阻性黄疸病人的尿胆红素检测为阳性。

（3）粪常规：急性胃肠炎病人的粪便镜检可见大量红、白细胞；消化道疾病者的粪便隐血试验多呈阳性表现。

（4）血、尿淀粉酶：急性胰腺炎病人可见血、尿淀粉酶值升高。

（5）肝功能：胆道梗阻和急性胰腺炎病人常有肝功能的损害。

2. 影像学检查　包括腹部 X 线、B 超、CT 和 MRI 检查。

(1) X 线检查

1) X 线透视和平片：消化道穿孔可见膈下游离气体；机械性肠梗阻时立位腹部平片可见肠管内存在多个气液平面，麻痹性肠梗阻时可见普遍扩张的肠管；胆结石或泌尿系结石时于腹部 X 片可见阳性结石影。

2) 碘油或水溶性造影剂造影：有助于明确部分消化道梗阻的部位和程度。

3) 钡剂灌肠或充气造影：肠扭转时可见典型的鸟嘴征，肠套叠时可见杯口征。

(2) B 超检查：有助于了解有无腹腔内实质性脏器损伤、破裂和占位性病变，亦可明确腹腔内有无积液、积血及其部位和大约量。胆囊和泌尿系结石时可见回声。

(3) CT 或 MRI：对实质性脏器的病变、破裂、腹腔内占位性病变及急性出血性坏死性胰腺炎的诊断均极有价值。

(4) 血管造影：对疑有腹腔内脏，如胆道、小肠等出血及肠系膜血管栓塞的诊断有帮助。

3. 内镜检查　根据急腹症的特点，采用不同种类的内镜检查。

(1) 胃镜：可发现屈氏韧带以上部位的胃、十二指肠的疾病。

(2) 经内镜逆行胰胆管造影（ERCP）：有助于明确胆、胰疾病。

(3) 肠镜：可发现小肠和结、直肠病变。

(4) 腹腔镜：有助于部分疑难急腹症或疑有妇科急腹症的诊断。

4. 诊断性穿刺　根据腹痛的特征，于不同部位进行穿刺。

(1) 腹腔穿刺：用于不易明确诊断的急腹症。在任何一侧下腹部，脐与髂前上棘连线的中外 1/3 交界处做穿刺，若抽出不凝固性血性液体，多提示腹腔内出血；若是混浊液或脓液，多为消化道穿孔或腹腔内感染；若系胆汁性液体，常是胆囊穿孔；若穿刺液的淀粉酶测定结果阳性即考虑为急性胰腺炎。

(2) 阴道后穹隆穿刺：女性病人疑有盆腔积液、积血时，可经阴道后穹隆穿刺协助诊断。异位妊娠破裂时经阴道后穹隆穿刺可抽得不凝血液。盆腔炎病人阴道后穹隆穿刺液则为脓性。

【诊断与鉴别诊断】

1. 内科急腹症　包括急性胃肠炎、心肌梗死、腹型过敏性紫癜、大叶性肺炎等。腹痛特点：先有发热后有腹痛，腹痛部位不固定，程度轻，无明显的反跳痛和腹肌紧张；常伴有发热、咳嗽或呕吐、胸闷、气促、心悸、心律失常、呕吐、腹泻等症状；查体、实验室检查、X 线、心电图等有助于诊断。

2. 妇产科急腹症　常见于异位妊娠或巧克力囊肿破裂。特点：以下腹部或盆腔内疼痛为主；常伴有白带异常、阴道流血，月经不规则，或与月经周期有关；妇科检查有助于诊断。

3. 外科急腹症　外科腹痛特点：先有腹痛，后有发热；腹痛或压痛部位较固定，程度重；常出现腹膜刺激征，甚至休克；可有腹部肿块和其他临床特点。

【治疗原则】

外科急腹症发病急、进展快、病情危重，处理应以及时、准确、有效为原则。

1. 对诊断尚未明确的急腹症病人，禁用吗啡、哌替啶等麻醉性止痛药，必要时可用阿托品解痉，因为此药不致掩盖症状。禁忌给病人灌肠和用热水袋热敷，禁用腹泻药。

2. 急腹症病人需禁食一段时间，常需要胃肠减压以减轻腹胀，并及时补液，纠正水、电解质紊乱及应用抗生素。

3. 急腹症病人的症状和体征有时虽表现在局部,但不可忽视病人的特殊情况。比如老年人,由于机体反应能力低下,患急腹症时其症状、体征较轻,体温及白细胞改变不明显,加上伴有心血管、肾、肺部慢性疾病以及糖尿病、便秘等,给病情观察带来一定困难。因此对病人要细致观察,及早发现问题,协助医生早日明确诊断。

【护理诊断/问题】

1. 焦虑或恐惧　与突然发病、剧烈疼痛、紧急手术、担忧预后等因素有关。
2. 不舒适:腹痛、腹胀、恶心等　与腹腔炎症、穿孔、出血、梗阻或绞窄等病变有关。
3. 体温过高　与腹部器官炎症或继发腹腔感染有关。
4. 体液不足　与限制液体摄入和丢失过多有关。
5. 营养失调:低于机体需要量　与摄入不足和消耗、丢失过多有关。
6. 潜在并发症:低血容量性或感染性休克。
7. 有胃肠减压管引流异常的危险　与胃管脱出、堵塞等因素有关。

【护理措施】

1. 严密观察病情　观察生命体征,腹痛的部位、性质、程度和伴随症状,实验室检查结果,准确记录出入液量。
2. 体位　病情稳定者取半卧位,休克者取平卧位或中凹位。
3. 禁食、胃肠减压　急腹症病人暂禁食,根据病情决定是否施行胃肠减压。但急性肠梗阻、胃肠道穿孔者必须做胃肠减压。应保持胃管引流通畅,避免消化液和胃内容物漏入腹腔。
4. 输液或输血　建立静脉输液通道,纠正水、电解质、酸碱平衡失调,必要时输血或血浆。
5. **五禁　诊断明确前,禁用吗啡类止痛药,以免掩盖病情;禁饮食;禁服泻药和禁灌肠,以免炎症扩散;禁热敷,以免掩盖病情或加重出血。**
6. 有效控制感染　遵医嘱合理、正确使用抗菌药物。
7. 疼痛护理　在病情观察期间应慎用止痛药。对诊断明确的单纯性胆绞痛、肾绞痛等可给予解痉剂和镇痛药;**凡诊断不明或治疗方案未明确的急腹症病人应禁用吗啡、哌替啶类镇痛药,以免掩盖病情;对已决定手术的病人,可适当使用镇痛药**,以减轻其痛苦。
8. 心理护理　安慰、关心病人,做好必要的解释,消除焦虑和恐惧。
9. 需手术治疗者,紧急做好术前准备。

【健康教育】

1. 向病人或家属恰当介绍急腹症发生的原因、病情转归和目前的治疗与护理计划。
2. 解释有关检查的方法和意义。
3. 说明饮食管理的必要性,保持清洁和易消化的均衡饮食,形成良好的饮食和卫生习惯。
4. 说明疼痛护理的有关原则和必要性,取得病人和家属的良好配合。
5. 积极控制诱发急腹症的各类诱因,如有溃疡病者,应按医嘱定时服药;胆道疾病和慢性胰腺炎者需适当控制油腻饮食;反复发生粘连性肠梗阻者当避免暴饮暴食及饱食后剧烈活动;月经不正常者应及时就医。急腹症行手术治疗者,术后应早期开始活动,以预防粘连性肠梗阻。

护考链接

经 典 例 题

例题 1 老年急腹症病人的临床特点**不包括**

A. 症状不典型　　　　　B. 体征较轻　　　　　　C. 体温改变不明显
D. 白细胞计数显著增高　E. 易伴发其他疾病

答案: D

解题导引: 老年急腹症病人,由于机体反应能力低下,患急腹症时其症状、体征较轻,体温及白细胞改变不明显,而常伴有心血管、肾、肺部慢性疾病以及糖尿病、便秘等。故选择 D。

例题 2 患者男,35 岁。急性腹痛待查。对该急腹症患者禁用泻药的主要原因是

A. 易致感染扩散　　　　B. 减少肠蠕动　　　　　C. 易致血压下降
D. 影响肠道消化吸收　　E. 易致水电解质失衡

答案: A

解题导引: 对诊断不明的急腹症患者在观察期间要严格遵守"**五禁**",即**禁饮食**、**禁热敷**、**禁泻剂**、**禁灌肠**和**禁用镇痛剂**等。主要目的是避免感染扩散避免掩盖病情观察,延误诊断和治疗。故选择 A。

达标检测

A1/A2 型题(以下每一道题下面有 A、B、C、D、E 五个备选答案。请从中选择一个最佳答案)

1. 下列哪项**不符合**躯体痛的特点
   A. 由躯体神经痛觉纤维传入　　　　B. 与壁腹膜受腹腔内炎性物刺激有关
   C. 定位不准确　　　　　　　　　　D. 为持续性锐痛
   E. 感觉敏锐

2. 下列可出现牵涉痛的是
   A. 急性肠梗阻　　　　B. 急性阑尾炎　　　　　C. 急性胆囊炎
   D. 急性腹膜炎　　　　E. 嵌顿性腹外疝

★3. 急腹症最突出的表现是
   A. 腹痛　　　　　　　B. 败血症　　　　　　　C. 休克
   D. 恶心、呕吐　　　　E. 腹泻

4. 急性腹膜炎发生严重休克的原因是
   A. 急性呼吸衰竭　　　B. 中毒性心肌炎　　　　C. 大量毒素被吸收
   D. 血容量减少　　　　E. 肾衰竭

5. 急腹症患者出现肝浊音界缩小或消失常提示为
   A. 消化道出血　　　　B. 消化道穿孔　　　　　C. 绞窄性肠梗阻

　　　　D. 急性胰腺炎　　　　　　　　E. 急性胆囊炎

★6. 患者男,30 岁。因反复上腹痛 1 年伴加重 3 日入院。护士夜间巡视时,患者诉上腹痛加剧,大汗淋漓。此时护士应采取的最有意义的措施是

　　　　A. 取半坐位

　　　　B. 遵医嘱使用止痛药

　　　　C. 检查腹肌紧张度,是否有压痛及反跳痛

　　　　D. 针灸或热敷

　　　　E. 多饮水

7. 急腹症患者行直肠指检时,如指套染有血性黏液,首先考虑为

　　　　A. 上消化道出血　　　　B. 消化道穿孔　　　　C. 绞窄性肠梗阻

　　　　D. 急性胰腺炎　　　　　E. 急性阑尾炎

8. 外科急腹症的特点是

　　　　A. 有停经和阴道流血史　　　　　　B. 卧床休息后疼痛好转

　　　　C. 腹痛在前,发热在后　　　　　　D. 以呕吐及心悸为主要症状

　　　　E. 腹部压痛一般不明显

9. **不符合**外科穿孔性急腹症的临床特点的是

　　　　A. 腹部突发刀割样剧痛　　　B. 腹膜刺激征明显　　　C. 肝浊音界缩小或消失

　　　　D. 可有移动性浊音　　　　　E. 肠鸣音亢进

10. 急腹症患者行禁食、胃肠减压的主要目的是

　　　　A. 减轻腹痛　　　　　　　B. 避免消化液和食物残渣继续流入腹腔

　　　　C. 减轻腹胀　　　　　　　D. 预防腹腔感染

　　　　E. 有利于穿孔闭合

11. 外科急腹症患者在没有确诊之前严格执行的五禁**不包括**

　　　　A. 禁用吗啡类止痛药　　　B. 禁饮食　　　　　　C. 禁服泻药

　　　　D. 禁插胃管　　　　　　　E. 禁止灌肠

12. **不符合**外科出血性急腹症的临床特点的是

　　　　A. 出血为主要表现　　　　　　　　B. 阵发性腹部绞痛

　　　　C. 可有轻度腹膜刺激征　　　　　　D. 可有移动性浊音

　　　　E. 腹腔穿刺可抽出不凝固血液

13. 外科梗阻性急腹症的主要表现是

　　　　A. 阵发性腹部绞痛　　　B. 频繁呕吐　　　　　　C. 腹胀

　　　　D. 肠鸣音亢进　　　　　E. 停止排便排气

★14. 对急腹症患者最应重视的护理问题是

　　　　A. 体温过高　　　　　　B. 营养失调　　　　　　C. 潜在并发症:休克

　　　　D. 焦虑、恐惧　　　　　E. 引流管脱出

15. 急腹症的手术探查指征**不包括**

　　　　A. 怀疑消化道穿孔　　　　　　　　B. 怀疑腹腔内进行性出血

　　　　C. 怀疑肠坏死　　　　　　　　　　D. 腹膜刺激征明显,积极治疗无好转

　　　　E. 腹痛反复发作 4 小时以上

16. 外科急腹症已明确诊断者的病情观察期间,下列**不正确**的是
　　A. 慎用止痛药　　　　　　　　B. 消除患者焦虑
　　C. 控制感染　　　　　　　　　D. 疼痛剧烈时,及时应用吗啡
　　E. 纠正水、电解质、酸碱平衡失调

★17. 患者女,35 岁。突发上腹剧痛 2 小时来院急诊。体查:全腹均有明显压痛,以上腹最为明显,腹肌呈板样强直,肠鸣音消失,肝浊音界消失。既往有胃溃疡病史。首先考虑的疾病是
　　A. 急性胆囊炎穿孔　　B. 胃溃疡急性穿孔　　C. 坏疽性阑尾炎
　　D. 绞窄性肠梗阻　　　E. 急性胰腺炎

18. 患者男,50 岁。左上腹撞伤伴腹部剧痛 4 小时。伤后曾呕吐 1 次,为少量胃内容物,无血液。体检:神志清,血压 100/76mmHg,脉搏 88 次 / 分,上腹部有明显压痛、反跳痛及肌紧张,移动性浊音(−),腹腔穿刺(−)。腹部平片示:两侧膈下有游离气体。考虑最可能为
　　A. 腹壁挫伤　　　　　B. 脾包膜下血肿　　　C. 胰腺损伤
　　D. 肝破裂　　　　　　E. 胃肠破裂

★19. 患者男,30 岁。突发上腹部阵发性绞痛伴恶心呕吐 5 小时来院急诊。体查:腹稍胀,未见肠型及蠕动波,腹式呼吸减弱,下腹部轻度压痛,叩诊鼓音,移动性浊音阴性,听诊肠鸣音亢进。腹部 X 线平片可见肠袢胀气及多个气液平面。首先考虑为
　　A. 急性胆囊炎　　　　B. 急性阑尾炎　　　　C. 急性肠梗阻
　　D. 急性胰腺炎　　　　E. 急性胃穿孔

★20. 患者女,36 岁。左上腹痛伴进行性血压下降 6 小时,因诊断不明需做剖腹探查,患者担心"白挨一刀",此时护士进行心理疏导,其目的应**除外**
　　A. 消除患者顾虑　　　B. 提高手术成功率　　C. 增加人性化服务
　　D. 增加医患间沟通　　E. 增加患者合作度

答　案

1	2	3	4	5	6	7	8	9	10	11	12	13	14	15
C	C	A	C	B	C	C	C	E	B	D	B	A	C	E

16	17	18	19	20										
D	B	E	C	B										

 解题导引

3. A。急腹症指以**急性腹痛为主要表现**的腹部疾病,除腹痛外,还可有呕吐,腹胀,排便改变,发热,黄疸,血尿或尿频尿急尿痛等表现,但最突出的表现仍是腹痛。

6. C。对急腹症患者突然出现腹痛加剧时,首先应了解患者有无出现腹膜炎的表现(腹膜刺激征),以便能及时正确地处理。

14. C。急腹症患者因疼痛、消化道症状或腹部症状等易出现休克,故应重视。

17. B。该病例的腹痛和压痛均以上腹最为明显,腹部叩诊时,肝浊音界缩小或消失,提示有消化道穿孔,加上有胃溃疡病史,故胃溃疡急性穿孔的可能性最大。

19. C。腹部 X 线平片可见肠襻胀气及多个气液平面是肠梗阻的特点。

20. B。对焦虑、紧张的患者应加强心理护理,消除患者的心理问题,上述措施中,提高手术成功率属医疗范畴,与护士进行心理护理无关。

(纪伟英)

第十七章

周围血管疾病病人的护理

考点聚焦

本章知识点较多,需考生及时复习识记,预计今后对这部分内容的考查稳中有变。近几年护考的知识点有大隐静脉高位结扎剥脱术后护理和血栓闭塞性脉管炎术后护理。今后考查重点有大隐静脉曲张和血栓闭塞性脉管炎的临床表现、主要检查方法和术后并发症的预防措施,难点主要是血栓闭塞性脉管炎各期表现特点的鉴别。

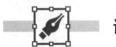

课标精析

一、下肢静脉曲张病人的护理

下肢静脉曲张是指下肢浅静脉因血液回流障碍而引起静脉扩张和迂曲为主要表现的一种疾病。本病**多见于大隐静脉及其属支,单纯小隐静脉或大、小隐静脉均累及者较少见**。

【解剖和生理】

下肢静脉系统由深、浅静脉和交通静脉组成。

1. 浅静脉 主要为大隐静脉和小隐静脉。大隐静脉起自足背静脉网的内侧,沿下肢内侧上行,注入股静脉;小隐静脉起自足背静脉网的外侧,注入腘静脉。

2. 深静脉 位于肌肉中间,与同名动脉伴行。

3. 交通支 下肢深、浅静脉之间及大小隐静脉之间有许多交通支静脉。

4. **静脉瓣膜** 可使下肢静脉血由下而上、**由浅入深地单向回流**。

【病因】

1. 原发性下肢静脉曲张 静脉壁软弱、静脉瓣膜缺陷以及浅静脉内压力持续升高是引起浅静脉曲张的主要原因,相关因素包括:

(1) 先天因素:**静脉瓣膜缺陷和静脉壁薄弱**是全身支持组织薄弱的一种表现,与遗传因素有关。有些病人下肢静脉瓣膜稀少,有的甚至完全缺如,造成静脉血逆流。

(2) 后天因素:增加下肢血柱重力和循环血量超负荷是造成下肢静脉曲张的后天因素。

任何增加血柱重力的因素,如**长期站立**、**重体力劳动**、**妊娠**、**慢性咳嗽**、**习惯性便秘**等,都可使静脉瓣膜承受过度的压力,逐渐松弛而关闭不全。循环血量经常超过负荷,造成压力升高、静脉扩张可导致瓣膜相对性关闭不全。

2. 继发性下肢静脉曲张　常继发于下肢深静脉瓣膜功能不全、深静脉阻塞及深静脉外病变,如妊娠子宫或盆腔内肿瘤压迫髂外静脉等。

【临床表现】

原发性静脉曲张以大隐静脉曲张为主。早期在**站立过久后出现下肢酸胀沉重,逐渐出现浅静脉迂曲、扩张**。病情进一步发展,可出现足靴区皮肤萎缩、毛发脱落、瘙痒、脱屑、色素沉着、湿疹,甚至踝部形成溃疡。**主要并发症:①慢性小腿溃疡;②血栓性静脉炎;③曲张静脉破裂出血**。

💡联想记忆

　　大隐静脉曲张病,临床常见多发病。先天静脉发育差,后天站立加负重。酸沉乏力易疲倦,静脉迂曲加扩张。如果再不手术,则引起溃疡、出血、静脉炎。

为了鉴别下肢静脉曲张的性质,需做静脉瓣膜功能试验(图 17-1)。

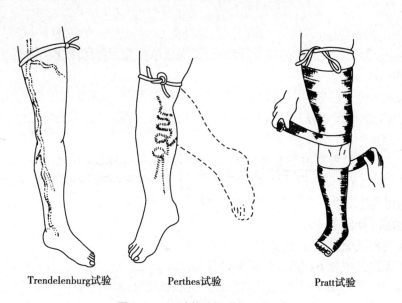

Trendelenburg试验　　Perthes试验　　Pratt试验

图 17-1　下肢静脉瓣膜功能试验

1. **深静脉通畅试验(波氏试验或 Perthes 试验)**　让病人站立,患肢浅静脉明显充盈时,在大腿上部扎止血带阻断浅静脉,再让病人做小腿踢伸运动 20 次,如充盈的浅静脉消失或明显消退,表示深静脉回流通畅;若浅静脉充盈不消失反加重,说明有深静脉阻塞。

2. **浅静脉及交通支瓣膜功能试验(屈氏试验或 Trendelenburg 试验)**

(1)屈氏试验Ⅰ:是检查大隐静脉瓣膜功能的试验。检查时,先让病人平卧,下肢抬高,使下肢静脉排空,在大腿根部绑扎止血带,压迫大隐静脉,然后让病人站立,立即松开止血带,若曲张静脉自下而上逐渐充盈时间超过 30 秒钟,提示大隐静脉瓣膜功能正常;若曲张静脉在 10 秒内自上而下迅速充盈,提示大隐静脉瓣膜功能不全。但在交通静脉瓣膜功能不良时,此试验也不可靠。

(2) 屈氏试验Ⅱ:是检查交通静脉瓣膜功能的试验。检查方法基本与试验Ⅰ相同,但在病人站立后不松开止血带,若曲张静脉迅速充盈,则表明交通静脉瓣膜功能不全。

3. 交通静脉瓣膜功能(定位)试验(Pratt 试验):病人仰卧,抬高下肢,在大腿根部扎上止血带,然后从足趾向上至腘窝缠缚第一根弹力绷带,再自止血带处向下,缠绕第二根弹力绷带。让病人站立,一边向下解开第一根弹力绷带,一边向下缠缚第二根弹力绷带,如果在第二根绷带之间的间隙内出现曲张静脉,即意味该处有功能不全的交通静脉。

【辅助检查】

影像学检查:下肢静脉造影可观察下肢静脉是否通畅、瓣膜功能情况以及病变程度,是检查下肢深静脉通畅情况和瓣膜功能的最可靠和最有效方法。血管超声检查:可以观察瓣膜关闭活动及有无逆向血流。

【治疗原则】

1. 非手术疗法

(1) 促进下肢静脉回流:避免久坐和久立,间歇抬高患肢,穿弹力袜或用弹力绷带等可改善症状。适用于病变轻又不愿手术者,妊娠期发病或年老体弱、重要脏器功能不全不能耐受手术者。

(2) 硬化剂注射疗法:常用 5% 鱼肝油酸钠注射后穿弹力袜或缠绕弹力绷带,注意绷带不可过紧,防止影响肢端血液运行。适用于少量局部的病变而静脉瓣膜功能良好者、术后残留病变及术后复发者。

(3) 处理并发症:①慢性溃疡:抬高患肢并给予创面湿敷,如果溃疡仍难以治愈则可切除溃疡,经植皮后愈合;②血栓性浅静脉炎:给予抗菌药及局部热敷;③曲张静脉破裂出血:抬高患肢和局部加压包扎止血,必要时予以缝扎止血。

2. 手术疗法　是根本治疗方法,凡深静脉通畅、无手术禁忌证的病人均可行手术治疗。手术方法有:①大隐静脉高位结扎;②大隐静脉主干与曲张静脉剥脱术;③结扎功能不全的交通静脉;④微创手术。

【护理诊断 / 问题】

1. 皮肤完整性受损　与皮肤营养障碍并发感染有关。

2. 活动无耐力　与下肢静脉回流障碍有关。

3. 潜在并发症:小腿慢性溃疡、静脉破裂出血、血栓性静脉炎等。

【护理措施】

1. 促进下肢静脉回流,改善活动能力。

(1) 穿弹力袜或扎弹力绷带:指导病人行走时穿弹力袜或使用弹力绷带,促进静脉回流。穿弹力袜时应抬高患肢,排空曲张静脉内的血液后再穿,注意弹力袜的薄厚、压力及长短应符合病人的腿部情况。弹力绷带应自下而上包扎,包扎不应妨碍关节活动,并注意保持合适的松紧度,以能扪及足背动脉搏动和保持足部正常皮肤温度为宜。手术后弹力绷带一般需维持 2 周方可拆除。

(2) 保持合适体位:采取良好坐姿,坐时双膝勿交叉过久,以免压迫腘窝、影响静脉回流;休息或卧床时抬高患肢 30°~40°,以利静脉回流。

(3) 避免引起腹内压和静脉压增高的因素:保持大便通畅,避免长时间站立,肥胖者应有计划地减轻体重。

2. 预防或处理创面感染

(1) 观察患肢情况:观察患肢远端皮肤的温度、颜色、是否有肿胀、渗出,局部有无红、肿、压痛等感染征象。

(2) 加强下肢皮肤护理:预防下肢创面继发感染,做好皮肤湿疹和溃疡的治疗和换药,促进创面愈合。

3. 并发症的预防和护理

(1) 术后早期活动:病人卧床期间指导其做足部伸屈和旋转运动;应抬高患肢30°;**术后24小时鼓励病人下地行走,促进下肢静脉回流,避免深静脉血栓形成。当下肢深静脉血栓形成,预防肺栓塞应注意:**

1) 非手术治疗者,从发病之日起应<u>严格卧床2周</u>。

2) **严禁按摩患肢。**

3) 禁止施行对患肢有压迫的检查。

4) 出现栓塞的24小时内,病人应:①限制自身活动;②保持呼吸节律正常;③通知医院,等待医治。

(2) 保护患肢:活动时避免外伤引起曲张静脉破裂出血,如发现有局部出血、感染和血栓性静脉炎等并发症时,应及时报告医生妥善处理。

4. 健康教育　①指导病人进行适当的体育锻炼,增强血管壁弹性。②非手术治疗病人应坚持长期使用弹力袜或弹力绷带,术后宜继续使用1~3个月。③平时应保持良好的坐姿,避免久站;坐时避免双膝交叉过久,休息时抬高患肢。④去除影响下肢静脉回流的因素,避免用过紧的腰带和紧身衣物。⑤保持大便通畅,避免肥胖。

二、血栓闭塞性脉管炎

血栓闭塞性脉管炎(Buerger disease)是一种累及小血管的炎症性、节段性和周期性发作的慢性血管闭塞性疾病,好发于男性青壮年。

【病因及发病机制】

1. 病因　病因尚未完全清楚,主要相关因素有:①<u>长期吸烟,潮湿及寒冷的生活环境,其中主动或被动吸烟是本病发生和发展的重要因素</u>;②<u>慢性损伤和感染</u>;③<u>前列腺素和性激素失调</u>;④<u>自身免疫功能紊乱</u>等。

2. 病理　**本病是一种周围血管慢性非化脓性病变,主要累及下肢的中小动脉,伴行静脉亦常受累。**①病变呈节段性分布,两段之间血管比较正常;②早期以血管痉挛为主,活动期为血管全层非化脓性炎症;③后期炎症消退,血栓机化并有侧支循环形成。

【临床表现】

起病隐匿,进展缓慢,常呈周期性发作,经过较长时间后症状逐渐明显和加重。按病变发展程度,临床上可分为三期:

1. 局部缺血期　此期以血管痉挛为主,表现为患肢供血不足,出现肢端发凉、怕冷、小腿部酸痛,足趾有麻木感。尤其在行走一定距离后出现小腿肌肉抽痛,被迫停下,休息后疼痛可缓解,但再行走后又可发作,这种现象称为**间歇性跛行**。少部分病人可伴有**游走性浅静**

脉炎,出现<u>下肢浅小静脉条索状炎性栓塞,局部皮肤红肿、压痛,约经2周可逐渐消失,然后又在另一处发生</u>。此期患肢足背、胫后动脉搏动明显减弱。

2. 营养障碍期　此期除血管痉挛继续加重外,还有明显的血管壁增厚及血栓形成。即使在休息时也不能满足局部组织的血液需求,故病人足趾部可出现持续性疼痛,夜间尤甚。剧痛常使其夜不能寐,迫使其屈膝抱足而坐,或将患肢垂于床沿,以增加血供缓解疼痛,这种现象称之为**静息痛**(休息痛)。此时,足与小腿皮肤苍白、干冷,肌肉萎缩,趾甲增厚,足背及胫后动脉搏动消失。

3. 组织坏死期　患肢动脉完全闭塞,发生干性坏疽,先见于第一趾尖端,可延及其他各趾或更高平面。此后,坏死组织可自行脱落,在残端留下经久不愈的溃疡创面。当继发细菌感染时,可转为湿性坏疽,常伴有全身感染中毒症状。

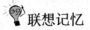联想记忆

血栓闭塞性脉管炎特点:伯格病,寒冷致,多见吸烟青壮年。肢体缺血疼痛重,动脉闭塞无搏动。

【辅助检查】

1. 特殊检查

(1) 测定跛行距离和跛行时间。

(2) 测定皮肤温度:若<u>双侧肢体对应部位皮肤温度相差2℃以上</u>,提示皮温降低侧肢体动脉血流减少。

(3) 检查患肢远端动脉搏动情况:若搏动减弱或不能扪及常提示血流减少。

(4) 肢体抬高试验(Buerger试验):病人平卧,患肢抬高70°~80°,持续60秒,若出现麻木、疼痛、苍白或蜡黄色者为阳性,提示动脉供血不足。再让病人下肢自然下垂于床缘以下,正常人皮肤色泽可在10秒内恢复正常,若超过45秒且皮肤色泽不均匀,进一步提示患肢存在动脉供血障碍。

2. 影像学检查

(1) 肢体血流图:有助于了解肢体血流通畅情况。血流波形平坦或消失,表示血流量明显减少,动脉严重狭窄。

(2) 超声多普勒检查:可显示动脉的形态、直径和流速、血流波形等;踝肱指数,即踝压(踝部胫前或胫后动脉收缩压)与同侧肱动脉压之比,正常值>1.0。若比值为0.5~1,为缺血性疾病;若比值<0.5,为严重缺血。

(3) 动脉造影:可以明确动脉阻塞的部位、程度、范围及侧支循环建立的情况。

【治疗原则】

防止病变进展,改善和促进下肢血液循环。

1. 非手术治疗

(1) 一般治疗

1) <u>严禁吸烟,以消除烟碱对血管的刺激而引起的血管收缩作用。</u>

2) 防止受冷、受潮和外伤,但不应使用热疗,以免组织需氧量增加而加重症状。

3) 患肢应进行锻炼,以促进侧支循环建立。

4) 止痛:疼痛是本病病人的较为突出的症状,当患肢出现溃疡、坏疽或继发感染时,疼

痛更为严重。一般镇痛药物常难以奏效,可适当使用吗啡或哌替啶类止痛药。为预防药物成瘾,也可采用普鲁卡因股动脉内注射及腰交感神经封闭术等,以减少止痛药物的用量。对于腰交感神经封闭术效果明显者,应及时行腰交感神经节切除术。

(2) 药物治疗:适用于早、中期病人。

1) 扩张血管和抑制血小板聚集:①**前列地尔注射液(凯时)**,具有扩张血管和抑制血小板聚集的作用,可以改善患肢血供,对缓解静息痛有一定效果;②α受体阻断药和β受体激动药,如妥拉唑林等;③硫酸镁溶液,有较好的扩张血管作用;④低分子右旋糖酐,能降低血黏度,对抗血小板聚集。

2) 预防或控制感染:对并发感染者,根据细菌培养及药物敏感试验,选用有效抗菌药物。

3) 中医中药:辨证施治,常用的治疗方案包括温经散寒、活血通络、活血化瘀、清热利湿、补气养血辅以活血化瘀等。

(3) 高压氧疗法:通过高压氧治疗,提高血氧含量,促进肢体的血氧弥散,改善组织的缺氧程度。

(4) 创面处理:对干性坏疽创面,应在消毒后包扎创面,预防继发感染。感染创面可给予湿敷和换药。

2. 手术治疗　目的是增加肢体血供和重建动脉血流管道,改善缺血引起的不良后果。

(1) 动脉重建术:①旁路转流术:适用于主干动脉闭塞、但在闭塞的近侧和远侧仍有通畅的动脉通道者;②血栓内膜剥脱术:适用于短段的动脉阻塞者。

(2) 分期动、静脉转流术:适用于动脉广泛闭塞并且无流出道者。在下肢建立人为的动静脉瘘,通过静脉逆向灌注,向远端肢体提供动脉血,4~6个月后再次手术结扎瘘近侧静脉。

(3) 大网膜移植术:适用于动脉广泛闭塞者。

(4) **腰交感神经切除术:适用于腘动脉远侧狭窄的病人。腰交感神经阻滞试验阳性(阻滞后皮肤温度提高1~2℃),提示血管痉挛因素大于闭塞因素,可考虑施行腰交感神经切除术。**

(5) 截肢术:肢体远端坏死已有明确界限者,或严重感染引起毒血症者,需做截肢(趾、指)术。

【护理诊断/问题】

1. 活动无耐力　与肢体供血不足有关。

2. 组织完整性受损　与组织血液灌注障碍有关。

3. 潜在并发症:感染。

【护理措施】

1. 控制或缓解疼痛

(1) 绝对戒烟:告知病人吸烟的危害,消除烟碱对血管的收缩作用。

(2) 肢体保暖:告知病人应**注意肢体保暖,避免受寒冷刺激,但应避免用热水袋或热水给患肢直接加温**。寒冷可使血管收缩,而温度升高会使局部组织耗氧量增加,加重局部缺血、缺氧。

(3) 有效镇痛:对早期轻症病人,可遵医嘱使用血管扩张药、中医中药缓解疼痛。对疼痛剧烈的中、晚期病人常需使用麻醉性镇痛药。若疼痛难以缓解,可采用连续硬膜外阻滞方法止痛。

2. 减轻焦虑　由于患肢疼痛和趾端坏死使病人备受病痛折磨,甚至对治疗失去信心。医护人员应以极大的同情心关心、体贴病人,给病人以心理支持,帮助其树立战胜疾病的信心,积极配合治疗和护理。

3. 预防或控制感染

(1) 保持足部清洁、干燥:每日用温水洗脚,告诉病人**先用手试水温,勿用足趾试水温**,以免烫伤。

(2) 预防组织损伤:皮肤瘙痒时,可涂止痒药膏,避免用手抓痒,以免皮肤破溃而形成经久不愈的溃疡。

(3) 预防继发感染:病人有皮肤溃疡或组织坏死时应卧床休息,减少损伤部位的耗氧量;保持溃疡部位的清洁,避免受压及刺激;加强创面换药,并遵医嘱应用抗菌药物。

(4) 预防术后切口感染:密切观察病人体温和切口情况,若发现伤口红肿、渗出和体温升高,应及早处理,并遵医嘱合理使用抗菌药物。

4. 促进侧支循环,提高活动耐力

(1) 步行:鼓励病人坚持每日多走路,行走时以出现疼痛时的行走时间和行走距离作为活动量的指标,以不出现疼痛为度。

(2) 指导病人进行 **Buerger 运动**。

1) 平卧位:抬高患肢 45° 以上,维持 2~3 分钟。

2) 坐位:双足自然下垂 2~5 分钟,做足背屈、跖屈和旋转运动。

3) 患肢平放休息 2 分钟;如此重复练习 5 次,每日数次。

若有以下情况不宜运动:

1) 腿部发生溃疡及坏死时,运动将增加组织耗氧。

2) 动脉或静脉血栓形成时,运动可致血栓脱落造成栓塞。

5. 并发症的预防和护理。

(1) 体位:**血管造影术后病人应平卧位,穿刺点加压包扎 24 小时,患肢制动 6~8 小时,患侧髋关节伸直、避免弯曲,以免降低加压包扎的效果。静脉手术后抬高患肢 30°,制动 1 周;动脉手术后患肢平放、制动 2 周。**自体血管移植术后愈合较好者,卧床制动时间可适当缩短。病人卧床制动期间应做足部运动,促进局部血液循环。

(2) 术后严密观察。

1) 病人血压、脉率。

2) 切口、穿刺点渗血或血肿情况。

3) 肢体远端血运情况,双侧足背动脉搏动、皮肤温度、皮肤颜色及感觉,并作记录。若动脉搏动消失、皮肤温度降低、颜色苍白、感觉麻木,提示有动脉栓塞;若动脉重建术后出现肿胀、皮肤颜色发紫、皮肤温度降低,可能为重建部位的血管发生痉挛或继发性血栓形成,应紧急通知医师采取治疗措施。

6. 其他　血管造影术后鼓励病人多喝水,促进造影剂的排泄,必要时可给予补液。记录 24 小时的尿量。

7. 健康教育　①告诫病人要绝对戒烟,**消除烟碱对血管的收缩作用**。②病人睡觉或休息时取头高脚低位,使血液容易灌流至下肢。告知病人避免长时间维持同一姿势(站或坐)

不变,以免影响血液循环。坐时应避免将一腿搁在另一腿膝盖上,以防腘动、静脉受压和血流受阻。③保护患肢切勿赤足行走,避免外伤;注意患肢保暖,避免受寒;鞋子必须合适,不穿高跟鞋;穿棉袜子,勤换袜子,预防真菌感染。④指导病人进行患肢功能锻炼,促进侧支循环建立,改善局部症状。⑤合理使用止痛药物。

护考链接

经 典 例 题

例题 1　患者女,53 岁。因左下肢大隐静脉曲张行大隐静脉高位结扎剥脱术。术后护士指导使用弹力绷带的正确方法是

A. 包扎前应下垂下肢　　　　　　　　B. 手术部位的弹力绷带应缠绕的更紧

C. 两圈弹力绷带之间不能重叠　　　　D. 包扎后应能扪及足背动脉搏动

E. 由近心端向远心端包扎

答案:D

解题导引:弹力绷带使用前应下肢抬高,排空静脉,由远心端向近心端包括,两圈绷带应重叠 1/3~1/2,包扎至手术伤口处时应适当加压止血,包扎后不能阻断动脉血供,故选择 D。

例题 2　患者男,43 岁。因右下肢大隐静脉曲张行大隐静脉高位结扎剥脱术。术后该患者的患肢应

A. 平放　　　　　　　　B. 抬高　　　　　　　　C. 外展

D. 内收　　　　　　　　E. 垂落床边

答案:B

解题导引:大隐静脉高位结扎剥脱术后患肢应抬高 20°~30°,并进行足背伸曲运动,促进下肢静脉回流,避免深静脉血栓形成,减轻血管内压力,减少出血。故选择 B。

例题 3　患者男,35 岁。行血栓闭塞性脉管炎术后,为了解反映肢体远端血运情况,护士应观察的体征**不包括**

A. 双侧足背动脉搏动　　　B. 皮肤温度　　　　　C. 皮肤颜色

D. 皮肤感觉　　　　　　　E. 皮肤出血

答案:E

解题导引:血栓闭塞性脉管炎术后,观察肢体远端血运情况,包括双侧足背动脉搏动、皮肤温度、皮肤颜色及感觉,并作记录。若动脉搏动消失、皮肤温度降低、颜色苍白、感觉麻木,提示有动脉栓塞;若动脉重建术后出现肿胀、皮肤颜色发紫、皮肤温度降低,可能为重建部位的血管发生痉挛或继发性血栓形成。故选择 E。

例题 4　患者男,37 岁。患下肢静脉曲张,医嘱使用弹力袜以延缓病情进展。护士告诉患者每日开始穿弹力袜的最佳时间是

A. 晚上上床睡觉前　　　　B. 感到患肢酸胀时　　　　C. 早晨出门上班前

D. 午间休息时　　　　　　E. 清晨起床前

答案:E

解题导引:当下肢静脉内压力增高时,弹力袜对下肢浅表静脉可起支撑作用,延缓下肢

静脉曲张病情的进展,凡是可引起下肢静脉压力升高的体位都应穿弹力袜予以保护,早上起床前穿、晚上上床后脱,故选择 E。

例题 5　患者男,62 岁。左侧行血栓闭塞性脉管炎术后 1 日,自诉"左脚没有感觉",护士观察时发现左侧足背动脉搏动消失,皮肤温度低,提示患者可能

A. 组织缺氧　　　　　　　　　B. 血管痉挛　　　　　　　　C. 动脉栓塞

D. 血管炎症　　　　　　　　　E. 静脉血栓

答案:C

解题导引:根据患者的典型临床表现(患侧肢体远端**感觉障碍**、**动脉搏动消失**、**皮温下降**)应考虑为**动脉栓塞**,如**血管重建**患者术后出现患肢**肿胀**,皮肤**颜色发紫**,皮温下降时应考虑**重建血管痉挛**或继发**血栓形成**,故选择 C。

例题 6　患者男,34 岁,左足麻木、疼痛,走路时小腿酸胀,易疲劳,足底有硬胀感,初步诊断为血栓闭塞性脉管炎,可确诊的辅助检查是

A. 肢体抬高实验　　　　　　　　　B. 静脉注射碳酸镁 100ml

C. 仔细检查肢体各动脉波动情况　　　D. 行交感神经阻滞

E. 行动脉造影

答案:E

解题导引:血栓闭塞性脉管炎能确定诊断的辅助检查是动脉造影,故选择 E。

 **达标检测**

一、A1/A2 型题(以下每一道题下面有 A、B、C、D、E 五个备选答案。请从中选择一个最佳答案)

★1. 患者男,63 岁,因下肢不适 6 个月来院就诊,被诊断为下肢静脉曲张,护士最有可能观察到的临床表现是

A. 皮肤溃疡　　　　　　B. 足部水肿　　　　　　　C. 下肢酸胀乏力

D. 下肢静脉迂曲、隆起　　E. 足部皮肤苍白、发冷、肌肉萎缩

★2. 下肢静脉曲张早期的主要症状是

A. 下肢沉重感　　　　　B. 曲张静脉破裂出血　　　　C. 溃疡形成

D. 肢端坏疽　　　　　　E. 血栓性静脉炎

3. 决定下肢静脉曲张能否手术治疗的主要检查是

A. Perthes 试验　　　　B. Trendelenburg 试验　　　C. Buerger 试验

D. 腰交感神经阻滞试验　　E. Pratt 试验

4. 诊断下肢静脉曲张最可靠的方法是

A. 下肢静脉造影　　　　B. 下肢静脉压测定　　　　　C. 多普勒超声检查

D. CT 检查　　　　　　E. MRI 检查

★5. 患者女,39 岁,下肢静脉曲张数年,近日行硬化剂注射治疗,护士对其进行健康教育,正确的内容是

A. 绷带加压期间不能行走　　　　　　　B. 绷带加压包扎期间不能久站

C. 坐时双膝可长久采取交叉位　　　　D. 绷带加压包扎一个月

E. 可穿紧身衣裤

6. 治疗下肢静脉曲张最根本有效的方法是

A. 患肢抬高休息　　　B. 弹力绷带包扎　　　C. 穿弹力袜

D. 注射硬化剂　　　　E. 手术治疗

★7. 患者女,31 岁。下肢表浅静脉曲张,给予保守治疗。下列会加重病情的行为是

A. 避免久立　　　　　B. 防止便秘　　　　　C. 适当休息,抬高患肢

D. 戒烟　　　　　　　E. 坐位时双膝交叉

★8. 患者男,64 岁。偏瘫卧床 3 年,近日出现小腿疼痛、肿胀、苍白。疑深静脉血栓形成。社区护士指导家属禁止按摩患肢,其目的是

A. 预防出血　　　　　B. 防止血栓脱落　　　C. 促进静脉回流

D. 缓解疼痛　　　　　E. 减轻水肿

9. 下肢深静脉血栓形成的最危险的并发症是

A. 下肢溃疡　　　　　B. 下肢水肿　　　　　C. 下肢坏死

D. 肺栓塞　　　　　　E. 出血

10. 下肢静脉曲张术后鼓励患者早期活动的意义在于防止

A. 小腿肌肉萎缩　　　B. 深静脉血栓形成　　C. 肠粘连

D. 压疮　　　　　　　E. 肺部并发症

11. 血管闭塞性脉管炎的病因**不包括**

A. 长期大量吸烟　　　B. 气候寒冷潮湿　　　C. 神经内分泌紊乱

D. 下肢活动减少　　　E. 免疫功能异常

★12. 血栓闭塞性脉管炎最常见的病变部位是

A. 上肢大动脉　　　　B. 上肢大静脉　　　　C. 下肢大动脉

D. 下肢中、小动脉　　E. 上肢中、小动静脉

★13. 血栓闭塞性脉管炎局部缺血期的特征性的表现是

A. 间歇性跛行　　　　B. 足背动脉搏动增强　C. 肢体坏疽

D. 游走性浅静脉炎　　E. 静息痛

★14. 血栓闭塞性脉管炎营养障碍期的表现是

A. 游走性动脉血管炎　　　　　　　　B. 反复性动脉血管闭塞

C. 复发性游走性动脉血管炎　　　　　D. 患肢动脉搏动消失

E. 复发性游走性静脉炎

15. 间歇性跛行是由于

A. 肌无力　　　　　　B. 静脉血栓形成　　　C. 动脉栓塞

D. 动脉痉挛、供血不足　　E. 维生素 C 缺乏

16. 患者平卧,患肢抬高 45°,持续 3 分钟,若出现麻木、疼痛、苍白或蜡黄色,提示

A. Pratt 试验阳性　　　　　　　　　B. Buerger 试验阳性

C. Trendlenburg 试验阳性　　　　　　D. Perthes 试验阳性

E. 腰交感神经阻滞试验阳性

17. 肢体抬高试验阳性是指

A. 下肢先抬高 30°,后下垂,肤色由白变紫

B. 下肢先抬高 30°,后下垂,肤色由黄变白

C. 下肢先抬高 70°~80°,持续 60 秒,若出现麻木、疼痛、苍白或蜡黄者为阳性

D. 下肢抬高 45°,肤色由红变苍白或蜡黄

E. 下肢先抬高 60°,后下垂,肤色由黄变红

★18. 患者男,46 岁。右下肢发冷、小腿抽痛、足趾麻木半年余。1 周前出现右足趾持续性疼痛难忍,夜间尤甚,以血栓闭塞性脉管炎收入院,医生告知其应积极配合治疗,多做勃格运动,否则有截肢的危险。护士指导其做勃格运动的主要目的是

A. 减轻下肢水肿　　　　　B. 促进患肢舒适　　　　　C. 减慢肢体坏疽速度

D. 促进侧支循环建立　　　E. 提高日常活动能力

19. 血栓闭塞性脉管炎患者**不宜**运动的情况是

A. 患肢疼痛　　　　　　　B. 患肢肿胀　　　　　　　C. 患肢皮温降低

D. 患肢动脉搏动减弱　　　E. 腿部发生溃疡及坏死时

20. 血栓闭塞性脉管炎**错误**的护理是

A. 防止外伤　　　　　　　　　　　B. 保暖避免受寒

C. 局部热敷促进循环　　　　　　　D. 肢端坏疽应保持干燥

E. 足癣者宜及时治疗

★21. 患者女,38 岁。诊断为下肢静脉曲张。其主要病因是

A. 静脉瓣膜功能不全　　　B. 心功能不全　　　　　　C. 下肢运动减少

D. 胸腔内负压改变　　　　E. 长期卧床

22. 患者男,34 岁。做下肢静脉瓣膜功能试验,先平卧,抬高患肢,待曲张静脉淤血排空后,在大腿根部扎止血带。患者站立后,30 秒内曲张静脉迅速充盈,说明

A. 交通支瓣膜功能不全　　　　　　B. 小隐静脉瓣膜功能不全

C. 深静脉瓣膜功能不全　　　　　　D. 大隐静脉瓣膜功能不全

E. 血管内膜增生

★23. 患者男,34 岁。下肢静脉曲张 6 年,自诉患肢受碰撞后皮肤破溃、出血,护士告知此时的紧急处理措施是

A. 指压止血　　　　　　　B. 站立位弹力绷带包扎　　C. 止血带止血

D. 钳夹血管止血　　　　　E. 平卧抬腿加压包扎

★24. 患者男,55 岁。从小生活在北方,4 个月前出现右下肢酸痛,肢端发凉、怕冷,足趾麻木感,尤其在行走一段时间后出现小腿肌肉酸痛,休息后可缓解。考虑该患者可能有

A. 丹毒　　　　　　　　　　　　　B. 痛风

C. 深静脉血栓形成　　　　　　　　D. 单纯性下肢静脉曲张

E. 血栓闭塞性脉管炎

25. 患者男,34 岁。左小腿持续剧烈疼痛,不能行走,到医院就诊。查体:局部皮肤苍白,肌萎缩,足背动脉搏动消失。当前要解决的最主要护理诊断是

A. 慢性疼痛　　　　　　　　　　　B. 知识缺乏

C. 有外伤出血的危险　　　　　　　D. 组织灌注量改变

E. 潜在并发症:皮肤完整性受损

二、A3/A4 型题(以下提供若干个案例,每个案例下设若干个考题,请根据各考题题干所提供的信息,在每题下面 A、B、C、D、E 五个备选答案中选择一个最佳答案)

(26~29 题共用题干)

患者女,36 岁。近年来感觉双下肢沉重,酸胀,易疲乏,休息后症状减轻。就诊时可见双下肢内侧静脉明显隆起,蜿蜒成团,Trendelenburg 试验阳性。

26. 可能的诊断是
    A. 下肢静脉曲张   B. 动脉脉瘘   C. 深静脉血栓形成
    D. 血栓闭塞性脉管炎   E. 动脉硬化闭塞

27. 治疗的根本方法是
    A. 穿弹力袜   B. 局部血管注射硬化剂   C. 中医中药治疗
    D. 加强行走锻炼   E. 手术治疗

28. 若决定手术治疗,还必须做的检查是
    A. Pratt 试验   B. Buerger 试验   C. Trendelenburg 试验
    D. Perthes 试验   E. 腰交感神经阻滞试验

29. 目前主要的护理诊断是
    A. 焦虑   B. 自立缺陷   C. 活动无耐力
    D. 潜在并发症   E. 组织完整性受损

答 案

1	2	3	4	5	6	7	8	9	10	11	12	13	14	15
D	A	A	A	B	E	E	B	D	B	D	D	A	D	D
16	17	18	19	20	21	22	23	24	25	26	27	28	29	
B	D	D	E	C	A	A	E	E	D	A	E	D	C	

 解题导引

1. D。下肢静脉曲张是下肢浅静脉血液回流障碍导致静脉扩张和迂曲,最典型、最常见的表现是患者出现进行性下肢浅静脉扩张、隆起、迂曲。

2. A。下肢静脉曲张早期表现为久站后患肢感觉沉重、乏力、酸胀和疼痛,平卧明显减轻。

5. B。下肢静脉曲张行硬化剂注射治疗后应告知患者患肢抬高,绷带加压包扎 1~3 个月,避免久站,鼓励行走,坐时避免双腿交叉,衣裤应宽松,以免导致下肢静脉回流障碍,引起深静脉血栓形成。

7. E。双膝交叉可压迫腘窝而影响小隐静脉向腘静脉的血液回流,使病情加重。

8. B。深静脉血栓形成后,如受到刺激可引起栓子脱落,导致身体其他部位发生栓塞。

12. D。血栓闭塞性脉管炎是一种累及血管的炎症性、节段性和周期性发作的慢性闭塞

性疾病,主要侵及四肢中小动静脉,尤其是下肢血管。

13. A。血栓闭塞性脉管炎局部缺血期特征性的表现是间歇性跛行,营养障碍期的特征性的表现是静息痛,坏疽期出现肢体坏疽。血栓闭塞性脉管炎病人足背动脉搏动明显减弱至消失。

14. D。血栓闭塞性脉管炎营养障碍期,此期特点是动脉完全闭塞,仅靠侧支循环维持肢体的血供,患肢皮肤温度显著降低,足背和胫后动脉搏动消失,出现静息痛。

18. D。勃格运动的主要作用是促进侧支循环的建立,提高活动耐力。

21. A。静脉瓣膜功能不全,静脉血液倒流,是造成下肢静脉曲张的主要病因。

23. E。小腿伤口出血一般为表浅静脉出血,平卧、抬高患肢、加压包扎后可以止血。

24. E。该患者有受寒史,有典型的间歇性跛行表现,患血栓闭塞性脉管炎的可能性最大。

 背景拓展

血栓闭塞性脉管炎的高压氧治疗

就是病人在高于一个大气压的环境里吸入 100% 的氧治疗疾病的过程,增加吸入气中的氧压,组织细胞利用氧加速能量代谢活动,直接或间接地提高机体的健康水平。凡是缺氧、缺血性疾病,或由于缺氧、缺血引起的一系列疾病,高压氧治疗均可取得良好的疗效;某些感染性疾病和自身免疫性疾病,高压氧治疗也能取得较好的疗效。

(奚　伟)

第十八章

泌尿系疾病病人的护理

第一节 泌尿系损伤病人的护理

考点聚焦

　　本节知识点较多,需考生及时复习识记,预计今后对这部分内容的考查稳中有变。近几年护考的知识点是泌尿系损伤最典型的临床表现,今后考查重点有泌尿系损伤的病因病理、临床表现鉴别、主要检查方法和术后并发症的预防措施,难点主要是腹膜内型和腹膜外型膀胱损伤、前尿道和后尿道损伤的表现特点的鉴别。

课标精析

　　泌尿系统包括上尿路和下尿路,上尿路包括肾和输尿管,下尿路包括膀胱和尿道。泌尿系统损伤中以**男性尿道损伤最常见**,肾和膀胱次之,输尿管损伤较少见。

一、肾损伤

　　肾损伤包括闭合性损伤(多为钝性暴力致伤)和开放性损伤(多为锐器致伤),临床上以闭合性肾损伤多见。根据损伤程度分为 4 种类型:①**肾挫伤**:肾组织有轻微损伤,形成肾瘀斑和(或)包膜下血肿。但肾被膜和肾盂黏膜均完整,<u>血尿轻</u>。②**肾部分裂伤**:除肾实质损伤外,还伴有肾盂黏膜或肾被膜破裂,前者血尿明显,后者则易形成肾周围血肿和尿外渗。③**肾全层裂伤**:肾被膜、实质和肾盂黏膜均断裂或裂伤,<u>血尿严重,可伴有大量血</u>、<u>尿外渗,形成肾周血肿</u>。④**肾蒂损伤**:为肾蒂血管裂伤或撕脱,<u>血尿不明显,常因大出血休克</u>、<u>抢救不及时而死亡</u>。临床上,以肾挫伤和肾部分裂伤常见(图 18-1)。

　　【病因】
　　1. 开放性损伤　因枪弹、刀刃等锐器所致损伤,常伴有胸、腹部等其他器官的复合型损伤,病情较严重。
　　2. 闭合性损伤　因直接暴力或间接暴力等所致的损伤。直接暴力时由于腹部或背腰

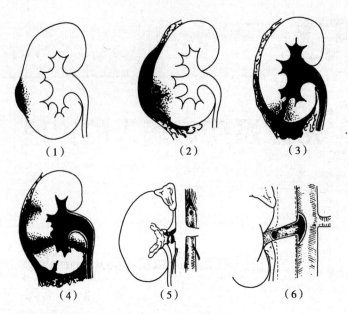

（1）　　　　　　　　（2）　　　　　　　　（3）

（4）　　　　　　　　（5）　　　　　　　　（6）

图 18-1　肾损伤类型

部受到外力冲撞或挤压是肾损伤最常见的原因。根据损伤程度分为肾挫伤、肾部分裂伤、肾全层裂伤和肾蒂损伤。

【临床表现】

1. 血尿　是肾损伤的重要症状。肾挫伤时为镜下血尿。如果每 1000ml 尿中混有 1ml 以上血液即可呈肉眼血尿,肉眼血尿常见于肾重度损伤。血尿与损伤程度有时并不一致,如肾蒂血管损伤、血块堵塞输尿管、肾盂或输尿管断裂时,血尿不明显或无血尿。

2. 疼痛　肾包膜下积血或血、尿渗入肾周围组织可出现腰、腹部疼痛;凝血块堵塞输尿管可引起肾绞痛;尿液、血液渗漏入腹膜腔,可出现全腹疼痛和腹膜刺激征。

3. 腰、腹部肿块　血液和尿液外渗到肾周围组织可使局部肿胀,形成具有压痛的包块,且有周围肌强直。

4. 休克　肾损伤出血较多或合并其他脏器损伤,可引起休克。

5. 发热　血、尿外渗易继发感染,形成肾周围脓肿,或由继发性腹膜炎引起。

肾损伤后因血肿和尿外渗引起组织纤维化,压迫输尿管交界处而引起肾积水;若肾蒂周围纤维化压迫肾动脉可引起肾血管性高血压。

【辅助检查】

1. 实验室检查　血尿是诊断肾损伤的重要依据。尿常规检查可见多量红细胞。血常规检查红细胞与血细胞比容持续性降低提示有活动性出血。肾组织损伤可释放大量乳酸脱氢酶,尿中含量可增高。

2. B 超　能提示肾损伤的部位和程度,对肾周血肿、尿外渗有诊断意义。

3. 排泄性尿路造影　明确肾损伤的程度与范围,了解双肾功能及形态。

4. 动脉造影　若尿路造影未能充分了解肾情况,尤其是当伤侧肾不显影时,做腹主动脉造影,可显示肾动脉和肾实质损伤情况。若伤侧肾动脉完全梗阻,表示为外伤性血栓形成,宜紧急施行手术。有持久性血尿者亦应做动脉造影,以确定有无肾动脉瘘或创伤性肾动脉瘤。

5. CT 可清晰显示肾皮质裂伤、尿外渗和血肿范围,显示无活力的肾组织,并可了解肝、脾、胰腺及大血管等的情况,为首选检查。

【治疗原则】

首先治疗危及生命的伤情,若无合并其他脏器损伤,多数肾挫裂伤可经非手术治疗而治愈,仅少数需要手术治疗。

1. 紧急处理 伴休克者应迅速给予输血、复苏,并确定其有无合并其他脏器损伤,做好手术探查准备。

2. **非手术治疗 绝对卧床休息,一般休息2~4周,过早下地活动可能再度出血。密切观察生命体征、血尿颜色和腰腹部肿块的变化,及时补充血容量和能量**,应用广谱抗生素预防感染,使用止痛、镇静和止血药物。

3. 手术治疗 包括肾修补、肾部分切除或肾切除术;血或尿外渗引起肾周脓肿时则行肾周引流术。

【护理诊断/问题】

1. 不适:疼痛 与损伤后局部肿胀和尿外渗有关。

2. 焦虑和恐惧 与外伤打击、担心预后不良有关。

3. 躯体移动障碍。

4. 潜在并发症:休克、感染。

【护理措施】

1. 术前护理 ①心理护理;②卧床休息:**绝对卧床休息2~4周,待病情稳定、镜下血尿消失1周后方可下床活动**;③防治休克;④镇静止痛:在诊断明确的情况下,可遵医嘱使用镇静、止痛药,并适时调整体位,以缓解病人不适和疼痛;⑤防治感染:**遵医嘱应用对肾无毒性的广谱抗生素**,护理过程中严格遵守无菌原则;⑥密切观察:**伤后2日内应每隔1~2小时观察1次神志、面色、血压、脉搏和呼吸,必要时每30分钟检查1次,直至生命体征稳定;严密监测血尿变化**;病人疼痛的部位及程度,腰、腹部肿块有无增大,有无邻近脏器损伤的表现;动态检测红细胞、血红蛋白和血细胞比容,以了解失血程度和趋势;⑦协助做好各项检查准备工作,及时完成急诊手术前常规准备。

2. 手术后护理 ①妥善搬动、安置病人。②**肾切除术后需卧床休息2~3日,肾修补或肾部分切除术后需卧床休息1~2周,以防止手术后出血**。③术后禁食,肠蠕动恢复后可进流质饮食,逐步过渡到普食。④**严密观察病情,特别注意24~48小时内的生命体征变化,警惕术后内出血的发生**;注意伤口渗血、渗尿情况及有无感染;行肾周引流术者,注意肾周引流管引流液的量和性质;注意尿量及性质的变化;检测血、尿常规及肾功能。⑤预防感染,严格执行无菌操作,保持伤口及引流部位敷料的清洁和干燥,遵医嘱使用抗生素。⑥**告诉病人绝对卧床休息的必要性和重要性,过早活动易发生再次出血;出院后3个月内不宜参加体力劳动**,可做适量活动;**肾切除者忌用对肾有毒性的药物**,以免损伤健肾;加强营养,提高机体抵抗力;多饮水,保持足够尿量;定期复查,以便及早发现和处理并发症。

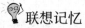联想记忆

肾脏损伤、门脉高压分流术、肝癌术后均应卧床休息。

3. 健康教育　大部分肾挫裂伤病人经非手术疗法可治愈,绝对卧床休息是因为肾组织比较脆弱,损伤后4~6周肾挫裂伤才趋于愈合,过早活动易使血管内凝血块脱落,发生继发性出血。恢复后2~3个月不宜从事重体力劳动,不宜做剧烈运动。多饮水,保持尿路通畅,减少尿液对损伤创面的刺激。要经常注意尿液颜色、排尿通畅程度及伤侧肾局部有无胀痛感觉,发现异常及时复查。五年内定期复查,以便及时发现并发症。严重损伤致肾脏切除后,病人应注意保护对侧肾脏。

二、尿道损伤

尿道损伤,多见于男性。男性尿道损伤以尿生殖膈为界,分为前、后两段。前尿道包括球部和阴茎体部,损伤以球部多见;后尿道包括前列腺和膜部,损伤以膜部多见(图18-2、图18-3)。按尿道损伤程度分三种类型:尿道挫伤、尿道裂伤、尿道断裂。

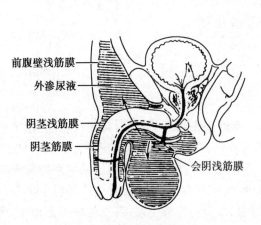

图 18-2　前尿道损伤尿外渗

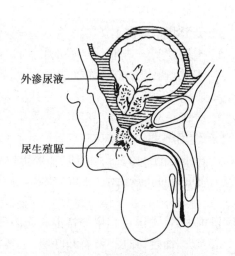

图 18-3　后尿道损伤尿外渗

【病因】

1. 开放性损伤　因弹片、锐器伤所致。

2. 闭合性损伤　常因外来暴力所致,多为挫伤或撕裂伤。会阴部骑跨伤可引起尿道球部损伤,是最多见的尿道损伤。骨盆骨折引起膜部尿道撕裂或撕断,是后尿道损伤最常见的原因。

3. 病人接受尿道腔内器械检查、治疗时,由于操作不当亦可引起损伤。

【临床表现】

1. 尿道出血　前尿道损伤时尿道外口滴血;后尿道破裂时可无尿道口流血或仅少量血液流出。

2. 排尿困难和尿潴留　尿道挫裂伤,因疼痛引起尿道括约肌痉挛可致排尿困难。尿道完全断裂时,可发生急性尿潴留。

3. 尿外渗　前尿道损伤时,尿液外渗至下腹壁、会阴、阴茎和阴囊,并引起局部肿胀;后尿道损伤时,尿液外渗至耻骨后间隙及膀胱、前列腺周围。

4. 休克　骨盆骨折所致后尿道损伤,可因大量出血引起失血性休克。

5. 疼痛 前尿道损伤,伤处疼痛,排尿时加重,并可向尿道外口放射。后尿道损伤,因尿外渗至膀胱周围,故有下腹部疼痛、局部肌紧张和压痛。伴有骨盆骨折时,移动时疼痛可加重。

【辅助检查】

1. 导尿 可以检查尿道是否连续、完整。在严格无菌操作下,如能顺利插入导尿管并有尿液流出,则说明尿道连续而完整。一旦插入导尿管,应留置导尿管以引流尿液并支撑尿道。

2. 逆行尿道造影 是确定尿道损伤程度的主要方法,可确定尿道损伤的部位。尿道断裂可有造影剂外渗,尿道损伤则无外渗征象。

【治疗原则】

1. 紧急处理 合并休克者首先应抗休克治疗。骨盆骨折病人须平卧,勿随意搬动,以免加重损伤。尿潴留不宜导尿或未能立即手术者,可行耻骨上膀胱穿刺。

2. 非手术治疗 闭合性损伤应首先在严格无菌条件下试插导尿管,如试插成功,应留置导尿管2周左右作为支架,以利于尿道的愈合。

3. 手术治疗 试插导尿管不成功者考虑手术治疗。

【护理诊断/问题】

1. 焦虑 与损伤后病人担心预后有关。

2. 不适:疼痛 与损伤后局部肿胀和尿外渗有关。

3. 有感染的危险 与损伤后血肿、尿外渗等有关。

【护理措施】

1. 急救护理 伤后2日内严密观察血压、脉搏、呼吸和神志变化。对有休克的病人,置平卧位、镇静、止痛、迅速建立静脉输液通道,遵医嘱止血、扩容,必要时输血。

2. 尿潴留的护理 对排尿困难和尿潴留者,应试插导尿管导尿。导尿失败,可行耻骨上膀胱穿刺或协助医生行耻骨上膀胱造瘘引流尿液。

3. 防治感染 在各项护理中,严格遵守无菌原则,注意床单整洁,遵医嘱使用抗生素,以防感染。

4. 引流的护理 留置尿管的病人一般1~2周可拔除留置尿管;如为尿道修补或吻合术后,需延长留置时间至2~3周;尿道会师手术后留置的导尿管,须维持牵拉2周方可解除,解除牵拉后再留置1~2周。尿外渗行多处切开引流的病人,应注意观察并记录引流液的性质、量及伤口情况,敷料浸湿时应及时更换。耻骨后间隙和会阴、阴囊部的切口引流物在术后一般保持2~3日,遵医嘱按时拔除。膀胱造瘘管留置10日左右拔除。

5. 心理护理。

6. 健康教育。

(1)前、后尿道损伤经手术治疗修复后,病人常出现尿道狭窄,需定期进行尿道扩张以避免尿道狭窄导致的排尿困难。

(2)继发性功能障碍的病人应训练心理性勃起加辅助治疗。

(3)尿潴留:梗阻严重者膀胱残余尿增多,长期可导致膀胱收缩无力,发生尿潴留,并可出现充溢性尿失禁。前列腺增生的任何阶段,可因受凉、劳累、饮酒等使前列腺突然充血、水肿,发生急性尿潴留。

(4) 继发症状:合并感染时可出现膀胱刺激征;合并膀胱结石时表现为尿流中断;若长期排尿困难易导致肾积水、肾衰竭。长期腹压排尿还可合并疝、痔或脱肛。

三、膀胱损伤

膀胱损伤分为开放性和闭合性,**以闭合性损伤为多见**。闭合性膀胱损伤有挫伤和破裂之分,**以膀胱破裂最为严重**。膀胱破裂分为腹膜内型和腹膜外型。**腹膜内型是指膀胱壁与其覆盖的腹膜均破裂,尿液流入腹膜腔,引起腹膜炎;腹膜外型是指膀胱壁破裂,尿液外渗到膀胱周围和耻骨后间隙**,如感染可引起盆腔炎和脓肿(图 18-4)。开放性膀胱损伤,可引起尿瘘。

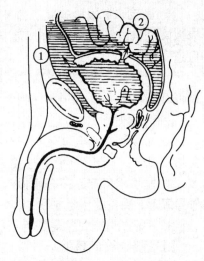

图 18-4　膀胱损伤
①腹膜外损伤;②腹膜内损伤

【病因】

1. 外伤史　闭合性腹部损伤可由直接或间接暴力所致,可合并腹部其他器官损伤或尿道损伤。膀胱充盈时遭受外力打击,易导致膀胱破裂。**大多数闭合性膀胱破裂是由于骨盆骨折所致**。开放性腹部损伤大多数为火器、利刃损伤,多见于战时,且多并发其他器官损伤。

2. 手术史　医源性损伤常见的原因是分娩异常、盆腔手术、腹股沟疝修补术、阴道手术、膀胱镜检查、经尿道膀胱肿瘤电切术、前列腺电切术、膀胱碎石术等,易误伤膀胱。

3. 疾病史　病人如患有膀胱结核、膀胱晚期肿瘤、膀胱长期接受放射治疗等情况,当过度膨胀时可引起自发性破裂。

【临床表现】

1. 休克　**骨盆骨折引起的大出血和剧痛可导致创伤性休克**;尿外渗和腹膜炎,长时间未得到处理可引起感染性休克。

2. 腹痛和腹膜刺激症状　**腹膜内型膀胱破裂时,有全腹痛和急性腹膜炎征象;腹膜外型膀胱破裂时,疼痛仅局限于下腹部,局部有压痛和肌紧张**。膀胱壁轻度挫伤时仅有下腹部疼痛和少量终末血尿。

3. 血尿和排尿困难　有尿意,但不能排尿或仅排出少量血尿,其原因是尿液流入腹腔或膀胱周围。

4. 尿瘘　膀胱破裂与体表、直肠或阴道相通时,引起伤口漏尿、膀胱直肠瘘或膀胱阴道瘘。

【辅助检查】

1. 膀胱造影　是确诊膀胱破裂的主要手段,可显示膀胱周围造影剂外溢或造影剂进入腹腔,从而可确切地判断有无膀胱破裂。

2. X 线检查　腹部平片还可显示骨盆骨折。

3. 导尿检查　怀疑膀胱破裂的病人可进行导尿,膀胱破裂时导尿管可顺利插入膀胱(尿道损伤不易插入),但仅流出少量血尿或无尿流出。疑有后尿道损伤时,在放置导尿管前应做逆行尿道造影,以免加重创伤。

4. **膀胱注水试验**　在无其他诊断条件下可以应用,但必须严格注意无菌操作。从导尿管注入灭菌生理盐水 200ml,片刻后吸出。液体外漏时吸出量会减少,腹腔液体回流时吸出量会增多。若液体进出量差异很大,提示膀胱破裂。

【治疗原则】

1. 紧急处理　对严重损伤、出血导致休克者,积极抗休克治疗。膀胱破裂应尽早应用抗生素预防感染。

2. 非手术治疗　膀胱挫伤或早期较小的膀胱破裂,膀胱造影时仅有少量尿外渗,留置导尿管持续通畅引流尿液 7~10 日,破口可自愈。

3. 手术治疗　较重的膀胱破裂,须尽早手术。

【护理诊断/问题】

1. 不适:疼痛　与损伤后局部肿胀和尿外渗有关。

2. 有感染的危险　与损伤后血肿、尿外渗等有关。

3. 潜在并发症:休克。

4. 排尿异常　与膀胱损伤有关。

5. 恐惧、焦虑　与膀胱损伤后疼痛和出现血尿有关。

6. 知识缺乏　与缺乏有关膀胱损伤后康复的知识有关。

【护理措施】

1. 生命体征的观察　密切观察病人体温、脉搏、呼吸和血压的变化。

2. 任何原因引起的腹膜内膀胱破裂和开放性膀胱损伤应首先防止休克,根据损伤的部位、程度,积极准备手术治疗,如修补裂口、充分引流尿外渗、耻骨上膀胱造口等。

3. 排尿情况的观察　有无排尿困难和血尿。

4. 疼痛的观察　疼痛的程度、部位。腹膜外破裂疼痛限于下腹部,腹膜内破裂,疼痛可由下腹部扩散至全腹部。

5. 耻骨上膀胱造瘘的护理。

(1) 保持引流管通畅:注意有无血块堵塞、导管扭曲、受压、脱落等情况,以免影响尿液引流。正确固定造瘘管,防止过度牵拉造成病人的不适。

(2) 冲洗导管:术后如出血量多需冲洗,可采用连续滴入、间断开放法冲洗导管,冲洗速度每分钟 60 滴,每隔 30 分钟开放导管 1 次,待血色变淡时,可改为间断冲洗或每日 2 次。每次冲洗量不宜超过 100ml;膀胱部分切除术者每次冲洗量应少于 50ml。

(3) 选择冲洗液:可选用无菌生理盐水或遵医嘱。

(4) 保护造瘘口周围皮肤:伤口敷料浸湿时应及时更换,清洁造瘘管周围的皮肤,外涂氧化锌软膏,避免尿液刺激。

(5) 拔管时间:一般为 10 日左右,拔管前需先夹闭此管,观察病人排尿情况良好后再拔除膀胱造瘘管。拔管后造口有少量漏尿为暂时现象。长期留置者应每隔 4 周,在无菌的条件下更换造瘘管。

6. 健康教育

(1) 膀胱造瘘或留置导尿管在拔除之前要进行膀胱功能训练,如夹闭导尿管,使膀胱扩张到一定程度,以达到训练的目的。

（2）膀胱破裂合并骨盆骨折的病人，其中部分病人会有勃起障碍，在伤愈后应加强心理性勃起训练，或采取辅助治疗方法。

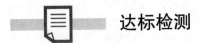

护考链接

经 典 例 题

例题　患者男，41岁。左腰部被撞1小时伴左腰肿痛入院。神志清，面色苍白，脉细数，血压8.8/6.1kPa（66/46mmHg），左脊肋角下方肿胀、压痛，腹软，无肌紧张，无移动性浊音，肠鸣音正常。经导尿引出黄色透明液约200ml，予快速输液1000ml及输血400ml，病情无好转，血压继续下降。下列哪种损伤可能性大

A. 脾破裂　　　　　　　　　B. 肠破裂　　　　　　　　　C. 肾部分裂伤
D. 肾全层裂伤　　　　　　　E. 肾蒂断裂

答案：E

解题导引：此题的考点是病人左腰部被撞后无肌紧张、无移动性浊音，可排除脾破裂、肠破裂；肾部分裂伤、肾全层裂伤均有明显的肉眼血尿，而该病人导出无血尿，再加上血压下降已休克，是急性大量失血所致。故选择E。

达标检测

一、A1/A2型题（以下每一道题下面有A、B、C、D、E五个备选答案。请从中选择一个最佳答案）

1. 肾全层裂伤指损伤伤及
   A. 肾盂黏膜　　　　　　　　B. 肾实质
   C. 肾被膜　　　　　　　　　D. 肾盂黏膜、肾实质
   E. 肾盂黏膜、肾实质、肾被膜

2. 肾损伤的主要临床表现为
   A. 腰部疼痛　　　　　　　　B. 肉眼血尿或镜下血尿
   C. 腰部肿块　　　　　　　　D. 发热
   E. 不易纠正的严重休克

3. 肾全层裂伤的主要临床表现为
   A. 肉眼血尿　　　　　　　　B. 镜下血尿
   C. 腰部肿胀和尿外渗　　　　D. 肉眼血尿、尿外渗和肾周血肿
   E. 不易纠正的严重休克

4. 肾蒂损伤的主要临床表现为
   A. 大量肉眼血尿　　　　　　B. 镜下血尿
   C. 腰部肿块　　　　　　　　D. 腹膜炎症状
   E. 不易纠正的严重失血性休克

5. 下列哪项检查**不适宜**肾损伤
   A. 尿常规　　　　　　B. CT　　　　　　　　C. 肾动脉造影
   D. 排泄性尿路造影　　E. 逆行性尿路造影

6. 下列肾损伤患者中**不适宜**做急诊手术的是
   A. 开放性肾外伤
   B. 右腰部挫伤,出现肉眼血尿,给予止血剂后好转
   C. 腰部受伤后血压 80/60mmHg,经输血输液后无好转
   D. 外伤性肾动脉断裂
   E. 受伤后腹膜刺激征明显

7. 尿道损失后,最易造成的并发症是
   A. 尿失禁　　　　　　B. 尿瘘　　　　　　　C. 尿道狭窄
   D. 阳痿或阴茎萎缩　　E. 慢性尿道周围脓肿

★8. 膀胱造瘘口术后护理,**错误**的是
   A. 造瘘管接引流袋,并妥善固定
   B. 定时用 1:5000 呋喃西林行高压膀胱冲洗
   C. 造瘘口周围皮肤涂氧化锌油膏
   D. 造口管一般留置 10 日拔除
   E. 敷料渗液应及时更换

9. 行肾切除术后,一般需卧床休息
   A. 10~14 日　　　　　B. 2~3 日　　　　　　C. 2~4 周
   D. 24 小时　　　　　　E. 6 小时

★10. 骑跨伤易引起尿道哪个部位损伤
   A. 尿生殖膈　　　　　B. 膜部　　　　　　　C. 球部
   D. 阴茎部　　　　　　E. 前列腺部

★11. 骨盆骨折合并尿道损伤时,最易损伤的部位是
   A. 球部　　　　　　　B. 膜部　　　　　　　C. 阴茎部
   D. 前列腺部　　　　　E. 尿道黏膜

12. 后尿道损伤时,外渗尿液常出现在
   A. 阴囊　　　　　　　B. 会阴　　　　　　　C. 阴茎
   D. 膀胱周围　　　　　E. 下腹壁

二、A3/A4 型题(以下提供若干个案例,每个案例下设若干个考题,请根据各考题题干所提供的信息,在每题下面 A、B、C、D、E 五个备选答案中选择一个最佳答案)

(13~14 题共用题干)

患者男,25 岁。左腰部撞伤 2 小时。局部疼痛、肿胀,有淡红色血尿,诊断为左肾挫伤,采用非手术治疗。

13. 下列哪项能及时反映肾出血情况
   A. 面色、意识　　　　B. 血压、脉搏　　　　C. 腰部疼痛
   D. 尿量、尿色　　　　E. 肿块

14. 该患者的护理,**错误**的是
    A. 绝对卧床休息
    B. 输液,使用止血药
    C. 按时使用抗生素
    D. 血尿消失即可下床活动
    E. 做好术前准备

(15~16题共用题干)

患者女,36岁。下腹部受到剧烈撞伤后,腹部轻压痛,导尿有少量血尿,5小时后,尿量仅100ml,呈血性,患者腹痛加重,并蔓延至全腹,移动性浊音阳性。

★15. 目前该患者最可能的诊断是
    A. 前尿道损伤
    B. 后尿道损伤
    C. 输尿管损伤
    D. 肾损伤
    E. 膀胱损伤

★16. 为进一步确定诊断可做下列哪项检查
    A. B超
    B. X线腹部平片
    C. CT
    D. 注水试验
    E. 静脉肾盂造影

答　案

1	2	3	4	5	6	7	8	9	10	11	12	13	14	15
E	B	D	E	E	B	C	B	B	C	B	D	D	D	E

16
D

 解题导引

8. B。耻骨上膀胱造瘘管护理时应保持引流通畅,为预防堵塞和感染,应定时用1:5000呋喃西林行膀胱冲洗,每次注入量为20~50ml,反复低压冲洗至冲出液澄清为止;冲洗压力大会导致冲洗液外渗,另也可致修补的裂口不愈合。故选择B。

10. C。会阴部骑跨伤可引起尿道球部损伤,是最多见的尿道损伤。

11. B。骨盆骨折引起膜部尿道撕裂或撕断,是后尿道损伤最常见的原因。

15. E。膀胱破裂分为腹膜内型和腹膜外型。腹膜内型是指膀胱壁与其覆盖的腹膜均破裂,尿液流入腹膜腔,引起腹膜炎;腹膜外型是指膀胱壁破裂,尿液外渗到膀胱周围和耻骨后间隙,如感染可引起盆腔炎和脓肿。开放性膀胱损伤,可引起尿瘘。根据量差异很大,提示膀胱破裂。根据病人下腹部外伤后血尿和尿量减少并伴发腹膜炎的表现,最可能的诊断是腹膜内型膀胱损伤。

16. D。膀胱注水试验是从导尿管注入灭菌生理盐水200ml,片刻后吸出。液体外漏时吸出量会减少,腹腔液体回流时吸出量会增多。若液体进出量差异很大,提示膀胱破裂。

背景拓展

肾损伤病人的处理

肾损伤治疗取决于损伤的程度。轻伤病人,仅镜下血尿,只需要观察 48~72 小时以及泌尿外科护理。局限于包膜内的肾实质撕裂伤,病人应住院治疗,卧床休息和广谱抗生素。当有深度实质裂伤,病人应保守治疗,医生应警惕继发脓肿,感染,高血压,肾萎缩及继发出血。特别严重的肾实质撕裂伤(重大伤害)病人,广泛尿外渗,血管损伤,应施行手术的探查。反式经腹进路是手术探查的最好方法,设法充分暴露并在第一时刻控制出血。

第二节　尿石症病人的护理

考点聚焦

本节知识点较多,需考生及时复习识记,预计今后对这部分内容的考查稳中有变。近几年护考的知识点是膀胱结石的术后冲洗护理,今后考查重点有尿石症的病因病理、临床表现鉴别、主要检查方法和术后并发症的预防措施,难点主要是体外震波碎石的护理。

课标精析

尿路结石也称尿石症,是泌尿外科最常见的疾病之一。尿石症包括肾结石、输尿管结石、膀胱结石和尿道结石。尿路结石多在肾内形成,可下降至输尿管、膀胱及尿道,膀胱亦可形成结石。**尿路结石主要引起尿路梗阻、感染、黏膜损伤和肾功能损害,并且与感染、尿路梗阻互为因果。**

【病因】

尿中形成结石晶体的盐类呈过饱和状态,尿中抑制晶体形成的物质不足是形成结石的主要因素。饮水不足、长期卧床、痛风、尿路梗阻、感染、异物、内分泌及代谢紊乱等均可能是促成因素。**尿路结石晶体成分多为草酸盐**,其次为磷酸盐及尿酸盐等,约 90% 的结石含有钙质,X 线可显影。虽然尿路结石的发病机制尚未完全明确,但与下列因素有关。

(一)流行病学因素

包括年龄、性别、职业、饮食习惯、水分摄入量、气候、代谢和遗传等因素。**上尿路结石好发于 20~50 岁,膀胱结石多见于男孩;男性多于女性;肾输尿管结石多见于富裕地区,而膀胱结石在贫穷地区多见;长期饮水少易形成尿石;气候干燥可使尿石生成增加;长江以南尿石发病率明显高于北方。**

（二）尿液因素

1.形成结石物质排出过多　尿液中钙、草酸或尿酸排出量增加。

2.尿 pH 改变　磷酸钙及磷酸镁铵结石易在碱性尿中形成，尿酸结石和胱氨酸结石在酸性尿中形成。上尿路结石大多为草酸钙结石，下尿路结石以磷酸镁铵结石为主。

3.尿液减少、尿液浓缩　形成结石的盐类呈过饱和状态。

4.尿中抑制晶体形成物质含量减少　如枸橼酸、焦磷酸盐等减少。

（三）泌尿系局部因素

尿路梗阻、尿路感染及尿路异物等易导致尿石的发生。

【临床表现】

1.肾和输尿管结石　主要表现是与活动有关的疼痛和血尿，其程度与结石的部位、大小、活动与否及有无损伤、感染、梗阻等有关。极少数病人可长期无自觉症状，直到出现感染或积水时才发现。

（1）疼痛：肾结石可引起肾区疼痛伴肋脊角叩痛。肾盂内大结石及肾盏结石，可无明显症状。当结石在肾盂输尿管处嵌顿时，可出现肾绞痛，绞痛突然发生，并向肩部、输尿管、下腹部及会阴部放射，同时伴有恶心、呕吐。

（2）血尿：绞痛发作时或发作后，出现肉眼或镜下血尿。血尿为结石损伤黏膜所致，疼痛和血尿相继出现是肾和输尿管结石的特点，多为镜下血尿，损伤严重时有肉眼血尿。

（3）其他症状：结石引起严重的肾积水时，可触到增大的肾脏；继发急性肾盂肾炎或肾积脓时，可有发热、畏寒、脓尿、肾区压痛；双侧上尿路完全性梗阻时可导致无尿。

2.膀胱结石　排尿突然中断是膀胱结石的典型症状，改变体位尿可继续排出。

3.尿道结石　表现为排尿困难、点滴状排尿及尿痛，甚至造成急性尿潴留。

【辅助检查】

（一）实验室检查

1.尿液检查　可有镜下血尿，合并感染时可见脓细胞。尿液生化检查可测定钙、磷、尿酸、草酸等，有助于结石原因分析。

2.血液生化检查　了解代谢情况。

3.结石成分分析　是制订预防措施的依据。

（二）影像学检查

1.泌尿系 X 线平片　90% 以上的结石能在正、侧位平片中发现。

2.排泄性尿路造影　可明确结石的位置。

3.B 型超声检查　可以发现平片不能显示的小结石和透 X 线结石，还能显示肾结构改变和肾积水等。

4.逆行肾盂造影　仅适用于其他方法不能确诊时。

（三）输尿管镜和膀胱镜检查

适用于其他方法不能确诊或同时进行治疗时。

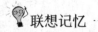联想记忆

X 线平片是肾结石、气胸、骨折的首选检查方法。

【治疗原则】

(一) 肾输尿管结石

1. 非手术治疗　适用于结石小于 0.6cm，光滑、无尿路梗阻或感染、肾功能正常者，包括自行排石和药物排石。

2. 体外冲击波碎石 (ESWL)　大多数上尿路结石、结石以下输尿管通畅、无狭窄适用此法，最适宜于 <2.0cm 的结石。两次治疗间隔时间大于 7 日。

3. 手术治疗

(1) 非开放手术：输尿管镜取石或碎石术、经皮肾镜取石或碎石术。

(2) 开放手术：仅少数病人，如结石远端存在梗阻、部分泌尿系畸形、结石嵌顿紧密及非开放手术治疗失败、肾积水感染严重或病肾无功能等，需要开放手术治疗。

(二) 膀胱结石

多数可经膀胱镜机械碎石或液电效应、超声或弹道气压碎石；结石过大时，可经耻骨上膀胱切开取石。

(三) 尿道结石

前尿道结石，可向尿道注入无菌液状石蜡后嘱病人用力排尿；后尿道结石，麻醉后用尿道探子将结石轻轻推回膀胱，再按膀胱结石处理。

【护理诊断 / 问题】

1. 不适：疼痛　与梗阻存在或结石活动刺激有关。

2. 排尿异常　与梗阻存在，致排尿不畅有关。

3. 有感染的危险　与尿路梗阻、黏膜损伤、机体抵抗力低下有关。

4. 知识缺乏　与对上尿路结石的致病因素和治疗过程的知识缺乏，以及对家庭治疗及预防复发知识缺乏有关。

5. 焦虑　与对疾病缺乏认识，担心肾衰竭有关。

【护理措施】

(一) 非手术疗法的护理

1. 促进排石的护理　①鼓励病人多饮水，每日饮水量应在 3000ml 以上，降低尿中结石物质的浓度，保持每日尿量在 2000ml 以上；②病情允许的情况下指导病人进行适当的跳跃运动，促进结石排出；③指导病人每次排尿时收集尿液并过滤，保留结石以便分析成分；④遵医嘱使用抗生素防治感染，合并感染时注意体温和全身情况的观察。

> 💡联想记忆
>
> 　　尿路结石、泌尿系感染、尿失禁、肾盂肾炎、高热、腹泻、支气管哮喘、支气管扩张等病人均需多饮水。

2. 疼痛护理　肾绞痛发作时，应嘱病人卧床休息、深呼吸、肌肉放松以减轻疼痛；局部热敷，调整适当卧位，针刺三阴交、肾俞等穴位均有利于缓解疼痛；诊断明确者可遵医嘱注射派替啶、阿托品等缓解绞痛。

3. 饮食调节　根据结石成分、生活习惯和条件适当调整饮食，如草酸盐结石，不宜进食马铃薯、菠菜、甜菜等含草酸丰富的食物；尿酸盐结石不宜食用动物内脏、豆类等高嘌呤食物;磷酸盐结石宜用低磷、低钙食物,少食蛋黄及牛奶等。

4. 调节尿 pH　对尿酸盐和胱氨酸结石,遵医嘱口服碳酸氢钠等以碱化尿液,有一定预防和治疗作用;口服氯化铵使尿液酸化,有利于防止感染性结石的生长。

5. 药物治疗　临床常用 α 巯丙酰甘氨酸治疗胱氨酸结石病人。应用时应详细向病人介绍用药的注意事项,密切观察药物的不良反应,如皮疹、胃肠反应、肝、肾等重要脏器功能损害。

6. 体外冲击波碎石术(ESWL)的护理　碎石术前告知病人在碎石过程中碎石机的响声较大,不必紧张;说明定位的重要性,嘱病人**在治疗过程中要配合定位措施,不可移动体位**;检查心、肝、肾等重要脏器功能及凝血功能,有功能障碍者应予纠正;术前 3 日内禁食肉、蛋及麦乳精等易产气的食物,术前晚服用缓泻剂或灌肠,以排空肠道气体和内容物;术日晨应禁食、禁饮。碎石术中遵医嘱使用镇静、镇痛剂,按要求调整好病人体位并固定,定位后即可开始治疗;小儿肾结石治疗时,应在其背部肋缘以上加放泡沫塑料板以保护肺组织;对输尿管末端结石病人,应在耻骨缘以下加用泡沫塑料板以保护外生殖器。碎石后鼓励病人多饮水,以利结石排出;**巨大肾结石碎石后嘱病人向患侧卧位 48~72 小时,以后间断起立以防碎石屑在输尿管内形成"石街"**;注意观察生命体征、排尿情况及尿液性状,卧床休息 1 周;注意碎石排出情况,用滤网过滤尿液;若出现肾绞痛,是由碎石经过输尿管排出时引起,遵医嘱用阿托品和哌替啶解痉、止痛;出现肉眼血尿,1~2 日内可自行消失,不需特殊处理,若血尿严重,应及时向医生报告;**两次 ESWL 治疗的间隔期不得少于 1 周**。

(二) 手术疗法的护理

1. 手术前护理　术前向病人解释操作过程及手术后可能会出现血尿等情况;检查重要脏器功能和凝血功能;应用抗生素控制感染;对于输尿管切开取石的病人,**术前 1 小时拍摄腹部平片,进行结石定位**,拍摄后应保持定位时的体位;做好其他手术常规准备。

2. 手术后护理　注意伤口及引流管的护理,肾盂造瘘者,不常规冲洗,以免引起感染。必须冲洗时,应严格无菌操作,低压冲洗,冲洗量不超过 5~10ml,并在医生的指导下进行。**肾实质切开取石及肾部分切除的病人,应绝对卧床 2 周,以减轻肾的损伤,防止再出血**。输尿管狭窄的病人术中放置输尿管支架管有利于术后引流;耻骨上膀胱切开取石术后应保持切口清洁干燥,敷料被浸湿时要及时更换。记尿量,观察引流液的颜色、性质和量。

(三) 健康教育

对于出院病人很重要的是预防结石复发,因此健康教育应教给病人预防的方法。

1. 饮水防石　饮水起到利尿作用,饮水的多少决定尿量的多少,常规每日需饮水 3000ml 以上,并且要平均分于全天,尤其是睡前及半夜饮水效果更好。为预防结石的复发,每日尿量应维持在 2000~3000ml,以稀释尿液,减少尿中晶体沉积。

2. 饮食指导　根据结石成分调节饮食。动物蛋白和食糖的摄入要适量(除主食外,每日需补充蛋白质 25~30g)。**含钙结石者宜食用含纤维丰富之食物,限制含钙、草酸成分多的食物。浓茶、菠菜、番茄、土豆、芦笋等含草酸量高;牛奶、奶制品、豆制品、巧克力、坚果含钙量高。尿酸结石者不宜服用含嘌呤高的食物,如动物内脏等**。

3. 药物预防　根据结石成分,血、尿钙磷、尿酸、胱氨酸和尿 pH,采用药物降低有害成分、碱化或酸化尿液,预防结石复发。出院前教会病人自测尿液 pH,因 pH 下降(4.5~5.5)易形成结石。

4. 体外冲击波碎石的病人,要注意过滤尿液中的结石。

5. 预防骨脱钙　伴甲状旁腺功能亢进者,必须摘除腺瘤或增生组织。鼓励长期卧床者功能锻炼,防止骨脱钙,减少尿钙排出。

6. 按规定时间复诊,观察有无复发及残余结石情况。若出现发热、腰痛、血尿等症状,及时就诊。放置输尿管支架管的可根据病情于术后 1~3 个月拔管。

 **护考链接**

经 典 例 题

例题　患者男,50 岁。诊断为膀胱结石,行碎石术后,护士发现膀胱冲洗液颜色较红,正确的处理是

A. 立即送手术室　　　　B. 尽快输新鲜血　　　　C. 用冰盐水冲洗
D. 加快冲洗速度　　　　E. 手动高压冲洗

答案:C

解题导引:膀胱碎石术必然引起膀胱黏膜的损伤出血,因此膀胱冲洗液应采用 4℃的生理盐水收缩血管止血。故选择 C。

 **达标检测**

一、A1/A2 型题(以下每一道题下面有 A、B、C、D、E 五个备选答案。请从中选择一个最佳答案)

★1. 易在碱性尿中形成的结石是
A. 尿酸结石　　　　　　B. 胱氨酸结石　　　　　C. 磷酸钙结石
D. 草酸盐结石　　　　　E. 混合性结石

2. 尿石形成的相关因素中**不包括**
A. 长期卧床　　　　　　B. 饮食中脂肪含量过多　　C. 饮水过少
D. 反复尿路感染　　　　E. 尿中枸橼酸含量减少

3. 下列有关我国尿石症发病描述**错误**的是
A. 男性多于女性　　　　B. 南方多于北方　　　　C. 上尿路结石多见
D. 高温环境工作者多见　E. 老年人发病多

4. 肾绞痛的主要原因是
A. 肾结核　　　　　　　B. 肾盂水肿　　　　　　C. 肾缺血
D. 输尿管损伤　　　　　E. 输尿管嵌顿

5. 上尿路结石的主要症状是
A. 活动后镜下血尿　　　B. 排尿困难　　　　　　C. 尿频、尿急
D. 尿失禁　　　　　　　E. 无痛性血尿

6. 膀胱结石的典型症状

A. 肉眼血尿　　　　　　B. 腹部绞痛　　　　　　C. 排尿中断

D. 恶心呕吐　　　　　　E. 会阴部下坠感

7. 肾盂造瘘管的护理,下列**不正确**的是

A. 妥善固定　　　　　　　　　　B. 常规冲洗

C. 每次冲液量不超过 5ml　　　　D. 观察引流液的性状和量

E. 引流袋应低于引流伤口水平

★8. 患者男,27 岁。打篮球时突然出现上腹部剧烈绞痛,放射至下腹及会阴部,伴面色苍白、冷汗、恶心、呕吐,患者肾区叩击痛阳性。入院诊断为尿路结石。应首先为患者进行的处理措施是

A. 准备手术用品　　　B. 应用抗感染药　　　C. 提供饮料

D. 采集血标本　　　　E. 肌内注射解痉止痛药

★9. 为预防尿石复发,每日至少饮水

A. 1000ml　　　　　　B. 1500ml　　　　　　C. 2000ml

D. 2500ml　　　　　　E. 3000ml

10. 草酸结石者应限制食用

A. 肉类　　　　　　　B. 豆制品　　　　　　C. 菠菜

D. 水果　　　　　　　E. 动物内脏

11. 体外冲击波碎石术的护理哪项**不正确**

A. 出现肾绞痛,可遵医嘱用阿托品和哌替啶解痉、止痛

B. 注意观察生命体征、排尿情况及尿液性状,卧床休息 1 周

C. 出现肉眼血尿,2 日后仍不消失,也不需特殊处理

D. 碎石后嘱患者向患侧卧位 48~72 小时,以后间断起立

E. 碎石后鼓励患者多饮水,以利结石排出

★12. 尿酸结石者应限制食用

A. 肉类　　　　　　　B. 豆制品　　　　　　C. 动物内脏

D. 水果　　　　　　　E. 菠菜

13. 肾实质切开取石及肾部分切除的患者护理正确的是

A. 做好导尿管及其他引流管常规护理,肾盂造口管置管 7 日以内

B. 经内镜取石或碎石术后,患者均有少量血尿,可以不用卧床休息

C. 遵医嘱应用抗生素预防肺内感染

D. 密切观察病情,注意有无出血、感染、穿孔、输尿管狭窄等并发症的发生

E. 应绝对卧床 1 周,防止再出血。

14. 患者男,30 岁。运动后突发右腹阵发性剧痛伴恶心,疼痛向腹股沟放射,来院后应首先选择哪项辅助检查

A. 血常规　　　　　　B. 尿常规　　　　　　C. 肝功能

D. B 超　　　　　　　E. 膀胱镜检查

★15. 患者男,45 岁。左腰部隐痛 1 个月余。体查:肾区有叩击痛;尿常规检查可见镜下血尿,B 超:左肾内有一结石,大小为 1.2cm×1.4cm,IVP 示肾功能正常,双侧输尿管通畅。目前最适宜的治疗是

A. 多饮水、运动排石　　　　　　　B. 体外震波碎石

C. 肾实质切开取石　　　　　　　　D. 经皮肾镜取石或碎石

E. 中药排石

16. 患者男,37 岁。左上腹突发绞痛伴左肾区酸胀,诊断为左输尿管结石。关于保守排石的描述正确的是

A. 每日饮水量 3000ml 以上　　　　B. 避免使用抗生素

C. 为减轻疼痛减少运动　　　　　　D. 进食高蛋白低纤维素饮食

E. 忌用解痉止痛药

17. 患者女,40 岁。肾结石治愈出院。既往有高血压和痛风病史,其医嘱中有口服别嘌醇。护士对患者正确解释服用该药的作用是

A. 预防结石形成　　　B. 缓解术后疼痛　　　C. 预防肾绞痛

D. 帮助降低血压　　　E. 预防骨脱钙

★18. 患者男,56 岁。甲状旁腺功能亢进并发双肾结石,手术取石后,预防其结石复发的最重要的措施是

A. 进食低钙食物　　　B. 酸化尿液　　　　　C. 碱化尿液

D. 多运动　　　　　　E. 手术摘除甲状旁腺腺瘤或增生组织

二、A3/A4 型题(以下提供若干个案例,每个案例下设若干个考题,请根据各考题题干所提供的信息,在每题下面 A、B、C、D、E 五个备选答案中选择一个最佳答案)

(19~21 题共用题干)

患者男,35 岁。骑自行车途中突发左腰部绞痛,向下腹部和外阴部放射,伴恶心、呕吐。体查:左肾区有叩击痛,尿常规检查红细胞(+++)。疑有上尿路结石。

19. 目前该患者首选的检查应是

A. B 超　　　　　　　B. 尿路平片　　　　　C. 排泄性尿路造影

D. 逆行肾盂造影　　　E. 膀胱镜检查

20. 急诊处理时应首先

A. 抗感染　　　　　　B. 应用止吐药　　　　C. 静脉输液

D. 解痉、止痛　　　　E. 急诊手术

21. 预防本病最主要的方法是

A. 大量饮水　　　　　B. 少吃肉类　　　　　C. 保持排便通畅

D. 多运动　　　　　　E. 定期复查

答　案

1	2	3	4	5	6	7	8	9	10	11	12	13	14	15
C	B	E	E	E	A	C	B	E	E	C	B	C	D	B	B

16	17	18	19	20	21
A	A	E	B	D	A

解题导引

1. C。磷酸钙及磷酸镁铵结石易在碱性尿中形成。

8. E。上尿路结石(肾、输尿管结石)嵌顿后,可刺激肾盂或输尿管平滑肌强烈痉挛而出现绞痛,这也是该患者最主要的护理问题,需及时处理。

9. E。饮水起到利尿作用,饮水的多少决定尿量的多少,为预防结石的复发,每日尿量应维持在 2000~3000ml,以稀释尿液,减少尿中晶体沉积。因此每日需饮水 3000ml 以上,并且要平均分于全天,尤其是睡前及半夜饮水效果更好。

12. C。尿酸结石者不宜服用含嘌呤高的食物,如动物内脏等。

15. B。体外冲击波碎石术主要适用于上尿路小于 2.0cm 的结石,且结石以下输尿管通畅、肾功能良好、未发生感染。此患者属于此例,故选择 B。

18. E。患者因甲状旁腺功能亢进引起尿钙排出过多,形成结石,因此最重要的预防措施是处理原发病,故选择 E。

 背景拓展

膀 胱 结 石

许多人患膀胱结石数年可毫无察觉,如果膀胱结石刺激膀胱的黏膜,尿中可能带血,典型的是终末血尿。排尿时,膀胱结石也可能引起疼痛,如果结石梗阻在通往尿道的入口处,排尿过程中尿流将会突然中断。

第三节　良性前列腺增生病人的护理

 考点聚焦

本节知识点较多,需考生及时复习识记,预计今后对这部分内容的考查稳中有变。近几年护考的知识点是良性前列腺增生最典型的临床表现进行性排尿困难和术后护理,今后考查重点有良性前列腺增生的临床表现鉴别、主要检查方法和术后并发症的预防措施,难点主要是 TURP 的术后护理。

 课标精析

良性前列腺增生是老年男性常见病,为老年人排尿困难最常见的原因。男性自 45 岁以后前列腺可出现不同程度的增生,50 岁以后出现临床表现,主要临床特征为尿频和进行性排尿困难。

【病因病理】

病因尚不明确。目前认为**高龄及有功能的睾丸是前列腺增生的重要因素**,其中男性激素、多种生长因子、类固醇激素受体等与前列腺增生有一定的关系。受凉、劳累、情绪改变、进食辛辣食物及酗酒等因素,常可使原有病情加重。**增生的前列腺可造成膀胱出口梗阻、尿道前列腺段狭窄、弯曲、伸长,从而引起不同程度的排尿困难**。梗阻和排尿困难可引起膀胱扩张,甚至输尿管、肾盂扩张并积水,导致肾功能损害。长期尿路梗阻易合并尿路感染和结石。

【临床表现】

1. **尿频　最早出现的症状,尤其表现为夜间排尿次数增多**。是由于前列腺组织增生,充血刺激所致。后期出现的尿频加重,则是由于梗阻加重、膀胱残余尿量增多、膀胱有效容量减少所致。

2. **进行性排尿困难　是最典型症状**,表现为排尿费力、尿线变细,甚至呈点滴状。严重时发生急性尿潴留。

3. 其他　易并发泌尿系感染和膀胱结石,可有血尿。长期腹内压增高可诱发疝和内痔等。排尿后直肠指检,可于直肠前壁触及增大的前列腺,表面光滑,质韧有弹性,中间沟变浅、消失或隆起。

【辅助检查】

1. 直肠指诊　应在膀胱排空后进行,可保证检查的准确性。

2. B超检查　可以直接测定前列腺大小、内部结构、是否突入膀胱,经直肠B超检查更为准确,经腹壁超声检查可测定膀胱残余尿量。

3. 尿流动力学检查　尿流动力学检查包括尿流率、膀胱压及尿道压测定,是判断逼尿肌功能及损害程度的检查方法。**正常尿流率为25ml/s,若最大尿流率<15ml/s表明排尿不畅;若最大尿流率<10ml/s则表明梗阻较为严重,常是手术指征之一。测定时尿量应保证在150~200ml才有效**。

4. 血清前列腺特异抗原(PSA)测定　前列腺体积较大、有结节或较硬时,应测定血清PSA,以排除合并前列腺癌的可能性。

【治疗原则】

1. 非手术治疗　用于轻度梗阻和全身情况差、不能耐受手术者。目前应用的各种药物通过药物作用达到抗雄激素、抗雌激素、缩小前列腺、缓解梗阻的目的。

2. 手术治疗　用于反复发生尿路梗阻、感染或有肾功能损害、残余尿量超过60ml者。过去常用开放性耻骨上经膀胱前列腺切除术、耻骨后前列腺切除术,因创伤较大,现在已较少使用。目前**最常用的术式是经尿道前列腺电切术(TURP)**。

3. 急性尿潴留的处理　**导尿并留置尿管**。若失败,可行耻骨上膀胱穿刺或造瘘引流尿液。

4. 其他疗法　用于尿道梗阻较重而又不适宜手术者。激光治疗、经尿道气囊高压扩张术、经尿道高温治疗、体外高强度聚焦超声等,适用于前列腺增生体积较小者。前列腺尿道支架网适用于危重病人。

【护理诊断/问题】

1. 焦虑　与排尿困难有关。

2. 疼痛 与手术、导管刺激引起的膀胱痉挛有关。

3. 有感染的危险 与尿路梗阻、留置导尿、伤口引流不畅、术后免疫能力低下有关。

4. 潜在并发症：术后出血、TUR 综合征。

【护理措施】

(一) 术前护理

1. 每日询问病人的排尿情况，嘱病人食用粗纤维、易消化食物，以防便秘；**忌饮酒及辛辣食物；鼓励病人多饮水，严禁憋尿，以免诱发急性尿潴留。如出现严重的排尿困难和急性尿潴留，应实行导尿或留置导尿，必要时也可施行耻骨上膀胱造瘘术。**

2. 引流尿液 残余尿量多或有尿潴留致肾功能不全者，应留置导尿持续引流，改善膀胱逼尿肌和肾功能。

3. 心理护理 耐心向病人及家属解释各种手术方法的特点。

(二) 术后护理

1. 严密观察病人意识状态及生命体征。病人多为高龄，多患有心血管疾病，由于麻醉和手术刺激可引起血压下降或诱发心、脑、肺并发症，因此应加强观察和护理。

2. **手术后利用三腔大气囊尿管控制出血，将 30~50ml 生理盐水注入气囊内，稍牵引尿管并将尿管固定在大腿内侧，将水囊放在前列腺窝处，导尿管固定在大腿的内侧并稍加牵引，需告知病人不可自行移开，直至解除牵引为止。**

3. 术后 6 小时病人无恶心、呕吐，可进流质饮食，鼓励多饮水，1~2 日后无腹胀即可恢复正常饮食。

4. 维持膀胱冲洗通畅 施行 TURP 的病人术后都有肉眼血尿，随着时间的延长血尿颜色逐渐变浅。因此，**术后常规用生理盐水持续膀胱冲洗 1~2 日，以防血块堵塞尿管。冲洗速度可根据尿色而定，色深则快、色浅则慢。若尿色深红或逐渐加深，说明有活动性出血，应及时通知医师处理。**若引流不畅应及时施行高压冲洗，抽吸血块，以免造成膀胱充盈、膀胱痉挛而加重出血。膀胱冲洗期间应准确记录冲洗量和排出量，尿量 = 排出量 − 冲洗量。

5. 膀胱痉挛的护理 术后膀胱痉挛可引起阵发性剧痛、诱发出血，此时应嘱病人做深呼吸，以减小腹部肌肉张力。术后留置硬脊膜外麻醉导管，按需定时注射小剂量吗啡有良好效果。严重者遵医嘱给予解痉药物。

6. 不同手术方式的护理

(1) 经尿道电切术 (TURP)：观察有无 TURP 综合征，**原因是术中大量的冲洗液被吸收使血容量急剧增加，形成稀释性低钠血症，病人可在术后几小时内出现烦躁、恶心、呕吐、抽搐、昏迷，严重者出现肺水肿、脑水肿、心力衰竭等。**此时应减慢输液速度，给予高渗盐水利尿剂、脱水剂，对症处理。TURP 术后 5~7 日尿液颜色清澈，即可拔除导尿管。

(2) 开放手术：耻骨后引流管术后 3~4 日待引流量很少时拔除；耻骨上前列腺切除术后 7~10 日、耻骨后前列腺切除术后 7~9 日拔除导尿管；通常术后 10~14 日，排尿通畅时拔除膀胱造瘘管。若膀胱造瘘口有漏尿可用凡士林油纱填塞瘘口，随时换药处理，保持膀胱造瘘口干燥。

7. 预防感染 病人留置导尿管加之手术所致免疫力低下，易发生尿路感染和生殖道感染，术后应观察体温及白细胞的变化，观察有无睾丸、附睾肿大及疼痛，观察有无畏寒、发热症状。早期应用抗生素，每日用消毒棉球擦拭尿道外口 2 次，以免引起泌尿系统逆行感染。

8. 并发症的预防及护理　前列腺手术后最常见的并发症包括：

(1) 出血：手术后最初几日通常会出现血尿，术后第 1 日会有鲜血，以后逐渐清澈。出血也可能出现在手术后 6~10 日，此时出血的原因可能是组织坏死或是用力解大便及久坐所引起。TURP 术后 3 周可因感冒、酗酒、刺激、大便用力及活动量增加致电凝痂皮脱落出血。

(2) 血栓和栓塞：鼓励病人翻身和适当的施行腿部活动，应鼓励病人早下床活动，以预防血栓形成。

(3) 膀胱痉挛：前列腺手术后，膀胱痉挛是经常出现的问题。膀胱痉挛可引起阵发性剧痛、诱发出血，此时应嘱病人做深呼吸，以减小腹部肌肉张力；确保冲洗及引流通畅；术后留置硬脊膜外麻醉导管，按需定时注射小剂量吗啡有良好效果，严重者遵医嘱给予解痉药物。

(三) 健康教育

1. 生活指导　①前列腺增生采用药物或其他非手术疗法者，应避免因受凉、劳累、饮酒、便秘而引起急性尿潴留。②前列腺增生术后进易消化、含纤维多的食物，预防便秘，必要时可服缓泻剂；术后 1~2 个月内避免剧烈活动，如提重物、跑步、骑自行车、性生活等，防止继发性出血。

2. 康复指导　①术后前列腺窝的修复需 3~6 个月，因此术后可能仍会有排尿异常现象，应多饮水，定期化验尿、复查尿流率及残余尿量。②如有尿失禁现象，应指导病人进行肛提肌锻炼，以尽快恢复尿道括约肌功能。其方法是：吸气时缩肛，呼气时放松肛门括约肌。

3. 心理指导　前列腺切除术后常会出现逆行射精，不影响性交。原则上，经尿道前列腺电切术后 1 个月，经膀胱前列腺切除 2 个月后可恢复性生活。少数病人出现阳痿，可先采取心理治疗，同时查明原因，针对性治疗。

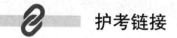 **护考链接**

经 典 例 题

例题 1　良性前列腺增生的典型症状

A. 尿频　　　　　　　　　B. 尿痛　　　　　　　　　C. 血尿

D. 尿潴留　　　　　　　　E. 进行性排尿困难

答案：E

解题导引：前列腺增生后**最早出现**的临床表现为**尿频**，随着前列腺不断增大，对尿道产生压迫，形成排尿困难，在代偿期，**最典型**的症状为**进行性排尿困难**，症状由轻至重，发展缓慢，经历排尿等待、迟缓、费力，逐渐发展为尿线细而无力、尿流断续、尿呈滴沥状。故选择 E。

例题 2　前列腺切除术后早期护理的重点应是

A. 防止感染　　　　　　　B. 观察和防治出血　　　　C. 防止尿道狭窄

D. 防止血栓形成　　　　　E. 防止尿失禁

答案：B

解题导引：前列腺切除术后的护理重点是尽快促进前列腺窝停止出血，**观察**及**防止出血**是**术后早期护理的重点**。术后早期病人取平卧位，固定从尿道引出的三腔气囊导尿管的肢体应保持伸直外展 15°，不得随意活动或坐起，一般维持牵引时间为 8~10 小时；同时密切观察导尿管引流的血尿情况。遇血尿明显时,应检查气囊内充液情况(一般应保留液体20~30ml)及牵引是否松脱,并全身应用止血剂,必要时手术止血;对术后便秘、腹胀患者可遵医嘱给予口服缓泻剂,但手**术后 1 周内禁止灌肠**或**肛管排气**,以免刺激前列腺窝出血。故选择 B。

例题 3 患者男,60 岁。因前列腺增生症入院。行经尿道前列腺电切术治疗。术后健康教育措施中,**错误**的是

A. 进食高纤维食物   B. 多饮水   C. 进行盆底肌肉锻炼

D. 尽早锻炼如跑步   E. 3 个月后可行性生活

答案:D

解题导引:此题的考点是 TURP 后应进食高纤维食物,防止便秘;鼓励患者多饮水,保持一定的尿量,起到内冲洗的作用;病情恢复后可下床活动,但 1~2 个月内避免剧烈运动(如提重物、跑步、骑自行车、性生活等),防止继发性出血;指导患者进行提肛锻炼,恢复正常排尿功能。故选择 D。

达标检测

A1/A2 型题(以下每一道题下面有 A、B、C、D、E 五个备选答案。请从中选择一个最佳答案)

1. 老年人排尿困难最常见的原因是

A. 排尿无力   B. 良性前列腺增生   C. 膀胱结石

D. 尿道狭窄   E. 神经性膀胱

2. 良性前列腺增生症最早出现的症状是

A. 尿线变细   B. 尿滴沥   C. 尿频及夜尿次数增多

D. 急性尿潴留   E. 尿失禁

★3. 患者男,60 岁。前列腺增生,尿潴留来院就诊,遵医嘱行留置导尿术。正确操作方法是

A. 导尿管插入尿道的长度为 4~6cm   B. 插尿管时见尿后再插入 2cm

C. 插导尿管遇到阻力时应尽力快速插入   D. 第一次放尿不可超过 800ml

E. 集尿袋放置应高于耻骨联合

★4. 患者男,64 岁。良性前列腺增生术后一日,护士对其进行健康教育,正确的内容是

A. 术后加强运动   B. 术后早期少饮水

C. 排尿异常会在术后 2 个月内消失   D. 术后要进行肛提肌锻炼

E. 术后半年避免外出

5. 患者男,67 岁。因排尿困难就诊。查体:心肺肾功能好,残余尿 200ml。最好采用哪种治疗

A. 经尿道前列腺电切术(TURP)   B. 药物治疗

C. 膀胱造瘘   D. 热疗

E. 经膀胱耻骨上前列腺摘除术

★6. 患者男,65 岁。患良性前列腺增生,有进行性排尿困难 1 年余。因饮酒后发生尿潴

留 2 小时来急诊,解除尿潴留的首选方法是

  A. 针刺、诱导排尿   B. 插导尿管

  C. 按摩腹部   D. 耻骨上膀胱造瘘

  E. 肌内注射氨甲酰胆碱

 7. 患者男,63 岁。因渐进性排尿困难,夜尿增多就诊,医生询问病史后给患者做检查。该患者需测残余尿,下列方法中哪项损伤小、最简便并可反复测定

  A. 排尿后导尿   B. 排尿后 B 超   C. 膀胱镜检查

  D. 膀胱造影   E. 排尿性尿路造影

 8. 患者男,72 岁。前列腺摘除术后使用气囊导尿管压迫止血。护士进行膀胱冲洗时,**错误**的护理措施是

  A. 密闭式持续膀胱冲洗   B. 冲洗液用无菌生理盐水

  C. 记录冲洗和排出量   D. 注入止血药夹管 30 分钟

  E. 每次冲洗量 300~400ml

 9. 患者男,71 岁。因良性前列腺增生行前列腺切除术。术后留置气囊导尿管的主要目的是

  A. 引流膀胱   B. 防止感染   C. 膀胱冲洗

  D. 观察尿量   E. 压迫前列腺窝

 ★10. 患者男,56 岁。前列腺切除术后行膀胱冲洗时,冲洗液引流不畅。护士应首先采取的护理措施是

  A. 夹闭冲洗管,暂停冲洗   B. 继续冲洗

  C. 加快冲洗速度   D. 检查引流管是否通畅

  E. 通知医生

 ★11. 患者男,60 岁。前列腺肥大行 TURP,术后行膀胱冲洗时,应选择的溶液是

  A. 0.02% 呋喃西林   B. 3% 硼酸   C. 0.9% 氯化钠溶液

  D. 0.1% 新霉素   E. 5% 葡萄糖溶液

答 案

1	2	3	4	5	6	7	8	9	10	11		
B	C	B	D	A	B	B	E	E	D	C		

 解题导引

 3. B。男性导尿管留置术的正确操作方法是将导尿管插入尿道 20~22cm,见尿流出后再插入 2cm,插导尿管时如遇到阻力应暂停片刻,嘱病人深呼吸再缓缓插入,第一次放尿量一般不可超过 1000ml,集尿袋放置应低于耻骨联合,开放尿管。

 4. D。良性前列腺增生患者术后早期应卧床休息,避免剧烈运动引起前列腺窝出血,鼓励多喝水,3~6 个月内可能出现排尿异常,应指导患者进行肛提肌锻炼,以利于尿道括约肌

功能的恢复,排尿功能恢复正常后可正常外出活动。

6. B。50 岁以上男性,有进行性排尿困难病史,应首先考虑前列腺增生引起尿路梗阻,导尿是解除急性尿潴留时最常用的方法。

10. D。在行膀胱冲洗时发现冲洗液引流不畅时应首先**检查引流管是否通畅**,如有受压或阻塞时,应及时给予解除。

11. C。施行 TURP 的病人术后都有肉眼血尿,随着时间的延长血尿颜色逐渐变浅。因此,**术后常规用生理盐水持续膀胱冲洗 1~2 日,以防血块堵塞尿管。**

背景拓展

经尿道做前列腺电切术后护理

经尿道前列腺电切术后,用三通导尿管压迫止血,将 30~45ml 的生理盐水注入球囊内,并放在前列腺窝上方。用带子将导尿管绑到病人的大腿上,嘱其保持大腿伸直,第一个 24 小时后去除牵引。指导病人多饮水冲洗膀胱。由于气囊导尿管的粗大和其保持的压力刺激膀胱内括约肌,病人将不断有尿意产生,向病人解释这是正常现象。

第四节　泌尿系肿瘤病人的护理

考点聚焦

本节知识点较多,需考生及时复习识记,预计今后对这部分内容的考查稳中有变。近几年护考的知识点是泌尿系肿瘤病人最典型的临床表现间歇性无痛性全程肉眼血尿、泌尿系肿瘤诊断、心理护理和导尿护理,今后考查重点有泌尿系肿瘤病人的临床表现鉴别、主要检查方法和术后并发症的预防措施,难点主要是膀胱癌行膀胱全切术后的护理。

课标精析

一、肾癌病人的护理

肾癌通常指肾细胞癌,也称肾癌。占成人恶性肿瘤的 2%~3%,35 岁以上发病率快速升高,75~80 岁达高峰。男女发病比例约为 2∶1。

【病因】

肾癌的确切病因尚不清楚,**吸烟可能是肾癌发生的危险因素**。一般认为与环境污染、职业暴露、染色体畸形、抑癌细胞基因缺失等因素有关。此外,接触石棉、皮革制品等也与肾癌发病有关。肾癌有家族发病倾向。

【临床表现】

早期无明显表现,主要症状为肾癌三联征:血尿、疼痛和肿块。

1. 血尿 血尿肾癌最早出现的症状,因表现为无痛间歇性肉眼血尿或有的只是镜下血尿,故不易引起病人及家属的重视,易延误治疗或漏诊。

2. 疼痛 腰部隐痛或钝痛,肾癌出血堵塞输尿管可产生肾绞痛。

3. 肿块 肿瘤较大时可在腹部或腰部发现肿块,质坚硬。

4. 肾外表现 低热、高血压、红细胞增多、血沉快、贫血,精索静脉曲张且平卧位不消失。

【辅助检查】

1. B超 简单易行,能准确区分肾实质性肿块与囊性病变,目前已作为一种普查肾肿瘤的方法。有些无症状的肾癌,往往在常规体检时被超声扫描发现。

2. X线 平片可见肾外形增大、不规则,偶有钙化影。排泄性尿路造影可见肾盏、肾盂因受肿瘤挤压而有不规则变形、狭窄、拉长或充盈缺损。

3. CT、MRI、肾动脉造影 有助于早期诊断和鉴别肾实质内肿瘤的性质、肾囊肿等。

【治疗原则】

手术治疗是肾癌最主要的治疗方法,手术方法包括肾部分切除术、根治性肾切除术。肾癌直径小于3cm,可以行保留肾组织的局部切除术。如瘤体较大,可在手术前1日先行肾动脉栓塞治疗,使瘤体缩小,可减少术中出血,提高肿瘤的切除率和手术的安全性。

【护理诊断/问题】

1. 焦虑 与恐癌、担心预后有关。

2. 疼痛 与肿瘤生长刺激或压迫有关。

3. 躯体移动障碍 与术后卧床、留置引流管有关。

4. 营养失调:低于机体需要量 与营养物质摄入不足有关。

【护理措施】

1. 术前护理

(1) 心理护理:消除紧张悲观情绪,树立治疗信心。

(2) 注意引起低热原因的鉴别与观察。

(3) 注意病人尿液颜色的变化。

(4) 注意病人疼痛性质的观察,有无突然肾绞痛及腰部持续疼痛的发生。

(5) 如肿瘤过大,协助做好肾动脉栓塞术及肾动脉插管化疗的护理。

(6) 对贫血病人保证营养的摄入,遵医嘱给予输血等支持治疗。

2. 术后护理

(1) 观察生命体征:较大肾肿瘤行肾癌根治性切除术后,由于手术切除了肾脏、肾上腺、肾周围脂肪及肾门淋巴结,故手术创面大,渗血可能较多。因此,应严密观察生命体征、出血倾向,保证输血、输液通畅。

(2) 做好伤口引流管的观察和护理。

(3) 根治性肾切除术病人术后麻醉期已过、血压平稳,可取半卧位。肾部分切除的病人应卧床 3~7 日,以防出血。

(4) 监测肾功能,准确记录 24 小时尿量。

(5) 注意观察病人有无憋气、呼吸困难等症状,以及早发现有无胸膜破裂的症状,发现异常及时通知医生。

(6) 术后禁食,待肠功能恢复后可进食。需加强营养,增强机体抵抗力。

(7) 适当应用镇静剂,减轻疼痛,利于活动及有效咳嗽和排痰。

3. 健康教育

(1) 注意尿液颜色的变化,如有血尿出现,及早到医院就诊。

(2) 嘱病人慎用对肾功能有损害的药物,**保护健侧肾功能**。

(3) 定期复查 B 超、CT 和血尿常规,及早发现复发和转移。

(4) 指导病人定时进行生物治疗及免疫治疗。

二、膀胱癌病人的护理

膀胱癌是最常见的泌尿系统肿瘤,好发于 40~70 岁,男性多于女性。

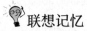 联想记忆

对临床表现为**无痛性间歇性全程肉眼血尿**的病人首先考虑**泌尿系肿瘤**,而泌尿系肿瘤中**最常见**的是**膀胱癌**。

【病因病理】

1. 病因　**膀胱癌与长期接触苯胺类化学物质、吸烟、色氨酸和烟酸代谢异常、膀胱慢性感染(膀胱白斑、腺性膀胱炎、结石)、长期大量服用镇痛药非那西丁等因素有关。**

2. 病理　膀胱癌的组织类型以**上皮细胞恶性肿瘤为主**,其中**多数为移行细胞癌**,鳞癌和腺癌较少;分化程度可分为Ⅰ~Ⅲ级;生长方式可分为原位癌、乳头状癌和浸润性癌。**膀胱癌多见于膀胱三角区**,可直接向深部浸润;**淋巴转移较常见**;血行转移多在晚期,主要转移至肝、肺、肾上腺和小肠等处。

【临床表现】

1. 血尿　**为膀胱肿瘤最常见和最早出现的症状。多数为无痛性间歇性全程肉眼血尿,常在排尿终末加重。**出血可自行停止,容易造成"治愈"或"好转"的错觉。

2. 膀胱刺激症状　尿频、尿急、尿痛,属晚期症状。

3. 排尿困难和尿潴留　肿瘤较大或堵塞膀胱出口所致。

4. 其他　肿瘤浸润输尿管口可引起肾积水,晚期有贫血、水肿、腹部肿块等表现。

【辅助检查】

1. 尿脱落细胞学检查　**可找到肿瘤细胞,对于高危人群意义较大。**

2. 影像学检查　①B超在膀胱充盈情况下可看到肿瘤的位置和大小,可发现直径0.5cm以上的肿瘤。②排泄性尿路造影可了解肾功能情况,膀胱造影可见充盈缺损。③CT、MRI:可了解肿瘤浸润深度及局部转移病灶。

3. **膀胱镜检查**　**是诊断膀胱肿瘤最直接、重要的方法**,能直接观察肿瘤位置、大小、数目、形态、浸润范围等,并可取活组织做病理学检查。

💡联想记忆

　　空腔脏器肿瘤的确诊方法主要为内镜检查＋活检,如食管癌的食管镜;胃癌的胃镜;大肠癌的纤维结肠镜、乙状结肠镜、直肠镜等;支气管癌(中心型)的支气管镜;膀胱癌的膀胱镜等。

【治疗原则】

以手术治疗为主的综合治疗。

1. 手术治疗　**原则上单发、表浅、较小的肿瘤可采取保留膀胱的手术,包括经尿道膀胱肿瘤电切除术(首选)、膀胱部分切除术**;较大、多发、反复复发及三角区肿瘤,应行膀胱全切除、尿流改道术,方法有回肠代膀胱术、原位新膀胱术等。

2. 放射治疗　放疗方案和效果尚难定论。

3. 化学治疗　全身化疗常用顺铂、阿霉素、甲氨蝶呤等药物。

膀胱灌注化疗:**凡保留膀胱的手术治疗,术后应当经导尿管给予膀胱化疗药物灌注**,常用卡介苗、丝裂霉毒等药物以消灭残余的肿瘤细胞和降低术后复发的可能性。

【护理诊断／问题】

1. 焦虑　与担心预后及术后排尿方式改变有关。

2. 排尿异常　与术后膀胱造瘘有关。

3. 知识缺乏　缺乏有关疾病治疗、护理、康复知识。

4. 自我形象紊乱　与术后尿流改道有关。

【护理措施】

1. 术前护理

(1) 心理护理:病人可表现为对癌症的否认,对预后的恐惧及不接受尿流改道,应根据病人的具体情况,做耐心的心理疏导,以消除其恐惧、焦虑、绝望的心理。

(2) 观察血尿程度:血尿程度与肿瘤程度并不一定成正比,应每日观察尿的颜色、性状。病程长、体质差、晚期肿瘤出现明显血尿者,应卧床休息,做好记录。

(3) 观察有无膀胱刺激症状:出现时说明膀胱肿瘤瘤体较大或为数较多,或肿瘤侵入较深。

(4) 饮食:嘱病人食用高蛋白、易消化、营养丰富的食品,以纠正贫血,改善全身营养状况。多饮水可稀释尿液,以免血块引起尿路堵塞。

(5) 行膀胱全切肠道代膀胱术的病人,按肠切除术前准备。

2. 术后护理

(1) 观察生命体征:膀胱癌全切除术后,由于手术创面大,渗血可能较多。因此,应严密观察生命体征,保证输血、输液通畅。早期发现休克的症状和体征,及时进行治疗和护理。

(2) **膀胱肿瘤电切术后常规冲洗1~3日,应密切观察膀胱冲洗引流液的颜色,根据引流液颜色的变化,及时调整冲洗速度,防止血块堵塞尿管,确保尿管通畅,防止气囊破裂。停止膀胱冲洗后应指导病人多饮水,起到自家冲洗的作用。**

(3) 膀胱肿瘤电切术后6小时,病人即可进食,以营养丰富、粗纤维饮食为主,忌辛辣刺激食物,防止便秘。

(4) 膀胱全切术后应持续胃肠减压,密切观察胃液的性质、颜色、量,并做好记录。待胃肠功能恢复后拔除胃管开始进食,从糖水、米汤开始,逐渐过渡到流食、半流食,直至普食。密切观察病人进食后有无恶心、呕吐、腹泻、腹胀、腹痛、肠梗阻症状。

(5) 回肠膀胱术后,应密切观察造瘘口的大小、形状、颜色,刚手术后正常造瘘口可出现肿胀、鲜红、潮湿,如果灰暗且发绀,则可能是由于血液供应受阻碍造成的,需立即通知医生。保持伤口、造瘘口部位敷料清洁干燥。通常在造瘘口肿胀消退后,约手术后第 7 日即可测量造瘘口的大小,但在 6~8 周内造瘘口仍会持续地收缩。尿液颜色由血性逐渐变清澈,伴有黏性分泌物,这是尿液刺激肠黏膜所引起的正常现象。

(6) 预防感染:定时测体温及血白细胞变化,观察有无感染发生。保持造瘘口周围皮肤清洁干燥,定时翻身、叩背、咳痰,若痰液黏稠,给予雾化吸入。适当活动等措施可预防感染发生。

(7) 引流管的护理

1) 各种引流管,应贴标签分别记录引流情况,保持引流通畅。**回肠膀胱或可控膀胱因肠黏膜分泌黏液,易堵塞引流管,注意及时挤压将黏液排出。有贮尿囊者可用生理盐水每 4 小时冲洗 1 次。**

2) 拔管时间:**回肠膀胱术后 10~14 日拔除输尿管引流管和回肠膀胱引流管,改为佩戴皮肤造口袋;可控膀胱术后 8~10 日拔除肾盂输尿管引流管,12~14 日拔除贮尿囊引流管,2~3 周拔除输出道引流管,训练自行排尿。**

3. 健康教育

(1) 康复指导:术后适当锻炼,加强营养,增强体质;绝对戒烟。

(2) 坚持膀胱灌注化疗药物:**膀胱保留术后病人能憋尿者,即行膀胱灌注免疫抑制剂 BCG(卡介苗)或抗癌药物,可预防或推迟肿瘤复发。每周灌注 1 次,共 8 次,以后每月 1 次,持续 1~2 年。灌注时插导尿管,排空膀胱内的尿液,将用等渗盐水稀释的药液灌入膀胱后取平、俯、左、右侧卧位,每 15~30 分钟轮换体位一次,保留 0.5~2 小时后排出。**

(3) 定期复查:浸润性膀胱癌根治术后定期复查肝、肾、肺等器官功能,及早发现转移病灶;放疗、化疗期间,定期查血、尿常规,一旦出现骨髓抑制,应暂停治疗;任何保留膀胱的手术后病人都应有严密的随访,须定期复查膀胱镜,术后第一年应每 3 个月做一次膀胱镜,1 年无复发者酌情延长复查时间。应反复强调复查的重要性,并说服病人主动配合。

(4) 自我护理:尿流改道术后腹部佩戴集尿袋者,应指导病人正确地使用集尿袋,学会自我护理,避免集尿袋的边缘压迫造口,保持清洁,定时更换尿袋。可控膀胱术后,开始每 2~3 小时导尿 1 次,逐渐延长间隔时间至每 3~4 小时 1 次。导尿时要注意保持清洁,定期用生理盐水或开水冲洗贮尿囊,清除黏液及沉淀物。若无残余尿,很少发生上行感染。

 护考链接

经 典 例 题

例题 1 患者男,55 岁。因见尿血来院就诊,被诊断为肾癌。患者在得知自己的病情后

拒绝接受治疗,随后到多家医院反复就诊。其目前心理状态属于

A. 震惊否认期　　　　　　　B. 抑郁期　　　　　　　　C. 愤怒期

D. 协议期　　　　　　　　　E. 接受期

答案:A

解题导引:此题的考点是癌症患者的心理变化过程。当患者刚得知患恶性肿瘤时,会感到震惊,还会否认或怀疑诊断的可靠性,要去其他医院反复验证,即震惊和否认期。若反应强烈及持续时间过长可能延误治疗。故选择 A。

例题2 泌尿系肿瘤患者排尿的特点是

A. 血红蛋白尿　　　　　　　　　　　B. 终末血尿伴膀胱刺激征

C. 初始血尿　　　　　　　　　　　　D. 疼痛伴血尿

E. 无痛性全程肉眼血尿

答案:E

解题导引:此题的考点是外科各种疾病血尿的特点。血红蛋白尿见于烧伤或挤压伤;终末血尿伴膀胱刺激征见于泌尿系统结核,为结核杆菌和脓尿刺激膀胱黏膜及引起结核性膀胱炎所致;初始血尿为前尿道损伤;疼痛伴血尿为尿道结石;间歇性无痛性全程肉眼血尿为泌尿系肿瘤患者共性的排尿特点。故选择 E。

(例题3~4 共用题干)

患者男,58 岁。因间歇、无痛性肉眼血尿诊断为膀胱癌入院。

例题3 诊断膀胱癌最可靠的方法是

A. B 超　　　　　　　　　　　　　　B. 双合诊

C. 血尿和膀胱刺激征　　　　　　　　D. 膀胱镜和活组织检查

E. 尿脱落细胞学检查

答案:D

解题导引:此题的考点是管腔性器官肿瘤的诊断方法。尿脱落细胞学检查,可以发现癌细胞,但不能定位,而做膀胱镜检查时发现肿瘤后同时做活组织病理学检查即可确诊此肿瘤的性质。故选择 D。

例题4 此患者经手术治疗后,在给患者留置导尿管的护理中,**错误**的是

A. 保持尿管通畅　　　　　　　　　　B. 导尿管每日更换一次

C. 定期行膀胱冲洗　　　　　　　　　D. 定时观察尿量、颜色及性质

E. 用带气囊尿管以免脱落

答案:B

解题导引:此题的考点是导尿管的护理。主要护理措施有:保持引流通畅,引流管应放置妥当,避免受压、扭曲、堵塞等造成引流不畅,以致观察、判断失误。一般**每周更换导尿管一次**,硅胶导尿管可适当延长更换时间。定期做膀胱冲洗,保持膀胱内壁清洁,避免血凝块和尿中杂质沉着。**每日定时更换集尿袋**,及时倾倒、记录尿量;定时观察尿量、颜色及性质;患者离床活动时,应用带气囊尿管以免脱落;应妥善固定集尿袋、引流管,**位置应低于耻骨联合,防止尿液反流**。故选择 B。

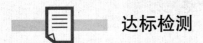 **达标检测**

一、**A1/A2 型题（以下每一道题下面有 A、B、C、D、E 五个备选答案。请从中选择一个最佳答案）**

★1. 肾癌最常见的转移部位是
    A. 肝   B. 肺   C. 骨
    D. 肾   E. 脑

2. 晚期肾癌患者常伴营养不良，其最主要原因是
    A. 尿频和尿急   B. 恶心、呕吐和消化不良
    C. 高血压和低蛋白血症   D. 发热和继发感染
    E. 血尿和肿瘤消耗

3. 肾癌的临床表现**不包括**
    A. 肉眼血尿   B. 腰部肿块   C. 腰部隐痛
    D. 高血压   E. 高血糖

4. 普查肾肿瘤最常用的方法是
    A. X 线   B. B 超   C. CT
    D. 肾动脉造影   E. MRI

5. 当肾癌直径小于多少时可以采取保留肾组织的局部切除术
    A. <1cm   B. <2cm   C. <3cm
    D. <4cm   E. <5cm

★6. 患者男，74 岁，因为膀胱癌住院手术，术后接受顺铂化疗在给药后，护士遵医嘱给患者输入大量液体急性水化，此做法是为了防止药物对患者产生
    A. 骨髓抑制   B. 肾功能损害   C. 胃肠道反应
    D. 神经毒性   E. 肝功能损害

★7. 膀胱癌的好发位置是
    A. 尖部   B. 颈部   C. 底部
    D. 体部   E. 三角区

★8. 膀胱癌最常见的组织类型是
    A. 腺癌   B. 鳞癌   C. 小细胞癌
    D. 移行细胞癌   E. 黏液细胞癌

9. 膀胱癌血尿的特点为
    A. 镜下血尿   B. 疼痛伴血尿
    C. 先有尿频、尿急、尿痛，后有血尿   D. 肉眼全程血尿并常终末加重
    E. 排尿困难伴血尿

10. 患者男，52 岁。肾癌行肾部分切除术后 2 日。护士告知患者要绝对卧床休息，其主要目的是
    A. 防止出血   B. 防止感染   C. 防止肿瘤扩散

D. 防止静脉血栓形成　　　E. 有利于肾功能恢复

11. 膀胱癌最重要的检查方法是

　　A. 实验室检查　　　　　　B. X 线尿路造影检查　　　　C. B 超

　　D. 膀胱镜检查　　　　　　E. CT

12. 膀胱内灌注的护理,下列**不正确**的是

　　A. 不能憋尿者方可行膀胱灌注　　　　B. 先排空膀胱内的尿液

　　C. 灌注后分别取平、俯、左、右侧卧位　　D. 每 15 分钟轮换体位 1 次

　　E. 持续 2 小时

13. 膀胱癌术后护理,**错误**的是

　　A. 密切观察生命体征　　　　　　B. 给予高蛋白、易消化、营养丰富的饮食

　　C. 膀胱全切术后应持续胃肠减压　　D. 嘱多饮水,以免血块引起尿路堵塞

　　E. 膀胱肿瘤电切术后常规冲洗 5~7 日

★14. 某膀胱癌患者行保留膀胱术,术后应用膀胱灌注法治疗预防肿瘤复发。常用的灌注药物为

　　A. 苯扎溴铵　　　　　　　B. 硼酸水　　　　　　　　　C. 卡介苗

　　D. 干扰素　　　　　　　　E. 抗菌药

二、A3/A4 型题(以下提供若干个案例,每个案例下设若干个考题,请根据各考题题干所提供的信息,在每题下面 A、B、C、D、E 五个备选答案中选择一个最佳答案)。

(15~17 题共用题干)

患者男,53 岁。间歇性无痛性肉眼血尿两月,近期常有尿频、尿急。询问病史得知患者做油漆工 20 余年。

15. 该患者最有可能是

　　A. 肾癌　　　　　　　　　B. 肾盂癌　　　　　　　　　C. 肾母细胞瘤

　　D. 膀胱癌　　　　　　　　E. 前列腺癌

16. 为了确诊,最可靠的检查方法是

　　A. 实验室检查　　　　　　B. X 线尿路造影检查　　　　C. 膀胱镜检查

　　D. B 超　　　　　　　　　E. CT

17. 目前健康教育时最重要的是

　　A. 嘱休息　　　　　　　　B. 嘱戒烟　　　　　　　　　C. 嘱劳动保护

　　D. 嘱用抗癌药　　　　　　E. 嘱住院检查

答　案

1	2	3	4	5	6	7	8	9	10	11	12	13	14	15
B	E	E	B	C	B	E	D	D	A	D	A	E	C	D

16	17
C	E

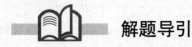

解题导引

1. B。肾癌的转移最常见的部位是肺,其他为骨骼、肝、大脑等,故选择 B。

6. B。顺铂主要药理作用是破坏 DNA 结构;主要副作用是肾毒性。

7. E。**膀胱癌多见于膀胱三角区**,可直接向深部浸润。

8. D。膀胱癌的组织类型以**上皮细胞恶性肿瘤为主**,其中**多数为移行细胞癌**,鳞癌和腺癌较少。

14. C。卡介苗与其他抗癌药物不同,不是直接杀伤癌细胞,卡介苗与膀胱肿瘤有相同的抗原,通过激活病人体内的单核巨噬细胞系统,增加淋巴细胞的细胞毒作用和产生抗肿瘤抗体,使之有针对性地破坏肿瘤组织,手术后用卡介苗膀胱灌注,是治疗和预防膀胱癌复发的有效办法。

背景拓展

肾母细胞瘤

是儿童最常见的腹部肿瘤之一,也是肾肿瘤中最常见类型。据估计 200 000~250 000 名儿童中约有 1 人发病。发病最高时期在 3 岁,8 岁之后发生肾母细胞瘤者很少。该肿瘤发生在大多数孩子中的确切原因尚不清楚。该肿瘤与某种出生缺陷有关,包括尿路畸形、虹膜缺损症(无虹膜)、偏身肥大症(身体的一侧扩大)。这种疾病常在一些兄弟和双胞胎中发生,提示可能是遗传因素所致。

（赵艳梅）

第十九章

运动系统疾病病人的护理

第一节　四肢骨折病人的护理

考点聚焦

　　本节知识点很多,需考生及时复习识记,预计今后对这部分内容的考查稳中有变。近几年护考的知识点是骨折的急救措施、专有体征和功能锻炼的时机,今后考查重点有骨折的分类、骨折的并发症、骨折的临床表现鉴别、主要检查方法、治疗原则、术后并发症的预防措施,难点主要是常见四肢骨折特点的鉴别。

课标精析

一、骨折概述

骨的完整性或连续性发生部分或完全中断即为骨折。

【病因及分类】

1. 病因

(1) 直接暴力:外力作用部位发生骨折,如压轧、撞击、火器伤等引起的骨折(图 19-1)。

(2) 间接暴力:着力点以外的部位发生骨折,外力通过传导、杠杆或旋转引起的骨折,如从高处坠下足部着地引起脊椎骨折(图 19-2)。

(3) 肌肉牵拉:肌肉突然猛烈收缩拉断其附着部位的骨折,如投掷手榴弹用力不当引起肱骨结节撕脱骨折。

(4) 疲劳性骨折:骨质持续受到轻度劳损引起的骨折,如长途行军导致第 2、3 跖骨骨折。

(5) **病理性骨折:骨骼本身有病变,当受到轻微外力即发生骨折,如骨肿瘤、骨结核、骨髓炎等发生的骨折**。

2. 分类

(1) 按骨折端与外界是否交通分为闭合性骨折和开放性骨折。**闭合性骨折指骨折处皮**

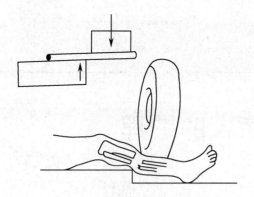

图 19-1　直接暴力引起的骨折

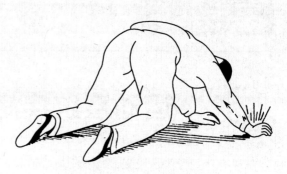

图 19-2　间接暴力引起的骨折

肤或黏膜完整,或指骨折断面与外界空气无直接或间接性贯通;开放性骨折指骨折处皮肤或黏膜破损,骨折部位直接地或间接地与外界相通,易发生感染。

(2) 按骨折的程度及形态分为(图 19-3):①**不完全骨折**是骨质连续性部分中断如**青枝骨折、裂缝骨折**等;②**完全性骨折**是骨质连续性完全中断。完全性骨折按骨折形态又分为**横行骨折、斜行骨折、螺旋形骨折、粉碎性骨折、嵌插骨折、压缩骨折、凹陷骨折**和骨骺分离等。完全性骨折常有骨断端移位,其移位情况取决于暴力方向、肢体重量、肌肉牵拉、搬运不当等因素。

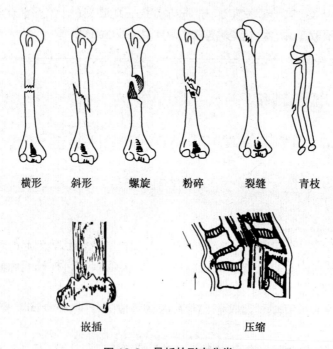

横形　　斜形　　螺旋　　粉碎　　裂缝　　青枝

嵌插　　　　　　压缩

图 19-3　骨折的形态分类

(3) 按骨折处的稳定性分为(图 19-4):①**稳定性骨折**,即复位后在适当外固定下不易再移位的骨折,如**不完全骨折的青枝、裂缝骨折**和完全性骨折的**横断、嵌插骨折**等;②**不稳定骨折**,即复位后易于移位的骨折,如**斜行骨折、螺旋形骨折、粉碎性骨折**等。骨折时由于暴力的

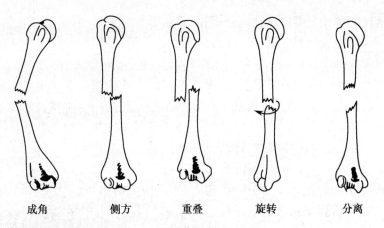

| 成角 | 侧方 | 重叠 | 旋转 | 分离 |

图 19-4 完全性骨折的移位

性质、作用的方向、大小、肌肉的牵拉、肢体远端的重量或搬运、治疗的不当等,均可造成骨折断端的移位。常见的移位有成角移位、侧方移位、缩短移位、分离移位和旋转移位。几种移位可单独存在也可合并存在。

(4) 按骨折后时间长短分为新鲜骨折(**发生在 2 周内的骨折**)和陈旧骨折(**发生在 2 周之前的骨折**)。陈旧性骨折由于断端血肿机化,已经形成纤维性粘连,复位较难,多需手术处理。

【临床表现】

1. 全身表现 ①**休克**:多发性骨折或较重的骨折,可因大量失血或疼痛引起创伤性休克,如**骨盆骨折**及**大腿骨折**。②发热:一般骨折无发热,但大量出血后吸收可引起低热;开放性骨折继发感染时可发热。

2. 局部表现

(1) 一般表现:伤处有明显疼痛和压痛、肿胀及瘀斑、功能障碍等。骨盆骨折、肋骨骨折时,分别挤压骨盆、胸廓可产生剧痛。

(2) 骨折的专有体征:**畸形、假关节活动、骨擦音(感)**。骨折专有体征多见于完全性骨折,只要出现一项即可诊断为骨折,但没有专有体征也不能排除骨折。

【辅助检查】

1. X 线检查 可明确诊断并明确骨折类型及移位情况,检查必须包括正、侧位及邻近关节,并加健侧以便对照。

2. CT、MRI 检查 可明确了解骨折类型和脊髓损伤的程度。

【骨折的并发症】

1. 早期并发症 ①**休克**:骨折出血量较大,且伴有较重软组织损伤,易发生创伤性休克。②**血管损伤**:如肱骨髁上骨折可损伤肱动脉,股骨下 1/3 骨折可损伤腘动脉,锁骨骨折可损伤锁骨下动脉(图 19-5)。③神经损伤:如肱骨干骨折致桡神经损伤,肘关节周围骨折致尺神经或正中神经损伤,腓骨颈骨折致腓总神经损伤等,脊椎压缩性骨折可致

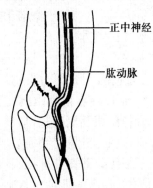

正中神经

肱动脉

图 19-5 肱骨髁上骨折合并血管、神经损伤

脊髓损伤而出现不同程度截瘫。④**内脏损伤**：**骨盆骨折可致膀胱**、**尿道**和**直肠损伤**,**肋骨骨折可致气胸**、**血胸**以及**肝**、**脾破裂**等。⑤**骨筋膜室综合征**:骨筋膜室是由骨、骨间膜、肌间隔和深筋膜所围成的密闭式腔隙。骨折后由于局部血肿及软组织损伤后严重水肿,导致骨筋膜室腔隙内压力增高、血液循环障碍而出现一系列严重的病理改变。**多见于前臂和小腿的闭合性骨折**。主要表现为:损伤肢体出现**持续性剧烈疼痛**,**进行性加重**,肢体局部肿胀、压痛明显,严重时还可出现皮肤张力性水疱(图 19-6);由于腔隙内压力增高导致肢体远端出现动脉供血障碍,**指(趾)呈微屈曲状态**,**被动活动时疼痛加剧**;肢体皮肤**苍白或发绀**,严重时远端动脉搏动减弱或消失。**一经确诊,应紧急地充分切开深筋膜及肌间隔以缓解间室压力**,如延误诊治可导致肢体坏疽或缺血性肌挛缩等严重后果。⑥**脂肪栓塞综合征**:骨折断端血肿张力较大,使骨髓腔中脂肪微粒进入破裂的静脉内,可引起肺或脑血管脂肪栓塞,病情危急,甚至造成病人突然死亡。⑦**感染**:开放性骨折易发生感染,并可能造成化脓性骨髓炎或脓毒症。

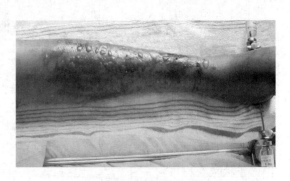

图 19-6　骨筋膜室综合征皮肤张力性水肿

2. **晚期并发症**　①**关节僵硬**:患肢**固定时间过长**,**缺少适当功能锻炼**,可使关节囊等周围软组织挛缩。②**损伤性骨化(骨化性肌炎)**:常见于关节脱位或关节附近骨折,可严重影响关节活动。③**愈合障碍**:全身情况较差或骨折处骨质血供不良、骨断端分离或有软组织嵌入、复位或固定不妥当、不适当的过早过度活动、局部感染等诸多因素均可使骨折延迟愈合或不愈合。④**畸形愈合**:复位不好或固定不牢而发生骨折错位愈合。⑤**创伤性关节炎**:发生在**关节内的骨折易引起**。⑥**缺血性骨坏死**:如股骨颈骨折的股骨头坏死。⑦**缺血性肌挛缩**:因肢体重要血管损伤所致或骨筋膜室综合征的后期结果。发生在前臂掌侧即表现为特殊的"爪形手"畸形。⑧长期卧床还可引起皮肤**压疮**、**泌尿系感染**及**结石**、**坠积性肺炎**等其他并发症。

【骨折愈合过程和影响愈合的因素】

1. **骨折愈合过程**　骨折的愈合是一个连续的过程,分 3 个阶段:①血肿机化演进期:骨折致髓腔、骨膜下及周围组织血管破裂出血,在骨折部位形成血肿,血肿凝结成血块,逐步转化为**纤维结缔组织使骨折两端形成纤维连接**,这一过程约在骨折后 2 周完成(图 19-7)。此期又称纤维愈合期。②原始骨痂形成期:骨内膜和骨外膜的成骨细胞增生,在骨折端内、外形成**骨样组织逐渐骨化**,形成内骨痂和外骨痂。两部分骨痂会合后,这些原始骨痂不断钙化而逐渐加强,一般约需12~24 周(图 19-8)。此期又称临床愈合期。③骨痂改造塑形期:原始骨痂中新

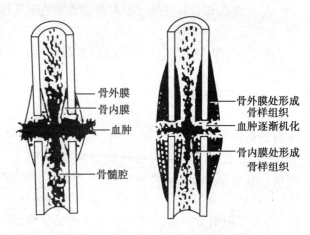

图 19-7　骨折愈合过程的血肿机化期

（图中标注）骨外膜　骨内膜　血肿　骨髓腔
骨外膜处形成骨样组织　血肿逐渐机化　骨内膜处形成骨样组织

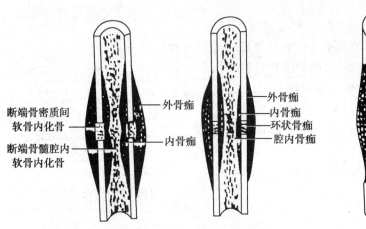

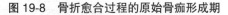

图 19-8　骨折愈合过程的原始骨痂形成期

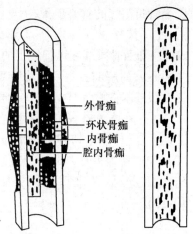

图 19-9　骨折愈合过程的骨痂改造塑形期

生骨小梁逐渐增加,且排列逐渐规则和致密,骨折断端的坏死骨经死骨清除和新骨形成的爬行替代而复活,骨折部位形成骨性连接。随着肢体活动和负重,应力轴线上的骨痂不断得到加强,应力线以外的骨痂逐渐被清除。并且骨髓腔重新沟通,恢复骨的正常结构。这一过程一般约需 1~2 年(图 19-9)。此期又称骨性愈合期。

　　2. 影响愈合的因素　　**骨折愈合需要三个先决条件,即要有足够的接触面、牢固的固定和充分的血供**。①全身性因素:儿童骨折愈合快,老年人愈合慢;营养不良或患有各种代谢障碍性疾病等健康状况不佳者愈合慢。②局部性因素:骨折的部位、类型、程度等可影响愈合;骨折端的血供不良或周围软组织较少或软组织损伤重,骨愈合慢;骨断端接触不佳、分离或有软组织嵌入影响愈合;骨折局部有感染影响愈合。③治疗方法:如反复多次的手法复位、骨折固定不牢固、过早和不恰当的功能锻炼手段等。

　　【骨折的急救】

　　1. 抢救生命　　对病人进行初步检查,首先判定有无颅脑、胸、腹部合并伤,给予相应紧急处理。

　　2. 防止继续损伤或污染　　四肢检查时动作要轻柔,必要时剪开病人衣袖或裤管。用无菌敷料或现场最清洁的布类包扎伤口,以免继续污染。**外露骨端不要现场复位。凡有骨折或可疑有骨折的病人,均应给予临时固定处理,以免骨折端移动造成软组织再损伤,同时可减轻搬运中的疼痛,利于防止休克。**显著畸形的闭合性骨折,可能造成皮肤穿破或血管、神经损伤,可适当牵引患肢,使之伸直后再临时固定。四肢长骨固定应超过骨折两端关节。固定工具一般使用预制的夹板,也可就地取材,如用木棍、树枝、木板等。在无材料能取时上肢可固定于胸部,下肢固定于健侧下肢。

　　3. 迅速转运　　病人**经初步抢救和妥善包扎固定**后,应**迅速平稳地转送医院**,以便及时得到正规治疗。

　　4. 开放性骨折　　应尽早清创,使用抗生素和破伤风抗毒素(TAT),预防感染。

　　【治疗原则】

　　1. 复位　　将移位的骨折断端恢复正常或接近正常的解剖关系,重建骨的支架作用。复位是骨折治疗的首要步骤。

（1）按复位程度分为：①**解剖复位：两骨折端接触面（对位）和两骨折端在纵轴线上的关系（对线）完全良好，恢复了正常的解剖关系。②功能复位：两骨折端对位欠佳，但对线基本良好，愈合后肢体功能恢复正常。**

（2）复位方法：①手法复位：是最常用的复位方法。②切开复位：手术切开骨折部位，在直视下将骨折复位。③持续牵引复位：对骨折行持续牵引复位，同时也有固定作用，包括骨牵引（图 19-10、图 19-11）、皮牵引（图 19-12）。

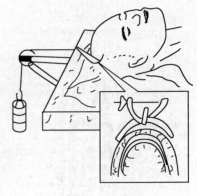

图 19-10   颅骨牵引

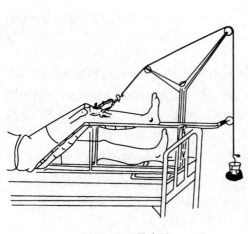

图 19-11   骨牵引

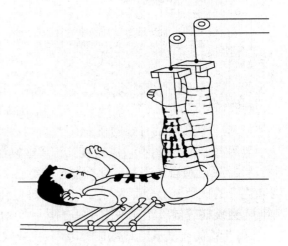

图 19-12   小儿股骨骨折皮牵引

2. 固定

（1）外固定：常用方法有小夹板固定或石膏绷带固定。①小夹板固定：主要适用于四肢长骨的较稳定骨折，固定范围不包括骨折处的上下关节，利于早期功能锻炼。但偶有固定不牢的可能，易使骨折移位、不愈合、畸形愈合；若捆扎过紧影响肢体血运，发生远端缺血（图 19-13）。②石膏绷带固定：可按肢体形状塑形，干固后固定可靠，固定范围大，不易发生再移位，但不利于功能锻炼（图 19-14）。

（2）持续牵引固定：皮牵引和骨牵引。骨牵引较直接且力量大，利于开放性伤口观察及换药，利于功能锻炼，但不能早期下床活动；皮牵引力量小，多应用于儿童及老年病人。

（3）内固定：复位准确且固定牢靠但具有创伤。内固定器材有多种，常用的有金属丝、接骨板、螺丝钉、髓内钉、加压钢板等。

3. 功能锻炼   是骨折病人功能恢复的重要保证，固定后即可开始功能锻炼，直至痊愈。**功能锻炼要遵循动静结合、主动、被动结合、循序渐进的原则。**

功能锻炼早期（伤后 1~2 周）主要进行患肢肌肉的收缩和舒张练习，中期（伤后 3~6 周）进行骨折部位上、下两个关节的活动，晚期（伤后 6~8 周）骨折已达临床愈合标准后进行患肢全面功能锻炼。

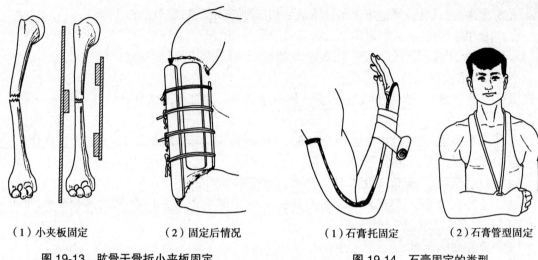

（1）小夹板固定　　　　（2）固定后情况　　　　（1）石膏托固定　　　　（2）石膏管型固定

图 19-13　肱骨干骨折小夹板固定　　　　　　图 19-14　石膏固定的类型

【护理诊断 / 问题 】

1. 疼痛　与骨折、软组织损伤、肌痉挛和组织肿胀等因素有关。

2. 有周围神经、血管受损的危险　与创伤、治疗措施不当有关。

3. 有感染的危险　与组织创伤、开放性骨折、牵引或外固定架应用有关。

4. 有皮肤完整性受损的危险　与骨折、软组织损伤及长期卧床有关。

5. 潜在并发症：肌萎缩、关节僵硬及深静脉血栓形成等。

【护理措施】

1. 促进神经、循环功能的恢复。

（1）预防和纠正休克：根据医嘱输液、输血；及时处理出血，保持血压在正常范围。

（2）保暖：注意室温和躯体保暖，以改善微循环。

（3）取合适体位，促进静脉回流：根据骨折的部位、程度、治疗方式和有无合并其他损伤等采取不同的体位。休克病人取平卧位；患肢肿胀时，遵医嘱用枕头或悬吊牵引抬高患肢，使之高于心脏水平，以促进静脉回流和减轻水肿。但若疑有骨筋膜室综合征发生时，则避免患肢高于心脏水平，以免局部血供受影响。患肢制动后，固定关节于功能位；股骨转子间骨折牵引治疗者，患肢需取外展内旋位，足踝保持于功能位，避免受压，造成足下垂畸形。

（4）加强观察：观察病人的意识状态、体温、脉搏、血压、呼吸、尿量和末梢循环，如毛细血管再充盈时间、患肢骨折远端脉搏情况、皮温和色泽、有无肿胀及感觉和运动障碍。

2. 减轻疼痛　根据疼痛原因、性质，采取相应的措施。

（1）药物镇痛：按医嘱给予镇痛药物，并注意观察药物效果及有无不良反应发生。

（2）物理方法止痛：可用局部冷敷、抬高伤肢等方法减轻伤肢水肿，起到减轻疼痛的作用。热疗和按摩可减轻肌痉挛引起的疼痛。

3. 预防感染

（1）监测病人有无感染症状和体征：定时测量病人的体温和脉搏。体温和脉搏明显增高时，常提示有感染发生。若骨折处疼痛减轻后又进行性加重或呈搏动性疼痛，皮肤红、肿、热、伤口有脓液渗出或有异味时，应警惕是否继发感染，应及时报告医师。

（2）加强伤口护理：严格按无菌技术清洁伤口和更换敷料，保持敷料干燥。

（3）合理应用抗菌药物：遵医嘱及时和合理安排抗菌药物的应用时间和方式。

（4）体位：无禁忌者可经常变更卧姿，预防压疮和坠积性肺炎的发生。

4. 牵引的护理

（1）心理护理：多和病人沟通，向病人解释牵引的必要性和安全性，解除顾虑，安心接受治疗。

（2）观察病情：观察肢体血管神经功能，防止操作不当或牵引压迫引起血管神经损伤，注意肢体远端颜色、温度、感觉和运动功能。

（3）**对抗牵引**：一般床脚抬高 15~30cm 以对抗牵引力量。

（4）**保持有效牵引**：随时观察牵引的有效性，注意牵引绳是否脱轨、滑轮是否灵活、牵引重锤是否拖地等现象，并及时纠正。

（5）并发症的护理

1）皮肤破溃、压疮：皮肤牵引之前涂安息香酸酊保护皮肤，出现水疱及时处理，必要时改骨牵引。预防压疮，保持床单整洁，在骨突起处加保护垫，多按摩、擦浴。

2）牵引针滑脱：主要是钻孔过浅、重量过大引起骨质撕脱。预防方法：选好钻孔部位和注意深度，重量不要过大，颅骨牵引每日检查并拧紧牵引弓螺母。

3）**牵引针孔感染**：保持牵引针孔周围皮肤清洁，防止牵引针左右滑动，在针孔处滴 75% 乙醇，每日 2 次，无菌敷料覆盖。如针孔感染，应及时处理，必要时拔针换位牵引。

4）**定时测量**：每日测量肢体长度，两侧对比，防止牵引力量不足或过度牵引。

5）**足下垂**：牵引时足部保持功能位，卧位时足部不要压重物，盖棉被要有护架。

6）关节僵硬：骨折复位固定后，要遵循循序渐进的原则进行功能锻炼。

7）坠积性肺炎：长期卧床、呼吸不畅、咳嗽无力等均可引起坠积性肺炎。鼓励病人深呼吸，有效咳嗽，协助翻身、拍背，给予雾化吸入等。

8）泌尿系感染和结石：鼓励病人多饮水，增加尿量，预防泌尿系感染和结石。

5. 石膏的护理

（1）石膏干固前护理

1）禁止搬动和压迫：打好石膏后用软枕垫好，**在干固前易折断和变形，搬时用手掌托起，严禁用手指捏和压迫，以防局部向内凹陷。**

2）加速干固：欲促使石膏加速干固可提高室温、加强通风、灯泡烘烤、红外线照射等，但要防止烫伤。

（2）保持石膏清洁、干燥：尤其会阴部易受大小便污染，在包扎石膏时开窗应大小适宜。在换药之前，用纱布将换药窗口围好，防止换药或冲洗伤口时污染石膏。石膏如轻微污染，可用湿布擦拭，但不要浸湿石膏。

（3）观察血液循环和神经：包好石膏后，患肢抬高，以利于静脉回流，注意观察肢体远端颜色、温度、感觉和运动。如有疼痛、苍白、冰冷、发绀、麻木时，要警惕石膏过紧，应及时通知医生处理，防止发生骨筋膜室综合征。

（4）并发症的预防及护理

1）压疮：包扎石膏前，加好衬垫，尤其骨突起处加较厚绵垫。包扎石膏时严禁指尖按压，要用手掌托扶。协助病人翻身，更换体位。如出现局部持续疼痛，要警惕压疮。嘱病人和家属不可向石膏内塞垫,必要时更换石膏。

2) 失用性骨质疏松和关节僵硬:长期卧床,石膏制动,引起骨质脱钙、疏松;关节固定不动发生关节僵硬。预防办法是加强功能锻炼。

3) 化脓性皮炎:长期石膏固定,皮肤脱屑、出汗和石膏摩擦,都可使皮肤瘙痒、出现水疱,或用异物伸入石膏抓痒,使局部损伤感染。

4) 骨筋膜室综合征:两种原因可引起骨筋膜室综合征。一是骨筋膜内肿胀、出血,压力增高,此种常见于前臂或小腿骨折。另一种肢体包扎过紧,尤其石膏包扎。预防方法是石膏包扎不要过紧,密切观察,及时发现,迅速减压。

5) **石膏综合征:大型石膏或包扎过紧,导致病人呼吸费力、进食困难、胸部发憋、腹部膨胀。预防方法是包扎石膏时适当留有余地、进食量不要过多、上腹开窗等。**

6. 指导功能锻炼　早期功能锻炼可增加肢体运动功能和预防并发症,有助于损伤部位功能的恢复。肢体固定部位进行肌肉等长收缩,未固定部进行主动或被动的关节活动,鼓励病人生活自理。

7. 健康教育

(1) 安全指导:指导病人及家属评估家庭环境的安全性、有无影响病人活动的障碍物,如台阶、小块地毯、散放的家具等。

(2) 长期坚持功能锻炼:告知病人出院后继续功能锻炼的方法和意义。向病人和家属详细说明有关夹板、石膏或外固定器械的应用和护理知识,如夹板、石膏或外固定器械的保护、清洁、使用的方法及可能发生的问题。

(3) 辅助工具的使用:指导病人使用轮椅、步行辅助物,提高病人自我照顾的能力。指导家属如何协助病人完成各项活动。

1) 拐杖的应用:拐杖是常用的助行器械,应指导病人使用拐杖的方法,如拐杖应加垫,以防滑和避免损伤腋部;当手握把柄时,屈肘不超过30°。用拐杖者,要求上肢有足够的肌力、身体平衡和协调能力。

2) 助行器的应用:助行器常用于老年人,以提供支持和保持平衡。

3) 手杖的应用:当患肢仅需轻微的支持时,可用手杖。直手杖提供的支持最小,四脚手杖支撑面积大,支持力大。手杖用于患侧,顶部应与股骨大转子平行。

(4) 定期复查:告知病人如何识别并发症。若病人肢体肿胀或疼痛明显加重,骨折远端肢体感觉麻木、肢端发凉,夹板、石膏或外固定器械松动等,应立即到医院复查。

二、四肢骨折病人的护理措施

【肱骨干骨折】
发生在肱骨外科颈下 1~2cm 至肱骨髁上 2cm 段内的骨折,常见于中青年人。

1. 病因　由直接或间接暴力引起。直接暴力常由外侧打击肱骨干中段导致横行或粉碎性骨折;间接暴力常由于手掌或肘部着地,暴力上传,加之身体倾倒产生的剪式应力,常导致肱骨中下 1/3 段斜行或螺旋形骨折。

2. 临床表现　伤侧上臂疼痛、肿胀、畸形、皮下瘀斑及功能障碍,查体有假关节活动、骨擦感、患肢短缩等。主要并发症是桡神经损伤和肱动脉损伤,**桡神经损伤的主要表现为垂腕、各手指掌指关节不能背伸、拇指不能伸、前臂旋后障碍、手背桡侧皮肤感觉减弱或消失等。**

3. 治疗原则与护理　一般采取手法复位，复位后用石膏或小夹板固定。切开复位后用钢板螺钉做内固定。术后指导病人进行患肢的主动功能锻炼，包括手指、掌和腕关节活动，以减轻水肿，促进静脉回流。伤后2~3周开始肩、肘关节的主动运动，防止关节僵硬或肌肉萎缩。

【肱骨髁上骨折】

肱骨髁上骨折是发生在肱骨干与肱骨髁交界处的骨折，多见于5~12岁儿童，占小儿肘部骨折的30%~40%。

1. 病因与分类　根据暴力来源和移位方向，可分伸直型和屈曲型骨折。

(1) **伸直型较常见。** 多因间接暴力引起，如跌倒时肘关节呈半屈状、手掌着地，地面的反作用力经前臂传到肱骨下端，导致髁上部伸直型骨折。骨折近侧端常损伤肱前肌，压迫或损伤正中神经和肱动脉，造成前臂缺血性肌挛缩。骨折远侧端向侧方移位可挫伤桡神经或尺神经(图19-15)。

(2) 屈曲型少见。跌倒时肘关节屈曲、肘后部着地，外力自下而上，尺骨鹰嘴直接撞击肱骨下端，导致髁上部屈曲型骨折。很少合并血管和神经损伤。

2. 临床表现　肘关节明显肿胀、压痛，功能障碍；有时可出现皮下淤血或皮肤水疱。伸直型骨折时，鹰嘴与远侧骨折端向后方突出，近侧骨折端向前移，**外形如肘关节脱位，但保持正常的肘后三角，可有骨擦音、反常活动等**；可伴有正中、桡、尺神经损伤，表现为手的感觉、运动功能障碍。肱动脉挫伤或受压者因发生血管痉挛可致前臂缺血，出现剧痛、手部皮肤苍白、发凉、麻木、被动伸指疼痛、桡动脉搏动减弱或消失等表现。与肱骨髁上骨折相关的Volkmann挛缩，可导致爪形手或后遗肘内翻畸形(图19-16)。

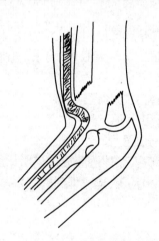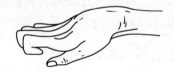

图19-15　肱骨髁上骨折伸直型　　　　　图19-16　前臂缺血性肌挛缩

3. 治疗原则与护理　肘部肿胀较轻、桡动脉搏动正常者，可行手法复位和后侧石膏托固定。伸直型骨折复位后固定肘关节于60°~90°屈曲或半屈位。对受伤后时间较长、肘部肿胀严重并有水疱形成，但末梢血运良好者，可行尺骨鹰嘴牵引，牵引重量1~2kg；待3~5日后肿胀消退，即可进行手法复位。手法复位失败者应行手术复位内固定术。伤后第1周，患侧肢体避免活动，1周后逐渐开始握拳、伸指、腕关节屈伸及肩关节活动；4~5周后在去除外固定后，进行肘关节屈伸功能锻炼。

【桡骨远端骨折(伸直型即 Colles 骨折)】

发生于桡骨远端约 3cm 内的骨折,以老年人多见,由间接暴力所致,跌倒时前臂旋前,腕关节背伸,手掌着地。

1. 病因及类型 分伸直型和屈曲型骨折,以**伸直型骨折(Colles 骨折)多见**。跌倒时腕部背伸,以手掌撑地所致。间接暴力使**骨折远端向背侧桡侧移位**。

2. 临床表现 局部典型移位时**侧面观呈"餐叉"畸形,正面观为"枪刺"畸形**。X 线正侧位片显示骨折和移位情况(图 19-17)。

3. 治疗原则与护理 多采用手法复位外固定。先以小夹板或石膏托固定患腕于屈腕、尺偏、旋前位 2 周,之后改用功能位固定 2 周。必要时应用手术复位。术后指导病人早期进行拇指及其他手指的主动运动、用力握拳、充分屈伸五指的练习,以减轻水肿,增加静脉回流。同时进行肩、肘关节功能锻炼,防止关节僵硬或肌萎缩。伤后 2 周进行腕关节背伸和桡侧偏斜练习,同时进行前臂旋转运动。

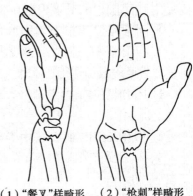

(1)"餐叉"样畸形　(2)"枪刺"样畸形

图 19-17 Colles 骨折的典型畸形

【股骨颈骨折】

股骨颈骨折多发生于老年人,以女性为多,常出现骨折不愈合(约 15%)和股骨头缺血性坏死(20%~30%)。

1. 病因和分类 老年人,特别是女性,由于骨质疏松使股骨颈脆弱,加之髋周肌群退变,在平地滑倒、床上跌下、下肢突然扭转甚至无明显外伤的情况下就可发生骨折。青壮年股骨颈骨折一般由于严重损伤,如车祸或高处坠落等所致。

(1)按骨折线部位分类可分成:①头下骨折;②经颈骨折;③基底骨折。**头下骨折和经颈骨折属于关节囊内骨折,由于股骨头的血液循环大部分中断,因而骨折不易愈合和易造成股骨头缺血坏死**。基底骨折由于两骨折段的血液循环良好而较易愈合。

(2)按骨折线角度(X 片表现)分类:①内收骨折:远端骨折线与两髂嵴连线的延长线所形成的角度(Pauwels 角)大于 50°,属于不稳定骨折。②外展骨折:Pauwels 角小于 30°,属于稳定骨折。

(3)按骨折移位程度分类:①不完全骨折:骨的完整性仅部分中断,股骨颈的一部分出现裂纹;②完全骨折:骨折线贯穿股骨颈,骨结构完全破坏。完全骨折又可分成:①无移位的完全骨折;②部分移位的完全骨折;③完全移位的完全骨折。

2. 临床表现 老年人跌倒后髋部疼痛,移动患肢时疼痛更明显,不敢站立或行走;**患肢有短缩,呈 45°~60° 外旋畸形**;髋部有压痛,叩击足跟部或大粗隆部时髋部疼痛,**大转子明显突出**(图 19-18)。**嵌插骨折的病人,有时**

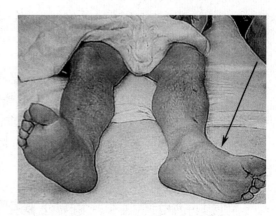

图 19-18 屈髋屈膝外旋缩短畸形

仍能行走或骑自行车,易造成漏诊,使无移位的稳定骨折变成移位的不稳定骨折。

3. 治疗原则

(1) 非手术治疗:适用于无明显移位的骨折、外展型或嵌插型等稳定性骨折。此外,亦适用于年龄过大、全身情况较差或有其他脏器合并症者。

1) 牵引复位:可采用穿防旋鞋、持续皮牵引(如 Buck 牵引)、骨牵引或石膏固定方法达到复位和固定作用,卧硬板床 6~8 周。

2) 手法复位:先做皮牵引或骨牵引,并尽早在 X 线透视下手法复位。

(2) 手术治疗:适用于内收型骨折或有移位的骨折、难以牵引复位或手法复位者。在骨折复位后经皮或切开行加压螺纹钉固定术、髋关节置换术。

1) 闭合复位内固定:在 X 线透视下手法复位成功后,在股骨外侧做内固定或 130°角钢板固定。

2) 切开复位内固定:用于手法复位失败、固定不可靠或陈旧骨折病人。

3) 人工股骨头或全髋关节置换术:适用于全身情况较好、有明显移位或旋转,且股骨头缺血坏死的 65 岁以上股骨头下骨折病人或已合并骨关节炎者。

4. 护理和健康教育。

(1) 保持适当的体位,防止骨折移位。

1) 患肢制动、矫正鞋固定:患肢制动,卧床时两腿之间放一枕头,使患肢呈外展中立位,可穿防旋矫正鞋固定,防止髋关节外旋或脱位。通过下肢支架、皮牵引或沙袋固定保持患肢于合适位置。

2) 卧硬板床:卧硬板床休息,经医师允许后方可患侧卧位。更换体位时,应避免患肢内收、外旋或髋部屈曲,防止骨折移位。

3) 正确搬运病人:尽量避免搬运或移动病人,必须搬运移动时,注意将髋关节与患肢整个托起,防止关节脱位或骨折断端造成新的损伤。

(2) 指导病人正确活动。

1) 练习股四头肌的等长舒缩:指导病人进行患肢股四头肌的等长舒缩、踝关节屈伸及足部活动。每小时 1 次,每次 5~20 分钟,以防止下肢深静脉栓塞、肌萎缩和关节僵硬。锻炼前后注意评估患肢的感觉、运动、温度、色泽及有无疼痛和水肿。

2) 指导病人进行双上肢及健侧下肢的全范围关节活动和功能锻炼。

3) 髋关节功能锻炼:行人工全髋关节置换术 1 周后,帮助病人坐在床边进行髋关节功能锻炼,动作应缓慢,活动范围由小到大,活动幅度和力量逐渐加大。指导病人借助吊架和床栏更换体位。

4) 转移和行走训练:评估病人是否需要辅助器械完成日常生活,指导病人坐起、移到轮椅上和行走的方法。非手术治疗的病人 8 周后可逐渐在床上坐起,坐起时双腿不能交叉盘腿,3 个月后可逐渐使用拐杖,患肢在不负重情况下练习行走,6 个月后弃拐行走。行人工全髋关节置换术的病人,1 周后允许下床时,指导病人在有人陪伴下正确使用助行器或拐杖行走。

【股骨干骨折】

股骨干骨折是指股骨小转子与股骨髁之间的骨折,多见于青壮年。

1. 病因及发病机制　有强大的撞击、辗轧等直接暴力易引起横行或粉碎骨折,高处跌落或扭转等间接暴力常致斜行或螺旋形骨折。**远 1/3 段骨折时**,受腓肠肌牵拉作用,远折端向后移位,**易致腘动脉、腘静脉和胫神经、腓总神经损伤**。

2. 临床表现 局部疼痛、肿胀、功能障碍、畸形,检查时,局部压痛、异常活动、可发现骨擦音及骨擦感;**远 1/3 段骨折者可有**肢体远端血运、感觉和运动功能障碍。

3. 治疗原则与护理 皮牵引适于 3 岁以下的儿童,采用垂直悬吊牵引,双下肢垂直向上悬吊,牵引重量以使儿童臀部刚好离开床面为宜。骨牵引适于成人各类型股骨骨折。手术治疗采用切开复位内固定,适用于非手术治疗失败、伴有血管神经损伤或多发性损伤的病人及不宜长期卧床的老年人。术后指导病人练习患肢股四头肌的等长舒缩,同时练习膝关节及踝关节屈伸活动,以促进静脉回流,减轻水肿,防止肌萎缩和关节僵硬。

【胫腓骨干骨折】

胫腓骨干骨折是指发生在胫骨平台以下至踝以上部分的胫腓骨骨折。

1. 病因及发病机制 **是长骨骨折中最常见的一种骨折**,多见于青壮年和儿童。多因车轮辗轧等直接暴力撞击而形成横行、短斜行或粉碎骨折,**易发生开放性骨折**。高处坠落、滑倒等间接暴力可致斜行或螺旋形骨折,腓骨的骨折面高于胫骨的骨折面,软组织损伤小,骨折尖端穿破皮肤可造成开放性骨折。**胫骨远 1/3 段血供少,骨折后有可能延迟愈合或不愈合**。小腿骨折后**易形成骨筋膜室综合征**。儿童胫腓骨干骨折多为青枝骨折。

2. 临床表现 局部疼痛、肿胀、功能障碍、畸形,检查时,局部压痛、异常活动、可发现骨擦音及骨擦感;**可有骨筋膜室综合征的表现**;X 线检查可显示骨折部位、类型等情况。

3. 治疗原则与护理 **横行、短斜行骨折采用手法复位,长腿石膏或小夹板固定**。斜行、螺旋形和轻度粉碎骨折可先行跟骨结节牵引治疗。手法复位失败、严重的粉碎性骨折、受伤时间较短的开放性骨折等可实施手术治疗。伤后早期进行股四头肌的等长舒缩练习、髌骨的被动活动;同时练习足部及趾间关节活动。

护考链接

经 典 例 题

例题 1 患儿男,6 岁。摔倒后左肘关节部着地送来急诊。分诊护士判断该患儿是否合并骨折的最重要依据是

A. 左上臂疼痛　　　　　B. 左上臂畸形　　　　　C. 局部肿胀

D. 局部压痛　　　　　E. 肘关节活动度减小

答案:B

解题导引:骨折的特有体征有畸形、异常(假关节)活动及骨擦音(感),出现一项即可诊断,故选择 B。

例题 2 患者男,22 岁。车祸后右肱骨骨折,行内固定术后 2 周拆线出院。对于该患者的出院宣教,**错误**的是

A. 锻炼需覆盖骨折愈合的全过程　　　　B. 活动范围应由小到大

C. 活动强度应由弱到强　　　　D. 主动和被动活动相结合

E. 活动量应固定,始终一致

答案:E

解题导引:此题的考点是骨折患者的功能锻炼。应遵循分期锻炼(骨折愈合的全过程)与适度锻炼(劳逸结合)、范围由小到大、强度由弱到强、主动锻炼与被动锻炼相结合的原则,故选择 E。

例题 3 患者男,34 岁。因车祸而致右下肢开放性骨折,大量出血,被送来急诊。在医生未到之前,接诊护士应立即

A. 详细询问车祸发生的原因   B. 向医院有关部门报告

C. 给患者注射镇静剂   D. 给患者止血,测量血压,建立静脉通道

E. 给患者使用止血药

答案:D

解题导引:此题的考点是骨折的急救措施。患者右下肢开放性骨折伴有大的血管损伤造成大出血,随时都有发生休克的可能,应立即给患者止血,测量血压,建立静脉通道进行输液。故选择 D。

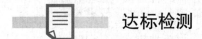 **达标检测**

一、A1/A2 型题(以下每一道题下面有 A、B、C、D、E 五个备选答案。请从中选择一个最佳答案)

★1. 下列哪项是**不完全**性骨折

A. 压缩性骨折   B. 斜行骨折   C. 嵌插性骨折

D. 青枝骨折   E. 粉碎性骨折

★2. 下列属于**不稳定**骨折的是

A. 横行骨折   B. 斜行骨折   C. 嵌插骨折

D. 青枝骨折   E. 裂缝骨折

★3. 新鲜性骨折的时间期限是伤后

A. 1 日内   B. 3 日内   C. 5 日内

D. 2 周内   E. 4 周内

4. 能确认骨折的特征性表现是

A. 疼痛难忍   B. 肿胀、瘀斑   C. 异常活动

D. 功能障碍   E. 压痛明显

5. 一般骨折患者**不可**缺少的检查是

A. 血常规检查   B. X 线摄片   C. CT 检查

D. B 型超声   E. 局部穿刺

6. 开放性骨折患者的主要并发症是

A. 失用性致残   B. 畸形愈合   C. 大量失血

D. 发生感染   E. 骨化性肌炎

★7. 患者男,65 岁。原发性支气管肺癌骨转移,今晨起床时,左小腿疼痛,肿胀,不能行走。X 线示左侧胫腓骨骨干双骨折,导致该患者骨折最可能的原因是

　　A. 直接暴力　　　　　　　B. 间接暴力　　　　　　　C. 肌肉牵拉

　　D. 疲劳性骨折　　　　　　E. 病理性骨折

8. 骨折致缺血性肌挛缩的常见部位是

　　A. 上臂　　　　　　　　　B. 前臂　　　　　　　　　C. 股部

　　D. 臀部　　　　　　　　　E. 肩三角肌

9. 指导骨折患者进行功能锻炼的一般原则是

　　A. 早期以患肢肌肉等张收缩运动为主　　B. 中期以患肢持重或负重活动为主

　　C. 中期以患肢肌肉等长收缩运动为主　　D. 后期以重点关节为主行全面功能锻炼

　　E. 后期避免抗阻力运动

10. 有关骨科患者功能锻炼目的,下列叙述哪项**不妥**

　　A. 预防肌肉萎缩　　　　　B. 预防关节僵硬　　　　　C. 预防骨质疏松

　　D. 预防骨折畸形愈合　　　E. 预防呼吸循环系并发症

11. 下列哪项**不是**牵引术的作用

　　A. 骨折复位作用　　　　　B. 骨折固定作用　　　　　C. 防止骨质脱钙

　　D. 矫正畸形　　　　　　　E. 解除肌肉痉挛

★12. 患者女,34岁。肱骨干骨折术后3日。护士指导患者进行功能锻炼,正确的方法是

　　A. 患侧运用握力器进行前臂肌肉舒缩运动

　　B. 患肢爬墙运动,以活动上臂肌肉

　　C. 用手推墙动作,以活动胸大肌、三角肌

　　D. 运篮球动作,以活动上肢各肌群

　　E. 提重物练习,以促进骨痂愈合

★13. 患儿男,8岁。跌倒时右手掌撑地,少量出血,当时除手掌擦伤外右腕疼痛,逐渐肿胀,活动障碍。诊断为桡骨下端骨折。骨折部位行石膏固定。该患儿最重要的健康教育要点是

　　A. 不需要换石膏　　　　　　　　B. 患侧前臂抬高,注意血液循环

　　C. 随时进行腕关节活动　　　　　D. 随时进行肩关节活动

　　E. 饮食教育

14. 在护理牵引患者的过程中,防止过度牵引的护理方法是

　　A. 抬高床尾　　　　　　　B. 抬高床头　　　　　　　C. 定时测肢体长度

　　D. 患肢抵住床栏　　　　　E. 加强做功能锻炼

15. 肱骨干骨折易伤及

　　A. 腋神经　　　　　　　　B. 正中神经　　　　　　　C. 桡神经

　　D. 尺神经　　　　　　　　E. 臂丛神经

16. 关于肱骨髁上骨折,叙述**不正确**的是

　　A. 可手法复位后屈肘位固定　　　B. 易发生缺血性肌挛缩

　　C. 伸直型骨折最多见　　　　　　D. 易发生骨化性肌炎

　　E. 肘后三点关系失常

17. 有关桡骨远端骨折,下列说法哪项正确

　　A. 以间接暴力为常见　　　　　　B. 骨折远端向背侧尺侧移位

    C. 多采用手术治疗   D. 手法复位后固定于功能位

    E. 固定于屈腕、尺偏、旋前位直至骨折愈合

★18. 患者女,64 岁。摔倒致右股骨头下骨折。因合并有严重心肺疾病,采取非手术治疗 12 周后髋部疼痛没有缓解,下肢活动受限,不能站立和行走。首要考虑该患者出现了

    A. 关节脱位   B. 关节感染   C. 骨折断端神经损伤

    D. 骨折畸形愈合   E. 股骨头缺血性坏死

★19. 患者男,32 岁,车祸后右肱骨骨折,行内固定术后 2 周拆线出院,对于该患者的出院 宣教,**错误**的是

    A. 锻炼需覆盖骨折愈合的全过程   B. 活动范围应由小到大

    C. 活动强度应由弱到强   D. 活动量应固定,始终一致

    E. 主动和被动活动相结合

20. 关于胫腓骨骨折患者的护理,下列哪项叙述**有误**

    A. 易发生开放性骨折   B. 骨折后有可能延迟愈合或不愈合

    C. 易形成骨筋膜室综合征   D. 首先选用手术治疗

    E. 多见于青壮年和儿童

21. 患者男,31 岁。车祸中致右股骨中段开放性骨折,局部畸形,骨折端外露,伤口有活 动性出血。**不妥**的急救措施是

    A. 用清洁布类加压包扎伤口   B. 将外露骨折端现场整复

    C. 检查有无其他合并伤   D. 迅速送往医院

    E. 就地取材固定患肢

22. 患者女,23 岁。车祸致右胫腓骨闭合性骨折。现场抢救转运前最重要的护理是

    A. 抬高患肢   B. 使用止痛药   C. 伤肢固定

    D. 做好手法复位   E. 保持肢体功能位

23. 患者男,35 岁。左股骨干骨折行胫骨结节骨牵引术后 3 周,正确的功能锻炼方法是

    A. 骨折处远端关节活动为主   B. 患肢关节以被动活动为主

    C. 患肢股四头肌等长收缩为主   D. 骨折处近端关节活动为主

    E. 骨折处远、近侧关节活动为主

24. 患者男,34 岁。左股骨干骨折,已行股骨髁上牵引 28 日。为预防尿路结石,正确的 护理是

    A. 留置导尿   B. 使用抗生素   C. 使用溶石药

    D. 使用利尿药   E. 多饮水

25. 患者女,65 岁。跌倒致右桡骨下端骨折,行手法复位石膏外固定,固定前准备,下列 哪项**有误**

    A. 患肢伤口先予换药   B. 患者常规用止痛药

    C. 清洗患者患肢皮肤   D. 维持患肢一定体位

    E. 患肢先予包裹衬垫

26. 患者女,16 岁。左胫腓骨骨折,行石膏固定后第 5 日出现内踝处疼痛,正确的护 理是

    A. 填塞棉花敷料   B. 局部"开窗"或纵行剪开石膏   C. 使用止痛药

D. 继续观察　　　　　E. 拆除石膏

27. 患者男,18 岁。车祸致右胫腓骨骨折,行石膏绷带固定,在护理过程中下列哪项**不妥**

　　A. 固定期间宜抬高患肢　　　　　B. 初 2 日内重点注意肢体受压症状
　　C. 常练习石膏型内肌肉舒缩活动　　D. 拆除石膏后,即可提重物
　　E. 拆除石膏型前,应摄 X 片

★28. 患者男,39 岁。股骨干骨折行持续骨牵引,下列护理**不妥**的是
　　A. 每日给骨针孔处滴乙醇　　　　B. 鼓励患肢活动
　　C. 抬高床脚　　　　　　　　　　D. 常测患肢长度
　　E. 不能清除骨针孔处痂皮

29. 患儿,3 岁。右股骨干骨折,行垂直悬吊皮牵引,牵引术前最重要的护理是
　　A. 观察体温　　　B. 补充营养　　　C. 用物准备
　　D. 皮肤准备　　　E. 心理准备

30. 患者女,64 岁。跌倒致左肱骨干骨折,行手法复位小夹板固定,在护理过程中**不妥**的是
　　A. 缚夹板的带结不能上下移动为宜　　B. 前 1 周内应随时调整缚带松紧度
　　C. 指导患者早期进行患肢功能练习　　D. 肢端疼痛、发绀等应立即复诊
　　E. 抬高患肢

★31. 患儿,7 岁。跌倒致右肱骨髁上骨折,检查时发现右手拇指、示指掌面感觉减退,屈肌力量减弱,考虑合并
　　A. 桡神经损伤　　　B. 尺神经损伤　　　C. 正中神经损伤
　　D. 腋神经损伤　　　E. 肌皮神经损伤

★32. 患者女,58 岁。跌倒致右手腕部疼痛、活动受限 3 小时,检查时发现,右手呈"餐叉"和"枪刺"畸形,此患者可能是
　　A. Colles 骨折　　　B. 右腕关节脱位　　　C. 右腕扭伤
　　D. 右手掌骨骨折　　E. 右尺骨骨折

33. 患者女,56 岁。跌倒致左髋关节肿胀、疼痛 4 小时,检查发现左下肢短缩、屈曲、内收、缩短、外旋畸形。此患者可能是
　　A. 髋关节脱位　　　B. 左股骨颈骨折　　　C. 右腿扭伤
　　D. 股骨上段骨折　　E. 骨盆骨折

34. 患者女,67 岁。跌倒致左股骨颈骨折,现给予持续皮牵引处理。该患者最易发生的并发症是
　　A. 髋关节创伤性关节炎　　　　B. 右坐骨神经损伤
　　C. 休克　　　　　　　　　　　D. 左股骨头缺血性坏死
　　E. 骨化性肌炎

35. 患者女,16 岁。车祸致左大腿肿胀、疼痛 6 小时。护理评估时发现左大腿下段畸形、反常活动,右下肢肿胀明显、皮肤苍白、足背动脉搏动减弱。可能是
　　A. 腓总神经损伤　　　　　B. 胫神经损伤
　　C. 腘动脉损伤　　　　　　D. 胫后动脉损伤

　　　　E. 胫前动脉损伤

36. 患者男,36 岁。车祸致右大腿肿胀疼痛、畸形 4 小时,临床诊断为右股骨中下 1/3 骨折。护理评估时,下列护理评估哪项最重要

　　　　A. 局部疼痛　　　　　　　B. 局部骨擦音　　　　　　　C. 外伤史
　　　　D. 局部伤口　　　　　　　E. 功能障碍

37. 患者女,43 岁。右小腿骨折行长腿石膏管型固定后,诉患肢小腿外侧疼痛,足背麻木,可能压迫了

　　　　A. 胫神经　　　　　　　　B. 坐骨神经　　　　　　　　C. 腓总神经
　　　　D. 腘静脉　　　　　　　　E. 腘动脉

二、A3/A4 型题(以下提供若干个案例,每个案例下设若干个考题,请根据各考题题干所提供的信息,在每题下面 A、B、C、D、E 五个备选答案中选择一个最佳答案)

(38~40 题共用题干)

　　患者女,37 岁。车祸右大腿肿胀、疼痛 3 小时急诊来医院。护理评估时发现,右大腿部中段肿胀明显、青紫,有假关节活动。行 X 线检查,报告提示右股骨干中段粉碎性骨折。其他检查未见明显异常。

38. 作为急诊科护士,首先应进行下列哪项最有价值的护理

　　　　A. 传呼医师来进行处理　　　　　　B. 临时用小夹板固定
　　　　C. 给予口服止痛药　　　　　　　　D. 送去一杯水,做好安慰
　　　　E. 提供一张床铺

39. 病情观察时,首先注意观察的并发症是

　　　　A. 内脏损伤　　　　　　　B. 感染　　　　　　　　　C. 休克
　　　　D. 畸形愈合　　　　　　　E. 骨筋膜室综合征

40. 收住院后,行右胫骨结节牵引,其正确的护理是

　　　　A. 保持床体向左倾斜　　　　　　　B. 保持床体平置
　　　　C. 保持床体向右倾斜　　　　　　　D. 保持床尾(足端)抬高
　　　　E. 保持床头(头端)抬高

(41~43 题共用题干)

　　患者男,12 岁。高处跌下致左肘部疼痛、肿胀 1 小时。护理评估可见:左肘部肿胀明显,触痛,活动障碍,急诊科护士给做临时固定时偶触及骨擦感。

41. 此患者可能是

　　　　A. 肘关节前脱位　　　　　　　　　B. 肘关节后脱位
　　　　C. 肱骨髁上伸直型骨折　　　　　　D. 肘关节侧方脱位
　　　　E. 肱骨髁上屈曲型骨折

★42. 护理过程中,特别应注意观察是否伤及

　　　　A. 肱三头肌　　　　　　　B. 肱二头肌　　　　　　　C. 尺神经
　　　　D. 肱动脉　　　　　　　　E. 头静脉

43. 住院后,行左上肢屈肘位石膏托固定,第 2 日,患者诉左手疼痛,检查发现左手指苍白发凉。应立即采取的护理措施是

A. 给予止痛药

B. 抬高患肢,活动手指

C. 拆除石膏,减小左肘屈曲度后,另行固定

D. 给予安慰和关怀

E. 立即手术

答　案

1	2	3	4	5	6	7	8	9	10	11	12	13	14	15
D	B	D	C	B	D	E	B	D	D	C	A	B	C	C

16	17	18	19	20	21	22	23	24	25	26	27	28	29	30
E	A	E	D	D	B	C	E	E	B	B	D	E	D	A

31	32	33	34	35	36	37	38	39	40	41	42	43
C	A	B	D	C	B	C	B	C	D	C	D	C

解题导引

1. D。**不完全骨折**是骨质连续性部分中断只有**青枝骨折**、**裂缝骨折**等;而**完全性骨折**是骨质连续性完全中断,包括**横行骨折**、**斜行骨折**、**螺旋形骨折**、**粉碎性骨折**、**嵌插骨折**、**压缩骨折**、**凹陷骨折**和骨骺分离等。

2. B。**不稳定骨折**是复位后易于移位的骨折,如**斜行骨折**、**螺旋形骨折**、**粉碎性骨折**等;**稳定性骨折**,即复位后在适当外固定下不易再移位的骨折,如**不完全骨折的青枝**、**裂缝骨折**和完全性骨折的横断、嵌插骨折等。

3. D。按骨折后时间长短分为新鲜骨折(**发生在2周内的骨折**)和陈旧骨折(**发生在2周之前的骨折**)。陈旧性骨折由于断端血肿机化,已经形成纤维性粘连,复位较难,多需手术处理。

7. E。根据该患者的病史,首先考虑该患者的骨折为肺癌骨转移所致,骨骼病变引起的骨折为病理性骨折。

12. A。骨折后功能锻炼可分为三个阶段,**早期**(伤后1~2周)主要进行患肢**肌肉的收缩**和**舒张练习**,**中期**(伤后3~6周)进行**骨折上下两个关节的活动**,晚期(伤后6~8周)骨折已达到临床愈合标准后应进行**患肢全面功能锻炼**。该患者属于骨折早期,只能进行患肢的肌肉舒缩活动,爬墙运动、推墙动作、运篮球动作等均可引起断端远近关节活动,影响断端固定,此期不宜进行,而提重物练习可造成断端分离,影响骨折愈合,此时亦不可进行。

13. B。石膏固定后的早期应加强制动及护理,密切观察病情变化,防止并发症的发生,患肢抬高以利静脉回流,减轻肿胀,防止骨筋膜室综合征的发生,出现异常时应及时检查局部情况,必要时更换石膏。

18. E。股骨颈头下型骨折时由于局部血供遭到破坏易发生股骨头缺血坏死和愈合不良，因此根据该患者的临床表现首先要考虑出现了股骨头缺血性坏死。

19. D。骨折患者的功能锻炼应遵循分期锻炼（骨折愈合的全过程）与适度锻炼（劳逸结合）、范围由小到大、强度由弱到强、主动锻炼与被动锻炼相结合的原则。

28. E。骨牵引时应定时测量：每日测量肢体长度，两侧对比，防止牵引力量不足或过度牵引。同时防止牵引针孔感染：保持牵引针孔周围皮肤清洁，防止牵引针左右滑动，在针孔处滴 75% 乙醇，每日 2 次，及时清除针孔处的分泌物或痂皮，无菌敷料覆盖。

31. C。髁上部伸直型骨折。骨折近侧端常损伤肱前肌，压迫或损伤正中神经。

32. A。桡骨远端约 3cm 内的骨折，以老年人多见，以伸直型骨折（Colles 骨折）多见。跌倒时腕部背伸，以手掌撑地所致。间接暴力使骨折远端向背侧桡侧移位。局部典型移位时侧面观呈"餐叉"畸形，正面观为"枪刺"畸形。

42.D。髁上部伸直型骨折。骨折近侧端常损伤肱前肌，压迫或损伤肱动脉，造成前臂缺血性肌挛缩。

 背景拓展

股骨颈骨折

股骨颈骨折对骨科医师一直是一个巨大的挑战，至今，其治疗和结果等许多方面仍遗留有未解决的问题。随着人均寿命的逐渐增长，社会越来越老龄化，大量股骨颈骨折及其后遗症病人需要住院和家庭护理。早期的解剖复位、骨折的加压和牢固内固定可促进愈合，但由于股骨颈骨折后股骨头的血液供应相当不稳定，医师可能无法控制缺血性坏死的发生。

第二节　骨盆骨折病人的护理

 考点聚焦

本节知识点较少，需考生及时复习识记，预计今后对这部分内容的考查稳中有变。近几年护考的知识点是骨盆骨折合并伤的急救和术后护理。今后考查重点有骨盆骨折的临床表现鉴别、主要检查方法和术后并发症的预防措施。

 课标精析

【病因】

骨盆骨折多由直接暴力挤压骨盆所致，多伴有合并症和多发伤。年轻人骨盆骨折主要是由于交通事故和高处坠落引起,老年人骨盆骨折最常见的原因是摔倒。

【临床表现】

局部肿胀、压痛、畸形、会阴部瘀斑,肢体长度不对称,**若膀胱和尿道损伤可出现血尿,腹内器官损伤可出现急腹症症状和休克症状。严重的骨盆骨折伴大量出血时,常合并休克。骨盆分离试验和骨盆挤压试验阳性。检查者双手交叉撑开病人的两髂嵴,使两骶髂关节的关节面更紧贴,而骨折的骨盆前环产生分离,如出现疼痛即为骨盆分离试验阳性。双手挤压病人的两髂嵴,伤处仍出现疼痛为骨盆挤压试验阳性。**

【辅助检查】

X线和CT检查能直接反映是否存在骨盆骨折及其类型。

【治疗原则】

首先处理休克和各种危及生命的合并症,再处理骨折。

1. 非手术治疗

(1) 卧床休息:骨盆边缘骨折、骶尾骨骨折应根据损伤程度卧硬板床休息3~4周,以保持骨盆的稳定。

(2) 复位与固定:不稳定性骨折可用骨盆兜悬吊牵引、髋人字石膏、骨牵引等方法达到复位与固定的目的。

2. 手术治疗

(1) 骨外固定架固定术:适用于骨盆环两处骨折病人。

(2) 切开复位钢板内固定术:适用于骨盆环两处以上骨折病人,以保持骨盆的稳定。

【护理诊断/问题】

1. 组织灌注量不足　与骨盆损伤、出血等有关。

2. 躯体活动障碍　与骨盆骨折有关。

3. 有皮肤完整性受损的危险　与骨盆骨折和活动障碍有关。

【护理措施】

1. 补充血容量和维持正常的组织灌注

(1) 观察生命体征:骨盆骨折常合并静脉丛及动脉出血,可出现低血容量性休克。应注意观察病人的意识、脉搏、血压和尿量,及时发现和处理血容量不足。

(2) 建立静脉输液通路:及时按医嘱输血和补液,纠正血容量不足。

(3) 及时止血和处理腹腔内脏器损伤:若经抗休克治疗和护理仍不能维持血压,应及时通知医师,并协助做好手术准备。

2. 维持排尿、排便通畅

(1) 观察:注意病人尿量、色泽及有无排尿困难;有无腹胀和便秘。

(2) 导尿护理:对于尿道损伤致排尿困难者,予以留置导尿,并加强尿道口和导尿管的护理;保持导尿管通畅。

(3) 饮食:鼓励病人多食富含膳食纤维的食物、新鲜水果和蔬菜,多饮水,以利大便通畅。

(4) 通便:明显便秘的病人,可根据医嘱给予开塞露等通便。

3. 皮肤护理

(1) 保持个人卫生清洁:注意卧床病人的皮肤护理,保持皮肤清洁、健康和床单平整干燥;按时按摩受压部位;防止发生压疮。

(2) 体位:协助病人更换体位,骨折愈合后方可向患侧卧位。

4. 健康教育　指导病人合理活动,根据骨折的稳定性和治疗方案,与病人一起制订适宜的锻炼计划并指导其实施。部分病人在手术后几日内即可完全持重,行牵引的病人需 12 周以后才能持重。对于长时间卧床的病人,指导其练习深呼吸、进行肢体肌肉的等长舒缩,每日多次,每次 5~20 分钟。

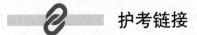

护考链接

经 典 例 题

例题　患者男,31 岁。因车祸造成骨盆骨折。如抢救不及时延误了治疗,可发生的最严重并发症是

A. 直肠损伤　　　　　　　　　　　　B. 膀胱、尿道损伤

C. 腰骶神经丛损伤　　　　　　　　　D. 休克

E. 功能障碍

答案:D

解题导引:此题的考点是骨盆骨折后可造成直肠损伤、膀胱和后尿道损伤、腰骶神经丛损伤和相应的功能障碍,但最严重的是休克。故选择 D。

达标检测

一、A1/A2 型题(以下每一道题下面有 A、B、C、D、E 五个备选答案。请从中选择一个最佳答案)

★1. 骨盆骨折的主要体征是

　　A. 骨擦音和骨擦感　　　　　　　　B. 异常活动

　　C. 骨端外露　　　　　　　　　　　D. 局部肿胀、瘀斑

　　E. 骨盆挤压分离试验阳性

2. 有关骨盆骨折的叙述,下列哪项正确

　　A. 多为间接暴力所致　　　　　　　B. 无骨擦音出现

　　C. 常合并膀胱损伤　　　　　　　　D. 首选切开复位内固定

　　E. 骨折一般不易发现

★3. 患者男,45 岁。因车祸致伤急诊入院。初步检查拟诊骨盆骨折合并腹腔内脏损伤,有休克征象。护士应首先给予

　　A. 建立静脉通道　　　　　　　　　B. 准备骨盆兜,行悬吊牵引

　　C. 准备腹腔手术止血　　　　　　　D. 准备髋部石膏固定

　　E. 准备骨牵引器材

二、A3/A4 型题（以下提供若干个案例，每个案例下设若干个考题，请根据各考题题干所提供的信息，在每题下面 A、B、C、D、E 五个备选答案中选择一个最佳答案）

（4~5 题共用题干）

患者男，34 岁。因交通事故引起骨盆骨折。

4. 接诊患者时首先应注意的并发症是

    A. 休克   B. 膀胱破裂   C. 脂肪栓塞

    D. 直肠损伤   E. 坐骨神经损伤

5. 该患者在体格检查时**不会**出现

    A. 血压下降   B. 体温升高   C. 骨盆分离试验阳性

    D. 骨盆挤压试验阳性   E. 会阴部瘀斑

答 案

1	2	3	4	5								
E	C	A	A	B								

解题导引

1. E。骨盆分离试验和骨盆挤压试验阳性是骨盆骨折的特有体征。检查者双手交叉撑开病人的两髂嵴，使两骶髂关节的关节面更紧贴，而骨折的骨盆前环产生分离，如出现疼痛即为骨盆分离试验阳性。双手挤压病人的两髂嵴，伤处仍出现疼痛为骨盆挤压试验阳性。

3. A。该患者因车祸导致腹腔内脏损伤和骨盆骨折，引起休克，对休克患者的基本治疗措施是扩容，而扩容的前提是开放静脉通道。

背景拓展

骨盆骨折并发腹膜后血肿

    骨盆各骨主要为松质骨，盆壁肌肉多，邻近又有许多动脉丛和静脉丛，血液供应丰富，盆腔与后腹膜的间隙又系疏松结缔组织构成，有巨大空隙可容纳出血，因此骨折后可引起广泛出血。巨大腹膜后血肿可蔓延到肾区、膈下或肠系膜。病人常有休克，并可有腹痛、腹胀、肠鸣减弱及腹肌紧张等腹膜刺激的症状。为了与腹腔内出血鉴别，可进行腹腔诊断性穿刺，但穿刺不宜过深，以免进入腹膜后血肿内，误认为是腹腔内出血。故必须严密细致观察，反复检查。

第三节　关节脱位病人的护理

 考点聚焦

　　本节知识点较多,需考生及时复习识记,预计今后对这部分内容的考查稳中有变。近几年护考的知识点是脱位的分类,今后考查重点有脱位的临床表现鉴别、主要检查方法和术后并发症的预防措施,难点主要是常见脱位表现特点的鉴别。

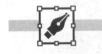 **课标精析**

一、概述

骨关节面失去正常的对合关系称为关节脱位。

【病因病理】

　　1. 病因　脱位多由下列因素引起:创伤性脱位多发生于青壮年,主要由外来暴力间接作用于正常关节引起;先天性脱位由于胚胎发育异常,导致骨关节结构缺陷,出生后已发生脱位;病理性脱位是由于骨关节患某种疾病,如骨关节结核、骨肿瘤等,使得骨关节结构破坏,关节失去稳定,受到轻微外力即可发生脱位;**习惯性脱位是由于创伤性脱位破坏了关节囊、韧带,使关节松弛,再受到轻微外力即可引起脱位,习惯性脱位的发生与初次脱位治疗不当有关系。**

　　2. 病理　关节脱位时发生关节囊撕破、韧带损伤、局部出血和关节内积血,血肿机化可形成关节粘连。常伴有骨折和周围血管神经损伤。

【脱位分类】

　　1. 按脱位发生后时间分　**新鲜脱位(2周内)和陈旧脱位(2周后)。**

　　2. 按有无伤口分　**闭合性脱位和开放性脱位。**

　　3. 按脱位程度分　**全脱位和半脱位。**

　　4. 按关节远侧骨端移位方向分　**前脱位、后脱位、侧方脱位等。**

【临床表现】

　　1. 一般表现　脱位的关节疼痛、肿胀、活动功能障碍。

　　2. 特征表现　脱位的**关节畸形、弹性固定、关节窝空虚。**

【辅助检查】

　　X线检查可明确脱位及其类型、了解有无合并骨折等。

【并发症】

　　关节内、外骨折;关节附近重要血管损伤;关节附近重要神经麻痹;晚期可能发生骨化性肌炎或创伤性关节炎等。

【治疗原则】

　　1. 复位　手法复位为主,早期进行效果好。伴有关节内骨折及软组织嵌入、陈旧性脱位手法复位失败的病人采用手术复位。

2. 固定　复位后固定有利于关节囊、韧带及周围软组织得以修复,但时间不可过长,以免引起关节僵硬,一般固定 2~3 周。

3. 功能锻炼　目的是防止肌肉萎缩、关节僵硬。固定后即开始功能锻炼,早期舒缩患部周围的肌肉及其他关节,去除固定后,逐渐活动患部关节。主动活动为主,被动为辅,配合理疗。

【护理诊断 / 问题】

1. 疼痛　与关节损伤有关。

2. 有血管、神经受损的危险　与关节脱位有关。

3. 知识缺乏　缺乏有关脱位的康复知识。

【护理措施】

1. 加强心理护理。

2. 受伤初期、复位与固定后或手术后注意观察伤肢远端皮肤的色泽、温度、感觉和指(趾)活动情况,触摸动脉搏动并与健侧相比较。如发现异常,及时与医师联系。

3. 缓解疼痛　遵医嘱给予镇痛药物,以促进病人的舒适与睡眠。

4. 受伤关节早期可冷敷,以减轻局部组织渗血和肿胀。24 小时后可热敷,以促进积血和水肿吸收,加快损伤组织修复。

5. **患肢抬高;保持患肢功能位或治疗必要的位置;指导功能锻炼**,一般在复位固定后开始功能锻炼,即做固定范围内肌肉等长舒缩,解除固定后逐渐增加活动力量和范围。

二、常见关节脱位

【肩关节脱位】

1. 病因病理　多由间接暴力引起。当身体侧位跌倒时,手掌着地,外展、外旋的暴力撕破关节囊前部,肱骨头滑出肩胛盂而脱位;也可发生在向后跌倒时,肱骨后侧被撞击,暴力使肩关节前脱位。肩关节脱位依暴力作用方向及受伤时体位分为前脱位、后脱位、下脱位、盂上脱位四种类型,前脱位多见。前脱位又分为喙突下脱位、锁骨下脱位和盂下脱位,以喙突下脱位多见。肩关节脱位可伴有肩锁关节脱位和肱骨大结节撕脱骨折。

2. 临床表现　患肩疼痛,不能活动,呈“**方肩畸形**”(图 19-19),关节窝处空虚,**杜加试验(Dugas 征)阳性**。肩关节脱位后,患侧手掌搭在健侧肩部时,肘部不能紧贴胸壁;或患侧肘部紧贴胸壁时,手掌不能搭在对侧肩上,称为杜加试验阳性。X 片可显示脱位类型及有无骨折。

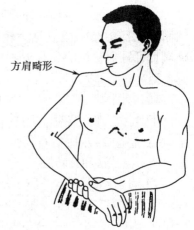

方肩畸形

3. 治疗原则

(1)复位:以手法复位,方法有病人取卧位的手牵足蹬法(图 19-20)和病人取坐位的牵引回旋法。

(2)固定:复位后将肩关节固定于内收、内旋、屈肘90°,用三角巾悬吊于胸前,固定 3 周。

(3)功能锻炼:固定期间活动手和腕,解除固定后逐

图 19-19　肩关节前脱位方肩畸形

渐活动肩关节。

【肘关节脱位】

1. 病因病理   肘关节脱位较多见,多由间接暴力引起。跌倒时,上臂伸直,手掌着地,暴力传导至尺、桡骨上端,尺骨鹰嘴突产生杠杆作用,使尺、桡骨近端向后上移位,形成后脱位。肘后方受直接暴力打击,可发生尺骨鹰嘴骨折和肘关节前脱位,少见。严重的肘关节脱位可导致神经、血管损伤,甚至发生Volkmann前臂缺血性挛缩。

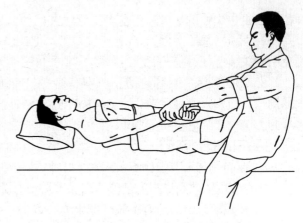

图 19-20   肩关节前脱位足蹬法复位

2. 临床表现   除脱位一般表现外,**肘部明显畸形,患肘处于半伸位弹性固定。肘后三点关系失常**。X线检查可明确脱位方向及是否有骨折。

3. 治疗原则

(1) 复位:尽早手法复位,少数手法复位失败者采用手术切开复位。

(2) 固定:复位后用长臂石膏托固定肘关节于屈肘90°,前臂三角巾悬吊于胸前,一般固定2~3周。

(3) 功能锻炼:固定期间,可做伸掌、握拳、手指屈伸等活动,同时在外固定保护下做肩、腕关节、手指活动。去除固定后练习肘关节的屈伸、前臂旋转活动及锻炼肘关节周围肌力。

【髋关节脱位】

1. 病因和分类   髋关节脱位为间接外力所致,即当髋关节屈曲或伴有内收时,膝部受到强大的暴力作用,经股骨干传至股骨头向后冲出关节囊。也可于病人弯腰工作时,暴力作用于腰骶部,同样可使股骨头向后冲出关节囊,发生髋关节后脱位。髋关节脱位按脱位后股骨头的位置分为以下三类:后脱位、前脱位、中心脱位,其中后脱位最多见,约占85%~90%;前脱位和中心脱位少见,多发生于重大交通事故。中心脱位都伴有骨盆骨折,甚至盆腔内脏器损伤,一般都出现失血性休克。

2. 临床表现   患髋疼痛,活动障碍。**患肢短缩,髋关节在屈曲、内收、内旋畸形状态弹性固定(图 19-21)。检查见大转子上移**,臀部异常隆起且可触到移位的股骨头。X线检查可明确脱位类型及有无骨折。

3. 治疗原则

(1) 复位:髋关节脱位后宜尽早复位,最好在24小时内,超过24小时后再复位十分困难。手法复位方法有提拉法和旋转法。

(2) 固定:复位后置患肢于外展中立位,用持续皮牵引或穿丁字鞋固定患肢。一般固定2~3周,严禁屈曲、内收、内旋动作,避免再脱位。

(3) 功能锻炼:固定期间做股四头肌等长收缩,

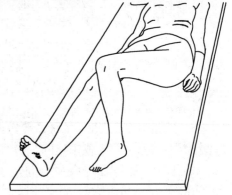

图 19-21   左髋关节后脱位畸形

3周后开始活动关节,4周后扶拐下地,3个月内患肢不能负重,以防止股骨头变形。

🔗 护考链接

经 典 例 题

例题　患儿,14岁。近年来多次发生右肩关节脱位。其主要病因是

A. 年龄较小　　　　　　B. 缺少自我保护意识　　　　C. 体质较差

D. 初次脱位未行固定　　E. 初次损伤较重

答案:D

解题导引:此题的考点是肩关节多次发生脱位属于习惯性脱位,造成习惯性脱位的原因是初次脱位未行固定,导致脱出,使关节囊不愈合,形成习惯性脱位。故选择D。

📋 达标检测

A1/A2 型题(以下每一道题下面有 A、B、C、D、E 五个备选答案。请从中选择一个最佳答案)

★1. 骨折与脱位都会出现的体征是

　　A. 弹性固定　　　　　　B. 畸形　　　　　　　　C. 骨擦音

　　D. 异常活动　　　　　　E. 关节部位空虚

2. 新鲜脱位是指发生脱位时间是在

　　A. 3 日内　　　　　　　B. 1 周内　　　　　　　C. 2 周内

　　D. 1 个月内　　　　　　E. 2 个月内

3. 下列哪项**不是**关节脱位的治疗原则

　　A. 及早复位　　　　　　B. 妥善固定　　　　　　C. 功能锻炼

　　D. 内外用药　　　　　　E. 关节融合

4. 患儿,3岁。会阴部增宽,大转子上移,临床诊断为髋关节脱位。护理评估时其原因是

　　A. 暴力损伤　　　　　　B. 关节病变　　　　　　C. 先天因素

　　D. 习惯性脱位　　　　　E. 肿瘤

★5. 患者男,18岁。跌倒致右肩部疼痛、活动受限,临床诊断为右肩关节脱位。护理评估时典型表现是

　　A. 右肩部疼痛　　　　　B. 功能障碍　　　　　　C. 右肩部肿胀

　　D. 方肩畸形　　　　　　E. 右手麻木

★6. 患者女,25岁。外伤致左肘关节脱位。护理评估时,能与髁上骨折鉴别的表现是

　　A. 合并神经损伤　　　　B. 左肘部肿胀　　　　　C. 左肘部畸形

　　D. 左肘后三点关系失常　E. 活动受限

7. 患者男,25岁。车祸致右肘关节脱位,行手法复位,三角巾悬吊固定于功能位,护士

嘱固定 3 周,其目的是

  A. 加快愈合   B. 减轻痛苦   C. 防止发生习惯性脱位

  D. 避免功能障碍   E. 防止并发畸形

8. 患者男,45 岁。车祸致右髋关节脱位,麻醉下行手法复位,持续皮牵引固定 3 周,其主要目的是

  A. 减轻痛苦   B. 加快愈合   C. 避免功能障碍

  D. 防止股骨头坏死   E. 防止并发畸形

9. 患者男,35 岁。车祸致左髋关节脱位。护理评估时,典型表现是

  A. 左髋疼痛   B. 左腹股沟处肿胀   C. 左髋活动障碍

  D. 大转子叩击痛阳性   E. 左髋关节在屈曲、内收、内旋畸形

10. 患者男,38 岁。外伤致肩关节脱位。护理评估时,下列哪项为关节脱位的特有体征

  A. 关节疼痛   B. 关节肿胀   C. 关节处有伤口

  D. 弹性固定   E. 功能障碍

答　案

1	2	3	4	5	6	7	8	9	10						
B	C	E	A	D	D	C	D	E	D						

 解题导引

1. B。骨折的特征性表现有畸形、异常活动(假关节)、骨擦音骨擦感;脱位的特征性表现有关节畸形、弹性固定、关节窝空虚。二者的共性是畸形。

5. D。肩关节脱位的典型表现是患肩疼痛,不能活动,呈"**方肩畸形**",关节窝处空虚,<u>杜加试验(Dugas 征)阳性</u>。

6. D。肘关节脱位较多见,表现为肘部明显畸形,患肘处于半伸位弹性固定。<u>肘后三点关系失常</u>。

 背景拓展

脱位的治疗

  急性脱位很少需要手术治疗。在治疗大多数无合并症的急性脱位时,首先应在静脉镇静、镇痛或全身麻醉下,试用闭合复位。在开始诊断和治疗时应让病人清楚,急性脱位即使立即复位也并不能保证获得满意的效果。关节软骨、关节囊、韧带和骨的血供损害均可导致创伤性关节炎。还应向病人讲明,任何关节在开放复位或闭合复位后,都有发生异位骨化、创伤性关节炎和缺血性坏死的可能。这些并发症通常是由造成脱位的巨大外力导致的。

第四节 脊柱骨折及脊髓损伤病人的护理

考点聚焦

本节知识点较多,需考生及时复习识记,预计今后对这部分内容的考查稳中有变。近几年护考的知识点是颈椎骨折的急救、颈脊髓损伤的表现特点和行李护理,今后考查重点有脊柱骨折及脊髓损伤的临床表现鉴别、主要检查方法和术后并发症的预防措施,难点主要是脊髓损伤各部位表现特点的鉴别。

课标精析

一、脊椎骨折

脊柱骨折以**胸、腰椎骨折多见**,颈椎骨折常伴有脱位、脊髓损伤,易致残或危及生命。

【病因】

主要原因是暴力,多数由间接暴力引起,少数因直接暴力所致。直接暴力所致的脊柱骨折,多见于战伤、爆炸伤、直接撞伤等。

【临床表现】

局部疼痛、肿胀、脊柱活动受限,骨折处棘突有明显压痛和叩痛,**胸、腰椎骨折常有后突畸形。合并截瘫时,损伤脊髓平面以下感觉、运动、反射障碍;颈椎骨折致高位截瘫时四肢瘫痪,可出现呼吸困难或呼吸停止。**

【辅助检查】

1. X线检查 可显示骨折部位、类型和程度、关节脱位、棘突间隙改变等。

2. CT、MRI 可进一步显示骨骼、关节和椎管的变化。

【治疗原则】

病人伴有多发性损伤,如颅脑损伤、胸部损伤、腹部损伤、严重的内外出血以及休克等危及生命的急症应优先处理。

1. 胸、腰椎骨折

(1) 单纯压缩骨折:椎体压缩不足 1/3 的病人或老年病人不能耐受复位和固定者,应卧硬板床,骨折部位加厚枕,使脊柱过伸。3 日后开始腰背肌锻炼,初起臀部不离床左右移动,以后背伸,使臀部离开床面,逐渐加大力度。伤后第 3 个月可以少许下床,3 个月后逐渐增加下床活动的时间。椎体压缩大于 1/3 的年轻病人,可用双踝悬吊法过伸复位,复位后石膏背心固定 3 个月,固定期间坚持每日背肌锻炼。

(2) 爆破型骨折:有神经症状和有骨折片挤入椎管内者,需手术治疗。

2. 颈椎骨折

(1) 稳定型骨折:牵引复位,复位后石膏固定。

1）颌枕带牵引:轻度压缩骨折采用颌枕带卧位牵引复位,牵引重量 3kg,复位后头颈胸石膏固定 3 个月,石膏干固后可起床活动。

2）颅骨牵引:压缩明显或双侧椎间关节脱位采用持续颅骨牵引复位,牵引重量 3~5kg,复位后再牵引 2~3 周,头颈胸石膏固定 3 个月。

(2) 爆破型骨折:原则上手术治疗,一般经前路手术,祛除骨片、减压、植骨融合及内固定。该类损伤一般病情严重,若存在严重并发伤,待病情稳定后再行手术。

【护理诊断/问题】

1. 有皮肤完整性受损的危险　与活动障碍和长期卧床有关。

2. 潜在并发症:脊髓损伤、失用性肌萎缩、关节僵硬等。

【护理措施】

1. 急救搬运　由 3 人分别托扶病人的头背、腰臀及双下肢部位,协调动作,平稳置于脊柱板、木板或门板上;也可将病人保持平直体位,整体滚动到木板上抬运。始终保持脊柱中立位,切忌背驮、抱持等方法(图 19-22)。疑有颈椎骨折或脱位时,需要另加一人牵引固定头部,用双手牵引头部使颈椎维持中立位,平置病人于硬板上,在头颈两侧填塞沙袋或布团以限制头颈活动(图 19-23)。

2. 保持皮肤的完整性,预防压疮发生。

(1) 轴式翻身:损伤早期应每 2~3 小时翻身一次,分别采用仰卧和左、右侧卧位。侧卧时,两腿之间应垫软枕。每 2 小时检查皮肤一次。

(2) 保持病床清洁干燥和舒适:有条件的可使用特制翻身床、小垫床、明胶床垫、电脑分区域充气床垫、波纹气垫等。注意保护骨突部位,使用气垫或棉圈等使骨突部位悬空,定时对受压的骨突部位进行按摩。保持个人清洁卫生和床单平整干燥。

(3) 避免营养不良:保证足够的营养素摄入,提高机体抵抗力。

3. 健康教育　出院后继续康复锻炼,防止失用性肌萎缩和关节僵硬的发生。

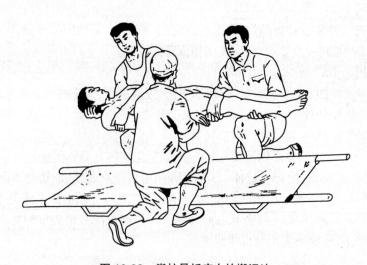

图 19-22　脊柱骨折病人的搬运法

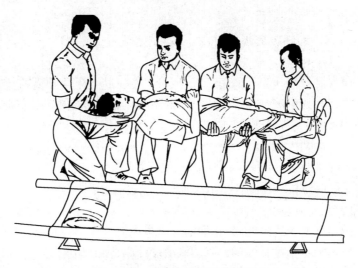

图 19-23　颈椎骨折病人的搬运法

二、脊髓损伤

【病因病理】

脊髓损伤多继发于脊椎骨折、脱位,移位的椎骨或突入椎管内的骨折片,可压迫、损伤脊髓或马尾神经而引起瘫痪。损伤平面以下的感觉、运动、反射及括约肌功能部分丧失,为**不完全瘫痪**;功能完全丧失为**完全瘫痪**。**胸腰椎骨折引起脊髓损伤出现下肢瘫痪,称为截瘫;如颈髓损伤引起高位瘫痪,称为四肢瘫痪,简称四瘫。**

按脊髓损伤的程度**分为脊髓震荡、脊髓挫伤、脊髓受压、脊髓断裂、马尾神经损伤。**

【临床表现】

1. 脊髓震荡　脊髓形态学上无病理改变,只是**暂时性的功能抑制而表现弛缓性瘫痪**,短时间即可恢复。

2. 脊髓损伤(**脊髓挫、裂伤和脊髓受压**)　伤后出现**损伤平面以下的感觉、运动、反射及括约肌功能部分或完全丧失**。较重的脊髓损伤后常立即发生损伤平面以下**弛缓性瘫痪**,感觉、运动、反射活动消失,即称之为**脊髓休克**;一般 2~4 周后逐渐演变为**痉挛性瘫痪**,肌张力增高、腱反射亢进,出现**病理性锥体束征**。胸段脊髓损伤表现为**截瘫;颈段脊髓损伤表现为四肢瘫**,上颈段损伤表现为四肢痉挛性瘫痪,下颈段损伤表现为上肢迟缓性瘫痪而下肢痉挛性瘫痪。注意颈 4 以上脊髓损伤可能发生呼吸困难或呼吸停止。

损伤平面以下同侧肢体的运动和深感觉丧失,对侧肢体的痛觉和温度觉丧失,称为**脊髓半切征**(Brown-Sequard 征)。

3. 脊髓圆锥损伤　第 1 腰椎骨折可损伤脊髓圆锥,表现为会阴部皮肤鞍状感觉消失、括约肌功能及性功能障碍,而双下肢的感觉和运动功能可保持正常。

4. 马尾神经损伤　第 2 腰椎以下骨折、脱位可损伤马尾神经,表现为受伤平面以下弛缓性瘫痪,感觉、运动、括约肌功能丧失,肌张力降低、腱反射消失,没有病理性锥体束征。

【辅助检查】

X 片可观察骨折、脱位及移位情况。CT、MRI 可显示脊髓损伤和椎管内软组织情况。

【常见并发症】

1. **呼吸系统感染和呼吸衰竭**　前者与痰液不能排出、长期卧床发生坠积性肺炎有关；后者与颈脊髓损伤有关。

2. **泌尿系感染和结石**　因尿潴留、留置尿管以及长期卧床骨质脱钙所致。

3. **压疮**　伤后长期卧床，皮肤感觉丧失，局部血供不足造成皮肤坏死形成压疮。

4. 肢体肌肉萎缩、关节僵硬或肢体畸形。

5. 其他

(1) 体温异常：颈髓损伤后体温调节中枢丧失调节功能，病人可出现体温过高或过低。

(2) 腹胀、便秘：长期卧床胃肠功能受到抑制，引起腹胀和便秘。

【治疗原则】

1. **固定**　及早采取合适固定，防止脊髓进一步损伤。

2. **脱水**　应用地塞米松、甘露醇、高压氧治疗，以减轻脊髓水肿。

3. **解除压迫**　手术治疗，尽早解除脊髓受压。

【护理诊断/问题】

1. 气体交换受损　与脊髓损伤、呼吸肌麻痹、清理呼吸道无效有关。

2. 体温过高或过低　与脊髓损伤、自主神经系统功能紊乱有关。

3. 尿潴留　与脊髓损伤有关。

4. 便秘　与脊髓神经损伤长期卧床有关。

5. 自我形象紊乱　与躯体移动和感觉障碍有关。

6. 有皮肤完整性受损的危险　与长期卧床活动障碍有关。

【护理措施】

1. 观察肢体瘫痪程度及常见并发症的发生　①瘫痪程度常以**截瘫指数**为评定指标。**即以"0、1、2"表示肢体的运动、感觉和括约肌功能(排便、排尿)障碍程度，"0"示功能正常，"1"示功能部分障碍，"2"示功能完全障碍**。将肢体运动、感觉和二便障碍的3项指数相加，可大体反映瘫痪程度。②特别注意肺炎、泌尿系感染及结石、压疮三大并发症发生时的早期表现。注意高位截瘫者有呼吸困难或窒息的危险。

2. 加强心理护理，关心病人，使其能正视现实，增强治疗信心。

3. 满足病人生活需要，训练、提高病人的生活自理能力。

4. **每2小时按时翻身一次**，积极采取预防压疮的措施。

5. 对瘫痪肢体定时**被动活动、按摩及针灸等**；以软垫、支架等支持瘫痪肢体，使其**保持于功能位**，避免畸形发生。**外伤性截瘫在3个月左右即可练习起坐、使用拐杖或轮椅下地活动**。

6. 供给**富含营养的易消化食物，多吃水果、蔬菜**，增加每日饮水量。**鼓励病人自行排便，肠胀气时**给予腹部按摩、肛管排气或灌肠等。**便秘时**可服用液状石蜡、番泻叶等缓泻剂，必要时通便灌肠或以手指挖出干结粪块。每日定时以手指做**肛门按摩**，刺激括约肌舒缩活动，有助于排便反射功能的恢复。

7. 吸烟者**戒烟**，做深呼吸练习。**痰液黏稠排出不畅者给予**拍背、使用化痰药物或雾化吸入，使用抗生素。**高位截瘫病人**必要时需做气管切开，有呼吸困难者可考虑人工辅助呼吸，并做好相应的护理。

8. **尿潴留病人**应在无菌条件下给予留置导尿,做好导尿管护理。持续导尿两周后,改为每 4~6 小时定时开放导尿,逐渐训练反射性膀胱舒缩功能,以避免发生挛缩性膀胱。留置导尿期间,每日应做膀胱冲洗。为便于护理,对**尿失禁病人**可行留置导尿或假性导尿,定期膀胱冲洗,保护外阴皮肤。

【健康教育】

1. 病人出院后需要继续康复锻炼,并预防并发症的发生。

2. 指导病人练习床上起坐、使用轮椅、助行器等上下床和行走。

3. 指导病人及家属应用清洁导尿技术进行间歇导尿,预防长期留置导尿而引起泌尿系感染。

4. 告知病人需定期返院检查,进行理疗有助于刺激肌收缩和功能恢复。

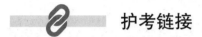

护考链接

经典例题

(例题 1~3 共用题干)

患者男,51 岁,体重 78kg。因车祸时未系安全带致 C_{3-4} 骨折。查体:四肢瘫痪,呼吸困难。病人对自己的病情非常担心。

例题1　导致呼吸困难的最主要原因是

A. 腹胀导致膈肌上移　　　　　　　　　　B. 肺栓塞

C. 血块压迫气道　　　　　　　　　　　　D. 痰液分泌过多阻塞气道

E. 呼吸肌麻痹

答案:E

解题导引:此题的考点是颈段脊髓损伤表现为四肢瘫,上颈段损伤表现为四肢痉挛性瘫痪,下颈段损伤表现为上肢迟缓性瘫痪而下肢痉挛性瘫痪。注意颈 4 以上脊髓损伤可因呼吸肌麻痹发生呼吸困难或呼吸停止。故选择 E。

例题2　搬运该患者的方法是

A. 单人抱起患者搬运

B. 单人背起患者搬运

C. 二人搬运,其中一人抬上身,一人抬脚

D. 三人搬运,其中二人平托患者躯干,一人抬脚

E. 四人搬运,其中三人将患者平托到木板上,一人固定头颈部

答案:E

解题导引:此题的考点是脊柱骨折的急救搬运方法。由 3 人分别托扶患者的头背、腰臀及双下肢部位,协调动作,平稳置于脊柱板、木板或门板上;也可将患者保持平直体位,整体滚动到木板上抬运。始终保持脊柱中立位,切忌背驮、抱持等方法。如有颈椎骨折或脱位时,需要另加一人牵引固定头部,用双手牵引头部使颈椎维持中立位,平置患者于硬板上,在头颈两侧填塞沙袋或布团以限制头颈活动。故选择 E。

例题3　在与该患者的沟通中,会对其心理产生**不良**影响的是

  A. 指导患者进行功能锻炼

  B. 向患者介绍脊髓损伤的手术并发症

  C. 安排康复较好的患者与其交流

  D. 建议患者听柔和的音乐放松心情

  E. 与患者共同探讨缓解症状的护理方案

答案:B

  解题导引:此题的考点是脊髓损伤的心理护理。在与患者的沟通时应注意不能过多介绍手术的并发症,以免加重患者的心理压力,故选择B。

达标检测

一、A1/A2 型题(以下每一道题下面有 A、B、C、D、E 五个备选答案。请从中选择一个最佳答案)

  1. 颈椎骨折致颈脊髓损伤时早期可能发生

   A. 脂肪栓塞   B. 四肢肌萎缩   C. 四肢畸形

   D. 呼吸困难   E. 心动过速

  2. 了解脊髓损伤情况的理想检查是

   A. B 型超声   B. X 线平片   C. 脊髓造影

   D. MRI 检查   E. 腰穿及脑脊液检查

  ★3. 患者男,36 岁。因车祸致下肢瘫痪来诊,初步诊断为腰椎骨折。运送患者时最佳的方式是

   A. 轮椅运送法   B. 平车挪动法

   C. 平车单人搬运法   D. 平车两人搬运法

   E. 平车四人搬运法

  4. 脊髓损伤最常见的原因是

   A. 脊椎骨折   B. 脊柱肿瘤   C. 脊髓肿瘤

   D. 骨质疏松   E. 椎体增生

  5. 截瘫患者排便排尿护理中**不妥**的是

   A. 尿潴留时留置导尿   B. 尿失禁者留置导尿

   C. 留置导尿者每周冲洗膀胱 1 次   D. 便秘者可服缓泻药

   E. 每日定时做肛门按摩

  6. 患者男,35 岁。车祸致腰部肿胀、疼痛、活动受限 3 日。护理评估时发现,双下肢肌力、肌张力消失,感觉消失,膝腱反射和跟腱反射消失,病理反射未引出。此可能是

   A. 脊髓休克   B. 脊髓损伤

   C. 脊柱骨折   D. 脊柱骨折并脊髓损伤

   E. 马尾神经损伤

  7. 患者男,36 岁。车祸致颈椎骨折。首选的治疗方法是

   A. 枕颌带卧位牵引   B. 持续颅骨牵引

C. 由 3 人平抬平放　　　　　　　D. 平卧硬板床 6~8 周

E. 头颈胸石膏固定 3 个月

8. 患者男,50 岁。车祸致胸 11 骨折并截瘫,住院治疗,第 15 日出现发热、咳嗽、咳痰,肺部听诊有湿啰音。此患者可能出现下列哪种并发症

A. 呼吸衰竭　　　　　B. 坠积性肺炎　　　　　C. 心力衰竭

D. 泌尿系感染　　　　E. 体温失调

★9. 患者男,27 岁。脊柱骨折致截瘫 2 个月。便秘,每 3~4 日排便 1 次。有尿失禁现象。双下肢肌力明显减退,浅感觉麻木。护理评估时其截瘫指数应计为

A. 1　　　　　B. 2　　　　　C. 3

D. 4　　　　　E. 5

★10. 患者女,19 岁。车祸致胸 12 椎体骨折并脊髓损伤。护理评估时发现,双下肢感觉减退,肌张力、肌力下降,抬腿困难,可伸左足。此患者属于

A. 脊髓休克　　　　　B. 马尾损伤

C. 脊髓断裂　　　　　D. 不完全性瘫痪

E. 完全性瘫痪

11. 患者男,45 岁。高处跌下,致腰 1 椎体骨折并截瘫。在护理过程中,护士嘱患者多吃水果、蔬菜,其目的是

A. 增加营养　　　　　B. 满足饱腹感

C. 防止便秘　　　　　D. 防止泌尿系感染

E. 防止压疮

12. 患者女,37 岁。车祸致胸 10 骨折并截瘫。在护理时,每 2 小时翻身一次,其目的是

A. 防止肺部感染　　　　　B. 防止泌尿系感染

C. 防止压疮　　　　　D. 增加患者舒适感

E. 增进睡眠

二、A3/A4 型题(以下提供若干个案例,每个案例下设若干个考题,请根据各考题题干所提供的信息,在每题下面 A、B、C、D、E 五个备选答案中选择一个最佳答案)

(13~16 题共用题干)

患者男,38 岁。车祸致颈部疼痛、活动受限 3 小时。急诊入院,护理查体可见:颈部肿胀明显,第五颈椎棘突压痛明显,双上肢及下肢感觉丧失,肌力、肌张力消失,大小便失禁。

13. 此患者应首选下列何种检查

A. X 线检查　　　　　B. CT　　　　　C. B 超

D. 椎动脉造影　　　　E. ECT

14. 目前最主要的护理观察项目是

A. 肢体肌力　　　　　B. 感觉平面

C. 肢体肌力　　　　　D. 肢体感觉恢复

E. 大小便次数

15. 对于此患者的小便失禁最佳护理措施是
　　A. 减少饮水　　　　　　　　B. 留置导尿
　　C. 外接导尿器　　　　　　　D. 使用利尿剂
　　E. 保持会阴部清洁
16. 此患者目前最严重的并发症是
　　A. 肺部感染　　　　B. 窒息　　　　　　　C. 压疮感染
　　D. 泌尿系感染　　　E. 肌肉萎缩

答　案

1	2	3	4	5	6	7	8	9	10	11	12	13	14	15
D	D	E	A	C	D	A	B	D	D	C	C	B	B	B

16
B

解题导引

3. E。腰椎骨折患者在运送时最佳的方式为3人搬运,分别托扶患者的头背、腰臀及双下肢部位,使脊柱保持中立位,动作协调一致,将患者平稳置于硬板上抬运,**严禁肩扛**、**背驮**,引起脊柱**弯曲**、**旋转**而造成脊髓损伤,为防止万一伴有**颈椎损伤**引起**生命中枢损伤**,在搬运时**需另增1人**,双手牵引、固定头部。

9. D。该病人经计算有尿失禁现象**示括约肌功能(排便、排尿)功能完全障碍记2分**。双下肢肌力明显减退,浅感觉麻木示**肢体的运动**、**感觉功能部分障碍,各记1分,共4分**。

10. D。该病人损伤平面以下的感觉、运动、反射及括约肌功能部分丧失,**为不完全瘫痪**。

背景拓展

脊柱骨折的病因

　　对脊柱骨折病人了解与受伤机制有关的详细病史非常重要,但是在开始检查时往往不能得到。严重脊柱创伤的最常见原因是机动车事故、坠落伤、跳水意外和枪弹伤。引起误诊的最常见原因是伴有颅脑损伤、急性酒精中毒和多发伤。意识减退或昏迷病人往往不能诉说颈部疼痛,严重面部和头皮撕裂伤处的大量出血往往将医生的注意力从考虑颈椎损伤方面吸引开。对任何有颅脑损伤、严重面部或头皮裂伤的病人都要怀疑有脊柱损伤。

第五节　骨与关节化脓性感染病人的护理

考点聚焦

本节知识点较多，需考生及时复习识记，预计今后对这部分内容的考查稳中有变。近几年护考的知识点是急性血源性骨髓炎最典型的病史和临床表现，今后考查重点有急性血源性骨髓炎的临床表现鉴别、主要检查方法和术后并发症的预防措施，难点主要是急性血源性骨髓炎手术后引流的护理。

课标精析

一、化脓性骨髓炎

化脓性骨髓炎是指骨膜、骨密质、骨松质及骨髓由化脓菌感染引起的炎症，是一种常见病。依据感染途径可分三类：第一类是血源性骨髓炎，是指病人身体其他部位化脓性感染病灶的细菌经血行扩散引起骨髓炎；第二类是创伤后骨髓炎，是指由开放伤或骨骼手术后引起的骨髓炎；第三类是外来性骨髓炎，是由周围软组织化脓性感染直接蔓延而来。**化脓性骨髓炎又可按发病的急缓分为急性和慢性**。临床上多见于 12 岁以下儿童，**以急性血源性骨髓炎多见**。

【病因病理】

1. 病因　急性血源性骨髓炎发病前大多有其他部位的感染病灶，在机体抵抗力下降的情况下经血流而来的急性化脓性感染。最常见的致病菌是金黄色葡萄球菌，其次为乙型溶血性链球菌。化脓性致病菌侵入血液循环，菌栓进入骨营养动脉，因干骺端血管网丰富，血流缓慢，细菌易于繁殖而引发本病。干骺端急性感染后形成脓肿，可有三条途径扩散蔓延（图 19-24）：

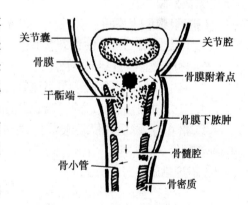

图 19-24　急性骨髓炎蔓延途径

（1）穿过骨皮质形成骨膜下脓肿。骨组织的感染及骨膜被脓肿剥离而造成股的缺血，使病变区可能形成死骨。

（2）骨膜下脓肿经骨小管（中央管）蔓延至骨干骨髓腔，或干骺端病灶直接扩散至骨髓腔而形成弥漫性骨髓炎。同时，骨膜下脓肿破裂后，即可引起软组织感染或形成窦道。

（3）干骺端脓肿穿入附近关节，继发化脓性关节炎。

2. 病理　发病部位多在**胫骨、股骨、肱骨**等长管骨的**干骺端**，病变处**骨质破坏和死骨形成**，后期出现**新生骨**并形成**骨性包壳**。

【临床表现】

起病急，出现寒战、高热，达 39℃以上。患儿可烦躁、惊厥，严重时发生休克或昏迷。患处持续性剧痛及深压痛，患肢活动受限。当骨膜下脓肿形成或已进入软组织中，患肢局部红、肿、热、痛或有波动感。脓肿可穿破皮肤形成窦道，可并发化脓性关节炎、病理性骨折等。

【辅助检查】

1. 实验室检查　血白细胞及中性粒细胞明显增高。在寒战、高热时取血做细菌培养或局部分层穿刺取脓液做细菌培养药敏试验。

2. 影像学检查

(1) X 线检查：早期 X 线检查无改变，晚期可出现病骨干骺区骨质破坏，骨密质破坏变薄，亦可见密度很高的死骨形成。

(2) CT 检查：可见骨膜下脓肿，并可发现较小的骨脓肿及软组织内的深部脓肿。

(3) 放射性核素骨显像：由于病变部位血管扩张和增多，早期脓液聚在干骺端，发病 48 小时可有阳性结果，但不能定性。

【治疗原则】

1. 抗生素治疗　早期应用广谱、联合、大剂量有效抗生素，抗生素应用越早越好，细菌培养结果对使用抗生素有指导作用。为巩固疗效，退热后 3 周内不要停药。

2. 支持疗法　高热病人进行降温，注意保持水、电解质和酸碱平衡，给予营养丰富、易消化的饮食，增强抗病能力，可少量多次输新鲜血液。

3. 局部制动　为减轻疼痛，防止发生肢体挛缩畸形和病理性骨折、脱位，应用局部持续皮牵引或石膏固定。

4. 手术治疗　早期经全身抗生素治疗 48~72 小时，若效果不佳，可予以手术治疗。手术的目的是引流脓液，控制病变发展。引流方法一是钻孔，二是开窗，于骨髓腔内置管，应用抗生素液持续冲洗引流。

【护理诊断/问题】

1. 体温过高　与急性感染有关。

2. 疼痛　与急性感染有关。

3. 有引流异常的危险　与引流管脱出、阻塞等因素有关。

4. 有失用综合征的危险　与合并化脓性关节炎、病理性骨折或长期制动等因素有关。

5. 潜在并发症：化脓性关节炎、脓毒血症或感染性休克、肢体畸形、大剂量抗生素使用的副作用等。

【护理措施】

1. 一般护理　卧床休息，多饮水，给予营养丰富、易消化的饮食。抬高患肢，以利于淋巴和静脉回流，减轻肿胀。高热者给予酒精擦浴或温水擦浴进行物理降温，多饮水，补液。对于患肢疼痛、肿胀等遵医嘱给予相应处理。

2. 抗感染治疗　应用抗生素，注意药物效果及反应。

3. 术后护理

(1) 切口观察及引流护理：保持引流通畅，防止阻塞和扭曲。滴入瓶高于床面 60~70cm，引流瓶低于床面 50cm，引流速度为术后第 1 日快速滴入，以后维持 50~60 滴/分。详细记录引流液的性质及引流液量。

（2）患肢护理：防止疼痛、挛缩、畸形和病理性骨折。患肢制动，但制动肢体可进行肌肉等长收缩，未制动部位进行功能锻炼，以免发生肌肉萎缩和关节僵硬。

二、化脓性关节炎

化脓性关节炎指发生在关节腔内的化脓性感染，好发于髋关节和膝关节。多见于小儿，尤以营养不良的小儿居多；男性多于女性。

【病因病理】

多由身体其他部位或邻近关节部位的化脓性病灶内的细菌通过血液循环播散或直接蔓延至关节腔所致；其次，开放性关节损伤后继发感染也是致病因素之一。主要致病菌**金黄色葡萄球菌，其次化脓性链球菌及大肠埃希菌**。早期关节内渗出、积液，继而发生组织坏死液化，形成脓液；后期关节腔内粘连、强直，功能丧失。

【临床表现】

1. 症状　起病急骤，全身不适，乏力，食欲减退，寒战高热，体温可达 39℃ 以上；可出现谵妄与昏迷，小儿多见惊厥。病变关节处疼痛剧烈。

2. 体征　病变关节功能障碍。

（1）浅表关节病变者：可见关节红、肿、热，局部压痛明显；浮髌试验可为阳性。病人为缓解疼痛，关节多处于半屈曲位。

（2）深部关节病变者：如髋关节，因有皮下组织和周围肌覆盖，局部红、肿、热不明显。由于疼痛，关节常处于屈曲、外展、外旋位，病人为避免疼痛，常拒绝做相关关节的检查。

【辅助检查】

1. 实验室检查　血**白细胞及中性粒细胞明显增高，血沉增快**。

2. X 线检查　早期关节周围软组织肿胀、关节间隙增宽；后期可见骨质破坏，关节面毛糙；关节畸形或僵直。

3. 关节腔穿刺　**可抽出脓液，做细菌培养药敏试验**。

【治疗原则】

（1）全身治疗

1）应用抗生素：早期、足量、全身性使用抗菌药物，可根据关节液细菌培养及药物敏感试验结果调整和选择敏感的抗生素。

2）支持治疗：加强支持治疗，以提高全身抵抗力。

（2）局部治疗

1）关节腔内注射抗生素：关节穿刺抽出积液后注入抗生素，每日 1 次，至关节积液消失、体温正常。

2）关节腔灌洗：适用于表浅大关节，如膝关节感染者。在关节部位取两个不同点进行穿刺，经穿刺套管置入灌注管和引流管。每日经灌注管滴入含抗生素的溶液 2000~3000ml，直至引流液清澈、细菌培养阴性后停止灌流；待引流数日至无引流液吸出、局部症状和体征消退即可拔管。

（3）手术治疗：可采用关节镜或切开引流术。

【护理诊断 / 问题】

1. 体温过高　与关节化脓性感染有关。

2. 疼痛　与关节感染有关。

3. 有失用综合征的危险　与活动受限有关。

【护理措施】

1. 维持病人体温在正常范围

(1) 降温:病人高热期间,采取有效的物理或药物等降温措施。

(2) 控制感染:根据医嘱合理应用抗生素控制关节腔的感染。

(3) 保持创面清洁和引流通畅:及时更换创面敷料,注意观察引流液的量、颜色、性质;避免因引流管阻塞致关节腔内脓液积聚、感染难以控制而引起的发热。

2. 缓解疼痛

(1) 休息和制动:急性期病人应适当休息、抬高患肢,促进局部血液回流和减轻肿胀,以减轻疼痛;保持患肢于功能位,以预防关节畸形及病理性脱位。

(2) 止痛:采取非药物措施,如听音乐、聊天等;或药物止痛。

3. 功能锻炼　为防止长期制动导致肌萎缩或减轻关节粘连,急性期病人可做患肢骨骼肌的等长收缩运动;待炎症消退后,关节未明显破坏者可进行关节伸屈功能锻炼。

4. 健康教育

(1) 按医嘱继续服药,并坚持功能锻炼,防止关节僵硬及肌肉萎缩的发生。

(2) 定期复查,患有关节软骨破坏、关节畸形者更应该注意长期复查,及时与医生联系,进行必要的治疗。

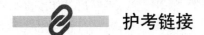 **护考链接**

经 典 例 题

例题　患儿,8 岁。高热、寒战 5 小时,右下肢活动受限。右胫骨近端剧痛,且有深压痛。血白细胞计数 $21 \times 10^9/L$,中性粒细胞 90%。X 片未见异常。4 日前有右膝部碰伤史。可能是

A. 右膝化脓性关节炎　　　B. 急性蜂窝织炎　　　　　C. 急性血源性骨髓炎

D. 膝关节结核　　　　　　E. 创伤性关节炎

答案:C

解题导引:急性骨髓炎主要表现为寒战高热,长骨干骺端压痛,白细胞升高,以中性粒细胞为主,发病 2 周内 X 线无改变。急性蜂窝织炎表现为局部红、肿、热、痛。化脓性关节炎表现为关节肿胀、疼痛,寒战、高热。膝关节结核有肿胀、疼痛,但没有寒战、高热、中性粒细胞升高。创伤性关节炎表现肿胀、疼痛、淤血,无寒战高热。故选择 C。

 **达标检测**

一、A1/A2 型题(以下每一道题下面有 A、B、C、D、E 五个备选答案。请从中选择一个最佳答案)

★1. 急性血源性骨髓炎的好发部位是

    A. 骨皮质   B. 骨髓腔

    C. 骨膜下   D. 干骺端

    E. 骨骺

2. 有关急性骨髓炎的治疗,下列哪项**有误**

    A. 早期联用大剂量有效抗生素   B. 患肢制动固定

    C. 加强支持   D. 可行截肢术

    E. 尽早行开窗引流术

★3. 化脓性关节炎最常见的致病菌是

    A. 大肠埃希菌   B. 金黄色葡萄球菌

    C. 化脓性链球菌   D. 变形杆菌

    E. 厌氧菌

4. 有关化脓性关节患者的护理,下列哪项**有误**

    A. 加强全身支持   B. 合理使用抗生素

    C. 关节腔穿刺抽脓、灌洗   D. 患肢制动抬高

    E. 将关节固定于屈曲位

5. 患儿,9 岁。胫骨下端疼痛 5 日,伴寒战高热 1 日。临床诊断为急性血源性骨髓炎。其常见致病菌是

    A. 大肠埃希菌   B. 变形杆菌

    C. 金黄色葡萄球菌   D. 厌氧菌

    E. 溶血性链球菌

6. 患儿,11 岁。临床诊断为右股骨下端急性血源性骨髓炎。护理评估时,下列哪一项**有误**

    A. 早期右股骨下端持续性剧痛   B. 局部红肿

    C. 早期可发生病理性骨折   D. 可形成窦道

    E. 病变严重时可发生休克

★7. 患儿,12 岁。临床诊断为左胫骨骨髓炎。可帮助明确诊断的辅助检查是

    A. X 线检查   B. CT 检查

    C. 放射性核素骨显像   D. 血白细胞及中性粒细胞明显增高

    E. 局部分层穿刺取脓液

8. 患儿,9 岁。患有右胫骨骨髓炎。下列护理哪项**有误**

    A. 观察患肢疼痛及肿胀   B. 卧床休息

    C. 少量多次输新鲜血液   D. 固定患肢于伸直位

    E. 保持引流通畅

9. 患者男,35 岁。临床诊断为化脓性关节炎。护理评估时,典型表现是

    A. 寒战高热   B. 食欲减退

    C. 全身不适   D. 关节局部肿胀、发热、发红

    E. 可见窦道

10. 患者女,29 岁。右膝关节肿胀、疼痛 5 日余,怀疑化脓性关节炎。首选的辅助检查是

　　A. 化验血常规　　　　　　　　　　B. X 线检查

　　C. 关节腔穿刺抽脓细菌培养　　　　D. CT

　　E. MRI

二、A3/A4 型题（以下提供若干个案例，每个案例下设若干个考题，请根据各考题题干所提供的信息，在每题下面 **A、B、C、D、E** 五个备选答案中选择一个最佳答案）

（11~14 题共用题干）

　　患儿，9 岁。右小腿疼痛 8 日，伴寒战、高热 2 日。8 日前无明显诱因出现右小腿疼痛，当时未引起重视，近两日来，疼痛加剧，出现寒战、高热。护理查体：T39.5℃，右小腿上端肿胀，压痛明显。其余未见异常。临床疑为右胫骨急性骨髓炎。

　　11. 此患者目前首选的辅助检查是

　　　　A. X 线检查　　　　　　　　　　B. CT

　　　　C. MRI　　　　　　　　　　　　D. 骨膜下分层穿刺抽脓

　　　　E. 血常规

　　12. 入院后，给予降温，对症处理，行右下肢皮牵引，下列哪项**不是**皮牵引的作用

　　　　A. 防治病理性骨折　　　　　　　B. 减轻疼痛

　　　　C. 防止肢体畸形　　　　　　　　D. 抑制细菌生长

　　　　E. 防止炎症扩散

　　13. 入院后第五日，在腰麻下行右胫骨骨髓炎开窗减压术，术后放置引流管，进行持续灌洗，此时最重要的护理措施是

　　　　A. 灌洗液中加大抗生素浓度　　　B. 保持引流通畅

　　　　C. 观察局部有无感染　　　　　　D. 观察引流量

　　　　E. 化验血常规

　　14. 为防治病理性骨折，应采取下列哪种护理措施

　　　　A. 小夹板固定　　　　　　　　　B. 骨牵引

　　　　C. 石膏固定　　　　　　　　　　D. 内固定

　　　　E. 皮牵引

答　案

1	2	3	4	5	6	7	8	9	10	11	12	13	14
D	D	B	E	C	C	E	D	D	C	D	D	B	C

解题导引

1. D。急性血源性骨髓炎发病部位多在<u>胫骨、股骨、肱骨等长管骨</u>的干骺端。

3. B。化脓性关节炎<u>金黄色葡萄球菌，其次化脓性链球菌及大肠埃希菌</u>。

7. E。在寒战、高热时局部分层穿刺出脓液即可确诊。

背景拓展

急性血源性骨髓炎手术

目的在于引流所有脓腔及去除所有的坏死组织。在婴幼儿病人中,当发现有骨膜下脓肿形成时,必须在骨皮质上钻几个小孔与髓腔相通。如果发现髓腔内有脓液形成,则要在骨质上开窗,将脓液引流,并将坏死组织仔细地去除。将皮肤覆盖引流管并松弛地缝合,患肢以石膏托制动。必须保护患肢数周,防止发生病理性骨折。术后给予静脉输注抗生素治疗。

第六节　颈肩腰腿痛病人的护理

考点聚焦

本节知识点较多,需考生及时复习识记,预计今后对这部分内容的考查稳中有变。近几年护考的知识点是颈椎病的检查、腰椎间盘突出最易发生的部位和局部封闭治疗的护理,今后考查重点有颈椎病、腰椎间盘突出的临床表现鉴别、主要检查方法和术后并发症的预防措施,难点主要是颈椎病分型的鉴别。

课标精析

颈肩痛和腰腿痛是临床常见的一组症状,其病因复杂,以慢性损伤和退行性变引起者居多。颈肩痛是指颈、肩、肩胛等处疼痛,有时伴有上肢痛或颈脊髓损伤症状,较典型的是颈椎病。腰腿痛是指发生在下腰、腰骶、骶髂和臀部等处的疼痛,可伴有一侧或双侧下肢痛及马尾神经受压症状,较具代表性的是椎间盘突出症。

一、颈椎病病人的护理

颈椎病是指颈椎间盘退行性变及其继发椎间关节退行改变,导致相邻神经、脊髓、椎动脉、食管等受累,产生相应的临床症状和体征。好发部位依次在颈5~6、颈4~5、颈6~7节段。

【病因及发病机制】

1. 颈椎间盘退变　**是最基本的原因**。颈椎间盘一般从20岁左右开始发生退行性变,出现颈椎病症状者以中、老年居多。

2. 损伤　急、慢性损伤病人常有过度劳累、**长期处于某种工作体位**(如长期伏案、绘图工作,计算机操作人员等)或不良睡眠姿势(如高枕睡眠者等),可使颈部肌肉和颈椎处于慢性疲劳、损伤状态；部分病人有急性外伤史，如车祸、高处坠落事故等，使颈部受到暴力损伤。这些急、慢性颈椎损伤因素常能促进颈椎病的发生。

3. 先天性椎管狭窄　颈椎先天性椎管狭窄基础上的轻微退变，即可出现压迫症状。

【临床表现】

1. 神经根型　**最常见**，临床特点为**颈肩痛、前臂及手的桡侧三指痛**。查体：颈部活动受限，颈肩部有压痛；相应的神经根支配区出现感觉异常、肌肉萎缩；**臂丛神经牵拉试验（Eaton试验）**（图19-25）、**压颈试验（Spurling 征）阳性**（图19-26）。

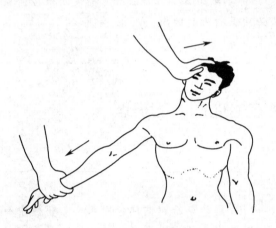
图19-25　上肢牵拉试验

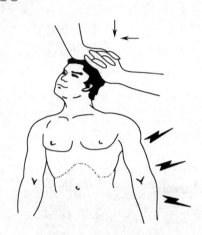
图19-26　压头试验

2. 脊髓型　**此型症状最重，常表现为双下肢无力、发麻及行走不稳，有踩棉花感**，随病情加重出现自下而上的上运动神经原性瘫痪；躯干有束胸感；大小便功能障碍。检查肢体有不同程度的瘫痪，手精细活动障碍，腱反射亢进，Babinski 征阳性，髌阵挛、踝阵挛阳性。

3. 交感型　表现为交感神经兴奋或抑制。兴奋症状有**头痛或偏头痛、视物模糊、畏光、眼窝胀痛、心跳加快、耳鸣、听力障碍、多汗等表现**；抑制症状有心动过缓、血压下降、头昏、眼花、流泪、鼻塞等表现。

4. 椎动脉型　**眩晕是主要症状**，转动头部时眩晕加重，有时出现猝倒；视觉障碍表现为弱视或失明、复视，短期可恢复。

颈椎病若有两种或多种类型的症状同时出现，称为"复合"型。

【辅助检查】

1. 颈椎 X 线检查　正、侧位片可见颈椎病变椎间隙狭窄或增生，颈椎生理前凸减少或消失；斜位片可见**椎间孔变形、缩小**；过伸、过屈位片可见颈椎不稳。

2. CT、MRI 检查　可了解神经根受压程度。

3. 椎动脉造影　可显示椎动脉局部受压、梗阻、血流不畅迹象。

【治疗原则】

1. 非手术治疗　包括**牵引治疗**（首选）、**应用颈托、理疗、药物治疗、推拿按摩**（脊髓型禁用）等。

2. 手术治疗　采用经颈椎前路椎间盘摘除加椎体间植骨术，或经后路椎板切除或椎板成形椎管扩大术。因手术部位解剖位置特殊,手术有一定的风险。

【护理诊断/问题】

1. 焦虑 与影响学习、工作、生活或担心手术预后有关。
2. 疼痛 与颈椎病发作有关。
3. 躯体移动障碍 与颈椎病所致神经根或脊髓损害有关。
4. 知识缺乏 缺乏疾病防治和康复知识。
5. 潜在并发症:失用性肌萎缩、手术后呼吸困难、呼吸泌尿系统感染等。

【护理措施】

1. 非手术治疗病人的护理

(1) 心理护理:同情病人,尊重病人;做好解释与安慰,消除病人的焦虑情绪;使病人以积极的心态配合治疗和护理。

(2) 注意休息,避免劳累,即避免诱发症状发作。如果眩晕症状明显,应卧床休息、颈部制动,以减轻症状。

(3) 纠正不良的工作体位和睡眠姿势,避免头颈部长时间固定在一种位置状态下工作,应定时活动颈部。睡觉时选用合适的枕头,要求平卧时颈椎不前屈为宜;侧卧时枕头高度以肩的宽高为宜,以保持颈肌处于松弛状态。

(4) **颌枕带牵引的护理:取坐位或卧位牵引均可。间断牵引时,每日 2 次,每次 1~1.5 小时,重量 2~6kg;采取持续牵引时,一般取卧位牵引,每日持续牵引 6~8 小时,2 周为 1 疗程。**对于有些不便来医院治疗的病人,可教会病人及家属在家牵引的方法及注意事项。

2. 手术前护理 做好骨科手术前常规准备;指导适应手术卧位的练习,如低枕平卧位或俯卧位;前路手术者,手术前 2~3 日练习推移气管训练;备好合适的颈围或颈托。

3. 手术后护理

(1) 注意颈部伤口渗血及引流情况:保持引流畅通,当渗出液浸透伤口敷料时应及时更换。引流条一般在手术后 2~3 日拔除。

(2) **观察呼吸变化:尤其前路手术,在手术后 1~3 日应严密观察其呼吸情况,如出现憋气、面色发绀,及时报告医生,必要时拆线清除血肿或做气管切开。手术后常规床头备气管切开包,以备急用。**

(3) **防治喉头水肿:手术后 2~3 日给予雾化吸入,每日 1~2 次。**

(4) 避免感冒,卧床期间鼓励病人深呼吸,多咳嗽、咳痰。定时翻身,翻身时保持头、颈、躯干中立位,以预防发生并发症。

(5) **防止植骨块脱落移位:手术后保持稳定的头颈部体位,颈部用颈围或颈托制动,头颈两侧垫枕或沙袋。避免头颈过多屈伸,控制旋转活动。在用力咳嗽、喷嚏或排便时,用手轻按颈部切口处,以防植骨块脱落移位。当植骨块移位时,向前可压迫气管而致呼吸困难,甚至窒息,向后可压迫脊髓造成感觉、运动功能障碍。**

(6) 鼓励早期进行四肢功能锻炼,防止肌萎缩和静脉血栓形成。不能下床者在床上做主动练习,或由他人协助练习,定时按摩四肢肌肉。手术后症状缓解比较快,而疾病的恢复是较漫长的过程,所以鼓励并指导病人要坚持肢体功能锻炼。

(7) 手术后头颈胸石膏固定者,按石膏固定病人常规护理。截瘫者则按截瘫病人常规护理。

4. 健康教育

(1) 一般在手术后 2~3 周协助病人下床活动,坚持四肢肌肉锻炼;一年内避免负重劳动、便秘、受凉以及颈部的过度活动。

(2) 鼓励病人生活自理:病情许可时,帮助和指导病人做颈部功能锻炼。选择正确睡眠姿势:枕头宜选用透气性好、松软适宜的材料,中间低两头高,**长度以超过肩宽 10~16cm,高度以头颈部枕后 10cm 高为宜**;睡姿以保持颈胸腰自然屈曲、髋膝略屈曲为佳。

(3) 由于疾病恢复期较长,要调整好心理状态,增强耐心和信心。遵医嘱定期来医院复查。

二、腰椎间盘突出症病人的护理

腰椎间盘突出症是指椎间盘变性后纤维环破裂和髓核组织突出,刺激、压迫神经根或马尾神经而引起的一种综合征,是腰腿痛最常见的原因之一。

【病因病理】

1. 年龄因素　好发年龄为 20~50 岁,男性多于女性,临床多表现在 $L_{4~5}$、L_5~S_1 间隙。

2. 急、慢性损伤史　病人多数有弯腰猛力抬(抱)重物,或扭转腰部猛力投物等急性腰部损伤史;部分病人有慢性腰部损伤史,例如司机、重体力劳动者和举重运动员等长期处于与职业有关的不当体位、动作或姿势。

3. 其他因素　妊娠期间妇女,由于脊柱所受负荷和应力改变,腰部整个韧带松弛,易发生腰椎间盘膨出;个别病人有家族遗传史;腰骶椎先天异常,使下腰椎承受异常应力,也是造成腰椎间盘损伤的因素之一。

【临床表现】

1. 腰痛　是最早出现的症状。急性期剧痛,慢性期隐痛,在弯腰负重、咳嗽、打喷嚏、长时强迫体位时加重,休息后可减轻;腰痛可向下肢放射。

2. 坐骨神经痛　约 95% 的病人出现坐骨神经痛,初为痛觉过敏或钝痛,逐渐加重,**放射至臀部、大腿后外侧、小腿外侧至足跟部或足背**,严重者相应区域感觉迟钝或麻木。

3. 马尾神经受压综合征　当压迫马尾神经时,出现大、小便障碍、鞍区感觉麻木。

4. 腰椎检查　生理曲度改变,**变直、侧凸,腰部活动受限**,其中以前屈受限最为明显。棘间及椎旁 1cm 处多有压痛,压痛可沿坐骨神经放射。

5. **直腿抬高及加强试验阳性**　即让病人仰卧,膝伸直,被动抬高患侧下肢至 20°~40° 时发生坐骨神经痛,为直腿抬高试验阳性;此时稍降低患肢高度至疼痛缓解,再将踝关节被动背屈,如又出现坐骨神经痛为加强试验阳性(图 19-27)。

6. 神经系统检查　感觉、腱反射异常,肌力下降。常见 L_5 神经根受损,小腿前外侧及足背内侧痛觉、触觉减退,足趾背伸力减弱。S_1 神经根受损时,外踝附近及足外侧痛觉、触觉减退,踝反射减弱或消失。

【辅助检查】

1. X 线平片　腰椎正、侧位 X 片**主要用来鉴**

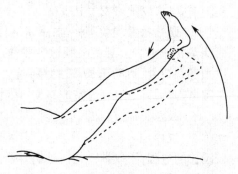

图 19-27　直腿抬高试验(虚线)及加强试验(实线)

别有无结核、肿瘤等骨病。

2. CT 和 MRI　可显示骨性椎管形态、黄韧带是否增厚及椎间盘突出的大小、方向等，有较大诊断价值。

3. 肌电图检查　对定位诊断和鉴别诊断有一定帮助。

【治疗原则】

1. 非手术治疗　早期症状较轻，通常采用**非手术治疗**，治疗措施包括：**绝对卧床休息、骨盆牵引、理疗和推拿按摩、应用腰围、皮质激素硬膜外注射、髓核化学溶解法等**。中央型椎间盘突出不宜推拿。

2. 手术治疗　不适合非手术治疗或经严格的非手术治疗无效者、马尾神经受压者需手术治疗，行髓核摘除术、经皮穿刺髓核切吸术等。手术治疗效果优良率报告为 80%~98%。但手术治疗有可能发生椎间隙感染、神经根损伤或手术后粘连等并发症。

【护理诊断/问题】

1. 疼痛　与椎间盘突出压迫神经根有关。

2. 躯体移动障碍　与腰腿痛及限制躯体活动有关。

3. 知识缺乏　缺乏疾病预防和治疗相关知识。

4. 潜在并发症：下肢静脉血栓形成、肌肉萎缩、手术后神经根粘连等。

【护理措施】

1. 非手术治疗的护理

(1) 心理护理：了解病人的心理活动，给予解释和安慰，解除焦虑或顾虑。

(2) 卧床休息：急性期应严格**卧硬板床休息**，3~4 周后多数可好转，起床活动时须戴腰围，以防扭伤加重。卧床期间坚持深呼吸和四肢肌肉、关节的功能锻炼，以促进血液循环，预防肺内感染及肌肉萎缩。**3 个月内不做弯腰持物动作**。**手术后平卧 2 周**，戴腰围起床活动，以防神经根粘连。

(3) **持续骨盆水平牵引的护理**：骨盆水平牵引可使椎间隙略为增宽，减少椎间盘内压，扩大椎管容量，从而减轻对神经根的刺激或压迫。根据个体差异，牵引重量在 7~15kg，床的足端抬高 15~30cm 以做反牵引，持续 2 周。亦可采用间断牵引法，每日 2 次，每次 1~2 小时。但后者不如前者治疗效果好。注意：孕妇、高血压、心脏病病人禁用骨盆牵引治疗。

(4) **硬脊膜外隙封闭的护理：常用醋酸泼尼松龙加利多卡因行硬脊膜外隙封闭，以减轻神经根周围的炎症和粘连**。指导病人配合治疗和护理。封闭结束后按硬脊膜外麻醉常规进行护理。

2. 手术病人的护理

(1) 体位：手术后平卧硬板床，根据手术创伤情况，一般需卧床 1~3 周。

(2) 伤口及引流的护理：注意观察伤口渗血、渗液情况，引流管是否通畅，引流液量、质，有无脑脊液漏出。一般手术 24 小时后拔除引流管。如渗出量多，或疼痛加剧，下肢感觉、运动障碍加重，应及时报告医生，并协助处理。

(3) 功能活动：手术后要求病人坚持深呼吸练习。定时进行四肢、尤其是双下肢活动，给予小腿、大腿肌肉按摩，每日温水洗脚 1 次，预防静脉血栓形成及静脉炎的发生。手术后 2~3 日指导并督促、鼓励病人进行腰背肌锻炼，预防肌萎缩，增强脊柱稳定性；逐步练习直腿抬高动作，防止神经根粘连。制订活动计划，指导病人按时下床活动。坐起前，先抬高床头，再将病人两腿放到床边,使其上身竖直;行走时,有人在旁,直至病人无眩晕和感觉体力可承受后,方可独立行走并注意安全。

3. 健康教育

(1) 避免慢性损伤:长期坐位工作者需**注意桌、椅高度,定时改变姿势**;常**弯腰劳动者,应定时做伸腰、挺胸活动**,并使用宽腰带。

(2) 腰背肌训练:治疗后的病人应佩戴腰围,继续加强腰背肌训练,以增加脊柱的内在稳定性。

(3) 弯腰取物时注意姿势:最好**采用屈髋、屈膝下蹲方式**,减少对椎间盘后方的压力。

三、肩关节周围炎

肩关节周围炎是肩关节囊、滑囊、肌腱及肩周肌的慢性损伤性炎症,简称肩周炎,俗称冻结肩(凝肩)。多发于50岁左右人群,女性多于男性。

【病因】

多为继发性。中老年人多由于软组织退行性变及对外力承受力减弱引起。此外,肩部的急、慢性损伤或因上肢外伤、手术或其他原因长期固定肩关节亦是诱发因素。少数病人可无任何诱因而发生此病,称为原发性粘连性肩关节囊炎。

【临床表现】

早期肩部疼痛,逐渐加重,可放射至颈部和上臂中部,夜间明显,影响睡眠。后期肩关节僵硬,逐渐发展直至各个方向均不能活动。查体:肩关节活动受限,以外展、外旋和后伸受限最明显;三角肌有轻度萎缩,斜方肌痉挛。

【辅助检查】

X线摄片可见颈肩部骨质疏松征象;肩关节造影见关节囊体积明显缩小。

【治疗原则】

以非手术治疗为主,急性期肩部制动,局部温热治疗;慢性期坚持锻炼并配合理疗、针灸、推拿等。疼痛明显者口服或外用非甾体类抗炎药。指导病人做被动肩关节牵拉训练,以恢复关节活动度。

【护理诊断/问题】

1. 躯体活动障碍   与肩关节损伤或粘连固定有关。
2. 卫生、穿衣等自理缺陷   与肩关节疼痛和活动受限有关。

【护理措施】

1. 肩关节功能锻炼   坚持有效的肩关节功能锻炼。早期被动做肩关节牵拉训练,恢复关节活动度,后期坚持按计划自我锻炼。常用的方法包括爬墙外展、爬墙上举、弯腰垂臂旋转及滑车带臂上举等。

2. 日常生活能力训练   随着肩关节活动范围的逐渐增加,指导病人进行日常生活能力训练,如穿衣、梳头、洗脸。

四、腰椎管狭窄症

腰椎管狭窄症指腰椎管因某种因素产生骨性或纤维性结构异常,发生一处或多处管腔狭窄,致马尾神经或神经根受压所引起的一种综合征。多见于40岁以上人群。

【病因病理】

腰椎管狭窄症分为先天性和后天性,在椎管发育不良的基础上发生退行性变是腰椎管狭窄症最多见的原因。先天性椎管狭窄由于骨发育不良所致;后天性椎管狭窄常见于椎管的退行性变。椎管发育不良及退行性变使椎管容积减少,导致其内的神经、血管和组织受压或缺血,出现马尾神经或神经根受压症状。

【临床表现】

1. 症状

(1) 神经源性间歇性跛行:多数病人在行走数百米或更短的距离后,出现下肢疼痛、麻木和无力,需蹲下、弯腰或休息数分钟后,方可继续行走,但继续行走后又复现上述症状。

(2) 腰腿痛:可有腰背痛、腰骶部痛和(或)下肢痛。下肢痛为单侧或双侧,多在站立、过伸或行走过久时加重;前屈位、蹲位及骑自行车时疼痛减轻或消失。疼痛程度一般较腰椎间盘突出症轻,有慢性加重的趋势。

(3) 马尾神经受压症状:表现为双侧大小腿、足跟后侧及会阴部感觉迟钝,大、小便功能障碍。

2. 体征 体征多轻于症状。

(1) 腰部后伸受限及压痛:病人常取腰部前屈位,腰椎生理前凸减少或消失,下腰椎棘突旁有压痛。

(2) 感觉、运动和反射改变:常为多条神经根轻微受压引起,故体征不典型,常轻于症状;少数病人无明显体征。

【辅助检查】

1. X 线检查 腰部 X 线摄片可显示椎体、椎间关节和椎板的退行性变,亦可测量腰椎管的矢径和横径。

2. CT 检查 可显示中央椎管和侧隐窝狭窄、黄韧带肥厚和腰椎间盘突出。

3. 椎管造影 有较高的辅助诊断价值,但有一定的不良反应。

【治疗原则】

1. 非手术治疗 多数病人经非手术治疗(参见腰椎间盘突出症)能缓解症状。

2. 手术治疗 主要目的是解除对硬膜及神经根的压迫。适用于:

(1) 症状严重、经非手术治疗无效者。

(2) 神经功能障碍明显,特别是马尾神经功能障碍者。

(3) 多数混合性椎管狭窄症的手术方法包括半椎板切除、上关节突、椎板切除、神经根管扩大及神经根粘连松解术等,必要时同期行脊柱融合内固定术。

【护理诊断 / 问题】

1. 疼痛 与椎管狭窄、神经根受压有关。

2. 躯体活动障碍 与疼痛、椎管狭窄及神经根受压有关。

【护理措施】

1. 减轻疼痛 保持正确的体位,减少活动,活动时可带腰围。必要时遵医嘱给予镇痛药物(参见腰椎间盘突出症)。

2. 合理功能锻炼 指导病人进行各种日常生活自理能力训练,以提高生活自理能力(参见腰椎间盘突出症)。

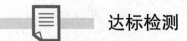 **护考链接**

经 典 例 题

例题 1　患者男,60 岁。因颈椎病入院,拟手术治疗。术前锻炼的项目**不包括**

A. 颈部前屈　　　　　　　B. 颈部后伸　　　　　　　C. 颈部侧屈

D. 头上加压　　　　　　　E. 颈部侧转

答案:D

解题导引:神经根型颈椎病在临床最常见,约占 50%~60%,由颈椎退行性变压迫或牵拉脊神经根所致。主要表现为颈痛,颈部僵硬,肩部疼痛及向上肢放射,上肢麻木。检查可见颈肌痉挛,颈、肩部压痛,颈、肩关节活动有不同程度受限。用手向下按压头部可使疼痛加重,即压头试验阳性。故选择 D。

例题 2　腰椎间盘突出最易发生的部位是

A. 胸 12~ 腰 1　　　　　　B. 腰 1~2　　　　　　　C. 腰 2~3

D. 腰 3~4　　　　　　　　E. 腰 4~5

答案:E

解题导引:此题的考点是腰椎间盘突出最易发生的部位多在 $L_{4~5}$ 与 $L_5~S_1$ 间隙。故选择 E。

例题 3　腰椎间盘突出症局部注射药物治疗的目的**不包括**

A. 镇痛　　　　　　　　　B. 消肿　　　　　　　　　C. 预防感染

D. 减轻肌痉挛　　　　　　E. 减轻粘连

答案:C

解题导引:此题的考点是腰椎间盘突出硬脊膜外隙封闭的护理,常用醋酸泼尼松龙加利多卡因行硬脊膜外隙封闭,以减轻神经根周围的炎症和粘连。因是无菌性炎症,没有感染的危险。故选择 C。

达标检测

A1/A2 型题(以下每一道题下面有 A、B、C、D、E 五个备选答案。请从中选择一个最佳答案)

★1. 患者男,60 岁。因颈椎病入院手术治疗。术前锻炼的项目**不包括**

　　A. 颈部前屈　　　　　　B. 颈部后伸　　　　　　C. 颈部侧屈

　　D. 颈部侧转　　　　　　E. 头上加压

2. 颈椎病首选的非手术治疗方法是

　　A. 理疗　　　　　　　　B. 药物治疗　　　　　　C. 牵引治疗

　　D. 应用颈托　　　　　　E. 推拿按摩

3. 有关颈椎病进行推拿按摩,下列叙述哪项**有误**

　　A. 能减轻肌痉挛　　　　　B. 能根治此病　　　　　C. 缓解疼痛

　　D. 脊髓型慎用　　　　　E. 可改善局部血液循环

4. 腰椎间盘突出的典型表现是

　　A. 腰椎变直　　　　　B. 腰部活动受限　　　　　C. 大小便失禁

　　D. 腰痛向下肢放射　　　　　E. 小腿感觉减退

★5. 腰椎间盘突出症局部注射药物治疗的目的**不包括**

　　A. 镇痛　　　　　B. 消肿　　　　　C. 减轻粘连

　　D. 预防感染　　　　　E. 减轻肌痉挛

6. 有关椎间盘突出护理措施**有误**的是

　　A. 急性期应严格卧硬板床 3~4 周　　　　B. 3 个月内不做弯腰持物动作

　　C. 手术后平卧 2 周　　　　D. 牵引期间,观察牵引是否有效

　　E. 卧床期间不宜进行四肢功能锻炼

7. 有关腰椎间盘突出,行骨盆牵引的护理措施中,下列哪项**有误**

　　A. 牵引重量在 7~15kg 之间　　　　B. 抬高床尾做反牵引

　　C. 牵引时间为 2 周　　　　D. 孕妇、高血压和心脏病病人禁用

　　E. 可选用悬吊牵引

★8. 腰椎间盘突出好发于腰 4~5 及腰 5~骶 1,是因为该部位

　　A. 椎间盘较厚　　　　　B. 韧带宽松　　　　　C. 血供差

　　D. 活动度大　　　　　E. 肌肉松弛

9. 患者男,50 岁。诊断为颈椎病。护理评估时,主要病因是

　　A. 长期伏案工作　　　　　B. 不良睡眠习惯　　　　　C. 急性损伤

　　D. 椎间盘退变　　　　　E. 先天性狭窄

10. 患者女,50 岁,干部。以颈肩痛 4 个月余来院治疗。护理评估时发现,颈部活动受限,颈椎变直,右上肢前臂及右手的桡侧三指感觉减退。临床诊断为颈椎病。可能是

　　A. 神经根型　　　　　B. 脊髓型　　　　　C. 交感神经型

　　D. 椎动脉型　　　　　E. 复合型

11. 患者男,65 岁。近期转动头时感到眩晕,视力减弱、复视。此患者可能是颈椎病的

　　A. 脊髓型　　　　　B. 神经根型　　　　　C. 交感神经型

　　D. 椎动脉型　　　　　E. 复合型

12. 患者男,66 岁。临床诊断为颈椎病脊髓型。护理评估时典型表现是

　　A. 压颈试验(Spurling 征)阳性

　　B. 双下肢无力,行走不稳有踩棉花感

　　C. 头痛或偏头痛、视物模糊、畏光

　　D. 眩晕是主要症状

　　E. 腱反射亢进,Babinski 征阳性

13. 患者男,73 岁。颈椎病。在护理时**不妥**的措施是

　　A. 静坐休息　　　　　B. 避免头颈急速旋转

　　C. 避免长久静坐　　　　　D. 多饮水,以预防便秘

E. 观察牵引效果

14. 患者男,57 岁。颈椎病,行颌枕带牵引。其牵引重量为

   A. 1~2kg   B. 2~6kg   C. 6~7kg

   D. 8~10kg   E. 10~12kg

15. 患者男,58 岁。颈椎病,行椎管扩大术。有关护理措施,下列哪项**有误**

   A. 术后颈部置沙袋固定   B. 作好生活护理

   C. 协助医生进行换药   D. 床旁应备气管切开包

   E. 术后立即进行颈部活动,以防颈部强直

16. 患者男,54 岁。颈椎病。护士进行健康教育时,下列哪项**有误**

   A. 指导患者进行功能锻炼   B. 避免长期静坐

   C. 坐车系好安全带   D. 睡姿以四肢伸直为宜

   E. 枕头 10cm 高为宜

17. 患者男,23 岁。腰椎间盘突出。护理评估时最早出现的临床表现是

   A. 强迫体位   B. 腰痛   C. 大小便失禁

   D. 下肢麻木   E. 肌力下降

18. 患者男,28 岁。腰痛 7 日,向下肢放射 3 日,疑为腰椎间盘突出。首选的辅助检查是

   A. X 线平片   B. B 超   C. 脊髓造影

   D. CT 和 MRI   E. 肌电图

答　案

1	2	3	4	5	6	7	8	9	10	11	12	13	14	15
E	C	B	D	D	E	E	D	D	A	D	B	A	B	E

16	17	18
D	B	D

 解题导引

1. E。颈椎病患者术前锻炼的目的主要是便于术中操作,而头上加压可使椎间隙变得更为狭窄,加重对神经根的刺激或压迫。

5. D。腰椎间盘突出症非手术的方法之一是在硬膜外隙作局部封闭治疗,常用的局部注射药物为激素和局部麻醉药。激素能降低毛细血管的通透性,能减轻组织水肿,防止神经根粘连;局部麻醉药能缓解疼痛,而激素、局麻药无杀菌作用。

8. D。90% 以上腰椎间盘突出好发于腰 4~5 及腰 5~ 骶 1,主要是因为这两个间隙承重强、活动度大,易劳损,退变多,易突出;另当椎间盘突出时,压迫牵拉神经根产生典型的临床症状,易于被临床发现。

背景拓展

颈 椎 牵 引

颈椎牵引对有些病例是有益的,但在指导病人进行牵引治疗时一定要小心,头部应置于疼痛可明显缓解的位置,如果牵引时疼痛反而加重,则应放弃牵引。牵引重量不应超 4.5kg(相当于头部重量)。为预防激惹颞下颌关节,要选择适当的牵引头带和恰当的牵引持续时间。牵引还可使病人全身放松。

第七节　骨肉瘤病人的护理

 考点聚焦

本节知识点较少,考生可及时复习识记,预计今后对这部分内容的考查稳中有变。近几年护考的知识点是骨肉瘤血行转移的器官,今后考查重点有骨肉瘤的临床表现鉴别、主要检查方法和术后并发症的预防措施,难点主要是骨肉瘤 X 线检查的表现特点。

 课标精析

骨肉瘤是最常见的原发性恶性骨肿瘤,恶性程度高,预后差。发病年龄以 10~20 岁青少年多见,好发于长管状骨干骺端,股骨远端、胫骨和肱骨近端是常见发病部位。其组织学特点是瘤细胞直接形成骨样组织或未成熟骨,故又称成骨肉瘤。近年来,由于早期诊断和化疗的发展,使骨肉瘤的 5 年存活率大大提高。

【临床表现】

主要为局部疼痛,可发生在肿瘤出现以前,多为持续性,逐渐加剧,直至剧痛难忍,**夜间尤重**。病变局部可见肿块,硬度不一,有压痛,附近关节活动受限。**肿瘤血管丰富,表现皮温增高、静脉怒张。易引起病理性骨折**,晚期可伴有恶病质表现。**肺转移发生率较高。**

【辅助检查】

X 线检查,显示不同形态,密质骨和髓腔有成骨性、溶骨性或混合性骨质破坏,**病变多起于骺端**。周围软组织肿胀,骨膜反应明显,可见三角状新骨,称 Codman 三角,或出现垂直呈放射样排列的"日光射线"现象(图 19-28)。

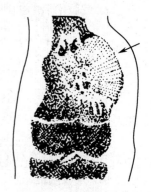

图 19-28 "日光现象"及 Codman 三角

💡联想记忆 --

　　长管骨干骺端局部疼痛、肿块、浅静脉怒张、皮温增高，X 线检查有 Codman 三角或"日光射线"现象，提示骨肉瘤。

【治疗原则】

骨肉瘤采取手术为主的综合治疗，手术前、后需大剂量化疗，行肿瘤段切除假体植入的保肢手术。无保肢条件者行截肢手术，截肢平面应超过病骨的近侧关节，术后仍需行大剂量化疗。

【护理诊断/问题】

1. 焦虑　与恐癌、担心预后有关。

2. 躯体移动障碍　与疼痛、关节功能障碍及制动有关。

3. 自我形象紊乱　与截肢及化疗引起的副作用有关。

【护理措施】

1. 缓解疼痛，促进肌肉、关节功能恢复。

2. 增强耐力，加强化疗护理。

(1) 改善营养状况：鼓励病人增加经口进食，摄入含蛋白质、能量和维生素丰富的食物。对摄入不足者，应根据医嘱提供肠内或肠外营养支持。

(2) 化疗病人的护理

1) 化疗期间的护理：化疗药物一般经静脉给药，药物的剂量严格根据体重进行计算。**药物应现配现用**，以防疗效降低。联合使用多种药物时，每种药物之间应用等渗溶液间隔。化疗药物对血管的刺激性较大，要注意保护血管，防止药液外渗。**一旦外渗，应立即停止静脉滴注，局部用 50% 硫酸镁湿敷**，防止皮下组织坏死。

2) 化疗后的观察和护理：①**胃肠道反应：最常见**，可在化疗前半小时给予止吐药物。②骨髓抑制：**定期检查血常规**，一般用药后 7~10 日即可有白细胞和血小板下降。若白细胞降至 3×10^9/L，血小板降至 80×10^9/L，应立即停药。③皮肤及附件受损：化疗病人均有脱发，**可在头部放置冰袋降温**，预防脱发。④心、肝、肾功能：定期检查肝、肾功能以及心电图。鼓励病人多饮水，尿量保持在每日 3000ml 以上，预防泌尿系感染。

3. 截肢术后的护理

(1) 体位：**术后24~48小时应抬高患肢**，预防肿胀。下肢截肢者，每 3~4 小时俯卧 20~30 分钟，并将残肢以枕头支托，压迫向下；俯卧位时，不可抬高患肢，以免造成膝关节的屈曲挛缩。

(2) 观察和预防术后出血：注意观察截肢术后肢体残端的渗血情况，创口引流液的性质和引流量。对于渗血较多者，可用棉垫加弹性绷带加压包扎；若出血量较大，应立即扎止血带止血。故**截肢术后病人床旁应常规放置止血带，以备急用**。

(3) 幻肢痛：疼痛多为持续性，尤以夜间为甚，属精神因素性疼痛。应用放松疗法等心理治疗手段逐渐消除幻肢痛。

(4) 残肢功能锻炼：一般术后 2 周，伤口愈合后开始功能锻炼。

【健康教育】

1. 保持平稳心态，树立战胜疾病的信心。

2. 恶性肿瘤病人应坚持按计划接受综合治疗。

3. 指导病人正确使用各种助行器,如拐杖、轮椅等,尽快适应新的行走方式。

4. 制订康复锻炼计划,指导病人按计划锻炼,调节肢体的适应能力,以最大程度恢复病人的生活自理能力。

5. 定期复诊。

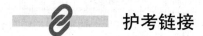 护考链接

经 典 例 题

例题 最容易发生骨肉瘤血行转移的脏器是

A. 脑　　　　　　　　　　B. 脾　　　　　　　　　　C. 肝

D. 肺　　　　　　　　　　E. 肾

答案:D

解题导引:此题的考点是骨肉瘤主要通过血行转移。肿瘤细胞经过体循环静脉→心→肺,易在肺循环中停留,形成转移病灶,故选择 D。

 达标检测

A1/A2 型题(以下每一道题下面有 A、B、C、D、E 五个备选答案。请从中选择一个最佳答案)

1. 最常见的原发性恶性骨肿瘤是

A. 软骨肉瘤　　　　　　　B. 骨肉瘤　　　　　　　　C. 纤维肉瘤

D. 尤文因肉瘤　　　　　　E. 骨髓瘤

2. 下列**不属于**骨肉瘤临床表现的是

A. 多发生于骨骺生长活跃部位　　　B. 出现血蜂窝状骨吸收区,夹有钙化斑块

C. 骨膜下三角形新生骨　　　　　　D. 多见于年轻人

E. 早期出现肺转移

3. 患者女,17 岁。怀疑左股骨骨肉瘤,确诊根据

A. 临床表现　　　　　　　B. X 片　　　　　　　　　C. 血管造影

D. 活组织检查　　　　　　E. 血碱性磷酸酶的测定

4. 患者女,24 岁。因左股骨骨肉瘤收入院准备手术治疗,现给予术前化疗,在静脉推注化疗药时出现局部疼痛、略有肿胀。合适的处理措施是

A. 减慢推注速度　　　　　　　　　B. 拔针重新穿刺

C. 停止推注化疗药　　　　　　　　D. 重新配制药液

E. 稀释药液后再静脉滴注

5. 患者男,20 岁。因骨肉瘤行右下肢截肢术,现入院进行化疗。下列关于化疗的说法**错误**的是

    A. 化疗药液应现配现用

    B. 化疗药外渗后,可用 50% 硫酸镁湿敷

    C. 化疗后胃肠道反应最常见

    D. 若患者化疗后出现脱发,可在头部放置冰袋降温

    E. 患者白细胞降至 $3 \times 10^9/L$ 时可继续化疗

  6. 患者女,19 岁。因左胫骨骨肉瘤行截肢术。下列护理措施中**不妥**的是

    A. 术后 24 小时抬高患肢

    B. 护士应注意患者的心理变化

    C. 患者床旁常规放置止血带

    D. 患者一旦发生疼痛,立即给予吗啡止痛

    E. 注意观察术后肢体残端的渗血情况

★7. 患者男,19 岁。左胫前有一鸡蛋大小隆起,质硬,边界欠清,局部剧痛,夜间痛尤甚,皮温高,X 片见 Codman 三角,首先考虑

    A. 骨瘤   B. 软骨瘤恶变   C. 骨软骨瘤

    D. 骨髓瘤   E. 骨肉瘤

答 案

1	2	3	4	5	6	7							
B	B	D	C	E	D	E							

解题导引

  1. B。**骨肉瘤是最常见的原发性恶性骨肿瘤,恶性程度高,预后差。发病年龄以 10~20 岁青少年多见,好发于长管状骨干骺端,股、骨远端、胫骨和肱骨近端是常见发病部位。**

  7. E。骨肉瘤 X 线检查可见骨膜反应明显,形成三角状新骨,称 Codman 三角,或出现垂直呈放射样排列的"日光射线"现象。

背景拓展

截 肢 术

    对原发性恶性骨肿瘤如行保肢手术时,不能获得为达到局部控制所需要的安全切除缘或肿瘤切除重建后其功能不如安装假肢时,则应行截肢术。另外截肢常用于原发恶性肿瘤切除后复发者。

(刘海丽)

18